医学检验技术专业新型课程体系教材

临床化学检验案例分析

主　编 郑铁生　涂建成

副主编 郑晓群　郑　芳　徐文华　谢小兵

编　者（以姓氏笔画为序）

丁淑琴	宁夏医科大学检验学院	郑　芳	天津医科大学医学检验学院
马雅静	石河子大学第一附属医院	郑晓群	温州医科大学检验医学院
王　健	广西医科大学第一附属医院	郑铁生	厦门大学公共卫生学院
王小中	南昌大学第二附属医院	胡正军	浙江中医药大学附属第一医院
王太重	右江民族医学院医学检验学院	洪国粦	厦门大学附属第一医院
王书奎	南京医科大学附属南京医院	袁丽杰	厦门医学院基础部
王玉明	昆明医科大学第二附属医院	倪培华	上海交通大学医学院
王占科	宁波美康盛德医学检验所	徐元宏	安徽医科大学第一附属医院
邢　艳	川北医学院医学检验系	徐文华	青岛大学医学部
刘新光	广东医科大学医学技术学院	唐　敏	重庆医科大学检验医学院
安　然	厦门大学公共卫生学院	浦　春	皖南医学院检验学院
孙艳虹	中山大学附属第一医院	涂建成	武汉大学中南医院
纪爱芳	长治医学院附属和平医院	曹珮华	西安医学院医学技术学院
李　艳	三亚学院健康医学院	常晓彤	河北北方学院医学检验学院
李志勇	厦门大学附属第一医院	梁纯子	湖北中医药大学检验学院
李洪春	徐州医科大学医学技术学院	彭春艳	湖北医药学院生物医学工程学院
杨明珍	陆军军医大学药学与检验医学系	董青生	成都中医药大学医学技术学院
肖　凌	湖北中医药大学检验学院	董素芳	海南医学院热带医学院
应斌武	四川大学华西医院	蒋显勇	湘南学院医学影像检验与康复学院
沈财成	温州医科大学检验医学院	谢小兵	湖南中医药大学第一附属医院
张　彦	重庆医科大学检验医学院	廖　璞	中国科学院大学重庆医院
张　瑾	台州学院附属市立医院	潘　卫	贵州医科大学医学检验学院
陈　宁	上海交通大学医学院		

学术秘书 安　然（兼）

人民卫生出版社

·北京·

图书在版编目（CIP）数据

临床化学检验案例分析 / 郑铁生，涂建成主编. —
北京：人民卫生出版社，2024.1
ISBN 978-7-117-35346-5

Ⅰ.①临…　Ⅱ.①郑…②涂…　Ⅲ.①临床医学 – 医
学检验 – 教材　Ⅳ.①R446.1

中国国家版本馆 CIP 数据核字 (2023) 第 184478 号

人卫智网	www.ipmph.com	医学教育、学术、考试、健康，购书智慧智能综合服务平台
人卫官网	www.pmph.com	人卫官方资讯发布平台

临床化学检验案例分析
Linchuang Huaxue Jianyan Anli Fenxi

主　　编：郑铁生　涂建成
出版发行：人民卫生出版社（中继线 010-59780011）
地　　址：北京市朝阳区潘家园南里 19 号
邮　　编：100021
E - mail：pmph @ pmph.com
购书热线：010-59787592　010-59787584　010-65264830
印　　刷：人卫印务（北京）有限公司
经　　销：新华书店
开　　本：850×1168　1/16　**印张：**19.5　**插页：**1
字　　数：563 千字
版　　次：2024 年 1 月第 1 版
印　　次：2024 年 1 月第 1 次印刷
标准书号：ISBN 978-7-117-35346-5
定　　价：59.00 元

打击盗版举报电话：010-59787491　**E-mail：**WQ @ pmph.com
质量问题联系电话：010-59787234　**E-mail：**zhiliang @ pmph.com
数字融合服务电话：4001118166　**E-mail：**zengzhi @ pmph.com

出版说明

长期以来,我国医学检验专业课程体系教材大体上包括两部分内容,一部分是临床检验指标的临床应用,另一部分是临床检验指标的测定技术,是一种将两者合为一体的课程体系教材。这种体系的教材在创办医学检验专业初期,对课程建设发挥了重要的促进作用。2012年,教育部制定了新的"普通高等学校本科专业目录",将医学检验专业(学制五年,授医学学士学位)改为医学检验技术专业(学制四年,授理学学士学位)。医学检验技术专业的学制、学位及归属类别发生了改变,培养目标也变为"培养具有基础医学、临床医学、医学检验等方面的基本理论知识和基本技术能力,能在各级医院、血液中心与防疫、体外诊断试剂研发及生产等部门,从事医学检验及医学类实验室工作的医学技术高级专门人才"。

为深入贯彻落实习近平总书记关于教育的重要论述和全国教育大会精神,以及教育部关于《进一步深化本科教学改革全面提高教学质量的若干意见》、教育部等部门关于《进一步加强高校实践育人工作的若干意见》,厦门大学、武汉大学、郑州大学、重庆医科大学、江苏大学、温州医科大学、广东医科大学、宁夏医科大学等医学院校开展了医学检验技术专业课程体系的改革与实践。

为适应并促进医学检验教育的改革与发展,亟需建设与培养目标相适应且符合医学检验技术专业发展的新型课程体系教材。

我们对全国开设医学检验技术专业的医学院校进行了调研,并邀请了医学检验领域的专家及相关院校一线教师对我国医学检验技术专业的教学现状、教材使用等进行了全面分析,确定编写一套适合我国医学检验技术专业的新型课程体系教材。随后成立的"医学检验技术专业新型课程体系教材评审专家委员会",由厦门大学郑铁生教授和西安交通大学陈葳教授担任主任委员,广东医科大学刘新光教授、武汉大学涂建成教授、郑州大学岳保红教授、温州医科大学郑晓群教授、厦门医学院袁丽杰教授等专家担任副主任委员,厦门大学潘莉莉担任秘书。专家委员会讨论并确定了本套教材的编写思想和编写原则,教材门类,主编、副主编和编者遴选原则及时间安排等。2023年4月,本套教材主编人会议在西安召开,教材编写正式启动。

本套教材的编写在坚持"三基、五性、三特定"编写原则的同时,还注重整套教材的系统性和科学性,注重学科间的衔接、融合和创新。其特点是:

1. 强调立德树人,课程思政。注重加强医德医风教育,着力培养学生"敬佑生命、救死扶伤、甘于奉献、大爱无疆"的医者精神。注重加强医者仁心教育,在培养精湛医术的同时,教育引导学生始终把人民生命和健康放在首位,尊重患者,善于沟通,提升综合素养和人文修养,提升依法应对重大突发公共卫生事件的能力,做党和人民信赖的好检验师。

2. 以新型课程体系构建课程内容。实现了基础医学与临床医学、检验技术与实验操作的合理整合,具有一定的高阶性、创新性和挑战性,并可持续发展。加强了教材体系的条理性、系统性和临床应用的综合性,克服了脱离临床,分散且反复重述的问题。通过减少重复,突出重点,使得教材更加适合四年制医学检验技术专业。

3. **以培养学生岗位胜任力为目标。**通过临床医学、医学检验技术理论及实操训练、临床医学与医学检验案例学习,提高学生的临床诊断思维,全面提升学生胜任未来工作岗位的能力。本套教材既可作为医学检验技术专业的教材,也可以作为临床医学相关专业的参考书。

4. **注重教材的权威性和代表性。**全国93所院校及单位参与本套教材编写,其中既有综合性大学也有医药院校,中西部20余所院校参与编写。主编、副主编及编者均经过严格遴选,保证了教材的权威性、广泛性和代表性。教材编写积极落实中共中央办公厅、国务院办公厅印发《关于新时代振兴中西部高等教育的意见》精神。

本套教材包括三类共12种,其中新型临床应用课程体系教材及其配套案例教材3种,新型专业技术课程体系教材7种,新型专业实验课程体系教材2种。

新型临床应用课程体系教材编写思路和原则为:以临床疾病及其临床检验指标合理应用为主线,将原8门专业技术课程中临床检验指标的临床应用内容融为一体,构建一门新型《临床检验医学》课程教材(在2017版基础上修订)。着重阐述疾病病程中临床检验指标与疾病发生、发展、转归和预后之间的关系,为临床应用提供依据;重点讨论各项临床检验指标在疾病诊断、病情观察、疗效监测、预后判断和疾病预防等方面的应用与评价,以拓展和提高临床检验指标在临床的应用价值。为便于学生理解临床疾病以及与临床检验指标的关系,培养临床思维能力,还配套有《临床化学检验案例分析》和《临床形态学检验案例分析》(均在2017版基础上修订)。

新型专业技术课程体系教材编写思路和原则为:以医学检验技术与医学检验指标检测为主线,汇集国内外医学检验最常用、最核心、最先进的技术,把医学检验的各项指标分门别类地融合到各种医学检验技术之中,并从理论上较系统地总结归纳这些技术在各种物质测定中的应用原理和方法评价。改革、重组并形成了7门专业技术课程教材,包括《临床基础检验》《临床生物化学检验》《临床分子生物学检验》《临床免疫学检验》《临床病原生物学检验》(含临床寄生虫学检验)、《临床血液学检验》和《临床输血学检验》,按照教学规律设计构建,突出了医学检验技术专业的专业属性,以更好地培养学生胜任未来工作岗位的能力。

新型专业实验课程体系教材编写思路和原则为:构建了以化学实验技术为主线的《临床化学检验实验》和以形态学鉴别技术为主线的《临床形态学检验实验》2种新型实验课程体系教材。《临床化学检验实验》涵盖了《临床生物化学检验》《临床分子生物学检验》《临床免疫学检验》《临床输血学检验》4门课程的实验内容。《临床形态学检验实验》涵盖了《临床基础检验》《临床病原生物学检验》(含临床寄生虫学检验)和《临床血液学检验》3门课程的实验内容。这2种实验课程教材均按照"基本技能性实验""综合应用性实验"和"设计创新性实验"三个模块编写,自成体系,可以独立开设实验课程,做到"掌握技术""精准检验"。实验教材配有各专业技术课程的实验项目教学建议表,方便配合各教研室分别开设实验课程。实验教材建设符合教育部关于"实验课程独立开设,自成体系"课程改革要求。

本套教材力图做到人员融合、内容融合、检验指标与临床应用融合、检验技术与检验指标测定融合,促进医学检验与临床医学融合发展。教材每章都配套有网络增值服务,涵盖课程思政案例、教学课件、彩图、技术案例、习题和重点知识的微课讲解等数字资源。

本套教材主要用于医学检验技术、临床检验诊断学等专业教学;也可以作为临床医学相关专业的参考书。

前　　言

　　《临床化学检验案例分析》主要是采用临床化学检验的结果，对其应用具有代表性的临床病例，深入地进行周密而仔细的分析讨论，从而获得总体认识疾病的一种科学分析方法。

　　《临床化学检验案例分析》教材的编写，参考了2017年人卫版《临床检验医学案例分析》教材和国内外近期文献，结合作者的临床实践，系统地应用了《临床检验医学》的理论和诊断思路，向师生和读者提供了较为典型的临床病例，并对每个病例进行了详细的讨论分析，做出诊断和鉴别诊断，同时也对预后做了推测和点评。目的是让广大师生和读者能从中得到一些启示、一点思考、一点感悟和收获。

　　本书共22章。除第1章绪论外，其余各章均以人体各器官系统精选案例，共178个案例。内容包括临床生物化学检验、临床分子生物学检验、临床免疫学检验等主要检验指标和检测结果，每个案例都在提供一段案例的背景资料之后，提出若干相关问题，在问题中引导学生和读者阅读分析给定的资料，依据一定的临床检验医学的理论知识、检测数据，或做出诊断和鉴别诊断，或做出评价，或提出具体的解决问题的方法和意见等。特点是每个案例都具有真实性、代表性和有效性，有利于提高分析能力、判断能力、解决问题能力，以及执行专业实践的能力。

　　本书主要供给医学检验技术专业的本、专科高年级学生作为教材使用，也可作为临床医学生、临床医生在疾病诊断和治疗中的参考书，还可为临床检验医师和检验师提供学习参考。

　　本书在编写过程中得到了人民卫生出版社和各作者所在单位的大力支持，尤其是厦门大学公共卫生学院、四川大学华西医院及湖南中医药大学第一附属医院为本教材的编写给予了鼎力支持。在此，一并表示感谢。

　　由于案例复杂、学科精深，限于作者水平和时间仓促，书中肯定会有不足，甚至错误，希望广大师生与读者给予指正，以便再版时修正。

郑铁生

2023年4月

目　录

第一章　绪　　论

第一节　临床化学检验案例分析的概念

临床化学检验案例分析(case analysis of clinical chemistry laboratory)主要是采用临床化学检验的结果,对其应用具有代表性的临床病例,深入地进行周密而仔细的分析讨论,从而获得总体认识疾病的一种科学分析方法。用于指导学习、提高临床医疗水平,造福于人民。

临床化学检验是利用物理学、生物学、遗传学、病理学、免疫学、生物化学和分子生物学的理论与技术,探讨疾病的发病机制,研究其病理过程中的特异性化学标志物或体内特定成分改变的一门学科和技术。主要包括:临床生物化学检验、临床分子生物学检验和临床免疫学检验等学科检验内容,即能检测人体血液、尿液及体液中的各种成分,包括糖、脂肪、蛋白质、核酸、基因、酶、电解质、微量元素、内分泌激素、抗原抗体、肿瘤标志物和治疗药物等指标,还包括肝、肾、心、胰、骨、胃肠等器官功能的检查,为疾病的诊断、病情监测、药物疗效、预后判断和疾病预防等各个方面提供理论和检验依据,以促进现代临床医学的发展。

临床化学检验案例分析的思路:首先向读者提供一段疾病的背景资料,包括主诉、现病史、既往史、个人史、家族史、体格检查和实验室临床化学检验的数据信息等,然后提出若干相关问题,读者可以根据问题阅读分析给定的资料,再依据一定的临床化学检验医学理论知识和临床医学知识,对疾病做出诊断和鉴别诊断,或做出评价,或提出解决问题的具体方法和意见等。案例分析的特点:属于综合性较强、区分度很高的题目类型,具有代表性、系统性、深刻性、具体性等特点。作用目标:确定高层次的认知目标。它不仅能促进读者对临床医学检验和医学理论知识的融合与理解,而且能促进读者运用其知识的能力,更重要的是它能在综合、分析和评价等方面得到培养和锻炼,提高分析、判断和解决问题的综合素质。

临床化学检验案例分析可溯源于一类案例分析法,亦称为个案分析方法或典型分析方法,是指结合文献资料对单一对象进行分析,得出事物一般性、普遍性规律的方法。

案例分析法(case-study methodology)自古就有使用,古希腊哲人苏格拉底经常使用讲故事或举例子的方法来阐释他的思想,可以看成是案例分析的雏形。但现代意义上的"案例分析"则源于哈佛大学。哈佛大学于1880年开发完成后,其商学院将其用于培养高级经理和管理精英的教育实践,逐渐发展成今天的"案例分析法"。哈佛大学的"案例分析法"开始只是作为一种教育技法用于高级经理人及商业政策的相关教育实践中,后来被许多公司借鉴,成为用于培养公司企业得力员工的一种重要方法。通过使用这种方法对员工进行培训,能明显地增加员工对公司各项业务的了解,培养员工间良好的人际关系,提高员工解决问题的能力,增加公司的凝聚力。从此以后,案例分析法被逐渐延伸到其他各领域的分析和讨论中。

第二节　临床化学检验案例的选用

目前,案例分析法在国内也开始得到了普及。但是,临床化学检验的案例分析还处在起步阶段。如果只罗列案例而不对其进行深入分析,这绝非真正的案例分析。临床化学检验的案例分析一定要做深、做全。只有正确、全面、深入地对案例进行研究,才是专业化的案例分析流程。一个案例,作为一个真实发生的事件,包含了许多复杂的因素,在任何一个细小的地方,只要细心发掘,都能找到大为受用的闪光点。

一、案例的来源与精选

1. 案例的来源　反映临床化学检验的案例可有多种渠道来源,最常用的渠道是医院的病案室和相关临床医生的工作记录与总结报告。收集这类案例时教师应做有心人,深入病案室或与临床医生沟通交流并及时摘录。另一种渠道是教师自己深入实践第一线收集有关资料,这种案例的编制要求教师要对活动实践有着敏锐的观察力和概括力。此外,教师也可以有意识地编制一些典型案例,当然这种方法要求教师自身对临床检验医学理论有深刻的理解和把握,能够通过合理的想象挖掘既来源于现实生活又超越现实生活的具有一定艺术性、真实性的题材。要使案例分析真正有效,还需要以下因素来加以保证。

(1)案例的科学性。主要标志是:①案例信息全面、准确;②方向正确、目标明确;③案例齐全、相互独立;④论证充分、分析恰当;⑤实施步骤清晰、有度。这也是本案例分析系统化科学方法的基础。

(2)案例的真实性。《临床化学检验案例分析》中的案例,全部来自我们团队成员的精心采集和整理,并经临床医生沟通认可,真实可靠,以提高其实用性。

(3)案例的代表性。《临床化学检验案例分析》中所选择的案例,覆盖了临床与临床化学检验相关的各种疾病、可能涉及的各种因素和出现的各种问题,力求让每一个案例都具有典型性和代表性。在分类上面,力图做到科学、简明。

2. 案例的精选　《临床化学检验案例分析》不可能把收集到的所有与拟讲课程内容有关的全部案例都纳入本书范围,选择的案例也不会仅限于分析临床化学检验指标,收集和分析案例不可避免地有部分会与临床形态学检验和其他的诊疗指标交集。因此,需要对已收集和编制的案例进行认真分析与比较。在分析与比较过程中应坚持如下基本原则。

(1)优先选取最典型的案例。典型案例往往是多种知识的交汇点,典型案例应用到教学中更有助于说明复杂深奥的临床化学检验的理论。

(2)案例应与相应的理论相贴近。表面现象的牵强附会将会误导学生,结果很可能事与愿违。

(3)所选取的案例切忌庸俗。教师有教书育人的责任,不宜过多地讲述社会的阴暗面,也不宜讲述一些与教学内容无关的背景资料和小道消息。

(4)选取的案例不宜太复杂。切忌喧宾夺主,案例要为理解理论服务,案例要切合临床实际,要有针对性和普遍性。

《临床化学检验案例分析》以临床各个系统或器官疾病为主线搜集了 178 个包含各种背景的案例,并对其数据进行整理、分析、归类,形成了 21 个包含各种背景的案例库。

二、案例的应用与延伸

1. 案例的应用　这是采用案例分析法讲授有关理论的关键环节。应用案例的方法有多种,常见的一种方法是教师根据授课内容或者先讲授基本的理论含义,然后用案例加以说明,或者教师先讲授案例,然后水到渠成地引出有关的基本理论。但案例的应用不能局限于此种方法,必须灵活加以应用。教师必须根据授课对象所面临的具体场景,充分调动学习者的积极性和主动性。同时,案例分析也要求读者将自己放在决策者(decision-maker)的角度来思考这个案例所涉及的问题,这就相当于模拟练习,以增强学生的实际应对能力。这种方法还要求教师提供案例时,在方式方法上要进行巧妙构思,要掌握数倍于学生的背景材料;讨论中要引导和控制,同时要避免完全由教师控制讨论;应注意倾听学生的发言,并进行适当的引导,使所有学生都参加讨论;讨论结束时要做好总结。总结也并非一定要由教师进行,也可以采用由学生自行总结、教师适当加以点评的方法。

2. 案例的延伸　所谓案例延伸,简单地说,就是让读者在学习临床医学和临床检验基本理论知识的基础上,通过仔细观察现实临床病例,努力寻找反映理论原理的案例,并用所学的理论知识对观察到的事实现象进行分析,以进一步加深对所学理论及分析方法的理解。准确地讲,这一步工作已不只是一般意义上的理论讲授,而应划归理论的应用范畴。但从其目的来看,主要是为了加深对理论的理解,并为学习专业理论以及培养专业技能奠定基础,仍可划归案例分析法的范畴。

第三节　临床化学检验案例分析的作用

一、培养学生创新精神与综合素质

要把学生培养成具有创新精神的高素质人才,就要在学校开展创新教育。学生创新精神的培养,可通过课堂教学来进行,也可通过课外的社会实践、社团活动等方式来实现。由于学生在校期间大部分时间是在有组织的课堂教学中度过,所以培养学生的创新精神应主要通过课堂教学来完成。

1. 培养学生的创新精神　必须采用启发式教学模式。启发式教学模式在教学方面是一个意义广泛而深远的概念。具体说来,启发式教学方法包括问答式、讨论式、实验式和问题解决式等。

问答式开导思想,在任何学科的教学情境中皆适用;讨论式可由问答随时引起;实验式对理论的真实性给予证明,科学上许多发现多系从实验而来;问题解决式的教学,也是发展高级思维能力的良好办法,尤其是促进创造性思维的发展。问题解决法是课堂教学中培养学生创新思维的有效方法。这类方法启发学生的求异思维,鼓励学生思维的多样性、新颖性、独创性。采用问题解决法进行教学,要求教师在课前要认真准备,设置一定的情景,提出要达到的目标,同时引导学生为达到目标需要认真思考。思维有两种趋势:一是与大家一致,一是与众不同。前者为求同思维,着重符合一致的标准,人人一样;后者为求异思维,着重独树一帜,求异创新,不与人同。求异思维是创新思维发展的基础,所以教师应当鼓励学生不模仿、不抄袭、不与人雷同,努力做出独创性的成果。根据教师设定的场景,激发学生独立提出有一定数量和质量的问题,启发学生根据不同条件、不同角度和不同方法,引发不同思路,解决同一个问题;鼓励学生根据一定需要,依据必然规律,灵活多变地组合相关因素,独立提出新的设想;问题的答案可能不是单一的,而是多样的,甚至是开放的,然后让学生去讨论和争论。在这一过程中,学生进行了发散、求异、逆向、知识迁移、联想和想象、分析、综合等思维训练。

2. 提高学生的综合素质　理论来源于实践,理论也必须服务于实践。在进行课堂讨论过程中,可以生问生答、师问生答、生问师答,让学生养成积极思考的习惯。这种习惯一方面使所学的理论知识得到及时消化,另一方面也提高了学生运用理论知识分析现实问题的能力。随着我国改革开放事业的迅猛发展,新的医疗改革和分级诊疗政策为临床化学检验医学的发展以及现实医疗问题提供了丰富的素材。通过课堂和课外实践教学,培养广大学生逐步养成从我国国情出发分析现实问题的良好习惯,对临床化学检验医学的学习坚持批判与继承相结合的原则,在积极吸取其合理成分的基础上,大胆提出解决现实问题的种种设想,初步树立起不唯书、不唯上、要唯实的良好学风,从而大幅度提高学生的综合素质,其中翻转课堂教学法不失为一种较好的教学模式。

另外，人在轻松、自由的心理状态下才可能产生丰富、自由的想象。创新思维的灵感往往是在紧张探索以后的松弛状态下才会出现。相反，人在压抑、紧张、恐惧心理状态下很难有所创新。总的来看，适宜于创新能力生长的环境应该是宽松、民主、自由的环境。只有这样的环境才会容忍乃至鼓励多样性、与众不同、标新立异、独特性和个性，也只有在这样的环境中，个体才敢于乃至乐于想象、批判和创新。《临床化学检验案例分析》正是为临床检验医学或医学检验技术专业核心专业课程的学习营造了良好的教学环境。

二、提高教师的专业能力与教学实践能力

临床检验医学是一门以医学检验为基础，与临床学科相互渗透、交叉结合的综合性应用学科。它是一门新学科，对教师来说可能会有一定的挑战，不仅要有医学检验知识，还应有临床医学知识，以及临床诊断、治疗监测和判断预后的思维能力。如何通过临床疾病案例分析来了解问题，找出问题的根源和解决的方法，相信这是一件非常有意义且有趣的事情。在临床检验医学或医学检验技术专业核心专业课程理论教学中，配合临床化学检验案例分析和临床形态学检验案例分析实践教学，可以提高教师的专业能力与教学实践能力。

1. **促进教师教学反思** 撰写或应用教学案例，教师要对教学过程进行真切的回顾，"照镜子""过电影"，把自己的教学过程情景再现，用新的观点进行严格的审视、客观的评价、反复的分析。教学过程中的是非曲直、正确错误，都能由模糊变得清晰。

2. **推动教学理论学习** 通常情况下，教师撰写或应用教学案例，需要运用临床检验医学的教学理论对其教学案例进行分析，势必就推动了对教学理论学习。

3. **总结教改经验** 有经验的教师谈起自己的教学经历，都有不少成功的事例和体会，但往往局限于具体的做法，知其然而不知其所以然。结合临床案例组织教学则有血有肉，提高了教改总结的应用价值。

4. **促进教师交流研讨** 案例是教学情境中的故事，不同的人对同一个故事会有不同的解读，因此案例分析十分适于交流和研讨，可以作为教研活动和教师培训的有效载体。

5. **形成教学研究成果** 撰写教学论文、课题研究资料是教学研究的一种方式，教师撰写或应用教学案例是教学实践与教学研究的紧密结合，也是进行教学研究。写成的教学案例、教学论文等，都可以形成教学研究的成果。

（郑铁生）

第二章 临床检验的相关概念和诊断思路案例分析

案例 2-1 生物参考区间

【病史摘要】男,48 岁,汉族。

主诉:体检结果提示血肌酐(serum creatinine, Scr)110μmol/L(57~97μmol/L),体检中心医生建议复查。

现病史:2 天前患者体检发现血肌酐增高。无咳嗽及咳痰,无尿频、尿急、尿痛。精神好,睡眠、食欲佳,尿量正常,大便 1 次/日。无不适症状,为求进一步诊治来院门诊。

既往史:6 年前被诊断为 2 型糖尿病,无肾病史。否认结核病史,否认高血压和心脏病史,无手术及输血史,无药物过敏史,无毒物及放射物质接触史。

个人史:无烟酒嗜好,无不洁饮食史。近期无服用损肝药物史。健身近 2 年。

家族史:家庭成员健康,无家族遗传病史。

体格检查:T 36.8℃,P 98 次/分,R 18 次/分,BP 112/73mmHg,发育正常,偏胖,神志清楚,查体合作。无淋巴结肿大,皮肤、黏膜无出血点,巩膜、皮肤无黄染,心肺无异常,肝、脾不大。

实验室检查:WBC 6.3×10^9/L,RBC 4.9×10^{12}/L,Hb 141g/L,HCT 0.414,NEUT% 65%,LY% 25%,PLT 262×10^9/L,尿蛋白(-),尿隐血(-),大便隐血(-),Scr 110μmol/L,BUN 5.38mmol/L,GLU 6.7mmol/L。

【问题1】发热、运动、饮食等生理性因素能否导致血肌酐升高?

思路1:血肌酐升高的原因很多,有病理因素,也有生理性因素,比如发热、运动、饮食(大量瘦肉类食物)等。

思路2:平时控制饮食、忌剧烈运动、素食 3 天之后再复查相关指标(血常规、血肌酐、尿常规、微量白蛋白尿、肾脏彩超等)。

【问题2】高血压、甲状腺功能亢进、肢端肥大症等内分泌疾病能否导致血肌酐升高?

思路1:高血压患者如果没有控制好血压,特别是有蛋白尿的患者,可以缓慢进展,在不知不觉中出现血肌酐升高;甲状腺功能亢进、肢端肥大症等也可能导致单纯的血肌酐偏高。

思路2:监测血压,检测甲状腺功能类激素、生长激素等以排除。

【问题3】心肌炎、肌肉损伤能否导致血肌酐一过性升高?

思路1:血肌酐,一般认为是内生肌酐,内生肌酐是人体肌肉代谢的产物。在肌肉中,肌酸主要通过不可逆的非酶脱水反应缓慢地形成肌酐,再释放到血液中,随尿排泄。所以心肌炎、肌肉损伤可能导致血肌酐一过性升高。

思路2:检测心肌酶及血肌钙蛋白以排除。

【问题4】肾功能受损、肾小球滤过率下降能否导致血肌酐升高?

思路1:血肌酐主要由肾小球滤过排出体外,肾小管基本不重吸收且排泌量也较少,因此,在外源性肌酐稳定的情况下,血肌酐能够反映肾脏功能。

思路2:建议复查肾功能,进一步查尿常规、肾脏 B 超,甚至肾脏穿刺(有一定的创伤性,不建议常规使用），明确病因。

【问题5】为明确诊断，应进行哪些检查？

思路：血肌酐是检测肾脏功能的重要指标之一，血中肌酐浓度升高说明肾脏清除废物的能力下降，但诊断敏感度和特异度不高（有效肾单位损伤2/3以上时，血肌酐才增高），且受很多因素影响。

可根据以下检查鉴别诊断：

（1）血常规检验：血常规中白细胞总数及白细胞分类帮助判断有无感染，鉴别是否感染引起血肌酐一过性增高。患者血常规检测：WBC 6.3×10^9/L，NEUT 65%，LY 25%。

（2）甲状腺功能类、生长激素的检测以及血压测定：甲状腺功能类激素、生长激素的检测协助鉴别是否为甲亢、肢端肥大症引起的血肌酐升高；血压的检测帮助诊断高血压。患者 BP 112/73mmHg（<120/80mmHg）正常；甲状腺功能类激素：总 T_3 0.7ng/mL（0.58~1.59ng/mL），总 T_4 5.4μg/dL（4.87~11.72μg/dL），游离 T_3 1.98pg/mL（1.73~3.71pg/mL），游离 T_4 1.02ng/dL（0.70~1.48ng/dL），高灵敏促甲状腺素（thyroid stimulating hormone，TSH）1.23μIU/mL（0.35~4.94μIU/mL）；生长激素（放免）1.56ng/mL（<5ng/mL）。

（3）心肌酶谱的检测：心肌酶及肌钙蛋白的检测可鉴别是否因为心肌炎或者肌肉损伤引起血肌酐的一过性升高。患者心肌酶：天冬氨酸转氨酶（aspartate transaminase，AST）34U/L（10~42U/L）、肌酸肌酶（creatine kinase，CK）134U/L（22~269U/L）、肌酸肌酶同工酶（CK-MB）14U/L（0~25U/L）、乳酸脱氢酶（lactate dehydrogenase，LD）156U/L（91~230U/L）；肌钙蛋白-Ⅰ 0.02μg/L（0~0.04μg/L）。

（4）尿素氮、尿酸的检测：血尿素氮（urea nitrogen，BUN）经肾小球滤过后随尿排出，肾实质受损害时，GFR 下降，BUN 浓度上升，可观察肾小球的滤过功能，不敏感、不特异。血中尿酸（uric acid，UA）由肾排出的 UA 占一日总排出量的 2/3~3/4，GFR 减低时 UA 不能正常排泄，血中 UA 浓度升高。所以 BUN、UA 也反映肾小球滤过功能。患者 BUN 3.7mmol/L（2.9~8.2mmol/L），UA 254μmol/L（155~357μmol/L）。

（5）内生肌酐清除率（creatinine clearance，Ccr）及血清胱抑素-C（cystain C，Cys C）的检测：血肌酐与内生肌酐清除率并不完全一致，Ccr 较血肌酐更为敏感。Cys C 在机体内产生率及释放入血速率恒定。Cys C 可自由透过肾小球滤过膜，在近曲小管全部重吸收并迅速代谢分解；Cys C 不和其他蛋白形成复合物，其血清浓度变化不受炎症、感染、肿瘤及肝功能等因素的影响，且与性别、饮食、体表面积、肌肉量无关，是一种反映 GFR 变化的理想的内源性标志物。Cys C 浓度与 GFR 呈良好的线性关系，其线性关系显著优于血肌酐，因而能更精确地反映 GFR，特别是在肾功能仅轻度减退时，血 Cys C 的敏感性高于血肌酐。患者 Cys C 0.87mg/L（0.51~1.09mg/L）、Ccr 115mL/min（80~120mL/min）。

（6）微量白蛋白尿（microalbuminuria mALB）的检测：mALB 检测有助于肾小球病变的早期发现。在肾脏病早期，尿常规阴性时，mALB 含量可发生变化。患者 mALB 10mg/L（0~15mg/L）。

（7）尿常规的检测：重点关注尿蛋白和尿隐血，外在高血压、水肿常常预示肾小球肾炎。患者尿蛋白（－），尿隐血（－）。

（8）其他辅助检查：比如肾脏彩超，肾脏彩超显示双肾轮廓清晰，形态正常，实质回声均匀，皮髓质分界清楚，集合系统不分离，其内未见异常回声。

【问题6】根据实验室及其他检查结果，应做出怎样的诊断？依据是什么？

【诊断】患者可以诊断为：无肾小球滤过率下降及肾脏损伤。诊断依据如下：

（1）无肾小球滤过率下降及肾脏损伤：①反映肾小球滤过的另外 2 个指标，尿素氮、尿酸结果正常；②较血肌酐敏感的指标，Ccr 正常；③更加敏感、特异的 Cys C 结果正常；④尿 mALB 结果正常；⑤无血尿、蛋白尿；⑥肾脏彩超正常。

（2）排除了运动、肉食饮食、感染、甲亢、肢端肥大症、高血压对血肌酐的影响：①忌剧烈运动、素食 3 天之后复查 Scr 仍为 109μmol/L；②血常规中白细胞总数及白细胞分类正常；③甲状腺功能类激素、生长激素的结果正常；④血压正常；⑤心肌酶及肌钙蛋白的结果正常。

思路1：经实验室和临床交流认为患者因为体重过高导致血肌酐超过参考区间：血肌酐水平比较稳定，日内生理变动幅度在10%以内，但与个体肌肉量有关。肌肉发达者与消瘦者（尤其是肌肉萎缩者）Scr浓度有明显差异，老年人、肌肉减少者，其水平偏低。①体重<55kg，Scr 53～88μmol/L；②体重55～80kg，Scr 77～106μmol/L；③体重>80kg，Scr 88～124μmol/L。

该患者体重85kg，所以血肌酐正常范围应该在88～124μmol/L。

思路2：参考区间就是介于参考上限和参考下限之间的值。依据参考区间的分布特性和临床使用要求，选择合适的统计方法进行归纳分析，确定参考分布中的一部分为参考区间。通常确定的百分范围在2.5%～97.5%之间，在某些情况下，只有1个参考限具有医学意义，通常为上限，例如97.5%。

参考区间建立时，参考个体的选择应尽可能排除对结果有影响的因素，设置详尽的调查表排除不符合要求的个体。不同的检验项目筛选标准不尽相同，主要考虑的因素有（不一定全部纳入）：饮酒情况、长期或近期献血、血压异常、近期或既往疾病、妊娠、哺乳期、药物、肥胖、吸毒、特殊职业、环境因素、饮食情况、近期外科手术、吸烟、遗传因素、输血史、滥用维生素、运动等。

参考样本组是否需要分组主要根据不同检验项目的临床意义，可按照性别、年龄或者其他因素进行（做Z检验，以确定分组后的均值间有无统计学上的显著性差异）。

思路3：参考区间受很多因素影响。包括分析前、分析中和分析后因素等。因此应注意参考样本分析前的准备，主要有参考个体的状态、样本的数量、样本的采集、样本的处理与储存等方面。

思路4：中华人民共和国国家卫生健康委员会：《临床常用生化检验项目参考区间》。

中华人民共和国国家卫生健康委员会2015年4月21日发布的中华人民共和国卫生行业标准（WS/T 404.5-2015）中，血肌酐的参考区间：20～59岁男性为57～97μmol/L，女性为41～73μmol/L；60～79岁男性为57～111μmol/L，女性为41～81μmol/L。血肌酐的参考区间考虑到性别和年龄的差异，进行了分组，尚未对体重进行分组。

思路5：参考区间只代表了95%的范围，应针对具体检验项目和患者情况综合分析。常用检验项目参考区间还应覆盖少数民族、高海拔地区、具有特殊生活习惯的健康人群。一些项目的参考区间可能会受到人群所在地域、经济水平、生活习惯、饮食结构等诸多因素以及不同实验室检测水平的影响。

该病例中患者单纯血肌酐升高，超出了参考区间，由于参考区间制定时无法兼顾体重对血肌酐参考区间的影响，导致患者做了一系列检查，带来了精神和经济压力。所以临床医生一定要很好地了解参考区间。

案例 2-2　医学决定水平

【病史摘要】女，68岁，汉族。

主诉：急诊结果提示血清钾8.9mmol/L（3.5～5.5mmol/L），检验科医生建议复查。

现病史：1周前出现恶心、呕吐，加重1天，当天患者无尿来本院急诊。

既往史：15年前被诊断肾功能不全，有高血压、糖尿病史。平素通过药物，血糖、血压控制尚可。近半年通过中药汤剂补益脾肾、利水消肿。

个人史：无烟酒嗜好，无不洁饮食史。

家族史：家庭成员健康，无家族遗传病史。

体格检查：T 36.8℃，P 78次/分，R 20次/分，BP 142/83mmHg，发育正常，偏胖，神志不清。

实验室检查：WBC 7.3×10^9/L，RBC 5.9×10^{12}/L，Hb 151g/L，HCT 0.454，NEUT% 68%，LY% 22%，PLT 282×10^9/L，尿蛋白（+），尿隐血（+），大便隐血（-），Scr 910μmol/L，BUN 35.38mmol/L，

GLU 7.7mmol/L。

【问题1】标本质量问题是否会引起高血钾？

思路1：血钾升高的原因很多，其中有很多是病理因素，但标本的不合格因素如标本的溶血、输液抽血和标本被污染情况等也常发生，容易产生误诊和纠纷，这些因素必须考虑。

思路2：观察标本是否有溶血；询问护士是否输液抽血以及抽血的试管顺序；必要时重新抽血检验。

【问题2】原发性血小板增多症等骨髓增殖性疾病是否会导致假性高血钾？

思路1：在血凝块形成时血小板脱粒释放小剂量的钾离子入血，当血小板计数非常高的时候，可能影响血钾离子浓度。

思路2：血常规结果以排除血小板、白细胞、红细胞增多性疾病对血钾浓度的影响。

【问题3】遗传性疾病是否会导致家族性假性高血钾？

思路1：由于16号染色体上的缺陷引起了显性遗传（16q$^{23\text{-ter}}$）。血液离体一段时间后，血钾离子浓度上升，可能与钾离子的渗透性和其对温度的敏感性有关。

思路2：采血后最好使用肝素锂抗凝，并及时分离血浆进行测定。

【问题4】某些药物是否会导致药源性高钾血症？

思路1：由于某些药物作用导致排泄减少或细胞内外钾分布异常，细胞内钾向细胞外转移，或口服或注射含钾多的药物，从而使血清钾 >5.5mmol/L。

思路2：诱发药源性高钾血症的药品主要为心血管药物（卡托普利、依那普利）及免疫抑制剂（他克莫司）等。

【问题5】细胞外液容量减少是否会导致高钾血症？

思路：细胞外液容量减少，如休克、严重失水，Na^+ 由细胞外液转移到细胞内，而 K^+ 则由细胞内移出细胞外，由于细胞外容量减少，血清钾浓度则进一步升高。

【问题6】细胞内 K^+ 溢出是否会导致高钾血症？

思路：挤压综合征、组织细胞缺血缺氧，如长时期剧烈运动，持续癫痫抽搐，导致糖原转变为葡萄糖，K^+ 由细胞内转移到细胞外，致使血清钾水平升高。

【问题7】细胞膜转运功能障碍是否会导致高钾血症？

思路：代谢性酸中毒时细胞内 K^+ 向细胞外转移，H^+ 进入细胞内，血浆 pH 每下降0.1，血清钾可升高0.7mmol/L。

【问题8】肾脏排钾减少是否会导致高钾血症？

思路：正常人每天摄入的钾90%由肾脏排泄，尿毒症时，特别是存在少尿或尿闭者，由于肾排钾功能严重障碍，很容易出现高血钾，是尿毒症常见且严重的并发症之一。

【问题9】根据实验室及其他检查结果，应做出怎样的诊断？依据是什么？

【诊断】患者可以诊断为：慢性肾衰竭导致的高血钾，应立即进行救治。诊断依据如下：

（1）逐一排除和鉴别：①排除标本因素引起的高血钾：观察标本无溶血，询问护士得知未输液时采血，未见标本污染（使用一次性试管并遵照正确的采血顺序）。②血常规检验未见血小板等异常增高，排除骨髓增殖性疾病导致假性高血钾。③未使用心血管药物（卡托普利、依那普利）及免疫抑制剂（他克莫司）等，不考虑药源性高钾血症。④无休克、严重失水，排除细胞外液容量减少导致高钾血症。⑤无挤压综合征、组织细胞缺血缺氧，排除细胞内 K^+ 溢出导致高钾血症。⑥未见酸碱平衡紊乱，排除细胞膜转运功能障碍导致高钾血症。

（2）患者肾功能异常：Scr 910μmol/L（57～97μmol/L）、BUN 35.38mmol/L（2.9～8.2mmol/L）；心电图异常：T波高尖、P-R间期延长、P波低平或消失、QRS波群增宽、ST段与T波融合。

该患者诊断为真性高钾血症，由慢性肾衰竭引起。血钾水平为8.9mmol/L（>7.5mmol/L，医学决定水平），应立即采取抢救措施。

思路：医学决定水平（medical decision level，MDL）是指临床上按照不同病情给予不同处理的指标阈值，又称决定性水平（decision level，DL），或表示为 X_C。MDL 可以用来排除或确定某一临床情况或预告将会出现某一生理变化现象，目的是在于应用各项目结果时，能有比较一致的见解。

通过观察测定值是否高于或低于这些限值，可在疾病诊断中起排除或确认的作用，或对某些疾病进行分组或分类，或对预后做出评估，以提示医师在临床上应采取何种处理方式，如进一步进行某一方面的检查，或决定采取某种治疗措施等。同一个检验项目，常常可有不止一个MDL。

本案例中的血清钾有三个 MDL：3.0mmol/L、5.8mmol/L、7.5mmol/L。该患者经过排除诊断为慢性肾衰引起的高血钾（K^+ 8.9mmol/L），血清钾超过了 MDL，应采取治疗措施（常规救治加血液透析）。

（胡正军）

案例 2-3　危　急　值

【病史摘要】男，28 岁，汉族。

主诉：腰腿疼，理疗未见缓解。

现病史：两周前患者从内蒙古旅游归来，无原因出现腰腿疼，两次物理按摩治疗未见缓解。无头痛、胸痛、心悸、气促、发绀、恶心、腹痛，尿频、尿急、尿痛。精神稍差，食欲缺乏，尿量正常，大便 1 次 / 日。为求进一步诊治来院门诊。

既往史：既往体检无异常。否认结核病史、高血压、心脏病史，无手术及输血史，无药物过敏史，无毒物及放射物质接触史。

个人史：5 年吸烟史，无不洁饮食史。近期无服用损肝药物史。

家族史：家庭成员健康，无家族遗传病史。

体格检查：T 36.5℃，P 95 次 / 分，R 20 次 / 分，BP 140/80mmHg（1mmHg≈0.133kPa）。步入，神志清楚，双肺呼吸音清晰，未闻及明显啰音，心界正常，心率 95 次 / 分，心律齐，胸片显示轻微腰椎间盘突出。

实验室检查：天冬氨酸转氨酶（AST）256U/L（15～40U/L），丙氨酸转氨酶（alanine transaminase，ALT）233U/L（9～50U/L），肌酸激酶（CK）6 589U/L（24～194U/L）。

【问题 1】上述生化检查检测完成后，CK 6 589U/L，检验人员需注意什么？

思路 1：CK 测值 6 589U/L，已达到该医院 CK 危急值的界限范围（≥1 000U/L），是高值结果。此时检验人员应首先进行危急值的排除与确认，保证危急值的可信性。

思路 2：危急值一旦确认，检验人员需立即报告给临床人员，如未能及时报告，会因错过最佳治疗时机而威胁到患者的生命安全。

【问题 2】危急值如何报告？

快速准确是危急值报告的基本原则，由检验人员及时报告既可缩短危急值报告时间，又方便检验人员与临床人员就危急值与患者临床指征的符合性进行沟通。

思路 1：美国患者安全目标规定，实验室程序必须包含危急值"由谁报告""向谁报告"及"接受时间长度"（从报告到主治医生确认接受）。

一般情况下检验人员应向住院或急诊患者的主管医护人员、门诊患者的主诊医生报告危急值，如检验人员缺少门诊患者主诊医生的联系方式，此时应向门诊办公室报告。对于院外送检标本，如有委托送检方或标本送检人联系方式，检验人员应首先向其报告危急值；如没有则向客服中心报告并请其传递危急值信息。

思路2：报告方式。除传统电话报告以外，大多通过信息系统网络发送到终端计算机报警提示以及短信发送到医务人员并需要确认回复的方式。危急值网络系统的使用不仅缩短信息传递时间，也有效避免了错报、错记，提高了报告的准确性。网络或短信发出后须经主管医生回复确认。调查发现，危急值电子报告信息发出1小时后约有10.9%未得到回复确认，其主要原因在于被报告的临床医护人员不能及时读取信息。因此，临床实验室通常在电子信息发送后设有反馈机制，如在设置的时间内没有回复确认，需再次电话报告，夜间危急值报告采用电话的方式可能更为迅速可靠。电话报告危急值时，不仅要求接收人"回读"危急值，以减少错报或错记的发生率，还应询问检验结果与患者临床指征的一致性。

思路3：危急值报告的记录：美国病理学家协会（CAP）要求危急值报告的任何信息均需文件化，包括"可识别的患者信息及危急值信息、报告日期及具体报告时间、实验室信息、报告人与接收人"。

【问题3】运动能引起CK超高吗？

思路：CK主要存在于骨骼肌与心肌组织中，患者处于劳累状态、肌肉拉伤可导致CK生化指标异常。

【问题4】急性心肌梗死能引起CK超高吗？

思路：CK增高最常见于急性心肌梗死，当发病3～8小时监测时会发现有明显的增高，待到10～36小时达到最高值，需经3～4天才能恢复正常，所以CK是心肌梗死的一个相当灵敏的指标。

【问题5】肝功能为什么异常？

思路1：患者ALT和AST这两项指标偏高很多，需确定是否存在肝炎病史。

思路2：转氨酶常用于肝功能检查，被认为是检测肝细胞损伤的灵敏指标。除了肝脏以外，ALT、AST还有其他来源，两种酶的分布次序大致为：ALT，肝＞肾＞心＞肌肉；AST，心＞肝＞肌肉＞肾。

很多肌肉疾病可导致血清转氨酶升高，一些患者在疾病早期即可出现转氨酶升高，患者常因体检或其他原因进行肝功能检查偶然发现持续的转氨酶升高，无明显神经、肌肉异常，常常经过长期的、多方面的肝脏疾病相关检查后，才被考虑肌肉疾病，进行CK、肌肉组织活检等鉴别诊断。

【问题6】为明确诊断，应进行哪些检查？

思路：CK主要存在骨骼肌和心肌中，其次是脑组织，另外平滑肌、肝脏中只有极少量。病理性CK水平单独升高较为少见，临床上更多见的是CK与其相应同工酶均升高。

①心肌酶谱的检测：心肌酶及肌钙蛋白的检测可鉴别是否因为心肌炎或者肌肉损伤引起CK升高。患者心肌酶：AST 263U/L、CK 2 759～6 602U/L、CK-MB 125～203U/L、LDH 156U/L、肌钙蛋白-I 0.05μg/L。CK和CK-MB应为多次检查结果。②心电图：窦性心律，偶发室性期前收缩，未见病理性Q波及ST-T改变。③肌电图：肌电图示波幅降低，运动时限缩短，重收缩呈病理干扰相。④腓肠肌活检：腓肠肌间有萎缩，肌浆玻璃样变，胞核有内核，间质有脂肪浸润。

【诊断】多发性肌炎（急性发作期）。

【问题7】根据实验室及其他检查结果，做出的诊断依据是什么？

心肌梗死患者，CK-MB/CK一般落在6%～25%之间，低于6%多为肌损伤。患者CK-MB/CK比值在3%～5%范围内，心电图正常，肌钙蛋白测值正常，排除急性心肌梗死。多发性肌炎是一组原因不明的以横纹肌受损为主的全身性自身免疫性疾病。血清CK升高，肌电图呈肌源性改变，肌肉病理表现为肌纤维坏死、再生和炎性细胞浸润。

【问题8】危急值报告对患者急救的帮助有哪些？

思路1：危急值报告制度的建立，增强了医护人员的责任心，同时也促使检验人员对检验危急值的及时报告,使医护人员及时给处于生命危险边缘患者积极治疗。

思路2:实施危急值报告制度,有利于临床和检验科之间的信息互动,形成一个快速联动的反应机制,使检验危急值能及时地报告给医护人员,根据化验结果立即采取急救措施,使重危患者得到高效、及时、准确的救治,挽救生命边缘状态的患者。

【问题9】危急值评估病危患者预后的研究是否具有可行性?

危急值报告是关系到患者生命安全的重要检验信息,是器官功能衰竭程度的直接证据。文献资料可见危急值项目评估分析,以死亡患者角度来评价危急值报告的价值,但都局限于检验危急值项目的临床运用,以危急值报告来评估病危患者预后方面的文献还未见报道。接下来,我们可以从危急值报告入手,回顾性总结分析病危患者的病历资料,发现其间的某种联系,更好地执行危急值报告制度,为临床治疗提供依据。

案例 2-4　临床诊断思路

【病史摘要】男,59岁,汉族。

主诉:左侧下肢活动障碍,呕吐,头晕6小时。

现病史:患者6小时前无明显诱因出现左下肢活动障碍,伴呕吐、头晕,呕吐物为胃内容物,呕吐4～5次,量约20mL/次。感头晕,无视物模糊及视物旋转,无意识不清,无大小便失禁。发病后未行特殊治疗,急被家人送往当地医院,急查头颅CT示右侧脑急性梗死灶,以"急性脑梗死"收入神经内科治疗。

既往史:既往无高血压、糖尿病等特殊病史。

个人史:否认吸烟,有饮酒史。

家族史:一级亲属父亲2年前心肌梗死并行内植支架和降血脂治疗。

体格检查:T 37.1℃,P 102次/分,BP 150/98mmHg。神志清楚,双肺呼吸音清晰,未闻及明显啰音。

辅助检查:心脏彩超检查显示无异常,窦性心电图正常,颈动脉超声检查显示双侧颈总动脉均存在低回声斑块(软斑)和混合斑块并有部分狭窄,其中右侧颈动脉狭窄55%。颈椎和胸片显示轻微颈椎和腰椎骨质增生。

实验室检查:血常规、尿常规和粪常规正常,凝血酶原时间(prothrombin time,PT)和活化部分凝血酶原时间(activated partial thromboplastin time,APTT)正常,肝功能、肾功能、血糖、心肌酶谱均正常。空腹甘油三酯(triglyceride,TG)1.86mmol/L,总胆固醇(total cholesterol,TC)4.64mmol/L,低密度脂蛋白胆固醇(LDL-C)1.9mmol/L 和高密度脂蛋白胆固醇(HDL-C)1.08mmol/L 普通血脂4项结果正常。

【问题1】该患者确诊为脑梗死,脑梗死发生机制是什么?

思路1:脑梗死属于脑血管疾病,动脉粥样硬化包括颈动脉粥样硬化导致的软斑块脱落造成血栓,堵塞脑血管,造成相应脑组织细胞坏死,是导致脑梗死发生的机制。

思路2:尽管脑梗死发展很快,但导致脑梗死的动脉粥样硬化却是漫长的、日积月累的存在过程,动脉粥样硬化是血管亚健康的表现,高脂血症是导致动脉粥样硬化的主要病因。普通高脂血症一般是指 TG、TC、LDL-C 升高和 HDL-C 降低,简称"三高一低"。

思路3:医务人员的医疗理念从"治病为中心"向"以健康为中心"转变,要求医务人员不仅需要掌握治疗脑梗死的技术,还需要掌握脑梗死的发生机制。探究脑梗死发生机制,对预防脑梗死和防止脑梗死复发具有重要意义。

【问题2】该患者普通血脂4项检验结果正常,为什么会发生脑梗死?

思路1:普通血脂4项存在脑梗死预警诊断假阴性,即普通血脂4项检查正常未必真的正常。

A 指标诊断 B 疾病假阴性率等于 [A 指标阴性（正常）例数] ÷（B 疾病确诊例数）。检验指标诊断假阴性不是检测假阴性，诊断假阴性是指标的特异度存在问题。

思路 2：LDL-C 是目前公认的致动脉粥样硬化脂蛋白，《血脂相关性心脑血管剩留风险控制的中国专家共识》提出，即便把普通血脂中的 LDL-C 控制在正常水平，仍然有较高的心脑血管疾病剩留风险，LDL-C 水平在正常范围不一定正常，可能只是说明目前检测的 LDL-C 评价动脉粥样硬化相关性疾病存在一定的不足，不能准确诊断和评估脑梗死风险水平。本案例脑梗死确诊患者低密度脂蛋白（low density lipoprotein, LDL）正常，该患者发生脑梗死之前的亚健康期 LDL-C 应该也正常。

思路 3：对于死亡率高、致残率高的脑梗死等重大疾病，预防和控制疾病比治疗疾病更重要。普通血脂检验无法完全满足对脑梗死、心肌梗死的精准预防和控制的需求。寻找预警诊断脑梗死新检验指标是临床检验医学重要研究内容。

【问题 3】什么叫病因学检验诊断指标？

思路 1：可帮助判定导致疾病发生原因的检验指标，称为病因学检验诊断指标。找到病因能针对病因学进行干预治疗，不同于对症治疗，病因学处置和控制一般有很大部分可以治愈。

思路 2：脑梗死的病理生理基础是动脉粥样硬化，致动脉粥样硬化的重要病因学是血脂代谢异常，目前用于评估血脂代谢异常的普通血脂 4 项指标的特异性和敏感性均存在缺陷，更准确判定血脂代谢有很多检验新指标，如脂蛋白残粒、LDL 颗粒数、小而密低密度脂蛋白（sdLDL）等。

【问题 4】该脑梗死患者普通血脂 LDL-C 正常，为进一步明确该患者是否存在血脂代谢异常，以协助确定脑梗死的病因，需要进一步做哪些检验项目？

思路 1：LDL 是以颗粒的形式存在于血液中的。LDL 以颗粒形式（LDL-P）作用于血管，而不是 LDL 颗粒内的胆固醇作用于血管。外周血 LDL-C 正常并不意味着 LDL-P 正常。小颗粒大密度（小而密）脂蛋白对血管危害更大，而 LDL-C 未必升高。

思路 2：文献报道，除了外周血 LDL 颗粒数和 sdLDL-C 检验指标升高以外，外周血脂蛋白残粒（remnant lipoprotein particles, RLP）升高，非高密度脂蛋白（non-HDL-C）升高和中密度脂蛋白（IDL-C）升高都是导致动脉粥样硬化相关脑梗死包括心肌梗死的病因学诊断指标。

思路 3：普通血脂 4 项体检会漏掉一部分脑梗死、心肌梗死的高危人群，对于有心脑血管疾病家族史的人群，或普通血脂 4 项正常的脑梗死、心肌梗死确诊的患者，建议临床加做血脂亚组分（lipid subfractions, LS）检验，至少包括 LDL 颗粒数、sdLDL-C、RLP 和 non-HDL-C 等检验指标。

【诊断】该脑梗死患者血脂亚组分指标低密度脂蛋白颗粒数（LDL-P）升高，sdLDL 升高，脂蛋白残粒升高，可诊断为血脂亚组分异常致动脉粥样硬化相关性脑梗死，协助临床找到该患者脑梗死的病因学检验阳性指标。

【问题 5】如果该患者血脂亚组分中的 LDL-P、RLP、non-HDL-C 等检验指标升高，应该建议临床如何治疗？

思路 1：外周血 LDL-P、RLP、non-HDL-C 等检验指标升高是导致该患者脑梗死的真正病因。外周血 LDL-P、RLP、non-HDL-C 等检验指标升高需要漫长的时间，才能导致脑梗死的发生。

思路 2：找到脑梗死病因，进行病因学治疗，降低脑梗死复发的概率。尽管普通血脂正常，也建议临床进行降血脂亚组分治疗。文献报道，控制血脂亚组分 LDL-P，RLP 到正常范围的治疗效果优于控制 LDL-C。

【问题 6】临床检验医学的内涵是什么？

思路 1：临床检验医学也叫临床实验室医学，包括临床检验医学技术学和临床检验医学诊断学两部分内容。临床检验医学技术学主要研究检验技术方法学改良和改进，以提高检验准确度和精密度为目标的技术类学科。临床检验医学技术学和生物医学工程学，生物技术学和精密仪器分析等专业交叉。

思路 2：临床检验医学诊断学主要研究检验结果数据（阴性和阳性可用 0 和 1 表示）临床意义

诊断和分析,对检验数据携带的临床信息进行加工和翻译,为疾病诊断、药物或其他治疗效果评估以及预防保健提供医学实验室循证依据。临床检验医学诊断学包括疾病诊断(主要是形态学检验诊断,比如白血病诊断),病因诊断(比如新型冠状病毒核酸检测明确肺炎病因),治疗效果诊断(比如糖化血红蛋白可作为降糖药物的疗效诊断指标),健康和亚健康评估诊断(比如血管亚健康)等。

思路3:临床检验医学诊断学主要研究并发现诊断疾病的更特异和更灵敏的新检验指标,大部分疾病诊断新检验指标都是在研究疾病发生机理的基础研究中转化出来的检验成果。发现已有检验指标的新的临床意义也是临床检验医学诊断学的研究范畴。比如有文献报道,危重病患者血糖持续升高可作为胰岛B细胞功能不全评估指标,可预警诊断多器官功能不全综合征(multiple organ dysfunction syndrome,MODS)。

【问题7】血脂亚组分作为动脉粥样硬化病因学诊断指标的临床检验医学技术学包括哪些方法?

思路1:目前检测血脂亚组分各指标有很多种方法。包括混合均相检测法和分离相检测法。血脂亚组分单指标(sdLDL)生化检测法属于混合均相检测法,常用竞争抑制检测原理。垂直密度梯度离心全自动血脂谱检测法(vertical auto profile,VAP)采用密度梯度离心先分离不同密度的脂蛋白亚组分,然后再逐层检测不同密度的血脂亚组分谱。

思路2:目前血脂亚组分是按照密度不同进行分类和命名的,VAP是检测血脂亚组分的经典方法。通过不同脂蛋白的分子量和电荷量不同进行分离检测的电泳法,通过不同脂蛋白的核磁信号转换处理的核磁波谱混合均相检测法也是测定血脂亚组分的方法。

【问题8】临床病因学检验诊断的重要意义是什么?

思路1:病因学检验诊断指标常用于健康或亚健康体检。重视疾病的病因学检验诊断,有利于预防疾病和防治疾病复发。病因学检验诊断是一个复杂的过程,动脉粥样硬化是一种增生性炎症反应,不仅和血脂亚组分异常程度和异常时间有关,也和机体免疫力和自身血管质量有关。

思路2:亚健康人群检验结果可以不正常。脑梗死包括心肌梗死和肺梗死,都是动脉粥样硬化造成的。很多心脑血管疾病从健康到亚健康再到疾病的发生,需要漫长的时间。重视血脂亚组分VAP检验,对早期发现脑梗死、心肌梗死、动脉粥样硬化病因,及时干预,预防脑梗死、心肌梗死的发生和复发,具有重要意义。

思路3:VAP血脂亚组分(VAP-LS)检验技术,肿瘤等易感基因DNA测序技术等作为病因学临床检验技术在心脑血管疾病、肿瘤等慢病控制中发挥重要作用,助力健康中国建设。

(王占科)

第三章　临床检验项目的诊断性能评价与应用案例分析

案例 3-1　诊断性能指标的计算

【研究目的】以"不同高敏心肌肌钙蛋白（hs-cTnT）浓度作为临界值时，研究其对应的灵敏度、特异度等指标"为例进行分析。

【研究对象】某医院研究者对急诊科的胸痛患者进行肌钙蛋白（cTnT）和 hs-cTnT 浓度测定，共检查 463 例，通过冠脉造影（诊断金标准）确定其中 79 例为急性心肌梗死。分别选定 hs-cTnT 浓度为 3ng/L、5ng/L 和 cTnT 浓度为 0.01μg/L 作为临界值，计算在选定浓度下各诊断性能指标：灵敏度（sensitivity，Sen），特异度（specificity，Spe），阳性预测值（positive predictive value，PPV），阴性预测值（negative predictive value，NPV），阳性似然比（positive likelihood ratio，+LR）和阴性似然比（negative likelihood ratio，−LR）。

【研究结果】

（1）选定临界值为 3ng/L（空白限），当 hs-cTnT 浓度低于 3ng/L，则排除急性心肌梗死，而 ≥3ng/L 则为急性心肌梗死。结果见表 3-1。

该试验中：

Sen=a/（a+c）=79/79=100%

Spe=d/（b+d）=24/384=6.3%

PPV=a/（a+b）=79/439=18.0%

NPV=d/（c+d）=24/24=100%

+LR=Sen/（1−Spe）=1/（1−0.063）=1.07

−LR=（1−Sen）/Spe=（1−1）/0.063=0

（2）选定临界值为 5ng/L（检测限），当 hs-cTnT 浓度低于 5ng/L，则排除急性心肌梗死，而 ≥5ng/L 则为急性心肌梗死。结果见表 3-2。

表 3-1　某医院 463 例胸痛患者 hs-cTnT 浓度检查结果

hs-cTnT 浓度	急性心肌梗死		合计
	是	否	
+（≥3ng/L）	79（a）	360（b）	439
−（<3ng/L）	0（c）	24（d）	24
合计	79	384	463（n）

表 3-2　某医院 463 例胸痛患者 hs-cTnT 浓度检查结果

hs-cTnT 浓度	急性心肌梗死		合计
	是	否	
+（≥5ng/L）	78（a）	289（b）	367
−（<5ng/L）	1（c）	95（d）	96
合计	79	384	463（n）

该试验中：

Sen=a/（a+c）=78/79=98.7%

Spe=d/（b+d）=95/384=24.7%

PPV=a/（a+b）=78/367=21.3%

NPV=d/（c+d）=95/96=99.0%

+LR=Sen/（1−Spe）=0.987/（1−0.247）=1.31

−LR=（1−Sen）/Spe=（1−0.987）/0.247=0.05

（3）选定临界值为 0.01μg/L（参考人群的 99 百分位数），当 cTnT 浓度低于 0.01μg/L，则排除急性心肌梗死，而≥0.01μg/L 则为急性心肌梗死。结果见表 3-3。

该试验中：

Sen=a/（a+c）=56/79=70.9%

Spe=d/（b+d）=356/384=92.7%

PPV=a/（a+b）=56/84=66.7%

NPV=d/（c+d）=356/379=93.9%

+LR=Sen/（1−Spe）=0.709/（1−0.927）=9.71

−LR=（1−Sen）/Spe=（1−0.709）/0.927=0.31

表 3-3　某医院 463 例胸痛患者 cTnT 浓度检查结果

cTnT 浓度	急性心肌梗死		合计
	是	否	
+（≥0.01μg/L）	56（a）	28（b）	84
−（<0.01μg/L）	23（c）	356（d）	379
合计	79	384	463（n）

从以上例子中可以得出，不同的 cTnT 或 hs-cTnT 临界值浓度所对应的灵敏度、特异度、预测值及似然比均不相同，当选用 3ng/L 为临界值时，其对应的灵敏度最高，达 100%，但特异度最低，仅有 6.3%；相反的，当选用 0.01μg/L 为临界值时，其对应的特异度高达 92.7%，但其灵敏度相对较低，仅有 70.9%。因此，对于某试验临界值的选择需根据研究者的目的或临床需要而定。

案例 3-2　ROC 曲线在疾病诊断中的应用

【研究目的】以 "ROC 曲线评价 cTnT、CK-MB、肌红蛋白（Mb）在老年急性心肌梗死诊断中的临床意义" 为例，以说明 ROC 曲线在疾病诊断中的应用。

【研究对象】病例组为一段时间内某院心内科收住的主诉为 "胸痛、胸闷" 的急诊急性心肌梗死（acute myocardial infarction，AMI）患者（均符合 WHO AMI 诊断标准）48 例。对照组为经 WHO AMI 诊断标准排除 AMI 及其他心血管病患者，共 43 例。

研究对象分为病例组和对照组，其分布情况见表 3-4。

表 3-4　研究对象分布情况

分组	性别（例）		总人数（例）	平均年龄（岁）
	男	女		
病例组	30	18	48	55～80（平均 62±10.5）
对照组	24	19	43	52～65（平均 59±6.4）

以上项目检测仪器、检测试剂、校准品和质控品均为有证商品。检测方法严格按照心肌损伤标志物测定仪器及试剂操作说明书进行。

【研究结果】ROC 曲线由统计软件 SPSS 13.0 绘制，应用分析软件计算 cTnT、CK-MB 和 Mb 在诊断 AMI 时的特异度和灵敏度等临床指标。以灵敏度为纵坐标、1- 特异度为横坐标作图，得到心肌损伤标志物 cTnT、CK-MB 和 Mb 在 AMI 诊断中的 ROC 曲线（图 3-1）和各项目在左上角最高点所对应的各指标（表 3-5），各项目在发病的不同时间所对应的特异度和灵敏度见表 3-6。

从图 3-1 和表 3-5 中分析得到，在诊断 AMI 的三种心肌标志物（cTnT、CK-MB 和 Mb）中，cTnT 无论是 AUC、敏感度、特异度以及诊断指数等方面均明显优于 CK-MB 和 Mb。

另外，需注意的是，心肌损伤标志物诊断 AMI 的特异度和灵敏度与 AMI 发病的检测时间有

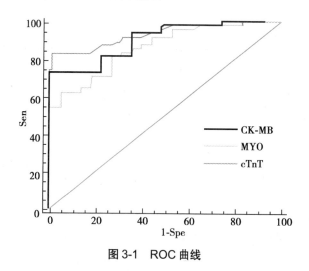

图 3-1 ROC 曲线

关。从表 3-6 中可以看出,同一项目在发病的不同时间所对应的特异度和灵敏度均不相同;不同项目在发病的相同时间,其对应的特异度和灵敏度也不相同。从本例中得出,与 CK-MB 和 Mb 相比,cTnT 在 AMI 发病后出现较早、持续时间较长,在 AMI 患者胸痛发作 6 小时后检测,其特异度和灵敏度均保持较高水平。

表 3-5 各项目在左上角最高点所对应的各指标

项目	左上方最高点值(μg/L)	最大 AUC(%)	灵敏度(%)	特异度(%)	诊断指数
cTnT	0.047	93.3	83.33	98	83.33
CK-MB	5.38	90.3	72.92	97	72.92
Mb	63.05	86.4	62.5	95.65	58.15

表 3-6 AMI 患者心肌标志物在胸痛发作不同时间的阳性病例数

项目	胸痛发作时间(h)	n	平均浓度(μg/L)	阳性例数(n)	诊断敏感率(%)
cTnT	≤6	18	0.176	11	61.1
	>6	30	2.894	27	90
CK-MB	≤6	18	20.3	10	55.6
	>6	30	60.4	20	66.7
Mb	≤6	18	300.9	16	88.9
	>6	30	198.7	19	63.3

案例 3-3 最佳临界值的确定和方法性能的比较

【研究目的】以 “利用 ROC 曲线分析 HBsAg 试验性能” 为例,通过 ROC 曲线分析两种乙肝表面抗原(HBsAg)酶联免疫吸附测定(enzyme linked immunosorbent assay, ELISA)的准确性,确定试验的最佳临界值;通过分析单独或平行使用两种试验的阳性符合率、阴性符合率,评估不同检测方式的效能,为制订正确的 HBsAg 检测策略提供依据。

【研究对象】标本来源:2011 年 6 月至 2012 年 2 月无偿献血者血液标本 778 份,其中经中和试验 HBV 阳性标本 486 份(含 HBV 弱阳性标本 50 例),ELISA 双试剂检测以及核酸检测(nucleic acid testing, NAT)均为阴性标本 292 份。

检测仪器相同,采用 A、B 两种试验方法进行检测。

建立两种试验的 ROC 曲线:①收集标本,采用 A、B 两种试验,相同的加样设备和分析系统进行检测。②绘制 ROC 曲线,选择最佳临界值,使用 SPSS 17.0 统计软件进行数据处理。以中和试验 HBV 抗原阳性标本结果为金标准结果,以检测 *OD* 值为统计变量,分别就两种试验的检测结果作 ROC 曲线分析。

确定试验最佳临界值,分析不同临界值下的试验性能分析已获得的 ROC 曲线,以尤登指数[Youden Index(YI),YI= 灵敏度 + 特异性 −1]最大的切点为最佳临界值,获得两种试验的最佳检测临界值(cutoff 值),在最佳 cutoff 值下,得到 A 试验和 B 试验对该批标本的检测阳性符合率和阴性符合率,同时对最佳 cutoff 值附近不同临界值处所获得的试验性能数据进行比较。

【研究结果】不同检测方式性能比较。分别计算两种试验单独使用和联合使用时,有如下 3 种方案:方案 1,只使用 A 试验;方案 2,只使用 B 试验;方案 3,A、B 试验同时使用。

A 试验的 ROC 曲线的 AUC 为 0.981(图 3-2),B 试验的 AUC 为 0.968(图 3-3),说明 A 试验的检测能力优于 B 试验的检测能力(图 3-4)。

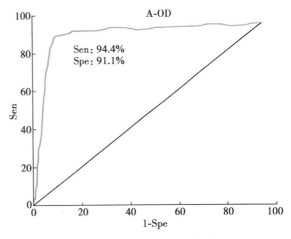

图 3-2　A 试验的 ROC 曲线

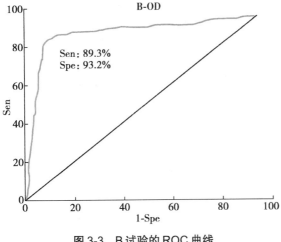

图 3-3　B 试验的 ROC 曲线

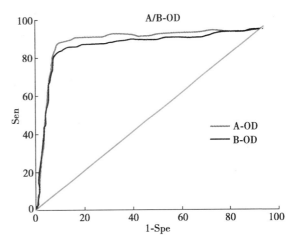

图 3-4　A 试验与 B 试验的 ROC 曲线比较

利用 ROC 曲线可以确定两种 ELISA 试验的最佳临界值(表 3-7、表 3-8、表 3-9),分析 A、B 两个试验的 ROC 曲线,选择 YI 最大的截断点对应的界值作为检测的 cutoff 值,得出 A 试验的 cutoff 值为 0.063,阳性符合率为 94.4%,阴性符合率为 91.1%,YI 为 0.855;B 试验的 cutoff 值为 0.035,阳性符合率为 89.3%,阴性符合率为 93.15%,YI 为 0.824。

通过 ROC 曲线还可以分析不同临界值下,各试验对应的灵敏度和特异度。以及在最佳临界值下,比较两种试验不同检测方案的结果,分析两种试验的阳性符合率和阴性符合率。

通过分析两种试验 ROC 的 AUC 可知 A 试验的检测准确性明显优于 B 试验。A 试验和 B 试验最佳检测临界值 OD 值分别为 0.063,0.035。在该最佳检测临界值下,两种试验阳性符合率分别为 A: 94.44%,B: 89.3%,平行使用两种试验联合检测(A+B)的阳性符合率为 94.86%。三种检测方案的阴性符合率分别为 A: 91.1%;B: 93.15%;A+B: 87.67%。因此,采用两种试验进行 HBsAg

检测的实验室,可利用 ROC 曲线确定每种试验的最佳临界值,评估每种试验的准确性。对于目前实验室采用的 HBsAg ELISA 试验,存在单一试验性能等同于多个试验组合检测性能的现象。

表 3-7　两种试验检测临界值及其假设检验

	最佳临界值	阳性符合率(%)	95% CI	阴性符合率(%)	95% CI
试验 A	0.063	94.44	92.0～96.3	91.1	87.2～94.1
试验 B	0.035	89.3	86.2～91.9	93.15	89.6～95.8

表 3-8　A 试验的不同临界值灵敏度和特异性比较

		灵敏度	95% CI	特异度	95% CI
临界值	0.054	97.94	96.2～99.0	82.88	78.1～87.0
	0.057	97.53	95.7～98.7	85.62	81.1～89.4
	0.060	96.09	94.0～97.6	88.36	84.1～91.8
	0.063	94.44	92.0～96.3	91.10	87.2～94.1
	0.066	92.39	89.7～94.6	91.44	87.6～94.4

表 3-9　B 试验的不同临界值灵敏度和特异性比较

		灵敏度	95% CI	特异度	95% CI
临界值	0.025	92.80	90.1～94.9	87.33	83.0～90.9
	0.035	89.30	86.2～91.9	93.15	89.6～95.8
	0.049	81.89	78.2～85.2	96.58	93.8～98.3
	0.068	73.05	68.9～76.9	97.26	94.7～98.8
	0.090	62.14	57.7～66.5	99.32	97.5～99.9

表 3-10　A、B 两种试验不同组合方案阳性符合率和阴性符合率比较

	方案 1(A 试验)	方案 2(B 试验)	方案 3(A、B 平行试验)
阳性符合率(%)	94.44	89.3	94.86
阴性符合率(%)	91.1	93.15	87.67

案例 3-4　诊断性能评价

【研究目的】评价夹心法和3种间接法检测丙型肝炎抗体的诊断性能。

【研究对象】某血站实验室对血清盘标本和血液筛查标本,用一种夹心法和三种间接法国产检测试剂同时检测丙型肝炎抗体进行诊断性能评价。

【研究结果】

1. 间接法　HCV 抗体检测试剂盒 A。结果见表 3-11。

该试验中:

Sen=a/(a+c)=37/41=90.2%

Spe=d/(b+d)=40/51=78.1%

+PV=a/(a+b)=37/48=77.1%

−PV=d/(c+d)=40/44=90.9%

+LR=Sen/(1−Spe)=0.902/(1−0.781)=4.12

−LR=(1−Sen)/Spe=(1−0.902)/0.781=0.13

2. 间接法　HCV 抗体检测试剂盒 B。结果见表 3-12。

表 3-11　试剂 A 检测结果

试剂 A	确证结果		合计
	阳性	阴性	
阳性	37（a）	11（b）	48
阴性	4（c）	40（d）	44
合计	41	51	92（n）

表 3-12　试剂 B 检测结果

试剂 B	确证结果		合计
	阳性	阴性	
阳性	32（a）	14（b）	46
阴性	9（c）	37（d）	46
合计	41	51	92（n）

该试验中：

Sen=a/（a+c）=32/41=78.0%

Spe=d/（b+d）=37/51=72.6%

+PV=a/（a+b）=32/46=69.6%

−PV=d/（c+d）=37/46=80.4%

+LR=Sen/（1−Spe）=0.780/（1−0.726）=2.85

−LR=（1−Sen）/Spe=（1−0.780）/0.726=0.30

3. **间接法**　HCV 抗体检测试剂盒 C。结果见表 3-13。

该试验中：

Sen=a/（a+c）=39/41=95.1%

Spe=d/（b+d）=48/51=94.1%

+PV=a/（a+b）=39/42=92.9%

−PV=d/（c+d）=48/50=96.0%

+LR=Sen/（1−Spe）=0.951/（1−0.941）=16.12

−LR=（1−Sen）/Spe=（1−0.951）/0.941=0.05

4. **双抗原夹心法**　HCV 抗体检测试剂盒 D。结果见表 3-14。

表 3-13　试剂 C 检测结果

试剂 C	确证结果		合计
	阳性	阴性	
阳性	39（a）	3（b）	42
阴性	2（c）	48（d）	50
合计	41	51	92（n）

表 3-14　试剂 D 检测结果

试剂 D	确证结果		合计
	阳性	阴性	
阳性	40（a）	0（b）	42
阴性	1（c）	51（d）	50
合计	41	51	92（n）

该试验中：

Sen=a/（a+c）=40/41=97.6%

Spe=d/（b+d）=51/51=100%

+PV=a/（a+b）=40/40=100%

−PV=d/（c+d）=51/52=98.1%

+LR=Sen/（1−Spe）=0.976/（1−1）=∞

−LR=（1−Sen）/Spe=（1−0.976）/1=0.02

结论：三种间接法试剂和夹心法试剂的灵敏度分别为 90.2%、78.0%、95.1% 和 97.6%，特异度分别为 78.1%、72.6%、94.1% 和 100%。夹心法的分析灵敏度比间接法高 4～8 倍。夹心法试剂诊断特性优于间接法试剂，夹心法与间接法试剂搭配，可明显降低假阴性率，有效防止漏检。

（廖　璞　洪国粦）

第四章 糖代谢异常检验案例分析

糖尿病是由遗传和环境因素共同作用引起的一组以慢性高血糖为主要特征的临床综合征,胰岛素缺乏和(或)胰岛素作用障碍是其主要致病机理。糖尿病的典型症状为"三多一少",即多食、多饮、多尿和体重减轻,有时伴随视力减退,并容易继发感染等。糖尿病按照病因学分类分为:1型糖尿病、2型糖尿病、特殊类型糖尿病和妊娠糖尿病。

案例 4-1 1型糖尿病

【病史摘要】女,11岁。

主诉:2天前出现乏力、嗜睡现象,前来医院就诊。

现病史:多饮、多尿、体重3个月下降5kg,每日饮水量约2 500mL以上,夜尿1~2次/晚。无多食,无视力模糊,无四肢麻木、蚁行感,无尿频、尿痛等不适。

家族史:父母身体健康状态良好,否认家族中有遗传病史。

体格检查:T 37.5℃,P 131次/分,R 20次/分,BP 124/82mmHg。消瘦体形,身高154cm,体重35kg。其他均无明显异常。

实验室检查:血常规:WBC 4.48×10^9/L,Hb 138g/L,PLT 239×10^9/L,NEUT% 67.0%;尿常规:PRO(-),GLU(++),酮体(+++),RBC(±),WBC(+);随机血糖25.97mmol/L。

【问题1】根据患者的临床表现和查体情况,高度怀疑的临床诊断是什么?

思路1:患者11岁为青少年,起病年龄小于20岁;出现"三多一少"的糖尿病典型临床症状,体形消瘦;且随机血糖25.97mmol/L,高于诊断标准上限11.1mmol/L;尿糖检查阳性。结合患者的主诉、年龄、症状和病史特点,高度怀疑为糖尿病。

思路2:患者出现了乏力、嗜睡的症状,结合尿液中酮体阳性,高度怀疑为1型糖尿病合并酮症酸中毒。

【问题2】为确定诊断,应进一步做哪些实验室检查?

思路1:糖尿病的分类需先确定是否患有糖尿病后再分类,最后进行并发症、合并症及伴发疾病判定。空腹血糖(fasting plasma glucose,FPG)、随机血糖、口服葡萄糖耐量试验(oral glucose tolerance test,OGTT)和糖化血红蛋白等均可用于糖尿病诊断,但无典型临床症状或血糖在临界水平时需在次日用上述方法中的任意一种复查核实。

思路2:单用临床症状和血糖水平不能准确进行糖尿病分型,鉴别1型、2型糖尿病和其他特殊类型糖尿病,还需结合患者起病初期的胰岛功能,测定空腹和餐后(或其他刺激后)的C肽水平或胰岛素水平,检测胰岛自身抗体。对所有怀疑是1型糖尿病的患者应先予以胰岛素治疗,根据患者对胰岛素的依赖与否或随访患者C肽的水平明确诊断。对于年龄小于6月龄的患儿和有家族史或伴有听力障碍等特殊症状的患者还应进行基因检测,以排除特殊类型的糖尿病。

思路3:酮症酸中毒的实验室诊断包括两个部分:①酮症的诊断,依靠血酮体和(或)尿酮体的检测；②代谢性酸中毒的诊断，需依靠动脉血气分析。

实验室检查：实验室检查结果见表4-1。

表4-1 实验室检查结果

检查项目	检查结果	参考区间	检查项目	检查结果	参考区间
血糖			血气分析		
FPG(mmol/L)	20.1	3.9～6.1	血pH	7.25	7.35～7.45
餐后2h PG(mmol/L)	25.55	<11.1	血HCO_3^-(mmol/L)	12.5	21.3～24.8
胰岛细胞抗体			尿常规		
ICA	(+)	(−)	PRO	(−)	(−)
IAA	(+)	(−)	GLU	(++)	(−)
GADA	(+)	(−)	酮体	(+++)	(−)
			RBC	(±)	(−)
			WBC	(+)	(−)
胰岛素(INS)释放实验			C肽释放实验		
餐前INS(μU/mL)	4.62	2.6～24.9	餐前C肽(ng/mL)	0.81	1.1～4.4
餐后1h INS(μU/mL)	6.59		餐后1h C肽(ng/mL)	1.09	
餐后2h INS(μU/mL)	7.45		餐后2h C肽(ng/mL)	1.92	
餐后3h INS(μU/mL)	5.61		餐后3h C肽(ng/mL)	2.19	

【问题3】根据实验室检查，可确诊为1型糖尿病合并酮症酸中毒吗？确诊的依据有哪些？

【诊断】可初步诊断为1型糖尿病合并酮症酸中毒。诊断依据如下：

思路1：出现"三多一少"的糖尿病临床症状，随机血糖25.97mmol/L（>11.1mmol/L），入院后复查FPG 20.1mmol/L（>7.0mmol/L），可明确患有糖尿病。

思路2：血糖升高，尿糖阳性，尿酮体明显阳性，血清HCO_3^-降低，血pH小于7.3即可诊断为酮症酸中毒，且为轻度酮症酸中毒。

思路3：患者发病年龄小于20岁，非肥胖体型，"三多一少"症状明显，伴有酮症酸中毒症状；空腹胰岛素水平、C肽水平低下，胰岛素释放实验胰岛素水平低平，C肽释放曲线低平；胰岛自身抗体阳性，可诊断为免疫介导性1型糖尿病。最终明确诊断须依据胰岛素治疗效果。

【问题4】患者为何会出现酮症酸中毒？

思路1：1型糖尿病患者没有应激也易于发生酮症酸中毒，是由于永久性胰岛β细胞功能衰竭。

思路2：严重的胰岛素分泌不足时，不仅葡萄糖转化为能量、氨基酸和脂肪减少，合成糖原减少，而且血游离脂肪酸浓度升高。肝脏摄取脂肪酸后因再酯化代谢通路受阻产生大量的乙酰乙酸、丙酮和β羟基丁酸（三者统称为酮体）。当酮体释放入血的速度大大超过组织利用的能力，酮体便会在体内聚集继而发生酮症酸中毒。

案例 4-2 2型糖尿病

【病史摘要】男，45岁。

主诉：一周前体检发现血糖高、血脂高，遂来院就诊。

现病史：口干2年，2年前无明显诱因出现烦渴、多饮，饮水量每日约1 500～2 000mL，2年内体重减轻4kg，未给予重视。

既往史：确诊患高血压 4 年，痛风 8 年。

家族史：母亲、外婆、奶奶及一位姑姑患有糖尿病。

体格检查：T 36.7℃，P 84 次 / 分，R 20 次 / 分，BP 139/100mmHg，身高 170cm，体重 80kg。其他体格检查均无明显异常。

实验室检查：FPG 10.63mmol/L，TG 4.39mmol/L，TC 6.6mmol/L、HDL-C 0.64mmol/L，LDL-C 4.28mmol/L；血常规：WBC 6.5×10^9/L，Hb 123g/L，NEUT% 65%，PLT 235×10^9/L；尿常规：尿蛋白（−），尿糖（+++）。

【问题 1】根据患者的临床表现和查体情况，高度怀疑的临床诊断是什么？需与哪些疾病进行鉴别诊断？

思路 1：该患者 45 岁，肥胖体型（BMI 27.7kg/m²），出现口渴多饮、体重减轻等症状，实验室检查结果发现血糖高、血脂高，有糖尿病家族史。结合患者的主诉、年龄、症状和病史特点，高度怀疑患者患有高脂血症和 2 型糖尿病。

思路 2：需与 1 型糖尿病或其他生理病理因素所致的高血糖症进行鉴别诊断。

【问题 2】为确定诊断，应进一步做哪些实验室检查？

思路 1：糖尿病分型需先确定是否患有糖尿病，再分类，最后进行并发症、合并症及伴发疾病判定。FPG、随机血糖、OGTT 和糖化血红蛋白等均可用于糖尿病诊断，但无典型症状或血糖在临界水平时需在次日用上述方法中的任意一种复查核实。

思路 2：在糖尿病诊断的基础上，如果空腹血浆胰岛素水平正常、较低或偏高，但在糖刺激后呈延迟释放，或者胰岛自身抗体为阴性可诊断为 2 型糖尿病。

实验室检查：实验室检查结果见表 4-2。

表 4-2 实验室检查结果

检测项目	检测结果	参考区间	检测项目	检测结果	参考区间
胰岛自身抗体			胰岛素（INS）释放试验		
GADA	（−）	（−）	餐前 INS（μU/mL）	30	2.6～24.9
ICA	（−）	（−）	餐后 1h INS（μU/mL）	50	
IAA	（−）	（−）	餐后 2h INS（μU/mL）	142	
ZnT8A	（−）	（−）	餐后 3h INS（μU/mL）	100	
蛋白酪氨酸磷酸酶自身抗体	（−）	（−）			
C 肽释放试验			血糖测定		
餐前 C 肽（ng/mL）	5.10	1.1～4.4	FPG（mmol/L）	9.89	3.9～6.1
餐后 1h C 肽（ng/mL）	6.21		餐后 2h 血糖（mmol/L）	22.24	<11.1
餐后 2h C 肽（ng/mL）	25.92				
餐后 3h C 肽（ng/mL）	10.19				

【问题 3】根据实验室检查，可确诊为 2 型糖尿病吗？确诊的依据有哪些？

【诊断】可确诊为 2 型糖尿病。诊断依据如下：

思路 1：出现"三多一少"的糖尿病临床症状，两次检测空腹血糖均高于 7.0mmol/L，餐后 2 小时血糖 22.24mmol/L（>11.1 mmol/L），可诊断为糖尿病。

思路 2：在诊断糖尿病的基础上，进一步实验室检查发现患者胰岛自身抗体阴性，空腹胰岛素和 C 肽高于正常，释放试验中胰岛素曲线、C 肽曲线在刺激后呈延迟释放，可以确诊为 2 型糖尿病。

【问题 4】患者是否属于代谢综合征患者？为何会出现脂代谢紊乱？

【诊断】可确诊为代谢综合征。诊断依据如下：

思路 1：代谢综合征是一组以肥胖、高血糖（糖尿病或糖调节受损）、血脂异常［高甘油三酯血症和（或）低高密度脂蛋白胆固醇血症］、高血压、高胰岛素血症伴胰岛素抵抗、微量白蛋白尿等多种代谢异常聚集于同一个体，严重影响机体健康的临床症候群。患者患有 2 型糖尿病，肥胖：BMI 27.7kg/m^2；高血压：BP 139/100mmHg；血脂异常：TG 4.39mmol/L（＞1.7mmol/L），HDL-C 0.64mmol/L（＜0.9mmol/L）。综合以上因素符合代谢综合征诊断标准，属于代谢综合征。

思路 2：糖尿病患者体内胰岛素缺乏或功能减低时，脂肪组织摄取葡萄糖和清除甘油三酯的能力减弱，脂肪合成减弱；肝脏合成极低密度脂蛋白亢进，脂蛋白脂肪酶活性降低，乳糜微粒、极低密度脂蛋白的分解量减低，出现高甘油三酯血症和低高密度脂蛋白血症；同时在患有糖尿病时，肝脏合成甘油三酯的速度加速，引起血中甘油三酯水平增高。

【问题5】糖尿病肾损伤及糖尿病肾病的早期诊断指标是什么？该患者能否排除糖尿病肾病？

思路 1：微量白蛋白尿和估算肾小球滤过率是筛查糖尿病肾病的重要指标。糖尿病肾病的肾小球病变的演变过程用 Mogensen 分期。早期糖尿病肾病期，以持续的微量白蛋白尿为标志。尿白蛋白与肌酐比值（urinary albumin/creatinine ratio，ACR）30.0~299mg/g 或者尿白蛋白排泄量 30~299mg/24h，为轻度或微量升高；ACR＞300.0mg/g 或尿白蛋白排泄量＞300mg/24h 为明显升高。

思路 2：糖尿病患者尿常规检查有助于发现明显的蛋白尿及其他一些非糖尿病性肾病，但会遗漏微量白蛋白尿的检验。该患者尿蛋白阴性，不能排除糖尿病肾病。

【问题6】出院后患者应该如何进行血糖监测？控制目标是什么？

思路 1：糖化血红蛋白 HbA1c 是评价长期血糖控制的"金标准"，患者应在治疗初期每 3 个月检测 1 次，达到治疗目标后可以每 6 个月检测 1 次。患有贫血和血红蛋白异常疾病的患者可以用血糖、糖化血清白蛋白或糖化血清蛋白评价血糖控制情况。同时患者应开展血糖自我监测，用于了解血糖的控制水平和波动情况，便携式血糖仪进行毛细血管血糖检测是最常用的方法。

思路 2：患者为男性 2 型糖尿病合并代谢综合征患者，根据"中国 2 型糖尿病综合控制目标"，其控制目标见表4-3。

表 4-3　中国 2 型糖尿病综合控制目标值

检测项目	控制目标	检测项目	控制目标
空腹毛细血管血糖（mmol/L）	4.4~7.0	高密度脂蛋白胆固醇（mmol/L）	＞1.0
非空腹毛细血管血糖（mmol/L）	＜10.0	低密度脂蛋白胆固醇（mmol/L）	＜2.6
HbA1c（%）	＜7.0	体质指数（kg/m^2）	＜24
血压（mmHg）	＜140/80	尿蛋白/肌酐比值（mg/g）	＜22.0
总胆固醇（mmol/L）	＜4.5	尿白蛋白排泄率（μg/min）	＜20.0
总甘油三酯（mmol/L）	＜1.7	每周主动有氧运动（min）	≥150

案例 4-3　糖耐量异常

【病史摘要】男，35 岁。

主诉：平时自觉正常，体检发现血清尿酸、空腹血糖偏高。

体格检查：身高 176cm，体重 90kg，BMI 29.05kg/m^2。

实验室检查：血清尿酸 500μmol/L，空腹血糖 6.2mmol/L。血脂正常范围。尿常规：pH 5.5，尿蛋白（－），尿糖（－）。

【问题1】根据体检结果,提示患者可能有哪些疾病?

思路1:肥胖诊断切点为 BMI≥28kg/m² 和(或)腰围≥90/85cm(男/女)。患者 BMI 29.05kg/m²,可考虑肥胖。

思路2:血清尿酸 500μmol/L 高于参考范围上限 420μmol/L。如果非同日两次空腹血清尿酸水平均大于 420μmol/L,即可诊断为高尿酸血症。因此患者高度怀疑有高尿酸血症。

思路3:正常空腹血糖应在 3.9~6.1mmol/L 之间,糖尿病诊断标准中空腹血糖大于 7.0mmol/L。患者空腹血糖值在 6.1~7.0mmol/L 之间。考虑患者可能处于糖尿病前期。

【问题2】为进一步明确患者的糖尿病前期状态,应进一步做哪些实验室检查?

思路1:糖尿病前期根据糖代谢状态分类可以分为空腹血糖受损和糖耐量减低,是未达到糖尿病诊断标准的高血糖状态。根据糖代谢状态分类的诊断标准应进一步复查空腹血糖和糖负荷后 2 小时血糖。

思路2:糖尿病及糖尿病前期患者经常合并多种代谢通路异常。该病例为合并肥胖、疑似高尿酸血症患者,为了避免糖尿病或糖尿病前期状态漏诊,应进一步复查空腹血糖、口服葡萄糖耐量试验(OGTT)后 2h PG 以及糖化血红蛋白等。为确诊高尿酸血症同时应复查血清尿酸。

实验室检查:OGTT 试验:血糖 0h 5.8mmol/L,1h 11.0mmol/L,2h 8.2mmol/L,HbA1c 6.0%。

【问题3】根据实验室检查结果,应对患者糖尿病或糖尿病前期进行何种诊断?

思路1:患者无典型糖尿病症状;2 次空腹血糖检测:第 1 次 6.2mmol/L、第 2 次 5.8mmol/L,均低于 7.0mmol/L;HbA1c<6.5%;OGTT 2h PG<11.0mmol/L;不支持糖尿病诊断。

思路2:患者 2 次空腹血糖均<7.0mmol/L,OGTT 2h PG≥7.8mmol/L 且<11.1mmol/L,属于糖尿病前期糖耐量减低状态。

案例 4-4　代谢性综合征

【病史摘要】男性,15 岁。

主诉:患者体重进行性增加 4 年,出现头痛头晕约 2 月。

现病史:患者为足月剖宫产儿,出生时体重 2.9kg,身长不详,一般情况良好。11 岁(当时体重约 40~45kg)起开始出现体重进行性增加。平时食欲好,运动少,近 4 年来无明显诱因体重增加 55~60kg,否认长期服用激素类增加体重的药物。患者精神睡眠可,夜间多侧卧或俯卧位,打鼾,未在意有无睡眠呼吸暂停,否认心悸胸闷,否认多饮多尿及体重减轻。

既往史:两年前因"易怒、情绪波动大"就诊于我院心理门诊,完善实验室检查甲状腺功能,其中 FT₃ 8.06pmol/L ↓,完善相关量表诊断为"双相情感障碍",予以"丙戊酸钠缓释片(德巴金)0.5g 口服 1 次/日、富马酸喹硫平片(思瑞康)0.2g 口服 1 次/日",症状有所缓解,半年前自行停药。

体格检查:T 36.0℃,P 97 次/分,R 20 次/分,BP 142/90mmHg,身高 183cm,体重 101kg,BMI 30.16kg/m²,腰围 117cm。乳房呈女性发育,腋窝无色素沉着,无黑棘皮症,腋毛缺如,腹部及双上肢可见棕黄色皮纹。智力发育正常。

实验室检查:OGTT 试验:0h 11.92mmol/L,1h 18.88mmol/L,2h 17.23mmol/L;HbA1c 8.6%;糖化白蛋白 19.10%;糖尿病自身抗体谱未见异常;血清胰岛素:0h 114.08μU/mL,1h 147.28μU/mL,2h 141.75μU/mL;TC 5.10mmol/L,TG 2.79mmol/L,LDL-C 4.04mmol/L;尿酸 453.00μmol/L,eGFR>60mL/min;肝功能:ALT 186U/L,AST 105U/L;甲状腺功能:T₃ 2.50nmol/L,T₄ 128.40nmol/L,FT₃ 6.01pmol/L,FT₄ 20.38pmol/L,TSH 0.977μU/mL,TgAb+TmAb+TPO 未见异常。

其他检查:B 超显示脂肪肝。

【问题1】患者是否可诊断为糖尿病?若可诊断为糖尿病,属于哪一类型糖尿病?

思路1:患者虽无明显的"三多一少"症状,但 OGTT 试验中血糖 0h 11.92mmol/L,2h

17.23mmol/L，HbA1c 8.6%，以上结果已符合糖尿病的诊断。

思路2：患者虽年龄较小，但发病病程缓慢，无黑棘皮症，血清胰岛素：0h 114.08μU/mL，1h 147.28μU/mL，2h 141.75μU/mL，糖尿病自身抗体谱未见异常，不符合1型糖尿病的诊断，属于2型糖尿病。

【问题2】患者是否可诊断为肥胖？常见的继发性肥胖原因有哪些？

思路1：患者身高183cm，体重101kg，BMI 30.16kg/m^2，腰围117cm。可诊断为肥胖。

思路2：常见的继发性肥胖原因有：①皮质醇增多症；②下丘脑性肥胖；③甲状腺功能减退；④药源性肥胖等。排除了继发性原因后，可诊断为原发性肥胖。患者甲状腺功能正常、未有特殊药物使用史，可初步排除甲状腺功能减退以及药源性引起的继发性肥胖。

【问题3】患者是否可诊断为代谢综合征？

思路：我国关于代谢综合征的诊断标准如下（以下具备3项或更多项即可诊断）。

（1）腹型肥胖（即中心型肥胖）：腰围男性≥90cm，女性≥85cm。

（2）高血糖：空腹血糖≥6.1mmol/L或糖负荷后2h血糖≥7.8mmol/L和（或）已确诊为糖尿病并治疗者。

（3）高血压：血压≥130/85mmHg（1mmHg≈0.133kPa）和（或）已确认为高血压并治疗者。

（4）空腹甘油三酯（TG）≥1.70mmol/L。

（5）空腹HDL-C＜1.04mmol/L。

患者肥胖BMI 30.16kg/m^2，腰围117cm；有高血糖（空腹血糖6.82mmol/L，OGTT 0h 11.92mmol/L、2h 17.23mmol/L）；高血脂（TG 2.79mmol/L）；高血压（142/90mmHg）达到了代谢综合征的诊断标准。

（杨明珍）

案例4-5　低　血　糖

【病史摘要】男，56岁，汉族。

主诉：手抖、心悸、出汗8小时，加重伴意识不清3小时。

现病史：家属代诉患者于8小时前中午饮酒后自感手抖、心悸，并有少许出汗，因症状较轻，当时未做处理。3小时前自觉心悸，手抖症状加重，全身出汗较多，进行性四肢乏力，头晕，自行上床休息。半小时前，出现意识不清，伴有全身出汗，家人呼之不应，遂急送至医院急诊。病程中无头痛、发热，无咳嗽、咳痰，无咯血及痰中带血，无腹痛、腹泻，无恶心、呕吐，无大小便失禁。

既往史：高血压病史10年，不规则服用降压药物。糖尿病病史8年，一直服用二甲双胍及格列本脲控制血糖。

体格检查：T 36.8℃，P 110次/分，R 18次/分，BP 135/80mmHg，意识不清，浅昏迷，呼之不应，口唇无发绀，颈静脉无怒张，颈无抵抗，肺部无异常，心界不大，未闻及病理性杂音，腹部无异常体征，四肢肌力不能测及，病理征阴性。

【问题1】根据患者的临床表现和查体情况，高度怀疑的临床诊断是什么？

思路1：患者有糖尿病史，且服用格列本脲易引发低血糖。

思路2：手抖、心悸、出汗，心率快，进一步昏迷，符合低血糖的症状。

【问题2】为确定诊断，应做哪些实验室检查？

思路1：低血糖诊断标准是空腹血糖＜2.80mmol/L，临床上以交感神经兴奋和脑细胞缺糖为主要特征。

思路2：临床上按照低血糖症的发生与进食的关系分为空腹（吸收后）低血糖症和餐后（反应

性)低血糖症。空腹低血糖症主要病因是不适当的高胰岛素血症,餐后低血糖症是胰岛素反应性释放过多。临床上反复发生空腹低血糖提示有器质性疾病,餐后引起的反应性低血糖症多见于功能性疾病。

实验室检查:WBC 6.2×10^9/L, NEUT% 85%, FPG 1.67mmol/L, TP 76.3g/L, Alb 43.7g/L, BUN 5.7mmol/L, Cr 98μmol/L, K^+ 3.2mmol/L, Na^+ 136mmol/L, Cl^- 97mmol/L。尿常规检查正常。

【问题3】为了进一步明确病因,患者还需要做哪些检查?

【诊断】胰岛素介导的低血糖症。诊断依据如下:

思路1:低血糖发作时测定血浆胰岛素,应同时测定血浆葡萄糖、胰岛素和C肽水平,以证实有无胰岛素和C肽异常高分泌。血糖<2.8mmol/L时相应的胰岛素浓度≥18pmol/L,提示低血糖为胰岛素分泌过多所致。

思路2:血浆胰岛素原和C肽测定参考Marks和Teale诊断标准:血糖<3.0mmol/L,C肽>300pmol/L,胰岛素原>2pmol/L,应考虑胰岛素瘤。胰岛素瘤患者血浆胰岛素原与总胰岛素比值常大于20%,可达30%~90%,说明胰岛素瘤可分泌较多胰岛素原。

思路3:48~72小时饥饿试验。少数未觉察的低血糖或处于非发作期以及高度怀疑胰岛素瘤的患者应在严密观察下进行,试验期应鼓励患者活动。开始前取血标本测血糖、胰岛素、C肽,之后每6小时测量1次。若血糖≤3.3mmol/L时,应改为每1~2小时测量1次;血糖<2.8mmol/L且患者出现低血糖症状时结束试验;如已证实存在Whipple三联症,血糖<3.0mmol/L即可结束,但应先取血标本,测定血糖、胰岛素、C肽和β-羟丁酸浓度。必要时可以静推胰高血糖素1mg,每10分钟测量1次血糖,共测3次。C肽>200pmol/L或胰岛素原>5pmol/L可认为胰岛素分泌过多。如胰岛素水平高而C肽水平低,可能为外源性胰岛素的因素。若β-羟丁酸浓度水平<2.7mmol/L或注射胰高血糖素后血糖升高幅度<1.4mmol/L为胰岛素介导的低血糖症。

案例 4-6　糖尿病酮症酸中毒

【病史摘要】女,18岁,汉族。

主诉:精神疲惫,嗜睡,极度口渴,腹痛,呕吐3次。

现病史:120送到急诊科,呈昏睡状态,无法提供任何病史。气道通畅,无呼吸障碍。对疼痛刺激有目的性反应,活动四肢和发出哼声但不说话,可被唤醒但旋即入睡。陪伴者表述患者非常疲惫,嗜睡和精神不振,食欲缺乏,极度口渴,且饮水量一直很大。当日患者不能起床,腹痛,呕吐3次。

体格检查:患者发育良好,体温正常,P 135次/分,卧位BP 95/60mmHg,呈叹息样深呼吸,R 25次/分。口干极其严重,组织弹性减弱。心、肺系统检查无其他异常,无局灶性神经体征。腹部无膨隆,腹软,有广泛压痛,可闻及肠鸣音。

【问题1】根据患者的临床表现和体格检查情况,高度怀疑的临床诊断是什么?

思路1:鉴于患者的年龄、烦渴病史、脱水和过度通气的临床征象,初步怀疑为糖尿病酮症酸中毒。

思路2:腹痛是该病极常见的症状,无任何急腹症的征象(鉴别诊断中须考虑腹部疾病)。

【问题2】为确定诊断,应做哪些实验室检查?

思路1:24小时尿糖总量与糖代谢紊乱的程度有较高的一致性,2013年国际糖尿病联盟(IDF)认为条件较差时临床表现明显且尿糖阳性也可以诊断糖尿病。初发糖尿病的患者尿酮体阳性提示为T1DM;对T2DM或正在治疗的患者,提示疗效不满意或出现急性代谢紊乱。所以尿液检查在糖尿病的诊断和疗效检查中是必需的,该患者尿糖(+++),酮体(+++)。

思路2:为了明确诊断和了解患者病情,便于治疗方案的制订,还需要做如下实验室检查:

①血液细胞分析：WBC 18.6×10^9/L，Hb 151g/L，NEUT 10.6×10^9/L，NEUT% 57%，PLT 289×10^9/L；
②血液生化：Na^+ 140mmol/L，Ca^{2+} 2.16mmol/L，K^+ 6.00mmol/L，Cl^- 109mmol/L，总蛋白 67g/L，白蛋白 38g/L，球蛋白 29g/L，尿素 6.1mmol/L，肌酐 130μmol/L，GLU 30mmol/L，总胆固醇 3.8mmol/L；
③血气分析：室内空气条件下动脉血气分析 PO_2 99mmHg，PCO_2 15mmHg，pH 7.0，HCO_3^- 计算值 7.0mmol/L。

【问题3】患者有哪些异常表现？这些表现对阐明鉴别诊断有何帮助？

【诊断】糖尿病酮症酸中毒。诊断依据如下：

思路1：患者有严重的代谢性酸中毒，表现为血清 pH 和 HCO_3^- 水平降低。PCO_2 降低是由于呼吸代偿代谢性酸中毒引起的，这也是导致过度通气的原因。阴离子间隙（AG）增加是由于在计算 AG 时没有测量阴离子。此处"隐匿"的阴离子即为酮体。代谢性酸中毒可分为：高 AG 酸中毒（血中阴离子增加，如酮症酸中毒、乳酸中毒、水杨酸盐或酒精中毒）；正常 AG 酸中毒，Cl^- 水平升高，通常是碱（HCO_3^-）丢失的结果。

思路2：明显的高钾血症是由于酸中毒导致细胞内的钾离子转移到细胞外引起的（K^+ 与 H^+ 交换）。尽管血钾升高，但这些患者体内的总钾水平通常大大减少，这是确诊的一个要点。由于糖的利尿作用，大量的钾经肾脏丢失，同时呕吐还可导致失钾。因为在治疗开始和酸中毒开始得到纠正时血清钾会迅速下降，有发生低钾血症和心律失常的危险，故需要密切监测其血清钾水平。

思路3：高血糖符合糖尿病的诊断，是胰岛素缺乏的标志。酮症酸中毒患者的血糖水平通常会升高，但一般不会特别高，也不会达到高渗性非酮症性昏迷患者的血糖水平。

思路4：白细胞增多在酮症酸中毒中极常见，不一定提示有感染。感染是酮症酸中毒的常见诱因，故应于复苏开始后立即检查是否存在脓毒性病灶。结合临床特点、高血糖、高 AG 代谢性酸中毒和尿中的酮体，确诊该患者为糖尿病酮症酸中毒。该患者 WBC（18.6×10^9/L）明显升高，但中性粒细胞比例为 57%，绝对值 10.6×10^9/L，指示轻微升高，说明患者可能不是由感染引起的 WBC 升高。

案例 4-7　高血糖高渗性昏迷综合征

【病史摘要】男，24 岁，汉族。

主诉：口干、多饮、多尿、消瘦、乏力 5 天。

现病史：5 天前患者无明显诱因出现口干、多饮、多尿、全身乏力，自觉发热，伴心慌，院外治疗无效，病情逐渐加重，并出现烦躁不安，体重下降约 10kg，到医院就诊，查 FPG 28.70mmol/L。

体格检查：T 37.2℃，P 127 次/分，R 18 次/分，BP 110/70mmHg，BMI 27.68kg/m²。反应迟钝，烦躁不安，面色潮红，皮肤干燥、弹性差，双瞳孔对光反射灵敏，颈软，双肺无啰音，心律齐，心音低，各瓣膜听诊区未闻及杂音。腹部稍膨隆，腹软无压痛及反跳痛，肝、脾未扪及，双下肢不肿，肢端温暖。既往史无特殊，无糖尿病病史及糖尿病家族史。

实验室检查：WBC 9.8×10^9/L，NEUT% 83%，RBC 6.4×10^{12}/L，Hb 129g/L，PLT 255×10^9/L；血气分析：pH 7.173，HCO_3^- 9.9mmol/L；K^+ 6.17mmol/L，Na^+ 144.0mmol/L，Cl^- 117.0mmol/L，BE 19mmol/L，TCO_2 111mmol/L；尿蛋白（－），尿葡萄糖（＋＋＋），酮体（－）；尿素 7.9mmol/L，肌酐 117μmol/L；血浆有效渗透压 387.34mOsm/L；HbA1c 9.8%，总胆固醇 4.16mmol/L，甘油三酯 4.08mmol/L，HDL-C 1.06mmol/L，LDL-C 2.28mmol/L，肝功正常。

【问题1】根据患者的临床表现和体格检查情况，高度怀疑的临床诊断是什么？

思路1：患者入院时 FPG 28.70mmol/L，尿糖（＋＋＋），有效血浆渗透压 387.34mOsm/L，初步诊断为高血糖高渗性昏迷综合征。

思路2：反应迟钝，烦躁不安，面色潮红，皮肤干燥、弹性差，双瞳孔对光反射灵敏，颈软，双肺无啰音,心律齐,心音低,各瓣膜听诊区未闻及杂音。腹部稍膨隆,腹软无压痛及反跳痛,肝、脾未扪及,双下肢不肿,肢端温暖。这些均为高血糖高渗性昏迷的临床表现,同时起到鉴别诊断的作用。

【问题2】根据患者的实验室检查结果,是否可以诊断为糖尿病?

思路1:患者入院时 FPG 28.70mmol/L,尿糖(+++),而且患者口干、多饮、多尿、消瘦(体重下降约10kg)、乏力等,综合分析患者符合 1999 年 WHO 糖尿病的诊断标准。

思路2:患者的 HbA1c 9.8%,可以鉴别一过性的高血糖症,同时根据美国糖尿病协会(ADA)2016 年糖尿病诊断标准,结合 FPG,该患者可以明确诊断为糖尿病。

【问题3】根据目前的临床资料,该患者是否可以诊断为 T1DM 和 T2DM?

思路1:1999 年世界卫生组织根据病因将糖尿病分为四大类型,即 1 型糖尿病、2 型糖尿病、其他特殊类型糖尿病和妊娠糖尿病。

思路2:1 型糖尿病绝大多数是自身免疫性疾病,遗传因素和环境因素共同参与其发病,某些外界因素作用于遗传易感性的个体,激活 T 淋巴细胞介导的一系列自身免疫反应,引起选择性胰岛 β 细胞破坏和功能衰竭,体内胰岛素分泌不足进行性加重,最终导致糖尿病。T1DM 通常表现为胰岛细胞自身抗体阳性。

2 型糖尿病是由遗传因素和环境因素共同作用而形成的多基因遗传性疾病,是一组异质性疾病,目前对 T2DM 的病因和发病机制仍然认识不足。该型糖尿病胰岛细胞自身抗体一般为阴性。

针对胰岛细胞的自身抗体主要有:胰岛细胞抗体(ICA)、胰岛素抗体(IAA)、谷氨酸脱羧酶抗体(GADA)、蛋白质酪氨酸磷酸酶样蛋白抗体(IA-2A 及 IA-2BA)、锌转运体 8 抗体(ZnT8A)等。胰岛细胞自身抗体检测可预测 T1DM 的发病及确定高危人群,并可协助糖尿病分型及指导治疗。

从 T1DM 和 T2DM 的临床特点和实验室检查各方面来说,两者的区别是相对的,有些患者初诊时可能同时具有 T1DM 和 T2DM 的特点,暂时很难明确归为哪一型,这时可先做一个临时性分型,用于指导临床治疗。

【问题4】该患者今后的治疗管理需要检测哪些指标?

糖尿病患者的治疗管理主要反映患者一段时间内血糖的控制情况以及并发症的风险等。

思路1:糖尿病治疗的近期目标是控制高血糖和相关代谢紊乱,消除糖尿病症状和防止出现急性严重代谢紊乱;远期目标是通过良好的代谢控制达到预防及延缓糖尿病慢性并发症的发生发展,提高患者的生活质量,降低病死率,延长寿命。

(1)糖化血清蛋白:糖化血清蛋白(glycated serum protein,GSP)结构类似果糖胺,反映血清中糖化血清蛋白质的总量,除主要组分白蛋白外,还包括脂蛋白、球蛋白等,可反映患者近 2~3 周的血糖水平。但血液中蛋白浓度、乳糜、胆红素和低分子物质等会导致果糖胺的测定值异常,如甲亢、肾病综合征等疾病蛋白质代谢加速导致其水平升高。另外由于各蛋白组分的非酶糖化反应率不同,果糖胺检测特异性也较差。

(2)糖化白蛋白:糖化白蛋白(glycated albumin,GA)是血浆中白蛋白与葡萄糖发生非酶促糖基化反应的产物,它克服了 HbA1c 和果糖胺在血糖监测方面的缺点又保留了它们的优点,进而提出了糖化血清白蛋白作为短期血糖监测的指标。由于白蛋白在体内的半衰期约 17~19 天,因此 GA 可反映患者近 2~3 周的血糖波动情况。同时 GA 结果不受血红蛋白代谢及贫血等因素影响。研究表明,体内白蛋白可进行非酶促糖基化反应的总量约是血红蛋白的 9 倍,白蛋白糖基化的反应速度是血红蛋白的 10 倍,说明白蛋白比血红蛋白更易糖化,这使糖化血清蛋白在糖尿病检测中更易被标记并能很好地评估血糖控制情况。另一方面,GA(%)值是糖化白蛋白与血清白蛋白的比值,其结果不会受到蛋白浓度、血清蛋白量及其组成的影响。

(3)糖化血红蛋白:糖化血红蛋白(glycated hemoglobin A1c,HbA1c)是判断糖尿病患者治疗前后长期血糖波动情况的金标准。2010 年 ADA 推荐以 HbA1c≥6.5% 作为糖尿病的诊断标准之一。由于红细胞半衰期约 120 天,因此,HbA1c 能反映患者 8~12 周的血糖波动情况。但有研究表明,某些血红蛋白代谢异常的疾病或影响红细胞生存因素存在的条件下,HbA1c 将不能准确反映患者体内血糖情况,如大量出血后、溶血性贫血、肝硬化等疾病,红细胞寿命缩短导致 HbA1c 的值降低。另外,血红蛋白病、妊娠糖尿病及新生儿糖尿病等患者 HbA1c 值也不能准确衡量其血糖水平。

许多研究表明,新诊断的 T2DM 患者经早期强化治疗后不仅可以使血糖和 HbA1c 得到理想的控制,而且还具有后续效益,其心肌梗死和全因死亡率风险可显著降低,长期预后和并发症的发生显著改善,使患者终生获益。

(4)尿糖:正常人尿液中可有微量葡萄糖,尿内排出量<2.8mmol/24h 用普通定性方法检查为阴性。当血中葡萄糖浓度大于 10.0mmol/L 时,肾小球滤过的葡萄糖量超过肾小管重吸收能力即可出现糖尿。葡萄糖尿除可因血糖浓度过高引起外,也可因为肾小管重吸收能力降低引起,后者血糖可正常。

(5)微量蛋白尿:尿中的微量白蛋白(microalbumin,mALB)是糖尿病肾病、高血压肾病等早期肾脏受损的表征。无论哪种疾病引起的微量白蛋白尿都是因起始原因不同造成肾脏固有细胞的损伤,使肾脏固有细胞的结构发生改变,功能随结构的变化而变化,在尿液中的体现。

(6)血、尿酮体检测:乙酰乙酸、β-羟丁酸和丙酮三种成分统称为酮体。尿酮体检测主要反映尿液中乙酰乙酸水平,对丙酮反映较差,血酮体主要反映血液中 β-羟丁酸水平。血浆定量检测 β-羟丁酸为评估糖脂代谢紊乱的重要检测指标之一,为糖尿病患者酮症及酮症酸中毒的管理确诊提供早期诊断的依据,并为其在治疗过程中的疗效评估提供参考标准。

思路 2:胰岛 β 细胞功能缺陷导致不同程度的胰岛素缺乏和组织(特别是骨骼肌和肝脏)的胰岛素抵抗是 T2DM 发病的两个主要环节。而 T1DM 则是某些外界因素(如病毒感染、化学毒物和饮食等)作用于遗传易感性的个体,激活 T 淋巴细胞介导的一系列自身免疫反应,引起选择性胰岛β 细胞破坏和功能衰竭,体内胰岛素分泌不足进行性加重,最终导致糖尿病。

(1)胰岛素释放试验:胰岛素释放试验(insulin releasing test,IRT)是让患者口服葡萄糖或用馒头餐来刺激胰岛 β 细胞释放胰岛素,通过测定空腹及服糖后 1 小时、2 小时、3 小时的血浆胰岛素水平,来了解胰岛 β 细胞的储备功能,也有助于糖尿病的分型及指导治疗。正常情况下,口服 75g 无水葡萄糖(或 100g 标准面粉制作的馒头)后,血浆胰岛素在 30~60 分钟后上升至高峰,高峰为基础值的 5~10 倍,3~4 小时应恢复到基础水平。

(2)C 肽释放试验:C 肽是胰岛 β 细胞的分泌产物,它与胰岛素有一个共同的前体——胰岛素原。一个分子的胰岛素原在蛋白水解酶的作用下,水解成一分子的胰岛素和一分子的 C 肽,因此,理论上 C 肽和胰岛素是等同分泌的,但 C 肽不被肝脏破坏,半衰期明显长于胰岛素,故测定 C 肽水平更能反映 β 细胞合成与释放胰岛素功能。C 肽测定有助于糖尿病的临床分型,了解患者的胰岛功能。由于 C 肽不受胰岛素抗体干扰,对接受胰岛素治疗的患者,可直接测定 C 肽浓度,以判定患者的胰岛 β 细胞功能。

(3)胰岛自身抗体检验:已发现有 90% 新诊断的 T1DM 患者血清中存在针对 β 细胞的自身抗体,比较重要的有多株胰岛细胞抗体(ICA)、胰岛素抗体(IAA)、谷氨酸脱羧酶抗体(GADA)、蛋白质酪氨酸磷酸酶样蛋白抗体(IA2A 及 IA-2BA)、锌转运体 8 抗体(ZnT8A)等。胰岛细胞自身抗体检测可预测 T1DM 的发病及确定高危人群,并可协助糖尿病分型及指导治疗。

案例 4-8　遗传性糖尿病

遗传性糖尿病是特殊类型糖尿病中的一种,按照突变基因的类型可以分为两类:胰岛 β 细胞功能基因突变所致的糖尿病和线粒体母系遗传性糖尿病。当然,几乎所有类型的糖尿病都与遗传因素有关,是一种遗传异质性的疾病,是遗传因素和环境因素共同作用的结果。在这里我们主要指有明确遗传基因变异引起的糖尿病。

【病史摘要】患者,女,41岁,汉族。

主诉:听力下降加重,血糖偏高,糖尿病。

现病史:因血糖高伴听力下降渐进性加重到医院内分泌科住院治疗。

既往史:患者18年前患妊娠糖尿病,12年前患糖尿病,类型未确定。

家族史:外祖母、1个姨妈及1个同胞姐姐患有糖尿病,母亲、同胞3个姐妹及女儿无糖尿病。除患者外,家庭中其他成员否认听力障碍及视网膜病变;无身材矮小者。

体格检查:T 37.0℃,P 78次/分,R 21次/分,BP 128/81mmHg,身高142cm,体重35kg,BMI 17.36kg/m²。反应正常,皮肤光滑、弹性好,颈软,双肺无啰音,心律齐,各瓣膜听诊区未闻及杂音。腹软无压痛及反跳痛,肝、脾未扪及,双下肢不肿,肢端温暖。既往糖尿病肾病5年,感音神经性聋5年,双眼黄斑病变5年,双眼高眼压症3年。眼部检查:右眼、左眼矫正视力分别为0.6、0.8;色觉正常。右眼、左眼眼压分别为17mmHg和14mmHg(1mmHg=0.133kPa)。视网膜呈豹纹状改变,血管走形基本正常,散在少量微动脉瘤,黄斑区中心凹外可见多个边界清晰的椭圆形及类圆形"岛"状萎缩性病灶,中心凹反光未见。光学相干断层扫描(OCT)检查,双眼黄斑区中心凹外大片外颗粒层、外界膜层、视细胞内外节层及视网膜色素上皮层缺失,相应内层视网膜向外凹陷,局部可见外层视网膜管状结构及视网膜色素上皮层颗粒状强反射。荧光素眼底血管造影检查,双眼早期视网膜散在少量点状强荧光,黄斑鼻侧及颞侧可见类圆形及椭圆形"岛"状弱荧光,其内透见脉络膜大血管,黄斑周围斑片状透见荧光、散在点片状遮蔽荧光;晚期"岛"状弱荧光区环绕强荧光环。视野检查,双眼多处黄斑旁中心暗点。

实验室检查:空腹血糖11.2mmol/L、糖化血红蛋白11.5%、C肽0.28mg/mL,基因检测示线粒体DNA3243位点突变。

【问题1】根据患者的临床表现和体格检查情况,高度怀疑的临床诊断是什么?

思路1:双眼黄斑营养不良。眼部检查:双眼矫正视力下降;色觉正常。双眼眼压正常,视网膜呈豹纹状改变,血管增生,黄斑区中心凹外萎缩性病灶,中心凹反光未见。OCT检查有病理性改变。荧光素眼底血管造影检查有病理性改变。视野检查,双眼多处黄斑旁中心暗点。

思路2:糖尿病及其慢性并发症。根据空腹血糖及糖化血红蛋白这两个指标结果就可以诊断为糖尿病,由于患者曾经诊断为妊娠糖尿病、病程长,血糖控制不理想,结合视力和听力下降,高度怀疑糖尿病慢性并发症及糖尿病的神经病变。

思路3:遗传性糖尿病。该患者诊断为糖尿病是肯定的,由于检测到线粒体DNA3243位点突变,根据特殊类型糖尿病的诊断标准,可以确定该患者为母系遗传性糖尿病,属于线粒体基因突变引起的疾病。

【问题2】母系遗传性糖尿病的特点是什么?

思路1:母系遗传性糖尿病常伴有耳聋现象,因此又称为母系遗传性糖尿病伴耳聋(maternally inherited diabetes and deafness syndrome, MIDD)。由线粒体DNA(mtDNA)突变引起的疾病,1992年由van den Ouweland等报道首次发现的一个表现为母系遗传的非胰岛素依赖型糖尿病合并感音神经性听力障碍的家系,其线粒体基因tRNA^Leu(UUR)的一个保守位置3 243位核苷酸从A突变成G(A3243G)。此后,越来越多的证据表明,线粒体DNA点突变是MIDD的主要发病因素,其中还包括在8 281位和568位的mtDNA突变,但A3243G突变相对少见。超过75%的A3243G突变的糖尿病患者伴有神经性耳聋,或其他合并症包括:中枢神经和精神特征,眼科疾病、肌病、心脏疾病、肾脏疾病、内分泌疾病、胃肠道疾病等。

思路2:MIDD的主要特点是胰岛素分泌缺陷而非胰岛素抵抗。胰岛β细胞线粒体A3243G突变是引起MIDD的主要原因,但其机制仍不明确。胰岛β细胞分泌胰岛素受血糖水平的调节。因为β细胞内乳酸脱氢酶水平很低,几乎所有被摄取的葡萄糖最终进入线粒体并产生ATP,因此,胰岛细胞内的 ATP/ADP 比值能很好地反映外周血糖的浓度。胰岛 β 细胞利用葡萄糖产生 ATP 本身不依赖胰岛素。ATP 的产生和 ATP/ADP 比值升高可以导致细胞膜 K⁺ 通道关闭，而膜去极化使电压依赖性钙通道开放，钙离子内流致细胞内钙浓度升高，触发胰岛素释放。由于 mtDNA 突变导致编码出有缺陷的电子传递链复合物，氧化呼吸链受损，从而导致 ATP 不足和活性氧簇增加。活性氧簇可直接参与糖尿病的病理生理机制，而 ATP 不足可影响 ATP 敏感性钾通道的关闭，从而影响细胞膜的去极化和 Ca²⁺ 内流，最终使得囊泡不能正常释放胰岛素。

【问题 3】该家系为什么会出现外祖母、1 个姨妈及 1 个同胞姐姐患有糖尿病，而母亲、同胞 3 个姐妹及女儿无糖尿病？

思路 1：线粒体的多种基因突变可导致糖尿病，最多见的是线粒体亮氨酸转运核糖核酸（UUR）基因（3243A → G）突变，突变使赖氨酸或亮氨酸掺入线粒体蛋白受阻，从而引起代谢的紊乱。其临床特点是：①家系中女性患者的子女可能患病，而男性患者的子女均不患病，这是因为线粒体位于细胞质，受精卵的线粒体来自母亲，而精子不含线粒体，故呈母系遗传；②起病的年龄较早；③无酮症倾向，无肥胖（个别消瘦），起病初期常不需要胰岛素治疗，因胰岛 β 细胞功能日渐衰减，故最终需要胰岛素治疗；④常伴有不同程度的听力障碍；⑤容易损害能量需求大的组织，导致神经、肌肉、视网膜、造血系统的功能障碍，并常伴有高乳酸血症。

思路 2：线粒体基因突变所致的疾病并不一定都会发病，这与线粒体突变的阈值效应相关，并非女性亲属一定发病，也可呈散发出现。

（王玉明）

第五章　脂代谢异常检验案例分析

案例 5-1　高脂血症

【病史摘要】女,48岁,汉族。

主诉:氨基转移酶升高2年余,胆固醇升高1年余。

现病史:患者2年前体检发现氨基转移酶升高,未予诊治。1年前出现皮肤、巩膜黄染,伴食欲缺乏、乏力、茶色尿、皮肤瘙痒。考虑原发性胆管炎,予以降脂、护肝、退黄等治疗,症状较前明显好转。2天前于门诊检查胆固醇明显增高。

既往史:平素身体健康状况良好,否认高血压,否认糖尿病,否认冠心病。否认病毒性肝炎、结核等传染病史,否认外伤、手术、输血史,无食物过敏史。预防接种史不详。

个人史:出生并长大于原籍,无长期外地居住史。否认疫区、疫水接触史,否认特殊化学品及放射性物质接触史。无吸烟饮酒等不良嗜好。性病冶游史不详。

家族史:父母健在,父亲曾患高血压,否认家族遗传病、传染病等类似疾病史。

体格检查:T 36.2℃,P 80次/分,BP 101/58mmHg,身高158cm,体重55kg,BMI 22kg/m²,余正常。

辅助检查:入院心电图:窦性心律,心率59次/分。

实验室检查:入院前的检查结果见表5-1。

表5-1　患者入院前的主要检验项目结果及参考区间

项目	单位	结果	参考区间
天冬氨酸转氨酶(AST)	U/L	247↑	1～37
乳酸脱氢酶(LDH)	U/L	218	114～240
肌酸激酶(CK)	U/L	42	25～200
肌酸激酶同工酶(CK-MB)	U/L	10	2～24
总胆固醇(TC)	mmol/L	41.2↑	<5.18
甘油三酯(TG)	mmol/L	1.92↑	<1.69
低密度脂蛋白胆固醇(LDL-C)	mmol/L	9.05↑	<2.59
高密度脂蛋白胆固醇(HDL-C)	mmol/L	1.45	≥1.55
载脂蛋白A1(ApoA1)	g/L	0.84	1.04～2.02
载脂蛋白B(ApoB)	g/L	0.81	0.66～1.33
小而密低密度脂蛋白胆固醇(sd-LDL-C)	mmol/L	9.04↑	0～1.362
脂蛋白a[Lp(a)]	mg/L	233	60～300
缺血修饰白蛋白(IMA)	U/mL	79.3	0～85
葡萄糖(GLU)	mmol/L	4.7	2.9～6.0
游离脂肪酸(FFA)	μmol/L	846↑	129～769

【问题1】患者胆固醇异常增高,伴氨基转移酶异常,首先需考虑与哪些疾病相关?

思路1:氨基转移酶异常,首先需鉴别病毒性肝炎、酒精性肝病、代谢性肝病、自身免疫性肝病。如患者是女性,尚需排除风湿性疾病引起肝损伤。

思路2:进一步确定胆红素是否增高,以鉴别胆道系统的病变,是否存在梗阻、炎症、肿瘤等。

思路3:对于胆固醇异常,确定是原发还是继发基础疾病,包括排除动脉粥样硬化性心血管疾病(atherosclerotic cardiovascular disease,ASCVD)和慢性肾脏疾病所致的脂代谢紊乱。

【问题2】还需进行哪些实验室检查鉴别上述疾病?

思路1:病毒性肝炎可通过检测各型肝炎病毒相关的血清和核酸指标:抗原、抗体、核酸等。

思路2:酒精性肝病需更多结合病史和饮酒史加以鉴别。

思路3:自身免疫性肝病可选择检测相关自身抗体,如抗平滑肌抗体、抗肝肾微粒体抗体、抗可溶性肝抗原/肝胰抗原抗体、抗线粒体抗体M2型、抗SP100、抗GP210抗体等。

思路4:慢性肾病可通过检测评估肾小球和肾小管功能状态的指标如肌酐和肌酐清除率、尿素氮、胱抑素C、微球蛋白、血钙及尿液相关成分的检测。

思路5:排除胆道系统疾病可结合超声和MR等影像学检查加以鉴别。

入院后,完善了相关肝功能、肝炎病毒和自身抗体等实验室检查,结果见表5-2。

表5-2　患者入院后实验室检查结果及参考区间

项目	单位	结果	参考区间
天冬氨酸转氨酶(AST)	U/L	113 ↑	1~37
丙氨酸转氨酶(ALT)	U/L	90 ↑	1~40
碱性磷酸酶(ALP)	U/L	292 ↑	0~110
γ-谷氨酰转移酶(GGT)	U/L	233 ↑	2~50
总蛋白(TP)	g/L	59 ↓	64~87
白蛋白(ALB)	g/L	33.5 ↓	35.0~50.0
总胆红素(TBIL)	μmol/L	85.1 ↑	3.0~22.0
结合胆红素(Bc)	μmol/L	21.6 ↑	0.0~5.0
未结合胆红素(Bu)	μmol/L	9.4	0.0~19.0
δ胆红素	μmol/L	54.1 ↑	0.0~3.0
乙肝表面抗原(HBsAg)	IU/mL	0.00	<0.05
乙肝表面抗体(HBsAb)	IU/L	53.27	10~1 000
乙肝e抗原(HBeAg)	S/CO	0.38	<1.00
乙肝e抗体(HBeAb)	S/CO	0.95 ↓	>1.00
乙肝核心抗体(HBcAb)	S/CO	5.66 ↑	<1.00
丙型肝炎病毒抗体(HCV-Ab)	S/CO	0.04	<1.00
人免疫缺陷病毒Ⅰ型Ⅱ型(HIV-Ag/Ab)	S/CO	0.06	≤1.00
梅毒螺旋体抗体(TP-Ab)	S/CO	0.04	<1.00
载脂蛋白E(Apo-E)	mg/L	143 ↑	27~45
红细胞沉降率(ESR),毛细管法	mm/h	88 ↑	≤34
尿素(UREA)	mmol/L	4.2	2.9~8.6
肌酐(CREA)	μmol/L	42 ↓	53~115
钙(Ca)	mmol/L	2.2	2.1~2.6
磷(Phos)	mmol/L	1.40	0.97~1.62

相关自身抗体检测中抗核抗体 ANA 阳性,其余均阴性,包括:抗线粒体抗体(AMA)、抗平滑肌抗体(ASM)、抗线粒体 M2 抗体、抗肝/肾微粒体抗体(LKM)、抗可溶性肝抗原/肝胰抗原(SLA/LP)、抗 SS-A 抗体、抗 SS-B 抗体、抗 Sm 抗体、抗 Jo-1 抗体、抗 RNP 抗体、抗 Scl-70 抗体、抗着丝点抗体。

肝脏穿刺活检结果提示胆管炎改变,门管区纤维化。

三维超声心动图未见异常;双肾、输尿管、膀胱、肾动脉、双侧颈部大血管超声未见异常;冠状动脉 CTA 未见异常;颅脑 MRA 未见明显异常。

【问题3】结合临床和实验室检测结果,初步的诊断是什么?

【诊断】高胆固醇血症合并胆管炎。

诊断依据:排除感染性、酒精性因素;实验室检查结果;影像学结果。

思路1:患者 ALT、AST 和胆红素异常且 ALP、GGT 增高,提示肝胆系统疾病。

思路2:尿素和肌酐正常,可排除肾脏疾病。

思路3:根据患者的个人史可排除酒精性肝病;自身免疫性肝病相关自身抗体阴性可排除;HBsAb 阳性可排除乙型肝炎。

思路4:结合病理学检查提示胆管炎。

思路5:关于 ASCVD 风险,通过影像学检测结果予以甄别,目前尚未发现心脑血管系统血管病变。

【问题4】ASCVD 的定义以及管理的关键是什么?

思路1:ASCVD 包括急性冠脉综合征(acute coronary syndrome,ACS)、心肌梗死(myocardial infarction,MI)、稳定或不稳定心绞痛、冠状动脉或其他血管重建术、缺血性卒中、短暂性脑缺血发作和周围血管病变(peripheral artery disease,PAD)等,以上均为临床常见的动脉粥样硬化性疾病。

思路2:对于 ASCVD 患者管理的关键是细分人群、精准降脂。LDL-C 是降脂治疗的首要干预靶点。专家组建议对符合中国超高危 ASCVD 定义的患者,LDL-C 水平的干预靶标为降低至 1.4mmol/L 以下且较基线降幅超过 50%,对于 2 年内发生≥2 次主要不良心血管事件(major adverse cardiovascular events,MACE)的患者,考虑 LDL-C 降至 1.0mmol/L 以下且较基线降幅超过 50%。

案例 5-2　低脂血症

【病史摘要】男,54 岁,汉族。

主诉:近期体检发现血清胆固醇含量明显降低。

现病史:近期体检发现血清胆固醇含量明显降低而就诊。

既往史:无重大儿童疾病史、无营养不良、无心血管和神经功能异常。5 年前确诊患 2 型糖尿病。

个人史:吸烟 30 年,无饮酒、未使用任何降脂药物。非素食者。

家族史:父亲 52 岁死于脑卒中,哥哥 57 岁死于慢性肾病,长子 27 岁疑似死于心肌梗死。

体格检查:BP 120/80mmHg,P 78 次/分,BMI 32kg/m²,余正常。

辅助检查:①腹部超声显示肝轻度肿大,肝脂肪变性;②超声心动图:正常;③平板运动试验:阴性。

实验室检查:结果见表 5-3。

【问题1】该患者的胆固醇降低是否与曾经所患 2 型糖尿病相关?

思路1:2 型糖尿病患者典型的脂质紊乱包括糖尿病脂质三联症,即血清甘油三酯(triglyc-

表 5-3 患者的主要检验项目结果及参考区间

项目	单位	结果	参考区间
空腹血糖（FBG）	mmol/L	8.6 ↑	3.33~6.11
糖化血红蛋白（HbA1c）	%	7 ↑	4~6
总胆固醇（TC）	mmol/L	1.81	<5.18
甘油三酯（TG）	mmol/L	0.25	<1.69
低密度脂蛋白胆固醇（LDL-C）	mmol/L	0.26	<2.59
高密度脂蛋白胆固醇（HDL-C）	mmol/L	1.45 ↓	≥1.55
载脂蛋白 A1（ApoA1）	g/L	1.06	1.04~2.02
载脂蛋白 B（ApoB）	g/L	<0.20 ↓	0.66~1.33

eride，TG）水平升高、高密度脂蛋白胆固醇（high density lipoprotein cholesterol，HDL-C）水平降低和小而密低密度脂蛋白（small dense low density lipoprotein，sdLDL）水平升高。

TG 升高机制：葡萄糖作为 TG 合成的重要底物之一，与血清 TG 含量密切相关，高葡萄糖可诱导 TG 合成增加；2 型糖尿病患者处于胰岛素抵抗状态，胰岛素对脂肪细胞水解 TG 的抑制作用减弱，进而脂肪细胞水解，释放大量游离脂肪酸，并自外周转运回肝脏，作为合成 TG 的底物，促使肝脏大量合成 VLDL，并向血循环输送；胰岛素抵抗减弱了对载脂蛋白 C Ⅲ的抑制作用，进而抑制脂蛋白脂肪酶（LPL），导致 TG 分解减少。

HDL-C 降低的机制：TG 增高加强了 HDL 与 LDL、VLDL 之间的胆固醇酯和 TG 的交换，使得 HDL 对胆固醇的清除作用减弱，同时 HDL 所含的 TG 增加，随着 TG 的水解，HDL 逐渐变成小而密的 HDL 残基，HDL 残基更易被结合、内吞和降解，加速了 HDL 清除。

sdLDL 增加的机制：随着大量 TG 进入 LDL，在 LPL 作用下 TG 被水解，从而使 LDL 变成 sdLDL。

思路 2：该患者血脂检测不符合糖尿病脂质三联症无典型改变，除空腹血糖依然异常外，血脂质水平均降低。

【问题 2】出现所有血脂均降低的原因可能是什么？

最常见血脂降低的原因是低 β 脂蛋白血症（hypobetalipoproteinemia，HBL），是指 TC、LDL-C 或 apoB 水平低于第 5 个百分位数，包括原发性和继发性两大类。

思路 1：是否符合原发性 HBL？

原发性 HBL 包括一组基因异常，如 β-脂蛋白缺乏症（abetalipoproteinemia，ABL）、乳糜微粒潴留症（chylomicron retention disease，CMRD）和家族性低 β 脂蛋白血症（familial hypobeta-lipoproteinemia，FHBL）。ABL 和 CMRD 是非常罕见的隐性遗传病，常因微粒体甘油三酯转移蛋白（microsomal triglyceride transfer protein，MTTP）或 SAR1 基因同源物（芽殖酵母）[SAR1 homolog B（S. cerevisiae），SAR1B]基因突变所致。ABL 通常具有脂肪泻、口服脂肪不耐受、棘形红细胞增多症、视网膜色素变性等特征，早期即可诊断。这类患者的脂质谱表现为血清 TC、VLDL 和 LDL 水平极低，几乎没有 ApoB，而 CMRD 更是以血清中缺乏 ApoB48 为特征，其临床表现主要是脂肪泻、营养不良和发育迟缓，因肝脏尚可合成 ApoB，故血清中存在 LDL。FHBL 属于共显性异常，杂合子发生 FHBL 的比率约为 1∶500~1∶1 000。FHBL 杂合子通常无任何症状，但是也可表现出非酒精性脂肪性肝病（nonalcoholic fatty liver disease，NAFLD）和血清氨基转移酶轻度增高；FHBL 纯合子常伴有严重的脂肪吸收不良，从而呈现出与 ABL 类似的临床和生化表现。血清 ApoB 水平常低于预期水平，因为约 50% 的 FHBL 患者携带有 ApoB 基因突变，这类突变产生截断型 ApoB，降低了脂质转运能力。如果截断型 ApoB 分子小于 ApoB-30,则在血清中可被快速清除而无法检测,稍长的截断型 ApoB 多见于中度 HBL 患者,因其保留了部分脂质结合能力而得以在血清中检测出来。若截断型 ApoB 分子小于 ApoB-70.5,则通过肾脏清除;若超过 ApoB-100 的 70%,则经肝脏清除。

思路 2:继发性 HBL,指由不同的非遗传因素所致,包括严格素食者、营养不良、药物或疾病等。肝脏在血浆脂蛋白和载脂蛋白代谢中起到非常重要的作用。任何肝细胞的损伤,包括乙肝病毒感染、丙肝病毒感染、肝硬化、肝细胞癌都可引起血浆脂质谱改变。

(1)慢性实质性肝病(包括肝细胞癌)因损害了胆固醇的合成与代谢而导致血浆胆固醇水平降低;另外肿瘤细胞对胆固醇的消耗增加,加速了血浆胆固醇的降低。

(2)进展期的 HIV 感染者的血浆 TC、HDL-C、LDL-C 降低,TG 增高。

(3)甲状腺功能亢进时加速了胆固醇的分泌和 LDL 转化,导致低胆固醇血症。

(4)慢性血液透析患者也常因营养不良和炎症导致胆固醇降低。

【问题3】还需进行哪些实验室检查鉴别导致血脂浓度降低的原因?

思路 1:排除慢性肝病可检测氨基转移酶、血常规、血胆红素、血浆蛋白、AFP、肝炎病毒等。

思路 2:排除甲状腺功能亢进可检测甲状腺激素 TT_3、TT_4、FT_3、FT_4、TSH。

思路 3:排除 HIV 感染可检测 HIV 抗体。

思路 4:排除慢性肾病可检测尿素氮、肌酐、血钙。

思路 5:单克隆异型蛋白可阻止脂蛋白清除,增加向外周血释放胆固醇的同时造成测定胆固醇降低的假象,需加以鉴别。

实验室检查:氨基转移酶、甲状腺功能、血常规、血胆红素、尿素氮、肌酐、尿酸、血钙结果均正常。总蛋白 86g/L(64~83g/L)、白蛋白 42g/L(35~52g/L)、球蛋白 44g/L(25~35g/L)。

【问题4】结合临床和实验室检测结果,初步的诊断是什么?

【诊断】表型上符合原发性 HBL。

诊断依据:排除继发性因素;临床表现;家族史。

思路 1:①患者非素食者;②未使用任何降脂药物;③未发现任何导致继发性 HBL 的疾病和临床表现。

思路 2:ABL、CMRD 和 FHBL 纯合子,多发生于儿童和青壮年,有严重的临床表现,然而患者无吸收不良、视网膜色素变性或神经系统疾病,未见棘形红细胞。临床表现温和,强烈提示是 FHBL 杂合子。

思路 3:家族中患者长子 27 岁疑似死于心肌梗死,FHBL 杂合子携带者会产生短的截断型 ApoB,在其他肝损伤因素的共同作用下会导致严重的肝脏疾病。可通过基因分析确诊。

【问题5】鉴于患者的血清总蛋白和球蛋白的检测结果,需做哪些补充试验?

思路 1:总蛋白和球蛋白增高需进一步检测血浆免疫球蛋白含量、血清蛋白电泳和免疫固定电泳,以确定是否存在克隆性增生。

思路 2:尿蛋白电泳和尿免疫固定蛋白电泳,以确定是否存在尿蛋白和单克隆蛋白。

思路 3:骨髓细胞学检测,以确定是否存在浆细胞增生。

思路 4:影像学检查以确定是否存在骨损伤。

实验室检查:

(1)免疫球蛋白定量,结果见表 5-4。

(2)血清蛋白电泳在 β 区可见一单克隆峰(15.7g/L)。

(3)血清免疫固定电泳:提示 IgAκ。

(4)尿蛋白电泳和尿免疫固定蛋白电泳:未见单克隆带。

(5)骨髓浆细胞计数 5%~6%(0.2%~2.2%)。

表 5-4　患者免疫球蛋白定量结果

项目	单位	结果	参考区间
$β_2$- 微球蛋白（$β_2$-M）	mg/L	1.50	0.96～2.16
免疫球蛋白 A（IgA）	g/L	23 ↑	0.57～5.43
免疫球蛋白 G（IgG）	g/L	6.96	7.00～16.00
免疫球蛋白 M（IgM）	g/L	<0.25 ↓	0.4～2.3

（6）骨骼 X 线检查未见溶骨性病变。

【问题6】患者的最后诊断是什么,后续如何跟进?

【诊断】FHBL 和意义未明单克隆丙种球蛋白血症（monoclonal gammopathy of undetermined significance, MGUS）。

思路 1:MGUS 是一种无症状疾病,与发生多发性骨髓瘤和相关浆细胞增殖性恶性肿瘤的风险增加相关。该病的诊断必须满足下列标准:①血清或尿液中存在单克隆（monoclonal, M）蛋白（血清浓度<30g/L 或尿液浓度<500mg/24h）;②骨髓浆细胞计数<10%（只有在 M 蛋白>15g/L、存在非 IgG 型 MGUS 或游离轻链比例异常时,才需要骨髓检查）;③无溶骨性病变、贫血、高钙血症、肾功能不全或与浆细胞增殖过程有关的淀粉样变性。

思路 2:无症状的糖尿病患者中同时独立存在 FHBL 和 MGUS,需要对患者的极低的胆固醇含量予以重视。建议转介到内分泌科和消化科分别跟进其 2 型糖尿病和脂肪肝,对于 MGUS,建议转介血液科评估其多发性骨髓瘤的进展风险。

案例 5-3　家族性遗传性高脂血症

【病史摘要】男,6 个月,汉族。

主诉:血液常规检查时发现标本严重脂血。

现病史:因血液常规检查时发现患儿标本严重脂血,且伴脾大。已转入小儿胃肠科就诊。

既往史:6 个月剖宫产娩出的婴儿,生长发育正常。在定期体检中发现脾大,无其他明显体征。

个人史:近期治疗不详。

家族史:外祖母曾患胰腺炎、高甘油三酯血症和高胆固醇血症。

体格检查:7 个月时体格检查,体重 10.4kg（处于同龄儿童的第 99 分位）,体长 71cm（处于同龄儿童的第 81 分位）,头围 44.5cm（处于同龄儿童的第 70 分位）,BMI 处于同龄儿童的第 99 分位,属大婴儿。左耳垂、右眼眼角、腹部、背部多发性脂肪瘤,腹软、无压痛,脾大低于肋弓下缘 2cm。无肝大及其他腹部包块。

实验室检查:患者的主要实验室检查结果见表 5-5。

【问题 1】患儿脾大,需与哪些疾病鉴别诊断?

思路 1:脾大的感染性原因。

感染性脾大可见于急性感染,如病毒感染、立克次体感染、细菌感染、螺旋体感染、寄生虫感染;也可见于慢性感染,如慢性病毒性肝炎、慢性血吸虫病、慢性疟疾、黑热病、梅毒等。

思路 2:脾大的非感染性原因。

非感染性脾大可见于:①淤血,如肝硬化、慢性充血性右心衰竭、慢性缩窄性心包炎或大量心包积液、巴德 - 吉亚利综合征（Budd-Chiari syndrome, BCS）、特发性非硬化性门静脉高压征;②血液病,如各种类型的急慢性白血病、红白血病、红血病、恶性淋巴瘤、恶性组织细胞病、特发性血小

表 5-5 患儿的初步实验室检查

项目	单位	结果	参考区间
白细胞（WBC）	×10⁹/L	16.6	6～17.5
血红蛋白（Hb）	g/L	84 ↓	105～130
红细胞比容（HCT）	%	28.4 ↓	34～40
部分凝血活酶时间（APTT）	s	39	35.1～46.3
凝血酶原时间（PT）	s	13.3	11.5～15.3
国际标准化比值（INR）		1.0	0.86～1.22
纤维蛋白原（fbg）	g/L	3.62	0.82～8.83
铁（Fe）	μmol/L	39.2	7.2～44.8
转铁蛋白（TRF）	g/L	28.9	20.3～36.0
总铁结合力（TIBC）	μmol/L	64.6	17.9～71.6
铁蛋白（FER）	pmol/L	322	16～615
尿酸（Uric）	μmol/L	178	65～330
总胆红素（TBil）	μmol/L	12.4	<21.2
促甲状腺素（TSH）	mIU/L	2.25	0.35～5.0
游离甲状腺素（FT₄）	ng/dl	1.18	0.8～1.6
脂肪酶（Lip）	U/L	58	8～78
胆固醇（CH）	mmol/L	7.16 ↑	<4.40
高密度脂蛋白胆固醇（HDL-C）	mmol/L	<0.16 ↓	>0.91
低密度脂蛋白胆固醇（LDL-C）	mmol/L	2.15	<2.84
甘油三酯（TG）	mmol/L	8.38 ↑	<1.69
甲胎蛋白（AFP）	IU/mL	8.35	0.77～8.35

板减少性紫癜、溶血性贫血、真性红细胞增多症、骨髓纤维化、多发性骨髓瘤、系统性组织肥大细胞病、脾功能亢进症；③结缔组织病，如系统性红斑狼疮、皮肌炎、结节性多动脉炎、幼年类风湿性关节炎（juvenile rheumatoid arthritis，JRA）、成人斯蒂尔病（adult onset Still's disease，AOSD）、费尔蒂综合征（Felty syndrome）等；④朗格汉斯细胞组织细胞增生症（Langerhans cell histiocytosis，LCH），如莱特勒 - 西韦病（Letterer-Siwe disease，LSD）、黄脂瘤病、韩 - 薛 - 柯综合征（Hand-Schuller-Christian syndrome，HSC）、骨嗜酸性肉芽肿（eosinphilic granuloma of bone，EGB）；⑤脂质沉积症，如戈谢病（Gaucher disease，GD）、尼曼 - 皮克病（Niemann-Pick disease，NPD）；⑥脾脏肿瘤与脾囊肿。

【问题 2】哪些实验室指标有助于脾大的鉴别？

思路 1：脾大是临床体征，鉴别需从引起脾大的可能疾病入手，首先根据不同疾病的实验室改变分析。对于婴幼儿则首先需考虑溶血性贫血的鉴别。鉴别实验包括：血细胞计数、网织红细胞计数、血胆红素、结合珠蛋白、游离血红蛋白、尿胆原、尿游离血红蛋白、尿含铁血黄素等。

思路 2：其次需要考虑鉴别是否由于门静脉高压而导致脾大。门静脉压升高最主要的原因是肝窦受压和肝窦发生毛细血管化。门静脉压力增高，必然导致门静脉系血液淤滞，脾静脉血回流受阻,使脾脏淤血性肿大,并引起继发性脾功能亢进。鉴别实验包括血清酶、胆红素、血浆蛋白等。

思路3:原发性肝细胞癌也可表现为脾大,儿童少见,可检测甲胎蛋白予以排除。标本外观如图5-1。

【问题3】根据初步的实验室检查结果,如何进行鉴别诊断?依据是什么?

思路1:白细胞计数、铁相关检测、甲胎蛋白、尿酸均在正常范围,有助于排除溶血性贫血、门静脉高压、恶性肿瘤、淋巴组织细胞增生症和糖原贮积病。患儿虽有贫血,但胆红素正常,没有溶血的临床迹象。

思路2:可根据患者典型的体征和实验检查特点帮助诊断。

(1)体征:体格检查时发现黄色瘤多发分布于左耳垂、右眼眼角、腹部、背部。

(2)标本性状:严重脂血。

上述两点将鉴别诊断缩小到脂质紊乱。

(3)实验室检查:血清 TG 增高。儿童血清 TG

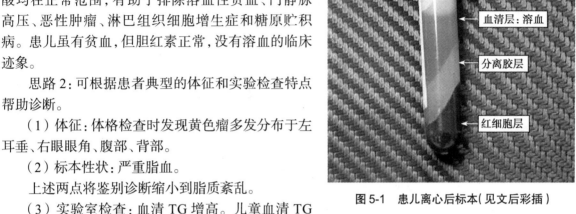

图5-1 患儿离心后标本(见文后彩插)

增高多继发于肥胖和 2 型糖尿病,但此患儿在 6 个月大时就出现 TG 增高,家族性高脂血症是一个重要的考虑因素。

(4)Fredrickson 分类:根据血脂浓度、离心血清外观、脂蛋白电泳进行评估。血清外观评估通过血清静置试验(4℃过夜),如果血清上层呈乳糜状、下层清提示 I 型高脂蛋白血症;如果血清上层呈乳糜状、下层浑浊提示 III 型或 IV 型高脂蛋白血症。Fredrickson 分类有助于鉴别内源性和外源性高 TG 血症。内源性高 TG 血症又称碳水化合物诱导型,其血清 TG 增高是由于 VLDL 产生增多所致,电泳表现为前 β 带增宽。外源性高 TG 血症又称脂肪诱导型,是机体无法分解乳糜微粒所致,电泳表现为乳糜微粒带增宽,离心后血清表面有一层厚的乳糜层。

【问题4】根据实验室及其他检查结果,拟诊断什么疾病?依据是什么?

【诊断】IV型高脂蛋白血症,以 TG 明显增高、胆固醇轻度增高为特点的内源性高 TG 血症;家族性高 TG 血症。诊断依据如下:

(1)Fredrickson 分类提示 IV 型高脂蛋白血症血清静置试验阴性、电泳示前 β 带增宽,图5-1患儿标本血清外观浑浊,有别于 I 型和 IIa 型血清外观清澈;患儿血 LDL-C 正常,提示血清浑浊是由于高前 β 脂蛋白(VLDL)所致。

(2)家族史,外祖母曾患胰腺炎、高 TG 血症和高胆固醇血症,且患儿父亲与患儿存在相同类型的脂质异常。

思路1:患儿血清上层乳糜,下层浑浊更似 III 型高脂蛋白血症,但电泳示前 β 带增宽,支持 IV 型高脂蛋白血症,患儿血清上层乳糜可能是餐后标本所致。

思路2:IV 型高脂蛋白血症是常染色体显性遗传性疾病,发病率约为 1:300,成人多见,空腹 TG 多小于 13mmol/L;患儿父亲与患儿具有相同的脂质紊乱类型,提示常染色体显性遗传。可通过基因分析进一步确定。

思路3:家族性高 TG 血症的儿童通常是无症状的,但也可表现为腹部绞痛,甚至夭折。患儿表现为肝脾大、脂肪瘤和视网膜脂血症。需要注意的是高 TG 血症时出现的黄色瘤通常呈丘疹样,在 TG 浓度很高时会一过性出现,如持续出现的黄色瘤需考虑其他类型的血脂紊乱。

思路4:患儿除了高 TG 外,还表现为贫血,可能是红细胞膜改变所致。

【问题5】脂血对哪些实验室检测产生影响?

高 TG 会干扰 HDL-C 测定。

思路 1:高 TG 血症患者通常 HDL-C 偏低,最常见的原因是 TG 增高加速了 HDL 的代谢。患儿 HDL-C 低至检测下限,需注意的是 Tangier 病和家族性 LCAT 缺乏症也可表现为 HDL-C 显著降低、脾大和 TG 增高,但其他临床和实验室表现与本病不同。

思路 2:HDL-C 假性降低。高 TG 对直接法测定 HDL-C 产生负偏倚。

案例 5-4　TG 异常与心血管风险

【病史摘要】男,40 岁,白种人。

主诉:活动后胸骨后压迫性或者紧缩性疼痛。

现病史:2 年前曾出现一过性胸闷伴活动后加剧,三月前出现活动后频繁发作的压榨性的胸痛,伴流汗,但该患者当时拒绝入院检查,仅口服瑞舒伐他汀 20mg、阿司匹林 100mg、倍他乐克 25mg(每日 2 次)、硝酸异山梨酯 40mg。入院前 2 周,因活动后胸痛,药物无法缓解疼痛而入院。

既往史:未规律监测血压,血压最高达 160/90mmHg。高脂血症,他汀治疗前总胆固醇 13.7mmol/L。否认胰腺炎。有间歇性跛行。

个人史:吸烟,约 25 包 / 年。饮食习惯:摄入过量的含碳水化合物、饱和脂肪酸和反式脂肪酸食物,酗酒(每周达 8L 啤酒)。

家族史:不详。

体格检查:腹围 105cm,BMI 32kg/m²,手指的跟腱和屈肌腱出现广泛性腱性黄色瘤,膝、肘、背、掌和足跟以及角膜弓均出现疹性黄色瘤,见图 5-2。

实验室检查:患者入院时的主要实验室检查结果,见表 5-6。

【问题1】哪些因素可以导致 TG 增高?

思路 1:导致 TG 增高的原因包括原发性、继发性因素,或二者并存。致动脉粥样硬化的富含

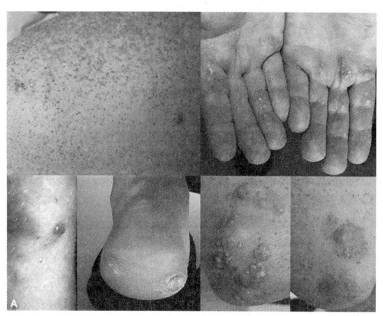
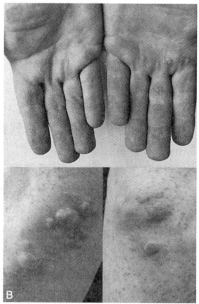

图 5-2　患者背、掌、膝、足跟和肘部的疹性黄色瘤(见文后彩插)

A. 治疗前　B. 治疗后

表5-6　入院时的实验室检查结果

项目	单位	结果	参考区间
丙氨酸转氨酶（ALT）	U/L	58 ↑	1～40
天冬氨酸转氨酶（AST）	U/L	27	1～37
γ-谷氨酰转移酶（γ-GT）	U/L	140 ↑	2～50
葡萄糖（GLU）	mmol/L	6.5 ↑	3.9～6.0
总胆固醇（TC）	mmol/L	11.8 ↑	<4.40
高密度脂蛋白胆固醇（HDL-C）	mmol/L	0.75 ↓	>0.91
甘油三酯（TG）	mmol/L	12.45 ↑	<1.69

TG的脂蛋白（triglyceride-rich lipoproteins，TRLs）包括乳糜微粒、极低密度脂蛋白及其残粒。

思路2：继发性TG增高包括饮食（酗酒、过量的碳水化合物和脂肪摄入）、疾病（代谢综合征、甲状腺功能减退等）或药物因素。

思路3：原发性TG增高包括单基因或多基因的异常。单基因异常包括编码不同载脂蛋白（ApoE、ApoA5、ApoC2、ApoB）、脂蛋白酯酶（lipoprotein lipase，LPL）、脂肪酶成熟因子1（lipase maturation factor 1，LMF1）、糖肌醇磷脂锚定的高密度脂蛋白结合蛋白1（glycosylphosphatidylinositol-anchored high density lipoprotein binding protein 1，GPIHBP1）等基因。

【问题2】结合初步的实验室检测结果，该患者是否符合代谢综合征？

思路1：代谢综合征的定义和诊断标准。

代谢综合征（metabolic syndrome，MS）是指人体的蛋白质、脂肪、碳水化合物等物质发生代谢紊乱的病理状态，是一组复杂的代谢紊乱症候群，是导致糖尿病心脑血管疾病的危险因素。其具有以下特点：①多种代谢紊乱集于一身，包括肥胖、高血糖、高血压、血脂异常、血黏度高、高尿酸、高脂肪肝发生率和高胰岛素血症，这些代谢紊乱是心、脑血管病变以及糖尿病的病理基础。可见糖尿病不是一个孤立的病，而是代谢综合征的组成部分之一。②有共同的病理基础，目前多认为它们的共同原因就是肥胖，尤其是中心性肥胖所造成的胰岛素抵抗和高胰岛素血症。③可造成多种疾病增加，如高血压、冠心病、脑卒中，甚至是癌症，包括与性激素有关的乳腺癌、子宫内膜癌、前列腺癌，以及消化系统的胰腺癌、肝胆癌、结肠癌等。④有共同的预防及治疗措施，有效防治一种代谢紊乱，也有利于其他代谢紊乱的防治。

中华医学会糖尿病学分会建议的诊断标准：

（1）超重和（或）肥胖：BMI≥25。

（2）高血糖：空腹血糖（FPG）≥6.1mmol/L（110mg/dL）和（或）2h PG≥7.8mmol/L（140mg/dL），和（或）已确诊糖尿病并治疗者。

（3）高血压：收缩压/舒张压≥140/90mmHg，和（或）已确诊高血压并治疗者。

（4）血脂紊乱：空腹血TG≥1.7mmol/L（150mg/dL），和（或）空腹血HDL-C<0.9mmol/L（35mg/dL，男），<1.0mmol/L（39mg/dL，女）。

具备以上4项组成成分中的3项或全部者可确诊为代谢综合征。

思路2：该患者的实验室结果符合上述诊断标准的1、2、4三条。

进一步对患者脂代谢相关基因进行分析，一共分析了25个基因（ABCA1、ABCG5、ABCG8、ANGPTL3、ApoA1、ApoA5、ApoB、ApoC2、ApoC3、ApoE、CETP、GPD1、GPIHBP1、LCAT、LDLR、LDLRAP1、LIPC、LIPI、LMF1、LPL、MTTP、PCSK9、SAR1B、STAP1、USF1）和280个变异体，对变异频率<0.5%的变异进一步测序分析显示：该患者是罕见的ε2ε1基因型，该基因型含杂合致病变异体rs267606664［NP_000032.1:p.G145D（p.G127D）］和纯合致病变异体rs7412［NP_000032.1:p.R176C （p.R158C）]。

【问题3】ApoE 的基因分型。

思路1：ApoE 是人体载脂蛋白之一。

载脂蛋白是脂蛋白颗粒成分，参与脂蛋白合成、分泌、加工和代谢，在血液脂质代谢中有重要作用。载脂蛋白 E（ApoE）基因位于19号染色体长臂13区2带（19q13.2），有3种常见的 ApoE 等位基因，分别为 ε2、ε3 和 ε4，分别编码 ApoE 亚型 E2、E3 和 E4。这3个等位基因可组合成3种纯合型（ε2/ε2、ε3/ε3、ε4/ε4，分别占1%、60%和2%）和3种杂合型（ε2/ε3、ε2/ε4、ε3/ε4，分别占13%、2%、22%）。

思路2：ApoE 的基因分型的临床意义。

ApoE2（长寿型基因）：表型为 E2，对应的基因型为 ε2/ε2、ε2/ε3，占人类的7%，这类基因型的个体不易患老年痴呆症、冠心病、脑梗死等疾病，易患黄斑变性，其血脂表现为：TG 高、LDL-C 低、HDL 不确定。

ApoE3（野生型基因）：表型为 E3，对应基因型为：ε3/ε3、ε2/ε4，占人类的78%，这类基因型属于常见基因。

ApoE4（危险型基因）：表型为 E4，对应的基因型为 ε3/ε4、ε4/ε4，占人类的15%，这类基因型的个体易患老年痴呆症、冠心病、脑梗死、视网膜色素变性等疾病，其血脂表现为：TG 不高、LDL-C 高、HDL 低。

【问题4】该患者的最后诊断是？

思路1：研究表明，尽管 ε2 突变与 TG 水平增高密切相关，但是尚未证实 ε2 或 ε3 与动脉粥样硬化易感性有显著相关；也有研究表明 ε4 可能与临床动脉粥样硬化相关。另有研究表明 ε2 对亚洲人可能是 CVD 风险因素，而对白种人却是保护性因素。且 ε2 与小分子的 LDL 有关。

思路2：纯合的 ε2/ε2 个体中，只有少部分人当合并 TRLs 异常时才发生家族性异常 β 脂蛋白血症。因此，仅有 ε2ε2 基因型不足以支撑临床诊断 CVD，需要结合其他因素，如肥胖、胰岛素抵抗、2型糖尿病、饮酒、妊娠、雌激素缺乏、药物、脂解基因多态性、年龄或绝经等。*ApoE2* 与 LDLR 结合能力低于 *ApoE3* 和 *ApoE4*。这些因素共同作用的结果导致 VLDL 产生增加，TRLs 残粒清除和 TG 水解减少。

思路3：临床表现（黄色瘤）和实验室指标（高 TG、早发 CVD），以及次要危险因素（饮食因素、代谢综合征），结合适当的基因型，支持家族性异常 β 脂蛋白血症诊断。

案例 5-5　LDL 异常与心血管风险

【病史摘要】男，10岁，法国人。

主诉：跑步后4小时内出现胸痛于儿科急诊就诊。

现病史：患儿就诊时呈持续性胸痛，无气短和晕厥。5天前步行几小时后出现类似症状，但自行缓解。

既往史：3年前出现皮肤黄色瘤。低密度脂蛋白胆固醇（low density lipoprotein cholesterol，LDL-C）：20.73mmol/L（802mg/dL）；脂蛋白 a[lipoprotein a，LP（a）]：4.43mmol/L（124mg/dL），基因诊断确诊为同合子家族性高胆固醇血症（homozygous familial hypercholesterolemia，HoFH），分类为 LDL 受体无效突变引起的 LDL 受体缺失。1年前开始联合应用瑞舒伐他汀（10mg）＋依折麦布（10mg），LDL-C 16.8mmol/L（650mg/dL）。

个人史：不详。

家族史：父母是表兄妹，都是杂合性的家族性高胆固醇血症基因携带者。两个孩子都是纯合性家族性高胆固醇血症基因携带者。

体格检查：一般体格检查正常。T 36.6℃，BP 165/82mmHg，P 71 次 / 分，体重 37kg。无充血性心衰表现，肺部听诊无明显异常。心脏听诊心律齐、无杂音。无皮疹和关节疼痛表现，且活动自如。皮肤检查发现在肘部、腕部、膝部和足部出现侵犯皮肤的结节性黄色瘤。见图 5-3。

实验室检查：入院时 LDL-C 15.9mmol/L（615mg/dL）。血清肌钙蛋白 2.2mg/L（正常值 ＜0.1mg/L）。心电图示 ST 段压低，超声心动图示左室射血分数（left ventricular ejection fraction，LVEF）为正常的 60%，心脏 CT 示左主动脉远端有一非钙化斑块，血管接近闭塞；

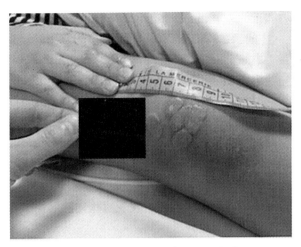

图 5-3　皮肤黄色瘤（见文后彩插）

右冠状动脉口 90% 狭窄；主动脉根部和主动脉弓有严重的粥样斑块。

【问题 1】家族性高胆固醇血症。

思路 1：定义。

家族性高胆固醇血症（familial hypercholesterolemia，FH）又称家族性高 β 脂蛋白血症。临床特点是高胆固醇血症、特征性黄色瘤、早发心血管疾病家族史。FH 是儿童期最常见的遗传性高脂血症，也是脂质代谢疾病中最严重的一种，可导致各种危及生命的心血管疾病并发症出现，是冠状动脉疾病的一种重要危险因素。

思路 2：病因。

FH 是一种罕见的常染色体显性遗传性疾病，有家族性的特征，患者本身 LDL-C 数值异常超高，若为同合子患者时其 LDL-C 数值是正常人的 4～6 倍，通常 LDL-C 为 13.0～31.2mmol/L，但 TG 正常；也易于生命早期罹患心血管疾病。

思路 3：临床表现。

本病最具特征的临床表现为血 LDL-C 水平增高、黄色瘤、角膜弓和早发性冠心病。纯合子的临床表现比杂合子严重得多。FH 患者的临床表现取决于其基因型，非遗传因素也对其影响。FH 基因型与表现型的关系比较复杂，即使带有相同突变，甚至属于同一家族的个体其临床表现差异也较大。另外，非遗传因素如高龄、性别、吸烟、饮食等也可显著影响 LDL 水平，增加冠心病的发生。

（1）高脂血症。杂合子血浆 LDL-C 浓度通常是正常人的 2～3 倍，纯合子则较正常人高 6～8 倍。前者介于 7.8～10.4mmol/L，而后者介于 15.6～31.2mmol/L。但也有些杂合子患者 LDL-C 增高不明显。

（2）黄色瘤。血浆 LDL-C 水平增高促使胆固醇在身体其他组织沉着。沉积在肌腱者称肌腱黄色瘤，以跟腱和手部伸肌腱多见，为 FH 的特有表现；在肘部和膝下也易形成结节状黄色瘤；眼睑处可形成扁平状黄色瘤。随着年龄的增长，肌腱黄色瘤更常见。

（3）角膜弓。胆固醇在角膜浸润则形成角膜弓。纯合子在 10 岁以前即出现，杂合子多在 30 岁后出现。角膜弓也可见于其他类型的高脂血症。

（4）动脉粥样硬化。纯合子 FH 多在 10 岁左右就出现冠心病的症状和体征，降主动脉、腹主动脉、胸主动脉和肺动脉主干易发生严重的动脉粥样硬化，心瓣膜和心内膜表面也可形成黄色瘤斑块，多在 30 岁以前死于心血管疾病。受体缺如的纯合子预后更差。男性杂合子 30～40 岁就可患冠心病，女性杂合子的发病年龄较男性晚 10 年左右。

（5）其他。FH 患者常出现反复性的多关节炎和腱鞘炎，主要累及踝关节、膝关节、腕关节和近端指间关节,抗炎药物不能抑制。

【问题2】家族性高胆固醇血症的常用的检查。

思路1:实验室检查:血脂相关检测、心肌损伤标志物。

思路2:影像学检查。

（1）B超检查。对检查和随访FH患者的心血管改变最为敏感。B型超声检查常可发现主动脉根部硬化。主动脉根部硬化逐渐加重,同时可出现主动脉瓣钙化和（或）左冠状动脉主干狭窄。

（2）冠状动脉造影。15%患者有冠状动脉瘤样扩张(指冠状动脉的局限或弥漫性扩张,其直径超过了相邻正常冠脉的1.5~2倍),而年龄、性别配对的对照组(非FH冠心病患者)中仅2.5%有冠状动脉瘤样扩张。同时发现冠状动脉瘤样扩张与血浆HDL-C水平呈负相关,因而认为FH者易发生冠状动脉瘤样性疾病。

（3）心电图检查。

（4）心脏CT是评估冠状动脉狭窄的有效且无创的手段。

【问题3】家族性高胆固醇血症的诊断。

思路1:家族史:已找出家族成员中一罹病者的致病缺陷基因。

思路2:实验室检查:年轻的动脉粥样硬化患者有高胆固醇现象。

思路3:体格检查:高胆固醇患者被发现有肌腱性黄色瘤。

思路4:基因诊断:针对低密度脂蛋白受体(low density lipoprotein receptor,LDLR)缺陷、*ApoB* 基因缺陷、*PSCK9* 基因过度表达,进行全基因的定序,在五六千个碱基中找出异常位置。急性心肌梗死后一个月该患者采用了LDL分离术,第一疗程结束时LDL-C从11.62mmol/L降至3.89mmol/L。

【问题4】家族性高胆固醇血症的治疗。

思路1:饮食控制。生长中的儿童每日卡路里尽量小于30%。含水解纤维素饮食,水果、蔬菜有益于降低血中胆固醇。

思路2:调脂药物。当儿童的LDL-C超过4.16mmol/L(正常<2.86mmol/L)须要小心评估,为了防止心血管疾病危险性,药物治疗是必须的。纯合子的家族性高胆固醇血症常因为基因缺损造成饮食及药物治疗效果不理想时,更需要进一步治疗。

思路3:LDL分离术。血液透析方法加速降低LDL,改善皮肤的黄色瘤及心血管病变。

思路4:肝移植。移植正常肝脏组织,分泌酶发挥排除LDL功能,须终身服用免疫抑制剂。

思路5:未来发展的基因疗法。

案例 5-6　脂蛋白 a 异常与心血管风险

【病史摘要】男,11岁,韩国人。

主诉:以急性发作性癫痫、昏睡和右侧偏瘫紧急就诊。

现病史:2天前出现间歇性头痛和头晕。无视力减弱、感染、毒素摄入、感觉迟钝、精神创伤、颈椎手疗或前期疾病。

既往史:不详。

个人史:不详。

家族史:不详。

体格检查:一般体格检查正常。神经科检查提示右侧肢体完全麻痹、肌力丧失。肌腱反射增强、巴宾斯基征阳性。深部疼痛感觉正常。

实验室检查:MRI示基底动脉远端和左侧椎动脉闭塞。凝血和血脂常规指标正常。Lp(a)

269nmol/L（正常值＜75nmol/L）。

【问题1】Lp（a）的特点及影响因素。

思路1：Lp（a）是由 Berg 于 1963 年在制备低密度脂蛋白（LDL）抗体的过程中发现的，是人体内一种特殊的大分子脂蛋白。它由 LDL 样颗粒和 Apo（a）构成。Apo（a）与 LDL 样颗粒中的 ApoB 通过共价键连接。

思路2：Lp（a）在肝脏合成后分泌入血，其血浆浓度取决于合成速度，而与分解速度无关。人群中 Lp（a）浓度个体差异较大，主要由 Lp（a）基因位点决定的。

【问题2】Lp（a）的与心血管风险的关系。

思路1：参与动脉粥样硬化。

Lp（a）在血管内皮中存留，中性粒细胞促进 Lp（a）与内皮细胞基质结合，增强其在血管内皮的存留，使其滞留于血管壁，形成一种抗纤溶环境，促进泡沫细胞脂肪斑块形成及平滑肌增生。Lp（a）还促进可溶性血管细胞黏附分子 1 和 E 选择素表达，使单核细胞黏附性增强，促进其向黏附移向血管壁。Lp（a）还有多种不饱和脂肪酸，当机体抗氧化能力降低时，更易被修饰成氧化型 Lp（a）。

思路2：促进血栓形成。

Lp（a）可竞争性抑制 PLG 激活，干扰 PLG 与受体的结合，并抑制血小板血栓的溶解。竞争性抑制组织型 PLG 激活物（t-PA）与 PLG 的结合，干扰栓子表面纤溶酶原的激活，抑制纤维蛋白溶解，利于血栓形成。Lp（a）还可干扰纤溶酶原与链激酶的结合，从而抑制纤溶酶原的激活作用，进而抑制纤溶酶的形成和纤维蛋白溶解，促进血栓形成。

【问题3】进一步检查需排除哪些方面的问题。

思路1：需排除心脏疾病、血液疾病、动脉疾病。

思路2：炎症指标正常且无其他脏器系统的损伤，考虑自身免疫性疾病的可能性小。

思路3：急性偏瘫是最常见的局灶性病变，因其表现类似卒中，如头痛、癫痫发作或托德轻瘫、脑膜脑炎或脱髓鞘，常被误诊。

【问题4】婴幼儿发生动脉缺血性脑卒中的因素。

思路1：婴幼儿发生动脉缺血性脑卒中（arterial ischemic stroke, AIS）原因多种多样，不同个体原因不尽相同。莱顿第五因子（factor V Leiden, FVL）、蛋白 C 缺乏和高凝状态增加了儿童和青少年发生卒中的风险。

思路2：降 Lp（a）的治疗有助于预防再次发生 AIS。非药物手段很难降低 Lp（a）水平。长期以来被认为是降低 Lp（a）的药物烟酸，并非特异性的减低 Lp（a），而且当烟酸与其他降脂药物联用尚有争议。有研究表明烟酸可使 Lp（a）水平下降约 20%，某些胆固醇酯转运蛋白抑制剂可以降低 Lp（a）水平约 40%，但是目前尚缺乏烟酸和胆固醇酯转运蛋白抑制剂在冠心病的二级预防方面的大规模临床随机对照研究证据。

案例 5-7　低 HDL 异常与心血管风险

【病史摘要】男，55 岁。

主诉：以反复发作的典型胸痛就诊，近 5 天发作 3～4 次。

现病史：以反复发作的典型胸痛就诊，近 5 天发作 3～4 次。

既往史：糖尿病 6 年。无明显过敏史、用药史。

个人史：无饮酒。否认服用处方药和非处方药物。

家族史：父母有低 HDL-C 病史。父母 HDL-C 分别为 0.624mmol/L 和 0.702mmol/L。无心血管疾病。

体格检查：P 70 次/分，R 20 次/分，BP 128/80mmHg，肺泡呼吸音正常，外周血管搏动正常，S1 和 S2 心音可及。BMI 指数 19.2kg/m²（18.5～24.9kg/m²）。腹软、无强直、无腹胀。未触及脏器肿大。无神经功能障碍。皮肤、眼、扁桃体、脾脏无异常。

实验室检查：心电图示：V4-V6 导联 ST 段压低，AVR 导联 ST 段抬高。超声心动图示：左回旋冠状动脉区下侧壁基底段局部室壁运动异常，左室收缩功能正常；左室射血分数（left ventricular ejection fraction, LVEF）52%（正常＞55%）。

患者入院时的主要实验室检查结果，见表 5-7 和表 5-8。随机血糖、尿素氮、肌酐、胆红素均正常。HIV 抗体、HbsAg 和 HCV 抗体均阴性。

【问题 1】为进一步明确血脂异常情况，还需进行哪些检查？

思路 1：实验室检查。

（1）血清总脂：血清总脂是血清各种脂质组分的总称。总脂测定有称量法、比色法和比浊法等多种方法。血清总脂最主要的是总胆固醇（TC）和甘油三酯（TG），血清 TC 和（或）TG 的增高或降低均能影响总脂含量。生理性增高见于进食脂肪食物，食后 2 小时开始升高，6 小时达高峰，

表 5-7　入院时的实验室检查结果

项目	单位	结果	参考区间
超敏肌钙蛋白 I（hs-TnI）	ng/L	＞40 000 ↑	0～19
N 末端 B 型利钠肽前体（NT-proBNP）	pg/mL	409.7 ↑	0～125
肌酸激酶同工酶质量（CKMB mass）	ng/mL	141.55 ↑	0～7
血红蛋白（Hb）	g/L	136	130～170
红细胞计数（RBC）	×10¹²/L	4.47 ↓	4.5～5.5
红细胞比容（HCT）	%	40	40～50
平均红细胞体积（MCV）	fL	89.5	83～101
平均红细胞血红蛋白含量（MCH）	pg	30.4	27～32
平均红细胞血红蛋白浓度（MCHC）	g/L	340	320～360
红细胞分布宽度（RDW）	%	14.4	11～16
血小板计数（PLT）	×10⁹/L	184	100～300
白细胞总数（WBC）	×10⁹/L	15 ↑	4～10
中性粒细胞百分数（NEUT%）	%	84 ↑	40～80
淋巴细胞百分数（LY%）	%	14.5 ↓	20～40
单核细胞百分数（MONO%）	%	1	0～1
嗜酸性粒细胞百分数（EOS%）	%	0.5 ↓	1～6
丙氨酸转氨酶（ALT）	U/L	47 ↑	0～45
天冬氨酸转氨酶（AST）	U/L	218 ↑	0～35
γ-谷氨酰转移酶（γ-GT）	U/L	28	0～55
碱性磷酸酶（ALP）	U/L	99	40～130
总蛋白（TP）	g/L	61 ↓	64～83
白蛋白（ALB）	g/L	40	35～50
糖化血红蛋白（GHb）	%	6.5 ↑	4.0～6.0
凝血酶原时间（PT）	s	13.5	11～16

表 5-8　空腹 12～14h 后的实验室结果

项目	单位	结果	参考区间
甘油三酯（TG）	mmol/L	2.65 ↑	<1.69
总胆固醇（TC）	mmol/L	2.1	0～5.2
高密度脂蛋白胆固醇（HDL-C）	mmol/L	0.21 ↓	>0.91
低密度脂蛋白胆固醇（LDL-C）	mmol/L	0.67	0～2.6
促甲状腺素（TSH）	μIU/mL	4.6	0.50～8.90
超敏 C 反应蛋白（hs-CRP）	mg/L	0.9	<3
同型半胱氨酸（HCY）	μmol/L	10.2	5.46～16.2

14 小时后可恢复正常。病理性增高见于各种原因引起的高脂血症、糖尿病、甲状腺功能减退、糖原贮积症、慢性肾炎、肾病综合征、动脉粥样硬化等。减低见于重症肝病疾患、甲状腺功能亢进、恶病质及吸收不良综合征等。

（2）载脂蛋白及脂蛋白 a。

（3）脂蛋白电泳：脂蛋白电泳主要用于高脂蛋白血症分型，也有助于了解冠心病的血脂状态，也可直接定量各脂蛋白组分中的胆固醇含量。

（4）尿液检查：尿白蛋白/肌酐比值和尿常规检测，有助于了解该患者肾小球损伤情况。

思路 2：影像学检查：腹部 CT 平扫（NCCT）、胸部高分辨率 CT（HRCT）。

思路 3：经桡动脉冠状动脉造影。

进一步实验室检查结果，尿白蛋白/肌酐比值和尿常规结果正常，其余血清检测结果见表 5-9。

表 5-9　其他血脂检测结果

项目	单位	结果	参考区间
血清总脂	mg/dL	888.8 ↑	450～800
载脂蛋白 A1（Apo A1）	mg/dL	94.40 ↓	110～205
载脂蛋白 B（Apo B）	mg/dL	77.40	55～140
载脂蛋白 B/A1 比值		0.82	0.35～1.0
脂蛋白 a[Lp（a）]	mg/L	249	0～300
载脂蛋白 E（ApoE）	g/L	0.05	0.023～0.063
脂蛋白电泳	μmol/L	10.2	5.46～16.2
β-脂蛋白	%	46	38.6～69.4
前 β-脂蛋白	%	34.5 ↑	4.4～23.1
α1-脂蛋白	%	19.5 ↓	22.3～53.5
乳糜微粒		缺如	

CT 检查结果未见异常。

动脉造影显示：三支冠状动脉存在病变，左前降支损害约 70%，左旋支损害约 50%，右冠状动脉 100% 受损，呈慢性完全闭塞病变。

【问题 2】该患者总胆固醇和 LDL-C 均正常，为何仍然罹患急性心肌梗死？

思路 1：Apo A1 的保护作用。

Apo A1 是 HDL 的主要组成成分，约占蛋白成分的 65%，而且 Apo A1 还是卵磷脂胆固醇酰基转移酶（lecithin cholesterol acyl transferase，LCAT）的辅因子。HDL 还包含其他蛋白成分如，Apo A2、Apo C、Apo A4 和对氧磷酶（paraoxonase，PON）。Apo A1 的突变、糖基化和氧化修饰破坏了其结构和功能完整性，显著降低了其作为 LCAT 底物的功能。PON1 和 PON3 与 HDL 密切相关，PON 的功能降低严重损害了其对脂蛋白应对氧化修饰的保护作用。

思路 2：罹患急性心肌梗死风险因素。

该患者为男性，2 型糖尿病，低 ApoA1，极低的 HDL，TG 轻度增高。有文献报道即使 LDL 水平低于 1.81mmol/L，低 HDL 所带来的残余风险仍会导致心血管疾病。该患者 LDL 水平仅为 0.67mmol/L，既定风险因素如血脂异常、高血压、高糖、炎症和不健康的生活方式以及其他新发的风险因素，仍然为患者罹患心血管疾病带来了残余风险。

思路 3：炎症。

在糖尿病的病理条件下，HDL 蛋白出现氧化修饰和糖基化，HDL 蛋白组转变为促炎蛋白，丧失了抗动脉粥样硬化的特性，包括胆固醇的逆转运、氧化和抗炎性能，进而功能失调。与 HDL 相关的脂质和蛋白质的相对成分及酶活性也被相应改变，如 PON1 和脂蛋白相关磷脂酶 A$_2$（lipoprotein-associated phospholipase A$_2$，Lp-PLA$_2$）。

【问题 3】有哪些疾病可表现为低 LDL？

思路：基因突变。

约有 10% 的携带 *ApoA1*、*ABCA1*、*LCAT* 基因杂合性突变或 *Apo E* 基因多态性的个体表现为极低的 HDL。对于这类患者低 HDL 是否为动脉粥样硬化的风险因素尚存争议。极低的 HDL 通常伴有极高的高 TG 血症，若 HDL 小于 0.52mmol/L，不伴有严重的高 TG 血症通常起因于 HDL 代谢途径中的严重干扰。与单纯低 HDL 相比，伴随高 TG 所引起的 CVD 风险上升 30%～60%。

单纯性低 HDL 还见于 Tangier 氏病（无 α 脂蛋白血症）、摄入蛋白同化激素、自身免疫性淋巴增生性疾病。

案例 5-8　脂代谢相关酶异常

【病史摘要】女，41 岁。

主诉：血小板减少伴鼻出血。

现病史：因血小板减少伴鼻出血，由社区门诊转入。

既往史：从小有过多次鼻出血，伴肝脾大。类风湿关节炎 rheumatoid arthritis，RA，但未予治疗。一年前体格检查发现体重 32.5kg，身高 140cm，全身性肌营养不良，肝脾大，伴全血细胞减少、类风湿因子 rheumatoid factor，RF 和抗核抗体 IgG 型阳性，予以保守治疗。一年后左膝伸肌表面出现腱性黄色瘤。

个人史：厌食症，能量摄入<1 000kcal/ 周。

家族史：不详。

体格检查：肝脾大、左膝腱性黄色瘤。

实验室检查：一年前实验室检查结果见表 5-10，结果提示：全血细胞减少、RF 和抗核抗体 IgG 型阳性。保守治疗一年期间血脂的波动见图 5-4，持续存在轻度血 TG 增高。

【问题 1】为进一步明确血脂异常情况，还需进行哪些实验室检查？

思路 1：脂蛋白谱。可通过检测脂蛋白组分如 LDL-C、HDL-C 来进一步评估血脂异常情况；有条件可以通过超速离心法将患者的脂蛋白组分进行细分。

思路 2：脂代谢相关酶。脂蛋白脂肪酶（LPL）和肝酯酶（HTGL）。

患者脂蛋白谱检查结果，见表 5-11。

【问题 2】脂蛋白代谢相关酶活性降低的原因？

思路 1：脂蛋白脂肪酶活力降低的表现。

LPL 主要有肝外脂肪酶和 HTGL，都是细胞溶酶体中的一种水解酶，在血管内皮表面发生作用，二者结构相似，属 TG 酶，与胰脂肪酶有同源酶。参与体内脂肪代谢功能。LPL 活性中度降低见于 I 型高脂蛋白血症、TG 增高症、糖尿病、肾衰、淋巴瘤、前列腺瘤等疾病。缺乏时首先反映在肝外脂肪组织。

思路 2：脂蛋白脂肪酶遗传性改变。

I 型高脂血症为常染色体隐性遗传病，具有家族性。主要临床症状为阵发性腹痛，疹状皮肤黄色瘤和肝脾肿大，生化特征为含高 TG 的乳糜微粒在血浆中大量堆积，脂肪耐量显著异常，LPL 活性下降，这种患者体内的 LPL 含量可能完全缺陷。引起 I 型高脂血症常见的 LPL 基因突变有三类：一是碱基置换突变。按性质又可分为错义突变和无意义突变，错义突变是指基因结构中某个碱基为另一个碱基取代，导致蛋白质分子中相应位置氨基酸改变，这类突变多集中在 LPL 活性中心所在的 N 端区，如 Gly142、Ala176、Gly188、Ile194、Leu207、Arg243 等，这些氨基酸被取代则 LPL 活性显著降低；无意义突变是指基因编码区发生突变后形成终止密码子，使翻译过程提前终

表 5-10　患者就诊一年前的实验室检查结果

项目	单位	结果	参考区间
血红蛋白（Hb）	g/L	55 ↓	130～170
红细胞计数（RBC）	×10^{12}/L	2.65 ↓	4.5～5.5
红细胞比容（HCT）	%	19.6 ↓	40～50
血小板计数（PLT）	×10^9/L	78 ↓	100～300
白细胞总数（WBC）	×10^9/L	1.7 ↓	4～10
丙氨酸转氨酶（ALT）	U/L	11	0～45
天冬氨酸转氨酶（AST）	U/L	21	0～35
乳酸脱氢酶（LDH）	U/L	406 ↑	114～240
总蛋白（TP）	g/L	85 ↑	64～83
白蛋白（ALB）	g/L	34 ↓	35～50
凝血酶原时间（PT）	s	11.7	11～16
活化部分凝血活酶时间（APTT）	s	38.6 ↑	25～35
胆固醇（CH）	mmol/L	3.25	0～5.2
	mg/dL	126	0～200
甘油三酯（TG）	mmol/L	2.08 ↑	<1.69
	mg/dL	184 ↑	<150
尿素氮（UREA）	mmol/L	4.27	2.9～8.6
尿酸（UA）	μmol/L	523 ↑	200～430
C 反应蛋白（CRP）	mg/dL	3.7	<10
类风湿因子（RF）	U/mL	22 ↑	0～20
抗核抗体（ANA）		1:80 ↑	阴性
免疫球蛋白 G（IgG）	g/L	40.23 ↑	10.13～15.13
免疫球蛋白 A（IgA）	mg/dL	2.95	1.45～3.45
免疫球蛋白 M（IgM）	mg/dL	2.03	0.92～2.04

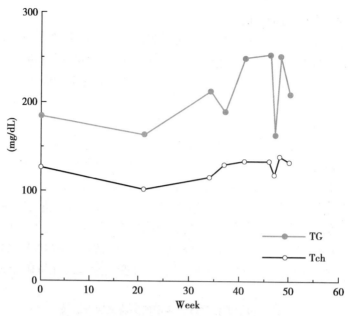

图 5-4　保守治疗期间血清 TG 和总 TC 水平

表 5-11　患者脂蛋白谱结果

项目	单位	结果	高低
HDL 中的 TG	mg/dL	21.2	
LDL 中的 TG	mg/dL	74.2	↑
VLDL 中的 TG	mg/dL	123.6	↑
HDL2 中的 Chol	mg/dL	7.6	↓
HDL3 中的 Chol	mg/dL	9.4	↓
LDL 中的 Chol	mg/dL	84.4	
VLDL 中的 Chol	mg/dL	26.6	
载脂蛋白 A1	mg/dL	67	
载脂蛋白 B	mg/dL	82	
载脂蛋白 C2	mg/dL	4.6	
载脂蛋白 E	mg/dL	6.9	
LPL	μmol/mL	0.003（0.113 ± 0.037）	↓
HTGL	μmol/min/mL	0.008（0.128 ± 0.057）	↓

止；导致合成肽链变短，Ⅰ型高脂血症发生与此类突变位点有关，若突变位点在第 106 位氨基酸的编码基因上，产生出来的短肽链产物不具有 LPL 催化功能，导致Ⅰ型高脂血症发生；突变位点在第 447 位氨基酸的编码基因（*Ser447-Thr*），其产物 C 端缺失 2 个氨基酸，不影响 LPL 活性。二是移码突变。指在 DNA 分子中插入或缺失一个或几个核苷酸（但不是 3 个或 3 的倍数）造成这一位置以后的一列编码发生移位错误的突变，这种突变有的会生成终止密码而使翻译过程提前终止。有报道 1 例Ⅰ型高脂血症患者，其 G916 位碱基发生缺失，产生一个提前终止码，利用 Northern 印迹技术未检测到可测水平的 LPL mRNA，推测此移码突变可能导致 LPL mRNA 稳定性下降。三是基因重排。表现为大片段缺失或插入，目前发现外显子 6 中 2kb 插入，外显子 9 中 3kb 缺失，均导致Ⅰ型高脂血症。

思路3：自身抗体导致脂蛋白脂肪酶活性降低。

糖基磷脂酰肌醇锚定高密度脂蛋白结合蛋白1（glycosylphosphatidylinositol-anchored high density lipoprotein-binding protein 1，GPIHBP1）是一种在毛细血管内皮细胞上表达的蛋白质，与脂蛋白脂酶结合并将其转运至毛细管腔的作用部位。GPIHBP1抗体阻断GPIHBP1结合和运输的脂蛋白脂肪酶的能力，从而干扰脂蛋白脂肪酶介导的TG的水解导致严重的高TG血症GPIHBP1缺乏可以阻止脂蛋白脂酶到达毛细血管腔，GPIHBP1缺乏的患者临床表现为血浆脂蛋白脂肪酶水平低，血管内TG水解受阻导致严重的高TG血症（乳糜血）。

【问题3】该患者出现高甘油三酯（TG）血症的主要原因？

思路1：提示LPL活性降低的表现。

（1）患者存在免疫失调：出现ANA和RF。

（2）全身性肌营养不良、肝脾大和全血细胞减少。

（3）持续性高TG血症、低HDL-C，以及LDL和VLDL中的TG升高，均提示LPL活性降低。LPL活性降低导致的肌肉脂肪摄入不足（肌营养不良）和脂肪在肝脾聚集（肝脾大）。

思路2：脂蛋白脂肪酶活性降低的原因。

（1）遗传性LPL缺乏并不影响HTGL活性。

（2）ApoCⅡ的缺乏也会产生与LPL缺乏相似的症状，但不影响HTGL活性。

（3）该患者LPL和HTGL活性均较正常人降低，强烈提示患者体内存在一种可以抑制LPL和HTGL共同催化区域的物质。进一步结果也显示患者体内存在IgG型自身抗体可以与HTGL结合，也可以与LPL弱结合。也有文献报道1例体内存在IgA型自身抗体可以结合LPL和HTGL，患者表现为免疫紊乱、特发性血小板减少性紫癜、高CM血症、反复发作的胰腺炎。与本例患者不同的是，存在IgA型自身抗体的患者表现为严重的高TG血症，与LPL结合力强，与HTGL结合力弱。

思路3：该患者为自身免疫性高TG血症。

尽管本患者存在提示潜在的系统性红斑狼疮的ANA和RF，但高TG仍是这类自身免疫性疾病患者的重要特征。

（孙艳虹　涂建成）

第六章 心血管疾病检验案例分析

案例 6-1 原发性高血压

【病史摘要】男,80岁,汉族。

主诉:高血压40余年,头晕伴胸闷半月。

现病史:患者于半月前出现反复发作的头晕,伴眩晕,稍感胸闷,改变体位无明显缓解,无头痛,无恶心、呕吐,无腹痛、腹泻,无肢体乏力,无意识丧失,未就诊,半个月内上述症状反复发作,1天前再次发作,且症状较前加重,血压180/80mmHg,遂至医院就诊。

既往史:高血压史40年余,患者长期服用厄贝沙坦片(0.15g),每日1次,平时血压控制在140/90mmHg左右。无糖尿病史,无结核病史,无手术及输血史,无药物过敏史,无化学或放射性毒物接触史。

个人史:干部,吸烟40余年,每天1包,无饮酒嗜好。

家族史:父亲患有高血压,家族中无遗传性疾病史。

体格检查:T 36.5℃,BP 227/97mmHg。神志清,精神可,口唇无发绀,咽无充血,颈静脉无怒张,两肺呼吸音清;心率70次/分,心律不齐,偶闻及早搏。

实验室检查:尿常规:①尿蛋白阳性(++);尿隐血(++);②尿有形成分分析:红细胞115个/μL,白细胞10个/μL。

【问题1】根据患者情况,高度怀疑的临床诊断是什么?

思路1:根据患者80岁,起病缓慢、发病时间长、近期有血压升高伴有头晕、胸闷症状,且与血压水平相关病史特点,高度怀疑原发性高血压。

思路2:鉴别诊断:①急、慢性肾小球肾炎;②原发性醛固酮增多症;③其他继发性高血压;④梅尼埃病;⑤脑血管病。

【问题2】为明确诊断,应进行哪些检查?

通过非同日多次测量血压,临床诊断高血压明确。

实验室检查:24小时微量白蛋白尿140mg/24h;超敏C反应蛋白(hs-CRP)5.2mg/L,血尿素氮12.1mmol/L,血肌酐217μmol/L,血尿酸556μmol/L,血清总胆固醇7.1mmol/L,空腹血糖(FPG)6.38mmol/L,餐后2小时血糖(2hPG)10.45mmol/L。

头颅CT:两侧基底节区、半卵圆中心及小脑多发缺血灶,左侧枕叶软化灶。

思路1:可根据患者典型的实验室检查特点帮助诊断。

(1)尿液异常:长期高血压可引起全身小动脉病变,导致心、脑、肾等重要器官损害。原发性高血压患者定期测定微量白蛋白尿,有助于早期发现高血压引起的肾损伤,以判断高血压肾病患者的病情和预后;尿比重的降低提示高血压早期肾功损害,微量白蛋白尿是合并糖尿病的高血压患者的必查项目。

(2)肾功能异常:随着高血压病程发展,肾细小动脉硬化狭窄,肾单位因被破坏,最终发生肾功能不全。血肌酐浓度与肾小球滤过率相关,有助于高血压肾病的诊断及预后判断。高尿酸血症与心血管疾病增加相关,是发生的心血管疾病的一项独立的危险因子。肌酐反复检测均异常应考虑肾小球滤过率至少下降 40%,须鉴别是否为肾性高血压还是原发性高血压导致的肾损害。

（3）其他改变:C 反应蛋白是一种非特异性的急性时相蛋白,是炎症标志物,可预测远期心血管危险事件。高血压患者常伴有糖代谢、脂质代谢异常,仅检查 FPG 会遗漏糖耐量或以 2hPG 升高为主的糖尿病患者,OGTT 能弥补不足。

【问题3】根据实验室检查结果,应做出怎样的诊断?依据是什么?

【诊断】原发性高血压 3 级,很高危。

诊断依据:①患者为老年男性,发现血压升高 40 年,近半个月来头晕伴胸闷,测血压 227/97mmHg,故考虑该诊断;②该患者 24 小时微量白蛋白尿升高,且有蛋白尿、血尿素、肌酐、血尿酸异常,考虑高血压导致肾损害;③头颅 CT:多发缺血灶,说明患者已出现高血压脑血管损伤。

思路 1:针对患者情况,有必要排除继发性高血压,通过检测血清钾、血浆醛固酮 / 血浆肾素活性(plasma renin activity,PRA)、地塞米松抑制试验以排除原发性醛固酮增多症;检测肾上腺素、去甲肾上腺素、多巴胺、甲氧基肾上腺素、甲氧基去甲肾上腺素、香草基杏仁酸(VMA)、高香草酸(HVA)以排除嗜铬细胞瘤;检测血促肾上腺皮质激素(adrenocorticotropic hormone,ACTH)、血皮质醇、尿 17- 羟皮质类固醇(17-OH)、尿 17- 酮皮质类固醇(17-KS)、24 小时尿游离皮质醇(24hUFC)以排除皮质醇增多症。通过检测肾功能、血浆醛固酮 / 肾素以排除肾性高血压。

思路 2:患者高血压 3 级,男性,>55 岁,血脂偏高,hs-CRP>1mg/L,在脑血管疾病等并发症、心血管病危险分层中属于很高危,表示 10 年内将发生心、脑血管病事件的概率为>30%。

入院后检查:内生肌酐清除率(Ccr)30mL/ 分,胱抑素 C 1.9mg/L,同型半胱氨酸 35μmol/L。

【问题4】根据上述检查,原发性高血压患者可能会发生哪些并发症?

原发性高血压主要并发症:高血压危象、脑卒中、心力衰竭、慢性肾衰竭等。

思路 1:高血压危象是指短期内血压急剧升高,并伴有进行性心、脑、肾、视网膜等重要的靶器官功能不全的一系列严重症状。常出现肌酐、尿素氮升高,血糖升高、血电解质以及心肌损伤标志物、脑钠肽改变。

思路 2:脑卒中是一种急性脑血管疾病,是由于脑部血管突然破裂或因血管阻塞导致血液不能流入大脑而引起脑组织损伤的一组疾病。

思路 3:心力衰竭是心血管疾病最主要的死亡原因,是一种由于任何心脏结构或功能异常导致心室充盈或射血能力受损的一组复杂临床综合征。诊断心衰的指标为脑利尿钠肽(brain natriuretic peptide,BNP)和 N 末端 B 型利钠肽原(NT-proBNP)的浓度增高。

思路 4:慢性肾衰竭是指各种原因造成进行性肾实质损害,肾脏明显萎缩,临床以代谢产物潴留,水、电解质、酸碱平衡失调,全身各系统受累为特征。

【问题5】原发性高血压需与哪些疾病相鉴别?有哪些检查可协助诊断?

本病例根据患者起病缓慢,发病时间长,近期有血压升高伴有头晕、胸闷症状,且与血压水平相关,考虑为原发性高血压,尚需与以下疾病鉴别:

思路 1:肾实质性高血压:蛋白尿、血尿及肾功能异常多发生在高血压之前或同时出现,血压以舒张压较高为特点,患者一般年龄较轻、贫血较重、疾病进展快,肾炎为其病理改变。

思路 2:原发性醛固酮增多症:最近应用血浆醛固酮、PRA 比来筛选,发现本病在高血压人群中发病率为 3%～32%。

思路 3:嗜铬细胞瘤:80%～85% 的嗜铬细胞瘤位于肾上腺髓质,15%～20% 来自肾上腺外嗜铬组织。肿瘤释放大量儿茶酚胺,引起血压升高和代谢紊乱。

思路 4:库欣综合征:由肾上腺皮质分泌过量糖皮质激素(主要皮质醇)所致。90% 患者有高血压,典型的患者有向心性肥胖、水牛背、宽大皮肤紫纹、多血质外貌、痤疮、骨质疏松、糖代谢异常、低血钾和高血压表现。

案例 6-2 继发性高血压

【病史摘要】女,52岁,汉族。

主诉:头晕,偶出现四肢无力,反复发作 1 年余。

现病史:高血压 17 年,1 年来头晕,四肢乏力,有时肢体麻木,无功能障碍,最高血压 190/140mmHg,口服苯磺酸氨氯地平片(5mg),每日 1 次,偶测血压波动范围为 140～150/ 80～90mmHg;1 年余前曾在当地医院查血钾(2.8mmol/L),口服 10% 氯化钾液 20mL 后血钾正常。 9 个月前因监测血压较前有所上升(160/100mmHg),改用硝苯地平缓释片(30mg),每日 1 次,监测血压波动范围为 140～150/80～90mmHg。1 个月前至当地医院查血钾(2.9mmol/L),口服 10% 氯化钾液 20mL,每日 2 次,治疗 1 周后,复查血钾(3.8mmol/L),停药后复查血钾(3.2mmol/L),口服氯化钾缓释片,0.5g/ 次,每日 2 次,治疗后复查血钾(3.5～3.6mmol/L)。

既往史:高血压、高血脂、高尿酸多年,1 年前出现低血钾。无糖尿病,无甲状腺疾病史,无手术及输血史,无药物过敏史,无化学或放射性毒物接触史。

个人史:生于浙江中部,工人,无烟酒嗜好。

家族史:父亲患脑卒中,母亲患高血压、低钾血症。有 1 个兄弟、3 个姐妹,其中兄弟患有高血压、糖尿病,1 个姐姐患有糖尿病。

体格检查:T 36.9℃,P 76 次 / 分,R 18 次 / 分,BP 146/90mmHg。

双肾上腺 CT 检查:双肾上腺区小结节,小腺瘤可能,需结合临床。

【问题 1】该患者可能的诊断是什么? 需与哪些疾病鉴别诊断?

思路 1:患者 52 岁,女性,高血压,低血钾,双肾上腺区小结节,直系亲属有早发高血压和脑卒中病史。根据患者的主诉、年龄、性别、症状和病史特点,高度怀疑原发性醛固酮增多症、肾上腺醛固酮瘤。

思路 2:鉴别诊断:Liddle 综合征。

【问题 2】为明确诊断,应进行哪些检查?

实验室检查:血钾(K^+)2.8mmol/L,血钠(Na^+)146mmol/L,UA 506μmol/L,血糖、肝功能、肾功能、生长激素均在正常范围。醛固酮(卧位)272.1ng/L,醛固酮(立位)339.54ng/L,PRA(卧位)0.48μg/($L \cdot h^{-1}$),PRA(立位)0.89μg/($L \cdot h^{-1}$),醛固酮 / 肾素活性(SAC/PRA)比值 38.1(ng/dL)/ ($ng \cdot mL^{-1} \cdot h^{-1}$)。

双肾上腺薄层 CT 增强提示:右侧肾上腺外支结节,考虑腺瘤可能。

思路 1:原发性醛固酮增多症:因肾上腺皮质增生或肿瘤分泌过多醛固酮所致。过去认为本病罕见,醛固酮瘤直径<1cm,肾上腺 CT 采用 2～3mm 连续薄层及造影剂增强扫描仍有 40%～68% 的误诊率。其中低钾血症、SAC/PRA 比值增加、地塞米松抑制试验最具价值。

思路 2:可根据患者典型的实验室检查结果辅助诊断。

(1)血钾异常:醛固酮有潴钠排钾作用,可加强血管对去甲肾上腺激素的反应,均可致高血压。肾上腺皮质激素分泌亢进或醛固酮增多症可导致低血钾。患者在无排钾类利尿剂服用史、无钾摄入不足、无呕吐和腹泻等情况下,出现顽固性高血压合并低血钾,若同时存在尿钾排泄大于 25～40mmol/24h,应怀疑原发性醛固酮增多症的可能。高血压中自然发生的低血钾或由于利尿剂诱导产生的低血钾是原发性醛固酮增多症最重要的线索。

(2)PRA 异常:激活肾素 - 血管紧张素 - 醛固酮系统,使血压升高。PRA 测定对高血压、原发性和继发性醛固酮增多症以及容量性高血压和高肾素性高血压的鉴别诊断有重要意义。成人 PRA 异常增高应注意是否为急进性高血压,有无肾实质性疾病、肾动脉狭窄、球旁细胞瘤等。

(3)醛固酮异常:醛固酮作用于肾远曲小管和肾皮质集合管,可增加钠重吸收和促进钾排泄。

血尿醛固酮增高是本病的特征性表现和诊断指标，但多种因素会影响其测定值，常常需补钾后重复测定。

（4）SAC/PRA 比值异常：原发性醛固酮增多症为继发性高血压的常见病因，以血压升高、低血钾、高血浆醛固酮、低血浆肾素活性为特征。近年来运用 SAC/PRA 来诊断原发性醛固酮增多症，并提出 SAC/PRA 大于 50（ng/dL）/（ng·mL^{-1}·h^{-1}）即可确诊为原发性醛固酮增多症，SAC/PRA >30（ng/dL）/（ng·mL^{-1}·h^{-1}）是原发性醛固酮增多症筛选指标，可使相当一部分血钾正常的患者确诊。

【问题 3】根据实验室检查结果，应做出怎样的诊断？依据是什么？

【诊断】原发性醛固酮增多症，右肾上腺醛固酮瘤。

诊断依据：①患者女性，52 岁。高血压 17 年，四肢乏力半年，无法解释的低血钾，其直系亲属有早发高血压和脑卒中病史。② SAC/PRA 比值偏高。③双肾上腺薄层 CT 增强提示：右侧肾上腺外支结节，考虑腺瘤。④ 24 小时动态心电图：窦性心律，间歇性 ST-T 改变，提示冠状动脉供血不足。

思路 1：针对患者情况，有必要排除原发性高血压，双肾上腺无功能意外瘤合并高血压、低血钾，如 Liddle 综合征，醛固酮（卧位、立位）、PRA（卧位、立位）异常，SAC/PRA 比值偏高。同时检测去甲肾上腺素、VMA、HVA 以排除嗜铬细胞瘤；检测 ACTH、皮质醇、17-OH、17-KS、24h UFC 以排除皮质醇增多症。

思路 2：患者分次口服氯化钾液 60mL，血钾 3.9mmol/L，口服氯化钾缓释片 1.0g/ 次，每日 3 次治疗，停药后，次日血钾 3.1mmol/L，醛固酮（卧位）362.3ng/L，醛固酮（立位）608.8ng/L，PRA（卧位）0.51μg·L^{-1}·h^{-1}，PRA（立位）1.1μg·L^{-1}·h^{-1}，SAC/PRA 比值：52.4（ng/dL）/（ng·mL^{-1}·h^{-1}）。加用螺内酯片（40mg），每日 3 次，继续补氯化钾缓释片 1.0g/ 次，每日 3 次，复查血钾 3.7mmol/L，停氯化钾缓释片，复查血钾 3.6mmol/L，螺内酯片治疗有效。螺内酯片结构与醛固酮相似，为醛固酮的竞争性抑制剂。Liddle 综合征：螺内酯片治疗无效。

入院后检查：患者血常规、血钾、血气、乙肝三系、TP.PA、HIV（阴性）、凝血酶全套、肝肾功能均正常。经泌尿外科手术治疗后，复查血钾、尿钾、醛固酮、PRA、SAC/PRA 比值正常。

【问题 4】本病的诊断需与哪些疾病相鉴别？有哪些检查可协助诊断？

本病例根据患者高血压 17 年，无法解释的低血钾，及其直系亲属有早发高血压和脑卒中病史，考虑为原发性醛固酮增多症，尚需与以下疾病鉴别：

思路 1：原发性高血压：是以体循环动脉压力升高为主要临床表现的心血管综合征，是一种多基因疾病，有明显遗传倾向。

思路 2：Liddle 综合征：为一种常染色体显性遗传家族性疾病，表现为肾脏潴钠过多症状。临床表现为高血压、低血钾、碱中毒、尿钾排泄增多，但醛固酮分泌正常或稍低于正常，口服醛固酮拮抗药螺内酯片不能纠正低钾血症。

案例 6-3　感染性心内膜炎

【病史摘要】65 岁，女，汉族。

主诉：畏寒发热 5 天，4 小时前出现左侧肢体无力、言语含糊。

现病史：患者 5 天前出现无明显诱因的畏寒发热，当时测体温 40℃左右，伴乏力、进食减少，伴头痛不适，阵发性，程度尚可，至卫生院就诊，实验室检查：hs-CRP 137.77mg/L，WBC 8.5×10^9/L，NEUT% 85%，PLT 100×10^9/L。考虑感染性发热，给予阿莫西林克拉维酸钾 1.2g 抗感染治疗 2 天。患者 16 时前在输液时无明显诱因突发出现左侧肢体无力，左手握物不能，左下肢无力，行走及站立不稳，伴言语含糊，无恶心呕吐，无意识丧失及肢体抽搐发作，无口吐白沫及舌咬伤，无复视及黑矇，无耳鸣耳聋，无吞咽困难，无饮水呛咳，无畏寒、发热、咳嗽、咳痰，无胸闷、胸痛，无腰痛、腰胀，立即至神经内科急诊就诊。

既往史：无高血压史，无心脏病史，无糖尿病史，无肝脏疾病史，无结核病史，无手术及输血史，无药物过敏史，无化学或放射性毒物接触史。

个人史：职工，无烟酒嗜好。

家族史：育有一女，爱人和女儿健康，家族中无遗传性疾病史。

体格检查：T 38.9℃，P 80 次/分，R 19 次/分，BP 146/90mmHg。神志清，精神可，口唇无发绀，咽无充血，颈静脉无怒张，气管位置居中，两肺呼吸音清，两肺未闻及明显干湿啰音。心界不大，心率 70 次/分，律齐，心音中等，各瓣膜听诊区未闻及病理性杂音。腹软，无压痛，无反跳痛，肝脾肋下未触及，双肾区无叩痛，肠鸣音正常，双下肢无水肿。神经系统无明显阳性体征。

实验室检查：血 hs-CRP 197.88mg/L，WBC 11.7×10^9/L，NEUT% 78%，PLT 78×10^9/L，ESR 53mm/h，Fig 5.58g/L，K^+ 3.1mmol/L，Na^+ 132mmol/L，总蛋白 51.5g/L，白蛋白 26.8g/L，超敏肌钙蛋白 I（hs-cTnI）0.044μg/L，降钙素原（PCT）7.14ng/mL，采集 2 份不同部位血培养检测到金黄色葡萄球菌。

心脏超声提示：左室舒张功能减退，左室 EF 值 64%，二尖瓣后叶高回声团，性质待定，赘生物可能，二尖瓣、三尖瓣附轻度反流，各房室大小正常。

头颅 CT 检查：右侧额顶颞叶片状低密度影，梗死后改变可能。

【问题1】该患者可能的诊断是什么？需与哪些疾病鉴别诊断？

思路1：患者 65 岁，女性，5 天前无明显诱因下出现畏寒发热，患者 4 小时前在输液时无明显诱因突发出现左侧肢体无力，左手握物不能，左下肢无力，行走及站立不稳，伴言语含糊，无恶心、呕吐，无意识丧失及肢体抽搐发作。根据患者的主诉、年龄、性别、症状和病史特点，怀疑：感染性发热，感染性心内膜炎引起急性脑梗死。

思路2：鉴别诊断：金色葡萄球菌、肺炎球菌和革兰氏阴性杆菌败血症。

【问题2】为明确诊断，应进行哪些检查？

思路1：感染性心内膜炎（infective endocarditis, IE）为心内膜表面感染微生物（细菌、真菌或病毒、立克次体等）的状态，其特征性病变为赘生物形成，最常累及心脏瓣膜、心室壁内膜或临近大动脉内膜。根据病程分为急性和亚急性两类。亚急性感染性病原体以甲型溶血性链球菌和肠球菌多见，急性感染性心内膜炎病原体主要为金黄色葡萄球菌。

思路2：可根据患者典型的实验检查结果辅助诊断。

（1）血培养异常：是诊断菌血症和感染性心内膜炎最重要的方法。近期未使用抗生素，培养阳性率可达到 95% 以上。急性期患者在抗生素治疗前 1～2 小时内不同部位采集 3 份血标本，每次取血至少 1 020mL；如 24 小时血标本培养阴性，可再采集 3 份以上的血标本。入院前 2 周（最短停药时间 2～7 天）已接受抗菌药物治疗的患者，连续 3 天，每天采集 2 份血标本，可选用能够中和或吸附抗菌药物的培养瓶（如含活性炭或树脂的培养瓶），同时应做需氧菌、厌氧菌培养，血培养阳性者应做药敏试验，为选用抗生素提供依据。

（2）降钙素原异常：是无活性的降钙素前肽物质。PCT 的半衰期为 24 小时，健康人血浆 PCT 含量极低。全身性细菌感染时，PCT 水平异常增高，增高的程度与感染的严重程度及预后相关，在全身性细菌感染和脓毒症鉴别诊断、预后判断、疗效观察等方面有很高的临床价值。感染性心内膜炎患者血 PCT 可明显升高，若连续测定对于观察抗生素的疗效以及并发症严重程度均有一定的参考价值。

（3）C 反应蛋白异常：CRP 是炎性淋巴因子刺激肝和上皮细胞合成的一种急性时相反应蛋白。在炎症开始数小时，CRP 就开始升高，48 小时即可达到峰值，随着病变的消退降至正常水平。因此 CRP 检测常应用于感染性疾病的诊断、抗菌药物疗效观察、病程监测及预后判断等。

CRP升高反映炎症组织的范围或活动度,持续升高的CRP值表示炎症无好转,提示治疗失败和预后差。

（4）其他改变:红细胞沉降率在本病活动期,90%以上的患者红细胞沉降率加快;红细胞沉降率检测特异性不强,但红细胞沉降率检测有助于心内膜炎疗效监测。急性感染性心内膜炎患者一般白细胞计数升高、中性粒细胞分类偏高,亚急性感染性心内膜炎变化不明显。感染性心内膜炎患者因病原微生物的刺激,补体系统被激活,补体成分消耗过多,其中C3消耗更多。另外,心脏损伤指标、尿蛋白、免疫球蛋白、细胞因子和类风湿因子等项目检测可用于感染性心内膜炎的疾病诊断、病程监测及预后判断。

【问题3】根据实验室检查结果,应做出怎样的诊断? 依据是什么?

患者可以诊断为:感染性心内膜炎、急性脑梗死。

诊断依据:①患者女性,65岁。5天前无明显诱因下出现畏寒发热,患者4小时前在输液时无明显诱因突发出现左侧肢体无力,左手握物不能,左下肢无力,行走及站立不稳,伴言语含糊,无恶心呕吐,无意识丧失及肢体抽搐发作。②采集2份不同部位血培养检测到金黄色葡萄球菌感染,PCT 7.14ng/mL,血 hs-CRP 197.88mg/L,WBC 11.7×10^9/L,NEUT% 78%,PLT 78×10^9/L,红细胞沉降率53mm/h,超敏肌钙蛋白I(hs-cTnI)0.044μg/L。③心脏超声提示:左室舒张功能减退,左室EF值64%,二尖瓣? 后叶高回声团,性质待定,赘生物可能,二尖瓣、三尖瓣附轻度反流。④头颅CT检查:右侧额顶颞叶片状低密度影,梗死后改变可能。

思路1:针对患者情况,有必要排除金黄色葡萄球菌、肺炎球菌和革兰氏阴性杆菌败血证,患者痰培养结果阴性,血培养为耐甲氧西林金黄色葡萄球菌。

思路2:患者耐甲氧西林金黄色葡萄球菌所致心内膜炎宜选用万古霉素联合利福平,用药后体温恢复正常。

入院后检查:患者用药后,血 hs-CRP 75.88mg/L,血常规:WBC 8.1×10^9/L,PLT 98×10^9/L,血气、乙肝三系、TP.PA、HIV(阴性)、凝血酶全套、肝肾功能、尿常规、免疫球蛋白、细胞因子和类风湿因子均正常。

【问题4】本例需与哪些疾病相鉴别? 有哪些检查可协助诊断?

本病例根据患者5天前无明显诱因下出现畏寒发热,患者4小时前在输液时无明显诱因突发出现左侧肢体无力,左手握物不能,左下肢无力,结合实验室检查,头颅CT检查和心脏B超,考虑为感染性心内膜炎继发急性脑梗死,尚需与以下疾病鉴别:

思路1:败血症。

败血症(septicemia)是由各种病原菌(细菌或真菌)侵入血流,并在其中生长繁殖、释放毒素和代谢产物所引起全身毒血症症状的血液感染。

思路2:急性风湿热。

急性风湿热是常见的风湿性疾病,主要表现为心肌炎、游走性关节炎、舞蹈病、皮下结节和环形红斑,可反复发作。心肌炎是最严重的在急性期可危及患者的生命,反复发作可导致永久性心脏瓣膜病变的疾病。

案例 6-4　病毒性心肌炎

【病史摘要】男,17岁,汉族。

主诉:发热喉咙痛2天,发作性胸闷胸痛10小时余。

现病史:患者于2天前受凉后开始感冒发热,喉咙痛明显,无畏寒、寒战,无咳嗽、咳痰,有头痛,在当地医院输液治疗,具体用药不详。第二天体温仍高,具体数值不详,后感胸骨后痛明显,位于心前区,范围约手掌大小,伴有心悸,有闷胀感,呈持续性、非压榨样,伴出汗,有恶心,呕吐数次,为咖啡样物质,无意识丧失,至我院急诊,为进一步明确诊断及治疗,收住入院。

既往史:无高血压史,无心脏病史,无糖尿病史,无肝脏疾病史,无结核病史,无手术及输血史,无药物过敏史,无化学或放射性毒物接触史。

个人史:职工,无吸烟饮酒嗜好。

家族史:无遗传性疾病史。

体格检查:T 37.5℃,BP 118/61mmHg。神志清,精神软,口唇无发绀,咽充血,颈静脉无怒张,两肺未闻及明显干、湿啰音。心界不大,心率68次/分,心律齐,心音中等,各瓣膜听诊区未闻及病理性杂音,肝脾肋下未及,双下肢无水肿,神经系统无明显阳性体征。

实验室检查:WBC 10.2×10^9/L,hs-CRP 20.2mg/L,hs-cTnI 10.94μg/L。

心电图检查:窦性心律,低电压,电轴左偏,顺钟向转位,T波改变(高侧壁)。

【问题1】根据患者情况,高度怀疑的临床诊断是什么?

思路1:患者17岁,男性,喉咙痛,发热,胸骨后出现持续性痛等症状。根据患者的主诉、年龄、性别、症状和病史特点,怀疑急性上呼吸道感染,急性病毒性心肌炎。

思路2:鉴别诊断:①反流性食管炎;②主动脉夹层;③影响心功能的其他疾病,如结缔组织病、血管炎、药物等,引起的心肌炎。

【问题2】为明确诊断,应进行哪些检查?

实验室检查:考虑需检查呼吸道感染病原菌和累及心脏功能指标,肌酸激酶(CK)885U/L;乳酸脱氢酶(LD)405U/L;天冬氨酸转氨酶(AST)112U/L;肌酸激酶同工酶MB(CM-MB)40U/L;柯萨奇病毒(Coxsackie virus,CBV)RNA:阳性。

思路:可根据患者典型的实验检查特点帮助诊断。

(1)心肌酶类异常:病毒性心肌炎是由于病毒感染及感染后免疫异常而造成的心肌损伤性疾病,因此病毒性心肌炎急性期或心肌炎活动期CK、CM-MB、LD、AST增高;心脏肌钙蛋白因其检测心肌损伤的特异性、敏感性优于CK-MB而受关注。研究发现,cTnI/T与CK-MB诊断病毒性心肌炎的阳性率分别为73.1%和13.2%,入院时cTnI/T水平与患者远期心室功能发展有关,故可作为病毒性心肌炎患者心肌损伤的诊断和预后判断的指标。cTnT与骨骼肌肌钙蛋白存在交叉反应,对病毒性心肌炎引起的心肌损伤诊断的特异性不如cTnI。

(2)病毒检测异常:多种病毒可引起心肌炎,其中以引起肠道和上呼吸道的各种病毒感染最多见,柯萨奇A组病毒、柯萨奇B组病毒、埃可病毒、脊髓灰质炎病毒为致心肌炎常见病毒,尤其以柯萨奇B组病毒为最主要病毒。

(3)其他改变:C反应蛋白是一种非特异性的急性时相蛋白,是炎症标志物,可预测远期心血管危险事件。病毒性心肌炎白细胞计数可升高或不高,多数红细胞沉降率正常,有些患者急性期可加快。

【问题3】根据实验室检查结果,应做出怎样的诊断?依据是什么?

【诊断】急性病毒性心肌炎。

诊断依据:①患者年轻男性,在上呼吸道感染、腹泻等病毒感染后出现明显乏力、胸闷、头晕等症状;②CBV RNA检测阳性表明近期病毒感染;③该患者心肌损伤指标,如cTnT/cTnI、CK、CM-MB、LD、AST的定量检测异常,考虑CBV感染导致心肌损伤;④心电图出现窦性心律,ST-T改变;故考虑该诊断。

思路1:针对患者情况,有必要排除细菌性心肌炎,患者血培养结果阴性;CBV-IgM结果阳性(抗体滴度1:320)。在急性期从心内膜、心肌、心包或心包穿刺液中可检测出病毒、光病毒基因片段或病毒蛋白抗原。病毒的直接作用和机体的免疫反应是病毒性心肌炎的发病机制。通过检测第2份血清中同型病毒抗体,抗体滴度较第1份血清升高4倍(2份血清应相隔2周以上),或一次抗体效价≥1∶640者为阳性,抗体效价为1∶320者为可疑(根据不同实验室标准作决定);该患者出现血中肠道病毒核酸阳性者表明近期病毒感染。

思路2:患者抗心肌抗体检测阳性。病毒性心肌炎患者在发病4周后可检测到抗心肌抗体(AMA),其阳性率分别为37.8%和33.33%。在疾病早期病毒已经由血液直接侵入心肌并在心肌细胞内复制,致使心肌细胞的溶解、坏死、水肿及血管内皮细胞肿胀与间质炎症反应;随着病程的延长,病毒或受损心肌作为抗原,诱发细胞及体液免疫反应。病毒不仅直接引起心肌损伤,还激活机体免疫系统诱导机体产生心肌抗体,引起免疫性心肌损伤。心肌抗体的检测可以作为心肌受损的重要监测指标。

入院后检查:血培养阴性,甲状腺功能正常;治疗2～4周后,CBV-IgM抗体阳性(抗体滴度1∶320),AMA阳性;hs-cTnI 0.76μg/L,心肌酶类恢复正常。

心脏超声检查:左室EF约56%(Simpson法,SV约39mL);二尖瓣、三尖瓣轻度反流;各房室大小正常。

【问题4】根据上述检查,病毒性心肌炎患者可能会发生哪些并发症?

病毒性心肌炎的主要并发症:扩张型心肌病、重症病毒性心肌炎、心力衰竭等。

思路1:扩张型心肌病:是一类以左心室或双心室扩大伴收缩功能障碍为特征的心肌病。临床表现为心脏扩大、心力衰竭、心律失常、血栓栓塞及猝死。

思路2:重症病毒性心肌炎:患者有阿-斯综合征发作、充血性心力衰竭伴或不伴心肌梗死样心电图改变、心源性休克、急性肾衰竭、持续性室性心动过速伴低血压发作或心肌心包炎等在内的一项或多项表现。

思路3:心力衰竭:一种由于任何心脏结构或功能异常导致心室充盈或射血能力受损的一组复杂临床综合征,心排血量不能满足机体组织代谢的需要,以肺循环(左)和(或)体循环(右)淤血,器官、组织血流灌注不足为临床表现,主要表现为呼吸困难、体力活动受限和体液潴留,是心血管疾病最主要的死亡原因。

【问题5】病毒性心肌炎需与哪些疾病相鉴别?有哪些检查可协助诊断?

本病例根据患者起病急、发病时间短,在上呼吸道感染、腹泻等病毒感染后出现明显乏力、胸闷、头晕等症状,考虑为病毒性心肌炎,尚需与以下疾病鉴别:

思路1:感染性心内膜炎,见案例6-3。

思路2:甲状腺功能亢进,见案例11-3。

思路3:二尖瓣脱垂综合征,又称为Barlow综合征。由于左心室收缩时,二尖瓣凸向左心房,导致左心室血液反流入左心房,造成的一系列临床表现。

案例 6-5　急性冠脉综合征（不稳定型心绞痛）

【病史摘要】女,72岁,汉族。

主诉:反复心慌、窒息4年余,发作性意识丧失6天。

现病史:患者4年前于家中,在无明显诱因下出现胸闷心悸不适,可在活动后和夜间休息时出现,程度不重,每次持续约数分钟,休息后可自行缓解。有窒息,无胸痛,无心慌,无恶心和呕吐,无腹痛、腹胀等不适,无畏寒发热。近两周上述症状有所加重,表现为反复出现胸闷不适,性质基本同前,发作次数较前增加,6天前患者诉心慌再发,胸闷,随后出现意识丧失,摔倒在地,前额眼眶摔伤。

既往史:高血压史20年余,现口服"伲福达片20mg,每天1次"降压治疗血压控制不佳。无糖尿病史,无肝脏疾病史,无结核病史,无手术及输血史,无药物过敏史,无化学或放射性毒物接触史。

个人史：退休，无烟酒嗜好。

家族史：父母已故，有4个兄弟姐妹，其中2个哥哥已故，死因不详。

体格检查：T 36.6，P 67次/分，R 20次/分，BP 140/90mmHg，神志清，精神软，两肺未闻及干、湿啰音。心界不大，心律不齐，心音中等，各瓣膜听诊区未闻及病理性杂音。双下肢无水肿，神经系统无明显阳性体征。

常规检查：血钾3.8mmol/L，hs-cTnI 0.038μg/L。

心电图检查：窦性心律，频发房性期前收缩、室性期前收缩，左心室高电压，ST-T改变。

【问题1】该患者可能的诊断是什么？需与哪些疾病鉴别诊断？

思路1：患者，老年女性，无明显诱因下出现胸闷心悸不适，6天前患者诉心慌再发，胸闷，随后出现意识丧失等症状。根据患者的主诉、年龄、性别、症状和病史特点，初步诊断：①急性冠脉综合征（不稳定型心绞痛）；②高血压；③昏厥原因待查。

思路2：鉴别诊断：①稳定型心绞痛；②其他疾病引起的心绞痛；③肋间神经痛和肋软骨炎；④心脏神经症。

【问题2】为明确诊断，应进行哪些检查？

根据患者以往病史，诊断较为明确，此时需完善相关实验室检查以明确诊断以排除相关疾病。

实验室检查：hs-CRP 6.2mg/L，空腹血糖（FG）6.91mmol/L，TCH 7.52mmol/L，血常规、心肌酶类、肝功能、肾功能、甲状腺功能等均正常。

胸部CT：两肺多发小结节，建议定期随诊。

思路：可根据患者典型的实验室检查特点帮助诊断。

（1）心肌损伤指标异常：急性冠脉综合征是由于动脉粥样斑块破裂或糜烂，伴有不同程度的表面血栓形成、血管痉挛及远端血管栓塞所导致的一组临床症状。根据肌钙蛋白变化把UAP分为肌钙蛋白升高型和不升高型，仅见肌钙蛋白升高的不稳定型心绞痛（unstable angina pectoris，UAP）又称为微小心肌损伤（minor myocardial injury，MMI）。

（2）其他改变：胆固醇是体内最丰富的固醇类化合物，具有重要的生理功能，但血中胆固醇水平显著升高是导致动脉粥样硬化和早发缺血性心脏病的重要危险因素之一；hs-CRP是一种非特异性的急性时相蛋白，可预测远期心血管危险事件。

【问题3】根据实验室及其他检查应做出怎样的诊断？依据是什么？

【诊断】急性冠脉综合征伴高血压。

诊断依据：①患者，老年女性，4年前于家中，在无明显诱因下出现胸闷、心悸不适，近2周上述症状有所加重，表现为反复出现胸闷不适，发作次数较前增加，出现意识丧失。②查体：神志清，精神软，心律不齐，心音中等，各瓣膜听诊区未闻及病理性杂音。③辅助检查：hs-cTnI升高。④心电图提示：窦性心律，频发房性期前收缩、室性期前收缩，左心室高电压，ST-T改变。

思路1：针对患者情况，有必要排除急性肺动脉栓塞、心绞痛，急性肺动脉栓塞也可发生胸痛、咯血、呼吸困难、低氧血症和休克，但D-二聚体不正常。心绞痛发作频繁，较易缓解，没有心肌坏死的相关表现，白细胞、血沉、血清心肌标志物等一般均正常，心电图无变化或暂时性ST段和T波变化。

思路2：对临床表现不典型者，针对患者进行心肌损伤标志物检测，有必要排除心肌梗死。可继续监测cTnI/cTnT、Mb、IMA、GPBB、FABP等项目排除心肌缺血、损伤或梗死。

入院后检查：hs-cTnI 0.032μg/L，B型钠尿肽（BNP）86ng/L。

动态心电图：窦性心律部分伴不齐；频发房性期前收缩，时呈成对型，部分见短阵性房性心动过速，部分伴室内差异性传导，时呈房性早搏二联律；频发多源性室性期前收缩，部分呈插入型，部分呈成对型，部分呈室性期前收缩二联律；交界性逸搏及加速性室性逸搏；间歇性ST-T改变；

Q-T 间期延长。

心脏超声检查：左室舒张功能减退；左心增大；室间隔与左室后壁增厚；二三尖瓣少量反流。

【问题 4】急性冠脉综合征需与哪些疾病相鉴别？有哪些检查可协助诊断？

本病例根据患者原为稳定型心绞痛，在 2 周内疼痛发作的频率增加，程度加重，时限延长，考虑为急性冠脉综合征，需与以下疾病鉴别：

思路 1：稳定型心绞痛：因胸痛性质在 1～3 个月内不变而得名，常因劳累、情绪激动、饱餐、寒冷刺激时耗氧量增加而诱发，也称为劳累性心绞痛。

思路 2：其他疾病引起的心绞痛：包括严重的主动脉瓣狭窄或关闭不全、风湿性冠脉炎、梅毒性主动脉炎引起冠脉口狭窄或闭塞、肥厚型心肌病、X 综合征等，要根据其他临床表现来进行鉴别。

思路 3：肋间神经痛和肋软骨炎：前者疼痛常累及 1～2 个肋间，但并不一定局限在胸前，为刺痛或灼痛，多为持续性而非发作性，咳嗽、用力呼吸和身体转动可使疼痛加剧，沿神经行径处有压痛，手臂上举活动时局部有牵拉疼痛；后者则在肋软骨处有压痛。

思路 4：心脏神经症：患者常诉胸痛，但为短暂（几秒钟）的刺痛或持久（几小时）的隐痛。患者常喜欢不时地吸一大口气或作叹息性呼吸。胸痛部位多在左胸乳房下心尖部附近或经常变动。

案例 6-6　急性心肌梗死

【病史摘要】女，70 岁，汉族。

主诉：突发胸痛、胸闷 2 小时。

现病史：患者于入院前 2 小时无明显诱因下出现心前区疼痛，胸闷气促，不能忍受，不能平卧，伴口唇发绀，来本院急诊就诊。到急诊时，P 40 次 / 分，BP 225/75mmHg 左右，呼吸急促，端坐位，口唇发绀，给予异丙肾上腺素维持心率、硝酸甘油控制血压等处理，胸闷无明显好转。

既往史：高血压、糖尿病史 10 年余，无结核病史，无手术及输血史，无药物过敏史，无化学或放射性毒物接触史。

个人史：生于四川成都，厨师，无烟酒嗜好。

家族史：育有一女，爱人和女儿健康。

体格检查：神志清，精神软，急性面容。P 40 次 / 分，R 30 次 / 分，SpO_2 90% 左右，BP 170/90mmHg，端坐位，颈静脉充盈，口唇微绀，双肺可闻及湿啰音，心音中等，腹部平软，无压痛、反跳痛，双下肢轻度水肿。

常规检查：血气分析：PO_2 56.6mmHg，PCO_2 31mmHg，pH 7.33，血钾 3.8mmol/L，血尿素氮 8.1mmol/L，血肌酐 104μmol/L，肌红蛋白 261μg/L hs-cTnI 3.83μg/L。

【问题 1】该患者可能的诊断是什么？需与哪些疾病鉴别诊断？

思路 1：患者为老年女性，前一天无明显诱因下出现心前区疼痛，胸闷气促，不能忍受，不能平卧，伴口唇发绀等症状。根据患者的主诉、年龄、性别、症状和病史特点，高度怀疑急性心肌梗死。

思路 2：鉴别诊断：①肺动脉栓塞；②哮喘；③气胸。

【问题 2】为明确诊断，应进行哪些检查？

急性心肌梗死具有较典型的症状和体征，此时进一步行实验室和心电图检查对明确诊断至关重要。

实验室检查：hs-cTnI 3.83μg/L，Mb 261μg/L，CK 385U/L，CK-MB 91U/L，LDH 288U/L，LDH_1 78U/L，AST 256U/L，BNP 135ng/L，Fig 5.81g/L，WBC 16.7 × 10^9/L，CRP 120mg/L，D- 二聚体 1.33mg/L，FG 7.15mmol/L，2hPG 9.14 mmol/L。

心电图提示：窦性心动过缓，ST 段上升，出现病理性 Q 波。

思路 1：急性心肌梗死（AMI）系指某支冠状动脉突然完全性闭塞，供血区域的心肌发生缺血、损伤和坏死，出现以剧烈胸痛、心电图和血清心肌损伤标志物的动态变化为临床特征的一种急性缺血性心脏病。

思路 2：可根据患者典型的实验检查特点帮助诊断。

（1）肌钙蛋白 T/I 异常：cTnI/cTnT 是诊断微小心肌损伤敏感而特异的指标，是公认的 AMI 的确诊标志物。

（2）肌红蛋白（Mb）异常：患者 Mb 261μg/L，85% AMI 患者在发病 1~3 小时 Mb 出现升高，8~12 小时达高峰，24~36 小时恢复至正常水平。在胸痛发作 12 小时后，若 Mb 阴性可排除 AMI。

（3）肌酸激酶及其同工酶异常：CK 具有快速、经济、有效特点，但特异性较差。CK 同工酶的特异性和敏感性高于 CK。患者 CK 385U/L，CK-MB 91U/L，若 CK-MB 再次升高是发生再次心肌梗死的证据。

（4）其他心肌损伤标志物异常：缺血修饰白蛋白（IMA）是一种对心肌缺血敏感的新型标志物，可作为心肌早期缺血的标志物，具有较高的阴性预测价值。糖原磷酸化酶同工酶 BB（GPBB）是反映心肌缺血、缺氧的早期标志物。脂肪酸结合蛋白（FABP），当心肌细胞受损时，H-FABP 可从心肌细胞中迅速释放入血，可作为 AMI 损伤的早期标志物。

【问题3】根据实验室及其他检查应做出怎样的诊断？依据是什么？

【诊断】急性心肌梗死。

诊断依据：①患者，老年女性，因"心前区疼痛，胸闷气促加重 2 小时"入院。②查体：神志清，精神软，急性面容。BP 170/90mmHg 左右，端坐位，颈静脉充盈，口唇微绀，双肺可闻及湿啰音，双下肢轻度水肿。③辅助检查：hs-cTnI、Mb、CK-MB、LDH_1、AST 均明显升高。④心电图提示：窦性心动过缓，ST 段上升，出现病理学 Q 波。

思路 1：针对患者情况，有必要排除急性肺动脉栓塞、心绞痛，急性肺动脉栓塞也可发生胸痛、咯血、呼吸困难、低氧血症和休克，但 D- 二聚体不正常。心绞痛发作频繁，较易缓解，没有心肌坏死的相关表现，白细胞、血沉、血清心肌标志物一般都正常，心电图无变化或暂时性 ST 段和 T 波变化。

思路 2：对临床表现不典型者，针对患者进行心肌损伤标志物检测，有必要排除心肌梗死。可继续监测 cTnI/cTnT、Mb、IMA、GPBB、FABP 等项目排除心肌缺血、损伤或梗死。

入院后检查：患者溶栓治疗后 2 小时采血检验 hs-cTnI 5.38μg/L，Mb 399μg/L，CK 350U/L，CK-MB 99U/L，10 小时采血后 hs-cTnI 3.11μg/L，Mb 231μg/L，CK 305U/L，CK-MB 78U/L，血糖 10.59mmol/L，凝血酶全套：PT 比率 1.23，D- 二聚体 0.869mg/L。该患者溶栓治疗成功。

【问题4】急性心肌梗死需与哪些疾病相鉴别？有哪些检查可协助诊断？

本病例患者为老年女性，根据其心前区疼痛，胸闷气促加重，考虑为急性心肌梗死，尚需与以下疾病鉴别：

思路 1：心绞痛：发作频繁，较易缓解，没有心肌坏死的相关表现，心电图无变化或暂时性 ST 段和 T 波变化，可检测心肌损伤标志物（cTnI/cTnT、CK-MB）。

思路 2：急性肺动脉栓塞：急性肺栓塞是因为内源性或外源性栓子堵塞肺动脉主干或分支引起肺循环障碍的疾病或临床综合征。

思路 3：急性心包炎：由心包脏层和壁层急性炎症引起的综合征。临床特征包括胸痛、心包摩擦音和一系列异常心电图变化。

案例 6-7　心 力 衰 竭

【病史摘要】女，60 岁，汉族。

主诉：反复劳力性胸闷、气短，进食减少半年余，尿量减少，腹胀。

现病史：患者于半年前在家中常于劳力后开始感胸闷，位于心前区，性质较难描述，伴气短，进食减少明显，感乏力，稍有腹胀，尿量减少，休息后可缓解，未予重视，未做特殊处理，此后劳力性胸闷、气短、食欲缺乏反复发作。

既往史：糖尿病、冠心病 10 年余，无结核病史，无手术及输血史，无药物过敏史，无化学或放射性毒物接触史。

个人史：干部，无烟酒嗜好。

家族史：有 1 个弟弟、1 个妹妹，弟弟患有高血压、糖尿病。

体格检查：BP 103/47mmHg，精神尚可，口唇无发绀，颈静脉无怒张，两肺可闻及明显干、湿啰音，心界两侧扩大，心率 92 次 / 分，心律绝对不齐，第一心音强弱不等，各瓣膜听诊区未闻及杂音，双下肢轻度凹陷性水肿。

【问题 1】该患者可能的诊断是什么？需与哪些疾病鉴别诊断？

思路 1：患者 60 岁，女性，劳力性气短，胸闷，进食减少半年，伴乏力等症状。肺部有干湿性啰音、心脏扩大及下肢水肿等心功能不全的体征，高度怀疑心力衰竭。

思路 2：鉴别诊断：①扩张型心肌病；②病毒性心肌炎。

【问题 2】为明确诊断，应进行哪些检查？

心力衰竭有较典型的症状和体征，未进一步明确诊断，要排除其他病原体感染后的心肌病，此时实验室检查对明确诊断至关重要。

实验室检查：血钾 3.5mmol/L，BNP 290ng/L，hs-cTnI 0.01μg/L。

B 超检查提示：左室收缩功能减退，左心增大，二尖瓣中度以上反流，三尖瓣中度反流，心律不齐。

心电图提示：心房颤动。

思路 1：心力衰竭简称心衰，又称心脏功能不全，是心血管疾病最主要的死亡原因。美国心脏协会（AHA）定义其为一种由于任何心脏结构或功能异常导致心室充盈或射血能力受损的一组复杂临床综合征。

思路 2：可根据患者典型的实验检查特点帮助诊断。

（1）利钠肽类异常：利钠肽类（NPs）是调节心排血量和水钠代谢的一类多肽激素。BNP 与 NT-proBNP 都可用于呼吸困难鉴别诊断、心力衰竭的诊断、心力衰竭患者的长期监控及评估心力衰竭的预后等。当判断值为 100ng/L 时，诊断准确性为 83.4%；该患者 BNP 290ng/L，支持心力衰竭的诊断。BNP＜50ng/L，阴性预测值为 96%。

（2）其他改变：早期准确诊断心力衰竭相当困难，实验室检查可评估体循环因血供不足和淤血状态导致功能损伤，重点评估肝、肾功能和肺的呼吸功能。

【问题 3】根据实验室及其他检查结果，应做出怎样的诊断？依据是什么？

【诊断】心力衰竭伴心房颤动。

诊断依据：①患者 60 岁，有气短、胸闷、进食减少等心力衰竭的典型症状；②血压 103/47mmHg，精神尚可，口唇无发绀，颈静脉无怒张，两肺未闻及明显干、湿啰音，心界两侧扩大，心率 92 次 / 分，心律绝对不齐，第一心音强弱不等，各瓣膜听诊区未闻及杂音，双下肢轻度凹陷性水肿。③BNP 290ng/L，属于心力衰竭四级，hs-cTnI 0.01μg/L。④B 超检查提示：左室收缩功能减退，左心增大，二尖瓣中度以上反流，三尖瓣中度反流，心律不齐。

思路1:超声心动图是诊断心力衰竭最常用的无创性检查技术,但操作技术和仪器对检查结果影响较大,少数心力衰竭患者难以被及时、准确地诊断。实验室检查可评估体循环因血供不足和淤血状态导致功能损伤。

思路2:在急性加重期应检查心肌损伤标志物以排除急性心肌梗死。

入院后检查:患者 TP 64.5g/L, TCH 2.34mmol/L, Hb 72g/L, 肝、肾功能正常。

【问题4】根据上述检查,慢性心力衰竭患者可能会发生哪些并发症?还需要做什么实验室检查确证?

心力衰竭的主要并发症有:心力衰竭、肺栓塞、心源性肝硬化。

思路1:心力衰竭:心力衰竭的临床表现与心室或心房受累有密切关系。在发生左心衰竭后,右心也常相继发生功能损害,最终导致全心衰竭。出现右心衰竭时,左心衰竭症状可有所减轻。

思路2:肺栓塞:肺动脉栓塞也可发生胸痛、咯血、呼吸困难、低氧血症和休克,但 D- 二聚体不正常。

思路3:心源性肝硬化:又称淤血性肝硬化、槟榔肝。患者可有轻度右上腹不适、黄疸、肝大。体格检查可有充血性心力衰竭表现,包括颈静脉怒张、肝-颈静脉回流征阳性等。

【问题5】心力衰竭需与哪些疾病相鉴别?有哪些检查可协助诊断?

【诊断】心力衰竭。尚需与以下疾病鉴别:

思路1:扩张型心肌病:是一种原因未明的原发性心肌疾病。本病的特征为左或右心室或双侧心室扩大,并伴有心室收缩功能减退,伴或不伴充血性心力衰竭。室性或房性心律失常多见。

思路2:病毒性心肌炎:案例6-4。

案例 6-8　经皮腔内冠状动脉成形术治疗后的检测评估

【病史摘要】男,42岁,汉族。

主诉:突发胸痛、胸闷2小时。

现病史:2小时前患者在家无明显诱因下出现胸痛,位于心前区,伴出汗、面色苍白,持续不缓解,无黑矇晕厥,无呼吸困难,无恶心呕吐,无畏寒发热,无腹痛腹胀,无头晕头痛,无视物旋转,在朋友陪同下至医院急诊就诊。

既往史:做冠心病支架植入术1年余,具体不详,目前1周前已停用所有药物。有高血压病史,无糖尿病史,无结核病史,无手术及输血史,无药物过敏史,无化学或放射性毒物接触史。

个人史:职工,无烟酒嗜好。

家族史:育有二女,爱人和女儿健康。

体格检查:神志清,精神软,口唇无发绀,咽部无充血,颈静脉无怒张,气管位置居中,两肺呼吸音清,两肺未闻及明显干、湿啰音。心界不大,心率87次/分,律齐,心音中等,各瓣膜听诊区未闻及病理性杂音。腹软,无压痛,无反跳痛,肝脾肋下未触及,双肾区无叩痛,肠鸣音正常,双下肢无水肿。四肢肌力V级。

常规检查:血常规:WBC 10.4×10^9/L, hs-cTnI 0.85μg/L。hs-CRP、电解质、肾功能、血糖等均在正常范围。

心电图检查:窦性心律,前壁心肌梗死,ST-T 改变。

【问题1】该患者可能的诊断是什么?需与哪些疾病鉴别诊断?

思路1:患者中年男性,2小时前患者在家无明显诱因下出现胸痛,位于心前区,伴出汗、面色苍白,持续不缓解。根据患者的主诉、年龄、性别、症状和病史特点,结合心电图提示,诊断考虑为ST 段抬高型急性心肌梗死。

思路2:鉴别诊断:①肺动脉栓塞;②哮喘;③气胸。

【问题2】为明确诊断,应进行哪些检查?

急性心肌梗死具有较典型的症状和体征,结合心电图提示,此时进一步实验室检查和心电图对明确诊断至关重要。

实验室检查:CK 225U/L,CK-MB 30U/L,LDH 248U/L,LDH$_1$ 38U/L,AST 106U/L,hs-CRP 3.92mg/L,BNP 85ng/L,D-二聚体 0.33mg/L。

思路1:急性心肌梗死是冠状动脉粥样硬化斑块破裂的基础上继发血栓形成,若形成的血栓完全闭塞冠状动脉,常表现为 ST 段抬高心肌梗死。闭塞性血栓主要成分是以纤维蛋白作为网架结构的"红色血栓",是纤溶药物作用的底物。治疗急性心肌梗死的首要目标是尽快给予再灌注治疗,开通梗死相关血管。方法包括溶栓治疗、直接经皮腔冠状动脉成形术(percutaneous transluminal coronary angioplasty, PTCA)等,治疗效果被充分肯定。

思路2:可根据患者典型的实验检查特点帮助诊断。

(1)肌钙蛋白 T/I 异常:公认的 AMI 确诊标志物,但对再梗死的诊断不如 CK-MB。患者 hs-cTnI 0.85μg/L,若溶栓成功的病例 cTnI/cTnT 呈双峰。

(2)肌红蛋白(Mb)异常:在胸痛发作 6 小时,若 Mb 阴性可排除 AMI。由于 Mb 消失很快,溶栓成功者,Mb 在 2 小时后明显下降;如果出现再梗死,Mb 将出现两个新峰。

(3)肌酸激酶及其同工酶异常:CK 同工酶的特异性和敏感性高于 CK。CK 及 CK-MB 也常用于观察再灌注的效果,溶栓后几小时内还会继续升高(冲洗现象),溶栓成功一般在 14～16 小时内出现下降。通过多次记录测定结果,观察其上升与下降的时间曲线,若 CK-MB 再次升高是发生再次心肌梗死的证据。

(4)其他异常:C 反应蛋白是一种非特异性的急性时相蛋白,是炎症标志物,可预测远期心血管危险事件。

【问题3】根据实验室及其他检查应做出怎样的诊断? 依据是什么?

【诊断】ST 段抬高急性心肌梗死。

诊断依据:①患者,中年男性,2 小时前患者在家无明显诱因下出现胸痛,位于心前区,伴出汗,伴面色苍白,持续不缓解等症状,入院。②查体:神志清,精神软,口唇无发绀,咽部无充血,颈静脉无怒张,两肺呼吸音清,心界不大,律齐,心音中等。③辅助检查:hs-cTnI、Mb、CK-MB、LDH$_1$、AST 均升高。④心电图提示:窦性心动过缓,ST 段上升,出现病理学 Q 波。

思路1:针对患者情况,结合辅助检查排除急性肺动脉栓塞、心绞痛,急性肺动脉栓塞,① ST 段抬高急性心肌梗死;②Killip 分级 1 级;③冠状动脉支架植入后状态;④高血压。

思路2:ST 段抬高急性心肌梗死,建议行急诊冠脉造影,必要时置入支架,在患者同意、患者家属签署手术知情同意书后,将患者送至导管室,开始造影,于前降支局部闭塞处植入 1 枚支架,造影示右冠近段原支架植入处无明显狭窄,中段 40% 狭窄,狭窄后局部瘤样扩张,中远段 40% 狭窄,后降支中段 90% 狭窄,左室后支中段 60% 狭窄,退出造影导管,结束手术。全程心电监护,监测患者血压、心率等生命体征,密切观察患者病情变化,穿刺部位间断松绑。返回病房进一步治疗,患者心肌损伤指标提前出现高峰,并恢复正常比自然病程缩短,1 周后治愈出院。若手术不成功发生再次冠脉梗死,则患者心肌损伤指标因心肌损伤会再出现二次高峰。

入院后检查:患者 PTCA 治疗后,采血检验:①术后 6 小时:CK 5 398U/L,CK-MB 705U/L;②术后 12 小时:CK 7 322U/L,CK-MB 879U/L,LDH 1 917U/L,LDH$_1$ 238U/L,AST 706U/L,hs-CRP 8.68mg/L,hs-cTnI＞50μg/L,FPG 6.88mmol/L,TCH 7.15mmol/L,LDL-C 4.92mmol/L,hs-CRP 8.67mg/L,WBC 13.4×10^9/L;③术后 18 小时:CK 6 050U/L,CK-MB 687U/L;④术后 24 小时:CK 4 153U/L,CK-MB 512U/L;⑤术后 2 天:CK 350U/L,CK-MB 99U/L;⑥术后 6 天:hs-cTnI 0.031μg/L,hs-CRP 7.45mg/L,CK、CK-MB、血常规、血气、凝血酶全套、肝肾功能等均正常。该患者经冠脉造影术 +PTCA+ 支架植入术治疗后成功出院。

【问题 4】根据上述检查,急性心肌梗死患者可能会发生哪些并发症? 还需要做什么实验室检查确证?

急性心肌梗死的主要并发症有:乳头肌功能失调或断裂、心律失常。

思路 1:乳头肌功能失调或断裂:总发生率可高达 50%。二尖瓣乳头肌因缺血、坏死等使收缩功能发生障碍,造成不同程度的二尖瓣脱垂并关闭不全。

思路 2:心脏破裂:少见,常在起病 1 周内出现,多为心室游离壁破裂,造成心包积血引起急性心脏压塞而猝死。

思路 3:栓塞:发生率 1%～6%,见于起病后 1～2 周,可为左心室附壁血栓脱落所致引起脑、肾、脾或四肢等动脉栓塞。

(张　瑾　沈财成)

第七章　肝胆疾病检验案例分析

案例 7-1　急性肝炎

【病史摘要】男，55 岁，汉族。

主诉：乏力、食欲缺乏、厌油 10 天，尿黄 3 天。

现病史：患者 10 天前无明显原因出现乏力、食欲缺乏、厌油，无发热、恶心、呕吐、腹痛、腹泻，自服胃药，症状无减轻。3 天前患者出现尿黄，1 天前来院门诊就诊。患者自发病以来，无皮肤瘙痒及陶土样便，无咳嗽及咳痰，无尿频、尿急、尿痛。精神稍差，睡眠可，食欲欠佳，尿量正常，大便 1 次 / 日，近期体重无减轻。为求进一步诊治收入院。

既往史：既往体检，5 个月前单位体格检查 HBsAg 阴性；2 个月前曾拔牙治疗；否认结核病史，否认高血压、心脏病史，否认糖尿病史，无手术及输血史，无药物过敏史，无毒物及放射物质接触史。

个人史：生于重庆，无烟酒嗜好，发病前无不洁饮食史。近期无服用损肝药物史。

家族史：家庭成员健康，家中其他人无 HBsAg 阳性病史。无家族遗传病史。育有一女，爱人及女儿健康。

体格检查：T 36.5℃，BP 115/70mmHg。发育正常，营养中等，神志清，无慢性肝病面容。全身皮肤轻度黄染，无肝掌，无蜘蛛痣，头颅外形正常。巩膜轻度黄染。其他无明显异常。

实验室检查：ALT 1 210IU/L，AST 1 000IU/L，TBIL 68μmol/L，DBIL 29μmol/L，HBsAg 阳性。

【问题 1】根据患者情况，高度怀疑的临床诊断是什么？

思路：根据患者的非典型临床表现：乏力、食欲缺乏、厌油，考虑常见的呼吸系统、消化系统疾病；通过查体，不支持呼吸系统和胃肠道疾病；结合较为特异的尿色变黄和巩膜黄染以及实验室检查，高度怀疑的疾病范围可缩小到肝脏相关的疾病。

【问题 2】实验室检测在急性肝炎的诊疗中的作用？ 为确定诊断，应进一步做哪些实验室检查？

思路 1：实验室检测在急性肝炎的诊疗中的作用：需要实验室检测帮助临床判断是否有急性肝脏损害，明确急性肝炎的病因，了解是否导致重症肝炎，判断是否需要抗病毒治疗。

思路 2：为了明确诊断，需要进行的检查包括：①血常规检测；②肝功能检测，包括氨基转移酶，胆红素和蛋白质检测等；③出凝血检测；④肝炎病毒标志物的检测，包括乙肝两对半，HBV DNA 和抗 HAV IgM、抗 HEV、抗 HCV。

实验室检查：血常规正常；ALT 1 400U/L，AST 900U/L，TBIL 78μmol/L，DBIL 38μmol/L；PT 12s，PTA 90%；HBsAg（＋）、抗 HBs（－）、HBeAg（－）、抗 HBe（＋）、抗 HBc IgM（＋）；HBV DNA（－）；抗 HAV IgM（－）；抗 HEV（－）；抗 HCV（－）。

【问题 3】如何解读上述实验室检查结果，可确诊为急性乙型肝炎吗？ 确证依据有哪些？

思路 1：急性乙型肝炎诊断标准：①肝功能提示有肝细胞损伤；②病毒标志物检测提示有乙型肝炎病毒感染，同时排除其他肝炎病毒感染；③实验室检测和（或）病史可提示病程小于 6 个月。

思路2:患者入院后 ALT 1 400U/L,AST 900U/L 都超过正常值上限 20~30 倍,因为氨基转移酶升高幅度大,提示肝细胞损失面积较广,结合临床表现支持急性肝细胞的损伤;结合血清胆红素测定结果:TBIL 78μmol/L,DBIL 38μmol/L,总胆红素中度升高,DBIL/TBIL≈0.49,介于 0.4~0.6,提示该患者存在肝细胞性黄疸。而凝血酶原时间检测 PTA 90%(重症肝炎通常 PTA<40%),因此,该患者没有发展到重症肝炎。乙肝两对半和乙型肝炎病毒 DNA 结果提示:该患者为小三阳,HBV DNA 结果也支持其处于感染的恢复期。

思路3:诊断依据:①发病前半年内曾化验 HBsAg 阴性,发病前 2 个月有拔牙史。②急性发病,病程短,消化道症状明显,伴黄疸。③体格检查:巩膜明显黄疸,无慢性肝病面容,无肝脏及蜘蛛痣。④实验室检查:ALT 1 400IU/L,AST 900IU/L,TBIL 78μmol/L,DBIL 38μmol/L,HBsAg(+)、抗 HBc IgM(+)。

【诊断】急性乙型肝炎,黄疸型。

【问题4】该患者需要与哪些疾病进行鉴别?

思路:需要进行鉴别诊断的疾病有:

(1)慢性乙型肝炎:急性肝炎病程超过半年,或原有乙型肝炎或 HBsAg 携带史,现又因同一病因再次出现肝炎症状、体征及肝功能异常者可以诊断为慢性乙型肝炎。该患者发病前半年曾实验室检查 HBsAg 阴性,此次病程仅 10 天。故可排除慢性乙型肝炎。

(2)急性甲型肝炎:发病前常有不洁饮食史,有明显消化道症状,实验室检查肝功能明显异常,多伴有黄疸。急性肝炎患者血清抗 HAV IgM 阳性可确诊为 HAV 近期感染。该患者发病前无不洁饮食史,实验室检查抗 HAV IgM 阴性,故可排除急性甲型肝炎。

(3)急性戊型肝炎:发病前常有不洁饮食史,有明显消化道症状,实验室检查肝功能明显异常,多伴有黄疸。急性肝炎患者血清抗 HEV 阳转或滴度由低到高,或抗 HEV 阳性>1:20。HEV RNA 阳性可确诊为 HEV 近期感染。该患者无不洁饮食史,故可排除急性戊型肝炎。

(4)药物性肝损害:首先必须详细询问医源性药物史、职业及工作环境。出现全身超敏反应表现的患者,有助于药物性肝炎的诊断。发热、皮疹及嗜酸性粒细胞增多,对诊断具有一定的参考意义。实验室检查首先是排除肝病的其他病因。对疑似病例宜进行肝组织学检查。药物性肝损害的诊断最终依赖于药物暴露史、相关的临床表现及实验室检查、肝组织学检查,以及停药的病情缓解或恢复等,进行综合分析判断。该患者既往无损肝药物暴露史,可排除药物性肝病。

【问题5】患者治疗后应如何进行实验室检查监测?病情是否有慢性化可能?

思路1:患者应定期复查乙肝病毒指标,观察 HBsAg 有无自发转阴可能。如无转阴趋势,必要时待肝功能明显好转,黄疸消退后可考虑干扰素抗病毒治疗。

思路2:该患者在住院治疗近 3 周后,实验室检查 HBsAg 自发转阴。支持急性乙型肝炎诊断。

(唐   敏)

案例 7-2   急性重症肝炎

【病史摘要】女,30 岁,汉族,孕 20 周。

主诉:乏力、食欲缺乏、腹胀 10 天,厌油、尿黄 3 天。

现病史:患者 10 天前无明显诱因出现极度乏力、食欲缺乏、恶心、上腹部胀满,呕吐 3 次,为胃内容物,无发热、寒战、咽痛、流涕、咳嗽,3 天前出现厌油、肝区不适、尿黄呈浓茶色,于当地县医院就诊。患者发病以来无陶土样大便及腹泻,无皮肤瘙痒及关节疼痛,无皮肤瘀斑、鼻衄、牙龈出血,无咳嗽、咳痰,无胸痛、心悸,精神差,睡眠欠佳,食欲下降。

既往史:经常在外就餐。否认既往肝脏疾病史,无输血及使用血制品史。无药物、食物过敏史，无特殊服药史，无严重外伤史。

个人史：四川籍，G_1P_0，妊娠20周。

家族史：否认家族肝病史。

体格检查：T 36.9℃，P 108次/分，R 16次/分，BP 100/60mmHg。皮肤巩膜重度黄染；腹微隆，肝上界位于右锁骨中线第6肋间，肝脾肋下未及，移动性浊音(+)，其他无阳性发现。

实验室检查：ALT 340U/L，AST 500U/L；TBIL 171.6μmol/L，DBIL 82.9μmol/L，ALB 33g/L。腹部B超示：弥漫性肝损害。

【问题1】患者的病史特点是什么？体格检查主要发现是什么？院外检查主要发现是什么？临床初步诊断是什么？

思路1：病史特点：妊娠女性，急性起病，有不洁饮食史；乏力、食欲缺乏、腹胀10天，厌油、尿黄3天。

思路2：体格检查主要发现是：皮肤巩膜重度黄疸；腹微隆，肝上界位于右锁骨中线第6肋间，肝脾肋下未及，移动性浊音(+)。

思路3：根据患者检查结果提示肝细胞损伤，胆汁淤积明显。

思路4：初步诊断：急性黄疸性肝炎(甲型？戊型？重型？)；妊娠20周。

【问题2】急性甲型与戊型肝炎的区别？重症肝炎的临床诊断标准？应做哪些检查项目？

思路1：急性甲型与戊型肝炎的共同特点是：经粪-口传播，有季节性，可引起暴发流行，不转变为慢性。不同之处是：①高发年龄不同。甲型肝炎一般儿童高发，戊型肝炎各个年龄阶段都可发病。其可能的原因与罹患甲型肝炎后获得的免疫力通常能持续终身有关；HEV引起的免疫力持续较短，仅一年左右，可能会反复感染发病。②孕妇罹患后的预后不同。孕妇罹患甲型肝炎后，其预后和非孕妇相同，均较良好。孕妇罹患戊型肝炎后，较易发展为重症肝炎，病死率可达10%以上，其原因尚不清楚。

思路2：重症肝炎的临床诊断标准：ALT、AST均升高，可出现氨基转移酶快速下降、黄疸进行性加深、胆红素不断升高的"胆酶分离现象"；ALP明显升高；血清胆红素进行性升高，总胆红素>171μmol/L，或大于正常上限10倍；血清白蛋白明显下降；PT延长，致凝血酶原活动度（PTA）<40%；血氨升高。

思路3：应做检查项目：血常规检测、血液生化检验、凝血分析、甲型和戊型肝炎病毒病原学检查；腹部B超等。

实验室检查：ALT 100U/L，AST 150U/L，TBIL 274.6μmol/L，DBIL 101.9μmol/L，ALB 29g/L，抗HEV IgM(+)，抗HAV(−)，PT 18s，PTA 23%。

腹部B超示：弥漫性肝损害，肝萎缩，少量腹水。

【问题3】实验室检查结果分析要点？

思路：3天前ALT 340U/L，AST 500U/L，TBIL 171.6μmol/L，DBIL 82.9μmol/L，ALB 33g/L；3天后ALT 100U/L，AST 150U/L，TBIL 274.6μmol/L，DBIL 101.9μmol/L，ALB 29g/L，PT 18s，PTA 23%。3天之内，氨基转移酶进行性下降，TBIL进行性上升，每日上升>17.1μmol/L，总胆红素大于正常值10倍，有明显的"胆酶分离"；PTA<40%；ALB进行性下降，提示肝功能严重受损；HEV IgM(+)，总病程小于2周，支持急性重症戊型肝炎。

【诊断】急性重症戊型肝炎，妊娠20周。

【问题4】诊断依据是什么？需要进行的鉴别诊断有哪些？

思路1：诊断依据：①妊娠20周女性，急性发病，有不洁饮食史。②入院前10天出现乏力、食欲缺乏、腹胀，3天前出现厌油、尿黄。③体格检查：精神欠佳，皮肤、巩膜重度黄疸，腹微膨隆，肝浊音界缩小，有腹水征。④辅助检查：3天前ALT 340IU/L，AST 500IU/L，TBIL 171.6μmol/L，DBIL 82.9μmol/L，ALB 33g/L；腹部B超示：弥漫性肝损害。3天后ALT 100IU/L，AST 150IU/L，TBIL

274.6μmol/L，DBIL 101.9μmol/L，ALB 29g/L，PT 18s，PTA 23%。抗 HEV IgM（＋），抗 HAV（－）。腹部 B 超示：弥漫性肝损害，肝萎缩，少量腹水。

思路 2：需要鉴别诊断的疾病：①妊娠急性脂肪肝：该病发生于妊娠末 3 个月，以起病急、迅速恶化，黄疸、凝血障碍、肝性脑病、肝脏小脂滴脂肪变性为特征。但无病毒学指标，故可鉴别。②亚急性重症肝炎：以急性黄疸性肝炎起病，15 天至 24 周出现极度乏力，消化道症状明显，同时 PT 明显延长，PTA<40%，黄疸逐渐加深，TBIL 每日上升>17.1μmol/L，或 TBIL 大于正常 10 倍以上，并出现肝性脑病或腹水。本患者总病程<2 周，故可鉴别。

【问题5】患者治疗后，应监测哪些指标，以调整治疗方案。

思路：患者隔离至发病后 4 周；终止妊娠。密切检测血凝、生化指标，加强支持治疗，必要时行人工肝或肝移植治疗。

（张　彦）

案例 7-3　慢 性 肝 炎

【病史摘要】男，48 岁，汉族。

主诉：患者发现 HBsAg 阳性 8 年，间断乏力、尿黄 3 年，腹胀、双下肢水肿半月。

现病史：患者 8 年前体格检查发现 HBsAg 阳性，ALT 轻度升高（具体不详），当时无明显不适主诉，未予重视。此后未就诊。3 年前患者劳累后出现明显乏力，伴尿呈橘黄色，到医院就诊，查 ALT 88U/L，AST 117U/L，TBIL 42.6μmol/L，ALB 35.6g/L；B 超示慢性肝损害，脾大。予以休息、保肝、降酶药（具体不详）等治疗，患者症状缓解、氨基转移酶降至正常。此后患者未定期复诊，劳累后仍反复出现上述症状，休息后可减轻。半月前患者劳累后又出现乏力、尿黄，并出现腹胀、双下肢水肿，无明显食欲缺乏、恶心、呕吐、腹痛，无少尿、尿频、尿急、尿痛，无鼻衄、牙龈出血，无呕血、黑便，无头晕、意识不清，精神、饮食、睡眠可，尿量无明显减少，大便正常，体重无明显变化。

既往史：否认高血压、糖尿病、冠心病病史，否认结核病史，无手术及输血史，无药物过敏史，无毒物及反射物质接触史。

个人史：生于重庆，干部，无烟酒嗜好，适龄结婚。

家族史：育有一子，爱人及子健康。母亲因"乙肝肝硬化，上消化道大出血"去世，一个弟弟患有乙肝，否认其他家族遗传病史。

体格检查：T 36.5℃，R 17 次 / 分，BP 120/75mmHg。发育正常，营养中等，神志清楚，慢性肝病面容，自动体位，体格检查合作。全身皮肤轻度黄疸，可见肝掌、蜘蛛痣，未见出血点。腹部略膨隆，未见腹壁静脉曲张，无胃肠型、蠕动波，全腹软，无压痛、反跳痛及肌紧张，无包块，肝脏肋下、剑下未触及，脾肋下约 1cm，质中，缘钝，无触痛，墨菲征（－），肺肝浊音介于右锁骨中线第 5 肋间，肝区、双肾区无叩痛，移动性浊音（－），肠鸣音 4 次 / 分。其他无阳性发现。

实验室检查：血液生化：ALT 58IU/L，AST 77IU/L，TBIL 39μmol/L，ALB 31.6g/L，腹部 B 超示：肝硬化，少量腹水，脾大。

【问题 1】患者病史特点是什么？体格检查的主要发现是什么？根据患者情况，临床初步诊断是什么？

思路 1：病史特点：中年男性，隐匿起病，慢性病程，病情逐渐进展。8 年前体格检查发现 HBsAg 阳性，ALT 升高，无不适主诉，未予诊治。3 年前开始出现乏力、尿黄，休息，治疗后症状缓解，劳累后反复出现上述症状，未定期复诊。半月前劳累后由出现乏力、尿黄，伴腹胀，双下肢水肿。实验室检查氨基转移酶及胆红素升高，ALB 35.6g/L，B 超示慢性肝损害、脾大。其母亲因"乙肝肝硬化,上消化道大出血"去世,一个弟弟患有乙肝。

思路2:体格检查主要发现:①慢性肝病面容,皮肤巩膜轻度黄染,可见肝掌、蜘蛛痣。②腹部略膨隆,未见腹壁静脉曲张,肝脏肋下、剑下未触及,脾肋下约1cm,移动性浊音阴性,肝区无叩痛,肠鸣音正常。③双下肢轻度水肿。

思路3:根据患者的病史和体格检查以及实验室检查,可以初步怀疑患者为乙型肝炎肝硬化。

【问题2】实验室检测在慢性肝病的诊疗中的作用是什么? 为确定诊断,应进一步做哪些检查项目?

思路1:实验室检查在慢性肝炎诊疗中的作用。

在慢性肝病诊疗中,实验室检查应帮助临床确定有无慢性肝脏损害存在;确定引起慢性肝病的病因,如 HBV、HCV 感染,酒精性肝炎,自身免疫性肝病,原发性胆汁性肝硬化;了解慢性肝病的程度(代偿 / 失代偿;活动期 / 稳定期);是否存在慢性肝病并发症(肝硬化? 肝癌? 肝性昏迷? 消化道出血?);治疗是否达标及药物副作用。

思路2:应进一步检测的项目:血常规检测;血液生化检验;电解质检测;血凝分析;乙肝病毒性检查,其他肝炎病毒感染血清学检测;腹部 B 超检查;AFP 检查。

实验室检查:血常规:WBC 3.5×10^9/L, NEUT% 58%, LY% 42%, Hb 130g/L, PLT 88×10^9/L。血液生化:ALT 58U/L, AST 77U/L, ALB 31.6g/L, γ-GT 72U/L, TBIL 39.0μmol/L, DBIL 17.1μmol/L, A/G 0.7。电解质:K^+ 4.42mmol/L, Na^+ 135.3mmol/L, Cl^- 101.6mmol/L。血液和免疫分析:PT 16.0s, PTA 60%, FIB 172mg/dL, AFP 15.6ng/mL。HBsAg 阳性,HBeAg 阳性,抗 HBc 阳性,HBV DNA 3.635×10^7copies/mL。抗 HAV IgG(+), 抗 HAV IgM(−), 抗 HCV(−), 抗 HEV(−)。腹部 B 超:肝硬化,门脉扩张、脾大、少量腹水。

【问题3】慢性乙型肝炎的诊断标准是什么?

思路:急性肝炎病程超过 6 个月就可诊断为慢性肝炎;慢性肝炎早期临床表现可能不明显,主要依靠实验室检测:超过 6 个月,患者肝功能中氨基转移酶不能完全恢复正常,或反复升高;肝细胞合成能力下降导致白蛋白下降,肝内长期慢性炎症的存在导致球蛋白增高;病毒复制,乙肝两对半为大三阳或小三阳,HBV DNA 反复阳性。

【问题4】如何解读该患者的血常规变化的特点?

思路:慢性乙型肝炎患者血常规通常红细胞、白细胞和血小板三系都较低。

(1)红细胞减少主要与患者消化吸收下降、胃肠道静脉曲张导致慢性失血以及门静脉高压导致脾功能亢进、红细胞破坏增多等有关。

(2)白细胞减少通常与体内长期乙型肝炎病毒的存在、抑制骨髓释放、白细胞贴壁增多等有关。

(3)血小板下降通常与脾功能亢进,导致分布异常有关。

【问题5】如何通过实验室指标变化帮助临床判断慢性活动性肝炎?

思路:慢性活动性肝炎取决于病毒是否在复制。可以通过肝功能中氨基转移酶水平是否超过参考区间的上限的两倍来判断;也可通过乙肝病毒标志物中反映肝细胞复制的指标比如 HBeAg、HBV DNA 等来发现。

【问题6】该患者的诊断思路与诊断是什么?

思路:患者为 48 岁男性,起病隐匿,慢性病程。有乙肝家族史。8 年前体格检查发现 HBsAg 阳性伴 ALT 升高,3 年前开始反复出现乏力、尿黄,半月前出现腹胀、双下肢水肿;实验室检查:血小板及白细胞减少,血液生化:ALT 58 U/L, AST 77U/L, ALB 31.6g/L, TBIL 39.0μmol/L, PTA 60%, HBsAg 阳性、HBe 阳性、HBV DNA 3.635×10^7copies/mL。腹部 B 超:肝硬化、门脉扩张、脾大、少量腹水。根据患者有乙肝家族史,推测乙肝病毒感染史长(可能为垂直传播),发现慢性乙型肝炎病史 6 年,逐渐出现脾大、脾功能亢进、腹水、白蛋白及 PTA 降低等肝功能失代偿表现,故乙肝肝硬化失代偿期、门静脉高压、脾大、脾功能亢进、腹水、低蛋白血症诊断明确。患者目前病毒仍复制活跃,氨基转移酶及胆红素高于正常,提示肝炎病毒仍在活跃。最后诊断为乙肝肝硬化失代偿期(活动性);门静脉高压;脾大;脾功能亢进;腹水;低蛋白血症。

【问题7】慢性肝病患者应定期复查哪些项目?慢性乙型肝炎患者抗病毒治疗的判断标准是什么?慢性乙型肝炎治疗选择与流程是什么?HBV基因型和HBV变异检测在治疗中的意义是什么?

思路1:慢性肝病患者应定期复诊:每1~3个月复查血常规、肝功、血凝分析、AFP、乙肝病毒指标和肝纤维化指标。

思路2:慢性乙型肝炎患者抗病毒治疗效果最理想的监测指标是HBV DNA。治疗效果判断:定期检查,每2周查1次;HBV DNA波动在1个数量级以内,说明含量没有明显变化,抗病毒治疗未必显效。

思路3:慢性乙型肝炎治疗选择和流程见图7-1。

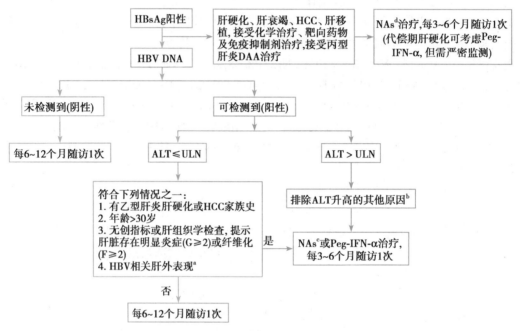

图7-1 慢性乙型肝炎治疗选择和流程

注:[a]HBV相关的肝外表现:肾小球肾炎、血管炎等;[b]排除ALT升高的其他原因:其他病原体感染、药物或毒物服用史、乙醇服用史、脂肪代谢紊乱、自身免疫紊乱、肝脏淤血或血管性疾病、遗传代谢性肝损伤、全身性系统性疾病等;[c]NAs.恩替卡韦、富马酸替诺福韦酯、富马酸丙酚替诺福韦或艾米替诺福韦;[d]NAs.恩替卡韦、富马酸替诺福韦酯或富马酸丙酚替诺福韦

思路4:HBV基因型和HBV变异检测的意义:治疗9个月后注意耐药变异的监测,以及时调整治疗方案。

案例7-4 肝 硬 化

【病史摘要】男,63岁。

主诉:间断性上腹不适伴食欲缺乏,乏力10年,加重1年,呕血、黑便5小时。

现病史:患者10年前开始出现上腹部不适,以右上腹为主,伴食欲缺乏,乏力,症状时轻时重,轻度影响日常活动,未予进一步诊治。1年前患者自觉上述症状加重,伴双下肢水肿、腹胀,口服利尿剂后好转,此后间断服用螺内酯片(20mg),每日2次;呋塞米(20mg),每日2次,1个月来上述症状进行性加重,尿量较以往明显减少。1天前进食硬质食物后感上腹不适,入院前5小时,患者呕血约 500mL，排柏油样黑便 1 次，量约 200mL，伴心慌、头晕、黑矇、出冷汗，前来我院急诊，查大便隐血实验（＋），为进一步诊治收入院。患者病程中无发热、盗汗等，食欲缺乏、睡眠及精神欠佳，尿量每日约 500mL，体重近一个月增加 2.5kg。

既往史：否认明确肝炎、结核等传染病史，否认长期慢性节律性腹痛病史，否认高血压、糖尿病、心脏病史，否认手术及输血史，无长期服药史，否认血吸虫疫区久居史，偶饮少量啤酒，不吸烟。父亲因肝硬化去世，妹妹患慢性乙型肝炎。

体格检查：T 36.8℃，P 98 次 / 分，R 20 次 / 分，BP 80/50mmHg。发育正常，营养中等，神志清楚，查体合作，面色晦暗，皮肤黏膜及巩膜无黄染，胸前可见 3 枚蜘蛛痣，有肝掌。双肺呼吸音清，心律齐，心脏各瓣膜区未闻及异常杂音。腹部膨隆，腹壁静脉无明显曲张，肠鸣音活跃，8 次 / 分，肝肋下未及，脾肋下 4cm，边缘钝，质中，肝脾区无叩击痛，腹部移动性浊音（＋）。脊柱四肢活动正常。双下肢Ⅱ度可凹性水肿。

【问题 1】患者的病史特点是什么？体格检查主要发现是什么？初步诊断是什么？需要进一步做哪些检查？

思路 1：病史特点：①中年男性，父亲因肝硬化去世，妹妹患慢性乙型肝炎。②10 年前开始出现上腹不适，伴食欲缺乏，乏力，轻度影响日常活动。③1 年前上述症状加重伴双下肢水肿及腹胀。④1 个月来尿量明显减少，体重增加 2.5kg。⑤1 天前有进硬质食物史，5 小时前出现呕血及解黑便伴心慌、黑矇、出冷汗。

思路 2：体格检查主要发现：①生命体征不平稳，血压下降；②神志尚清楚；③蜘蛛痣及肝掌是肝硬化特征性体征；④脾大是肝硬化失代偿期的表现；⑤腹部膨隆，移动性浊音阳性及液波震颤提示腹部大量腹水；⑥肠鸣音活跃提示消化道出血可能尚未终止。

思路 3：患者主要表现为消化道症状，近 1 年明显加重，尿量近 1 个月有明显减少，考虑病情在进展中；根据腹胀、下肢水肿及体重增加可判断患者可能出现腹水；患者 5 小时前出现呕血及解柏油样黑便，量共约 700mL，伴心慌、头晕、乏力、出汗等，提示上消化道出血。结合体格检查，考虑患者肝硬化失代偿期的诊断基本成立，大量腹水是此期的特征性表现之一，且出现了并发症即上消化道出血。

思路 4：需要进一步做的实验室检查有：血常规、肝功能、病毒标志物、出凝血检查、B 超和胃镜。

【问题 2】肝硬化是怎样的一种疾病？（病理特点、主要临床表现及常见并发症）

思路：肝硬化是由一种或多种病因长期或反复作用，以弥漫性肝纤维化、再生结节和假小叶形成为特征的慢性肝病。临床上一肝功能减退和门静脉高压为主要表现，晚期常合并消化道出血、肝性脑病、继发感染和肝肾综合征等并发症。

实验室检查：血常规：WBC 2.1×10^9/L，Hb 80g/L，HCT 32%，PLT 71×10^9/L。肝功能：ALT 90U/L，AST 102U/L，TBIL 18μmol/L，DBIL 6μmol/L，A/G=25/35＜1。病毒标志物：HBsAg（＋），HBeAg（＋），HBcAb（＋），HBV-DNA 4.0×10^4/L copy/L（＜10^3copy/L），HCV-Ab（－），AFP（－）。出凝血检查：PT 18s（＜13s），APTT 44s（＜32s）。B 超：肝脏轮廓不规则，表面呈锯齿状，密度减低，肝叶比例失调，左肝叶增大，脾厚 6.5cm，肋下可探及 5cm，门静脉内径 1.5cm，腹腔可探及无回声液性暗区 8cm。胃镜检查示：食管中下段可见 3 条迂曲粗大的静脉，呈串珠状，红色征（＋）。

【问题 3】该患者实验室检查应如何分析？

思路：血常规提示三系均减低（脾功能亢进），氨基转移酶轻度升高，白蛋白降低（肝细胞合成能力下降），PT 及 APTT 均显著延长（凝血因子合成下降），乙肝病毒指标提示病毒仍处于活跃复制中。结合腹部 B 超，胃镜检查结果，可知，患者肝硬化继发脾功能亢进。

【诊断】肝炎肝硬化失代偿期，食管静脉曲张破裂出血。

【问题 4】本案例应进行的鉴别诊断有哪些？

思路 1：与引起肝硬化的其他病因相鉴别：丙型肝炎病毒感染、血吸虫感染、酒精性肝炎、药物性肝炎、自身免疫性肝脏疾病(原发性硬化性胆管肝豆状核变性等)。本例患者无输血外伤史，HCV-Ab(-)，无血吸虫疫区接触史，无长期大量饮酒史，无长期服药史，无自身免疫性疾病的相关证据，而有乙肝家族史及慢性消化道症状，乙肝病毒指标为"大三阳"，因此考虑乙型肝炎后肝硬化。

思路2：与引起腹水的其他病因相鉴别：结核性腹膜炎、慢性肾炎及肾功能不全、腹膜肿瘤或转移癌、缩窄性心包炎、Budd-Chiari 综合征及自身免疫病等。患者无长期发热、盗汗等，无血尿、蛋白尿及眼睑浮肿，无体重短期内明显减轻，无结核性心包炎史，无双下肢静脉曲张，无自身免疫性疾病的相关临床表现，而肝硬化的临床表现典型，辅助检查亦支持，因此考虑肝硬化所致腹水。

思路3：导致上消化道出现的病因有：消化性溃疡、急性胃黏膜病变消化道肿瘤、食管贲门黏膜撕裂症、急性重症胰腺炎、血液系统疾病、消化道血管畸形、尿毒症等。患者无长期慢性规律性腹痛，出血前无明显应激因素，无长期进行性消耗性表现，无出血前剧烈呕吐，无腹痛、呕吐伴血，尿淀粉酶增高，无发热、感染、出血倾向等，无慢性血尿、蛋白尿病史，胃镜检查示食管静脉曲张且红色征阳性，因此考虑肝炎肝硬化失代偿所致的上消化道出血。

(唐　敏)

案例 7-5　肝内胆汁淤积

【病史摘要】女，30岁。

主诉：妊娠34周，全身皮肤瘙痒1月，皮肤发黄1周。

现病史：患者1个月前出现全身皮肤瘙痒，近2周瘙痒加剧，近1周自觉尿色深，皮肤发黄。自发病以来食欲正常，无恶性、呕吐、乏力及肝区不适等症状。

既往史：无特殊病史。孕1产0，妊娠34周。孕妇于停经12周时在当地医院建立围产保健卡，并于24周在医院产科门诊定期产前检查。产前检查时曾查乙肝五项阴性，肝功能及其他常规检查均正常。

体格检查：T 37.2℃，P 80次/分，R 20次/分，BP 120/70mmHg。发育良好，营养中等，腹部膨隆呈孕妇体态。巩膜及全身皮肤黄染，未见皮疹，下肢皮肤有抓痕。心肺听诊无异常，肝脾未触及。产科检查：宫高31cm，腹围91cm，胎位左枕前，先露头，未入盆。胎心144次/分。

【问题1】患者的病史、体格检查特点是什么？初步诊断是什么？需要进一步做哪些检查？

思路1：该孕妇为晚期妊娠，于妊娠30周左右出现皮肤瘙痒，近2周皮肤瘙痒加剧，近1周发现尿色黄，皮肤发黄，而自发病以来孕妇无消化道症状及肝区不适等肝炎症状。体格检查未见皮疹，但有皮肤抓痕，肝脾未及，产科检查胎心，胎位无异常。根据病史及体格检查，晚期妊娠孕妇有皮肤瘙痒，并出现黄疸应该考虑为妊娠引发的疾病，即妊娠胆汁淤积症。

思路2：需要进一步完善包括血常规、尿常规、粪便常规、肝功能、肝炎病毒标志物等检查，以明确诊断。

实验室检查：①血常规：WBC 7.9×10^9/L，Hb 10^5g/L，PLT 135×10^9/L；②尿粪常规：尿蛋白阴性，尿二胆阳性，粪正常。③肝功能：ALT 135IU/L，AST 110IU/L，ALP 276IU/L，GGT 45IU/L，TBIL 127μmol/L，DBIL 51μmol/L，IBIL 76μmol/L。TBA 185ng/L(正常值<5.6ng/L)。④血清肝炎病毒标志物检查(甲肝、乙肝、丙肝、戊肝抗体)：均为阴性。

【问题2】妊娠胆汁淤积疾病特征是什么？

思路：妊娠期肝内胆汁淤积症是妊娠中、晚期特有的并发症，对孕妇本人影响较小，常常在妊娠晚期出现没有皮损的皮肤瘙痒，有时合并轻度黄疸，少有其他症状，血清生化指标方面引起氨基转移酶和胆红素的轻中度升高和甘胆酸的升高，部分孕妇出现产后出血；但其对胎儿影响较大,可发生胎儿窘迫、妊娠晚期不可预测的胎儿突然死亡、新生儿颅内出血、新生儿神经系统后遗症等。

【问题3】患者实验室检查结果特点是什么?

思路:该尿常规检查尿胆原、尿胆红素阳性,肝功能轻度异常,胆红素升高,胆汁酸升高,血清肝炎病毒标志物测定均为阴性,符合妊娠胆汁淤积症的检查结果。

【诊断】宫内妊娠34周;妊娠期肝内胆汁淤积症。

【问题4】本案例需要进行的鉴别诊断有哪些?

思路1:妊娠痒疹:其是伴有剧痒的症状性痒疹,经产妇较多见。其皮肤敏感性较高,血清中嗜酸性粒细胞增多,同时患有荨麻疹等过敏性疾病者较多。妊娠痒疹与妊娠胆汁淤积症虽均有瘙痒症状,但后者无皮疹,可有抓痕,可伴有黄疸,肝功能受损,胆汁酸升高等特征。

思路2:妊娠合并病毒性肝炎:孕妇在孕期任何阶段均可患病毒性肝炎,肝炎多伴有消化道症状,且肝炎病毒标志物检查可帮助鉴别诊断。

思路3:妊娠高血压综合征导致肝损害:其基本病理变化是全身小动脉痉挛,全身各重要脏器均可受到损害,也可以导致肝脏损害,ALT、AST、ALP、胆红素等可有轻度或中度升高,但消化道症状不明显。孕妇在出现肝损前,就已有高血压、水肿、蛋白尿等存在,一旦妊娠终止,肝损害即可迅速恢复。

思路4:药物引起的肝损害:妊娠期易引起肝损害的药物有氯丙嗪,苯巴比妥类药物、四环素、利福平等,药物性肝损害孕妇有用药史,而无肝炎接触史,用药后很快出现黄疸和肝损,可伴有皮疹、皮肤瘙痒、关节疼痛等症状,可有蛋白尿、嗜酸性粒细胞增多,消化道症状较轻,氨基转移酶轻度升高,停药后多可恢复。

案例 7-6 酒精性肝病

【病史摘要】患者,男,53岁。

主诉:乏力、食欲缺乏2年,加重伴右上腹胀痛1月。

现病史:2年前出现乏力,食欲缺乏,饮酒后明显,休息可缓解。曾在医院检查,发现 ALT、AST 轻度升高,HBsAg、抗 HCV 均阴性,疑诊为"酒精性肝病",短期戒酒后,自觉症状好转,但此后又逐渐恢复饮酒。近1个月以来感觉乏力加重、食欲缺乏明显,并出现恶心、右上腹胀痛。

既往史:无特殊病史。有饮酒史15年,平均每天饮酒50g左右。

体格检查:T 37.2℃,P 80次/分,R 16次/分,BP 100/60mmHg。发育正常,营养欠佳,慢性肝病容。巩膜轻度黄染,面部毛细血管扩张,颈部可见数枚蜘蛛痣,肝掌(+)。颈软。双肺呼吸音清晰,心率80次/分,律规整,未闻及病理性杂音。腹稍隆,肝脏肿大在右侧锁骨中线上肋缘下3cm,中等强度,边缘清楚,表面光滑,有轻度压痛。脾脏左侧锁骨中线上肋缘下5cm,质硬,无触痛。腹水症阳性。双下肢轻度水肿。

【问题1】患者的病史特点是什么?体格检查主要发现是什么?初步诊断是什么?需要进一步做哪些检查?

思路1:病史特点:①男性,有饮酒史15年,平均每天饮酒50g左右;②乏力、食欲缺乏2年,休息可缓解。近一个月加重,且出现恶心、右上腹胀痛;③曾发现 ALT、AST 轻度升高,HBsAg、抗HCV 均阴性。

思路2:体格检查主要发现:①营养欠佳,慢性肝病面容;②巩膜轻度黄染;③面部毛细血管扩张,颈部可见多个蜘蛛痣,肝掌;④肝脏肿大,中等硬度,有触痛。脾大,质硬。⑤腹水征阳性,双下肢轻度水肿。

思路3:结合病史大致可以确定酒精性肝病、慢性胆囊炎、肝癌等疾病可能。本患者的体征提示,有肝硬化表现,且肝功能已处于失代偿期,但也不能排除其他诊断如原发性肝癌。

思路4:需要进一步做的实验室检查有:血常规、尿常规、肝功能、肿瘤标志物、病毒标志物、腹水常规;B超和胃镜;肝活组织检查。

实验室检查:血常规:WBC 3.7×10⁹/L,RBC 3.2×10¹²/L,Hb 86g/L,PLT 90×10⁹/L,NEUT 0.70,LY 0.26,MONO 0.04。尿常规:URO(+),BIL(+)。肝功能:ALT 61U/L,AST 130U/L,GGT 160U/L,ALP 150U/L,A 30g/L,G 32g/L,TBIL 39μmol/L,DBIL 27μmol/L。AFP 30ng/mL。病毒标志物:HBsAg、HBsAb、HBcAb、HBeAg、HBeAb 均阴性,抗 HCV 阴性。腹水常规:淡黄色漏出液。B超:肝硬化、脾大、腹水。胃镜检查示:食管下段静脉曲张。肝活组织检查:肝细胞变性、坏死、肝内纤维化及假小叶形成。

【问题2】酒精性肝病的实验室检查特点?酒精性肝病的诊断标准?

思路1:酒精性肝病时,AST、ALT 活性均升高,一般在正常值的5倍以内,以 AST 增高占优势(AST/ALT>1,多在 2~5 之间),AST/ALT>2 有诊断意义。GGT 活性升高也是酒精性肝病的敏感指标,约为正常参考值的 2~4 倍;如禁酒 2 周后血清 GGT 下降 50%,对酒精性肝病的诊断具有参考价值。TBIL 浓度增加;PT 延长;约 25% 酗酒者的平均红细胞比容增加;约 90% 患者血中出现转铁蛋白异质体(无糖基转铁蛋白);血清抗乙醇肝细胞膜抗体对酒精性肝病的诊断具有高度敏感性和特异性。但后 2 项检查并非常规检测项目。

思路2:酒精性肝病的诊断:饮酒史的确定,尤其饮酒年限,日酒精摄入量及饮用酒种类非常重要;病理组织学检查对酒精性肝病的诊断、分类及预后判定起决定作用,肝组织活检虽是唯一确诊方法,但它是一种创伤性检查,有时患者难以接受。影像学检查如 B 超、CT 和 MRI 等可发现脂肪肝或肝硬化的相应表现。实验室检查出现前述表现则有重要的辅助诊断的价值。

【问题3】该患者实验室检测结果应如何分析?

思路1:肝功能检查结果:本患者 ALT 和 AST 轻度升高,AST/ALT>2,支持酒精性肝病;GGT 升高超过正常值上限 3 倍左右,而 ALP 基本正常,提示 GGT 升高与阻塞关系不大,可能为酒精诱导升高;A 下降,G 升高,支持肝功能受损,失代偿;血清 TBIL 39μmol/L,DBIL 27μmol/L,提示轻度黄疸,胆汁淤积性,其可为肝硬化胆汁排泄不畅解释;尿胆原和尿胆红素都为阳性,则不符合一般的胆汁郁积性黄疸的表现,其可能与患者同时存在脾大,红细胞破坏增多,导致有血管外溶血的存在。

思路2:患者血常规表现为红细胞、白细胞和血小板三系都有所偏低:①红细胞减少主要与患者消化吸收下降、胃肠道静脉曲张导致慢性失血以及门静脉高压导致脾功能亢进、红细胞破坏增多。②白细胞减少和血小板下降通常与脾功能亢进,导致分布异常有关。

思路3:患者 AFP、病毒标志物阴性及 B 超结果基本上可以排除肝炎病毒引起的肝病、原发性肝癌和慢性胆囊炎等,而肝活组织检查结合饮酒史得以确诊为酒精性肝硬化。

【诊断】酒精性肝硬化肝功能失代偿期,门静脉高压,脾功能亢进。

【问题4】诊断依据及应进行的鉴别诊断。

思路1:诊断依据:①有长期酗酒史;②肝脏质地硬;③有肝功能减退的临床表现;④有门静脉高压的临床表现;⑤肝功能检查有阳性改变;⑥肝活组织检查有假小叶形成。

思路2:应进行的鉴别诊断:①慢性乙型病毒性肝炎:临床上主要表现为乏力、恶心、食欲缺乏等,不易与酒精性或代偿性酒精性肝硬化鉴别。肝活检可将两者分开。病毒标志物检查和病史也有助于确定。②肝炎后肝硬化:有肝炎史,外周血或肝组织中病毒标志物阳性,肝脏常缩小或正常。肝脏病理学类型也有明显区别。③原发性肝癌:乏力、食欲缺乏、黄疸、肝脏肿大等应想到有原发性肝癌的可能。但原发性肝癌 AFP 常>500mg/L,且呈持续性增高,与 ALT 增高不成比例,B 超或 CT 检查可发现肝内占位。④慢性胆囊炎:患者右上腹胀痛、恶心等,应排除慢性胆囊炎。但慢性胆囊炎常有多次急性发作史,B超科探出增大或缩小的胆囊,胆囊壁厚度增加。

(张　彦)

案例 7-7　非酒精性脂肪性肝病

【病史摘要】男,57岁。

主诉:间断呕血,黑便10个月。

现病史:10个月前出现大量呕血、黑便,经止血治疗缓解。患者分别于5个月前、1个月前2次反复大量呕血及黑便,诊断为隐源性肝硬化食管静脉破裂出血,分别行食管静脉曲张套扎术。患者昨日出现呕血及黑便,伴有头晕、乏力再次入院。

既往史:自幼多食肥胖,曾经BMI达37.8kg/m²。无肝炎病史,无饮酒及药物滥用史。发现轻度糖尿病15年,脂肪肝及高三酰甘油血症15年。

体格检查:T 36.5℃,P 80次/分,R 16次/分,BP 120/70mmHg。发育正常,体态肥胖,BMI 28.4kg/m²,轻度贫血貌,无肝掌及蜘蛛痣。心肺未见异常。腹部未见静脉曲张,肝脾未触及,移动性浊音阴性,无下肢水肿。

【问题1】目前可能的诊断是什么?需要进一步进行哪些辅助检查?

思路1:结合患者以往的肝硬化及其导致的食管静脉破裂出血病史,考虑其病史不支持肝炎病毒、酒精、药物等导致的肝硬化,及患者具有多年糖尿病、高脂血症、脂肪肝等情况,可以初步判断其是非酒精性脂肪性肝病(non-alcoholic fatty liver disease,NAFLD)。

思路2:NAFLD的诊断依靠病史(排除肝损伤的继发性原因和过量饮酒)、实验室和影像学检查等综合判断。肝活检是NAFLD诊断的金标准,影像学检查可用于NAFLD的日常诊断与疗效评价。疑似NAFLD患者,常规检查项目包括:①血清酶学指标(ALT、AST、GGT和ALP);②全血细胞计数;③血脂(TG、HDL-c、低密度脂蛋白-胆固醇等);④HBsAg(阳性者测HBV DNA)、抗-HCV(阳性者测HCV RNA)、抗核抗体;⑤空腹血糖和糖化血红蛋白(如空腹血糖≥5.6mmol/L且无糖尿病史者则行OGTT试验)。而基于年龄、BMI、血糖、血小板计数、白蛋白、AST/ALT等6个变量的NAFLD纤维化评分,敏感度67%,特异度97%。评分<1.45可除外中毒纤维化,评分≥3.25可诊断重度肝纤维化。

实验室检查:血常规:WBC 2.4×10⁹/L,RBC 2.70×10¹²/L,Hb 81g/L,PLT 121×10⁹/L。出凝血检查:PT 13.1s,PTA 67%。尿常规未见异常。大便:粪便隐血试验(fecal occult blood test,OBT)阳性。血液生化:TP 77g/L,A 43g/L,TBIL 8μmol/L,ALT 140IU/L,ALP 254IU/L,GGT 530IU/L,TG 2.08mmol/L,LDL-c 3.6mmol/L,TC 5.4mmol/L,空腹血糖7.9mmol/L,HbA1c 8.5%。血清抗-HBs阳性,抗HCV IgG阴性。血清铜蓝蛋白0.34g/L,铜15μmol/L,铁11μmol/L,总铁结合力81μmol/L。抗核抗体、抗线粒体抗体、抗平滑肌抗体及抗肝肾微粒体抗体均阴性。

影像学检查:肝脏彩超:肝实质弥漫性脂肪肝,无占位性病变,胆管系统正常。脾大。胃镜见食管胃底静脉重度曲张。

肝活检:绝大多数肝细胞呈气球样变,部分肝细胞脂肪变,窦周纤维化可见,门静脉纤维化及桥状纤维化易见。

【问题2】如何分析包括实验室检查在内的检查结果?

思路:肝功能中ALT、ALP和GGT都呈现轻中度升高,支持肝脏中炎症存在;而血脂、血糖、糖化血红蛋白等检测支持患者出现糖、脂代谢紊乱;而肝炎病毒标志物检查、免疫学检查、铜蓝蛋白、铜、铁等检查为阴性,则排除了病毒性肝炎,自身免疫性肝炎、肝豆状核变性、原发性血色病等导致的继发性脂肪肝。影像学检查支持脂肪性肝硬化及食管 - 胃底静脉曲张。肝活检结果则明确了 NAFLD。

【诊断】NAFLD，食管静脉破裂出血。

患者入院期间行食管静脉曲张套扎术，并接受复方氨基酸、水溶性维生素保肝等对症治疗 11 天后出院。出院嘱避免高脂饮食，不宜过饱，增加户外运动，口服复方鳖甲软肝胶囊抗肝纤维化治疗。随访 5 个月，无不适，再无消化道出血。

【问题 3】NAFLD 的病因、病程及预后如何？

思路：NAFLD 又称为代谢功能障碍相关脂肪肝（metabolism-associated fatty liver disease，MAFLD），被认为是多因素、多步骤的过程。遗传易感性、脂毒性、免疫系统和肠道微生物组变化以及环境因素（如高脂饮食、过量果糖摄入、睡眠不足或久坐不动的生活方式）等都可能参与了 NAFLD 发生和发展。NAFLD 已取代慢性乙型肝炎成为我国最常见慢性肝病，其演变过程包括单纯性脂肪肝（non-alcoholic simple fatty liver，NAFL），非酒精性脂肪性肝炎（non-alcoholic steatohepatitis，NASH）及其相关肝硬化和肝癌，而 NASH 是向肝硬化进展的限速步骤。治疗 NAFLD 的首要目标是改善胰岛素抵抗，防止代谢综合征及其相关终末期器官改变，从而改善患者生活质量和延长存活时间；次要目标为减少肝脏脂肪沉积并避免因"二次打击"而导致 NASH 和肝功能失代偿。

案例 7-8 药物性肝病

【病史摘要】男，40 岁。

主诉：乏力、食欲缺乏 1 月余。

现病史：4 个月前因"基底动脉供血不足"，口服中成药改善头晕症状，服用 10 余天后感乏力，厌油，当时无发热、畏寒、恶心、呕吐，无腹部胀痛等不适，当时查氨基转移酶升高（具体数值不详），给予保肝降酶等治疗后症状缓解。1 个月前再次无明显诱因感乏力、食欲缺乏，无发热、畏寒，无恶心、呕吐，无腹部胀痛等不适，外院查 ALT 475IU/L，为明确诊断就诊。

既往史：否认肝炎、结核、糖尿病、高血压等病史，无长期吸烟、饮酒史。无药物、食品过敏史，无输血史，否认家族遗产病史。

体格检查：T 37℃，P 60 次 / 分，R 16 次 / 分，BP 120/70mmHg。发育正常，营养中等，皮肤巩膜无黄染，未见肝掌及蜘蛛痣，全身未见出血点。心肺体检未见异常。腹软，无压痛、反跳痛，肝肋下、剑突下未及，脾肋下未及，肝区无叩痛，移动性浊音阴性，双下肢无水肿。

【问题 1】目前可能的诊断是什么？需要进一步进行哪些检查？

思路 1：患者外院查到 ALT 475IU/L，有不典型消化道症状（乏力、食欲缺乏），提示可能存在肝脏损伤。但应考虑到仅仅 ALT 升高不能确定肝脏损伤，需要进一步进行检查确认。

思路 2：需要进一步检测血常规、肝功能、肝炎病毒标志物、腹部 B 超等检查。

实验室检查：血常规：WBC 5.8×10^9/L，NEUT% 32.9%，EOS% 6.6%。出凝血检查：PT 12.6s。肝功能：ALT 291IU/L，AST 256IUL，ALP 154IU/L，GGT 303IU/L，ALB 39g/L，TBIL 26μmol/L，DBIL 6.4μmol/L。甲乙丙丁戊型肝炎血清标志物阴性。免疫全套（－）。

上腹部 B 超：肝脏体积大小正常，表明光滑，胆道系统正常，肝内外胆管未见扩张。

【问题 2】如何分析包括实验室检查在内的检查结果？诊断是什么？

思路：肝功能中氨基转移酶明显升高，ALP 基本正常，而 GGT 升高明显，结合血常规嗜酸性粒细胞增高，提示有药物过敏等相关可能；而肝炎病毒标志物、免疫学检查结果也排除了病毒性肝炎、自身免疫学肝炎可能。结合病史中用药史，高度怀疑药物性肝病可能。

【诊断】药物性肝病。

患者停服相关中成药,尽量卧床休息,给予维生素 C、还原性谷胱甘肽等治疗,入院 6 天后乏力、食欲缺乏症状改善,复查肝生化指标均恢复正常后出院,定期随访,肝生化指标正常。

【问题3】药物性肝炎是什么,其诊断要点有哪些?

思路:肝脏在药物代谢中起重要作用,大多数药物在肝内经生物转化作用而清除。药物性肝病根据生物化学特征分为:肝细胞性、胆汁淤积性和混合性三类;根据临床进展分为:急性、亚急性和慢性药物性肝损伤。其诊断仍以排除法为主,目前无特异性诊断指标,诊断的可信度有赖于循证医学证据的力度和鉴别诊断。药物性肝病的治疗关键是立即停用可疑药物,避免疾病进展。

（唐　敏）

第八章　胃肠胰疾病检验案例分析

案例 8-1　消化性溃疡

【病史摘要】男,75岁。

主诉:恶心、呕吐、呕血1周,黑便6小时。

现病史:患者8年间断上腹部疼痛,疼痛部位位于剑突下,有时在上腹部中线周围,呈烧灼性、饱餐后钝痛、隐痛,每次持续半小时至3小时左右。经过历时数周的间歇性疼痛后,有时出现一段短暂的无痛期。经常于饱餐后或服药、饮食酸性食物或饮料而诱发。患者发作1周后疼痛加剧并伴腹胀、恶心、呕吐、呕血,6小时后排出黑便,前来急诊科就诊。

既往史:既往有慢性胃炎病史,否认慢性病及传染病史。无手术及输血史,无药物过敏史。

个人史:生于新疆,吸烟20年,每天20支,嗜酒。

家族史:家庭成员健康,无肿瘤家族史和传染病史。

体格检查:T 36.8℃,P 82次/分,R 17次/分,BP 130/85mmHg。患者意识清楚,急性病容,双肺呼吸音清,心前区无隆起,腹部平软,皮肤巩膜无黄染,浅表淋巴结未触及肿大,无压痛、反跳痛,肝脾肋下未触及,无移动性浊音。

实验室检查:①血常规检查:WBC 7.8×10^9/L,NEUT% 73.2%,Hb 81g/L。②粪隐血试验阳性。

【问题1】通过上述问诊、查体及实验室检查,该患者可能的诊断是什么?

思路:根据患者恶心、呕吐、呕血、黑便等非典型临床表现,高度怀疑为消化系统疾病。结合较为特异的上腹部烧灼性、饱餐痛及疼痛与饮食有关,常于餐后、服药和饮食酸性食物或饮料而诱发及实验室检查,高度怀疑胃溃疡伴出血。

【问题2】实验室检查在胃溃疡的诊疗中的作用? 为明确诊断,应进一步做哪些检查?

思路1:实验室检查在胃溃疡的诊疗中的作用:需要通过实验室检查帮助临床判断是否有消化系统损伤,明确受损的病因,判断损伤部位、受损程度及其是否存在并发症。

思路2:为了明确诊断,需要进一步进行:①血常规检测;②肝、肾功能,电解质,血气分析,肿瘤标志物;③胃蛋白酶原,胃泌素及血清钙检测;④幽门螺杆菌检查;⑤粪便常规及隐血试验;⑥X线钡餐造影;⑦胃镜及活组织病理检查。

实验室检查:血常规:WBC 7.5×10^9/L,NEUT% 68%,Hb 90g/L,肝肾功、电解质等正常,胃蛋白酶原Ⅰ 159.6ng/mL,胃蛋白酶原Ⅱ 19.45ng/mL,胃蛋白酶原Ⅰ/Ⅱ 8.21,粪隐血试验阳性,胃泌素及肿瘤标志物无异常,尿素呼气试验、血清幽门螺杆菌抗体检测阳性。

影像学检查:X线钡餐造影检查示:切线位,龛影凸出于胃内壁轮廓之处,呈半圆形。胃镜检查:胃内壁溃疡呈圆形,溃疡边缘充血、水肿。

【问题3】根据实验室及其他检查结果,应做出怎样的诊断? 依据是什么?

思路1:患者,老年男性,有吸烟酗酒史,慢性病程,规律性、周期性上腹痛,多发生于饱餐时,此次发病症状加重伴呕血、黑便。

思路2：患者实验室检查粒细胞稍偏高，血红蛋白90g/L偏低，粪便隐血试验阳性，表明消化道发生炎症且有消化道出血；胃蛋白酶原测定结果：胃蛋白酶原Ⅰ 159.6ng/mL，胃蛋白酶原Ⅱ 19.45ng/mL，胃蛋白酶原Ⅰ/Ⅱ 8.21，均升高提示患者有胃黏膜损伤；幽门螺杆菌检测：尿素呼气试验、血清幽门螺杆菌抗体检测阳性，提示该患者有幽门螺杆菌慢性感染。再结合影像学检查，X线钡餐造影检示：切线位，龛影凸出于胃内壁轮廓之处，呈半圆形，可排除十二指肠溃疡出血，表明病变部位在胃内部，发生溃疡伴有炎症出血。胃镜检查：胃内壁溃疡呈圆形，溃疡边缘充血、水肿。

【诊断】胃溃疡伴出血。

【问题4】消化性溃疡需与哪些疾病相鉴别？

思路：需要鉴别的疾病有：

（1）胃癌：胃镜发现胃溃疡时，应与癌性溃疡鉴别，典型胃溃疡形态多不规则，面积>2cm²，边缘呈结节状，底部凹凸不平，覆污秽状苔。部分癌性胃溃疡与良性胃溃疡在胃镜下难以区别。因此，对于胃溃疡，应常规在溃疡边缘取组织活检；对有胃溃疡的中老年患者，当溃疡迁移不愈时，应多点活检，并在正规治疗6~8周后反复查胃镜，直到溃疡完全愈合。

（2）卓-艾综合征（胃泌素瘤）：胃泌素瘤是以严重消化性溃疡、高胃酸分泌、非β胰岛细胞瘤为特色的临床综合征，多数为恶性，早期因瘤体小，进展缓慢而症状较轻，其临床表现主要与高胃酸分泌有关。由于非β胰岛细胞瘤分泌大量胃泌素，可以刺激壁细胞增生而分泌大量胃液，从而导致胃、十二指肠及空肠的多发性溃疡。本病虽然也是与胃酸有关的多发性溃疡，但并不是临床泛指的普通慢性消化性溃疡。本病与消化性溃疡的鉴别要点如下：①溃疡除发生于普通溃疡的好发部位以外，还发生于消化道的其他部位，而且为多发性、难治性，病情较为严重，易并发出血、穿孔，内科常规治疗无效，手术切除之后近期内又复发。②约1/3患者伴有顽固性腹泻，多为水泻和脂肪泻，这是由于高酸导致十二指肠内胰蛋白酶和胰酶活性太低而造成脂肪消化不良的结果，而普通消化性溃疡则无脂肪泻症状。③胃泌素瘤的实验室诊断标准：A.12小时胃液总量>1 000mL（参考范围70mL左右）；B.血清胃泌素>200pg/mL（参考范围<100pg/mL）；C.BAO≥15mmol/h；MAO≥60mmol/h；D.BAO/MAO>60%。④本病是胰岛非β细胞瘤分泌大量胃泌素而导致的顽固性溃疡，只有切除此肿瘤之后本病方可治愈，这与普通消化性溃疡治疗原则截然不同。

（3）功能性消化不良：较常见，年轻人多见，表现为餐后上腹胀、嗳气、反酸、恶心及食欲减退等。与消化性溃疡的鉴别依赖于胃镜检查和X线检查。

（4）慢性胃炎：常有反酸、上腹痛等，内镜检查可以鉴别。

【问题5】根据上述检查，消化性溃疡患者可能会发生哪些并发症？

思路：主要并发症有：出血、穿孔、幽门梗阻等。①出血：消化性溃疡出血是上消化道出血最常见的原因。约20%~25%的患者会在溃疡病程中发生出血，十二指肠溃疡并发出血者较胃溃疡多见，其中以十二指肠后壁溃疡或球后溃疡更易发生出血。临床表现取决于出血部位、速度和出血量。出血快且多表现为呕血和黑便，临床表现心悸、头晕、眼花、无力、血压下降、昏厥；出血量小，速度慢而持久者，逐渐出现粪便潜血阳性和低色素小细胞性贫血。胃溃疡出血往往有呕血，也有黑便，而十二指肠溃疡出血以黑便多见。②穿孔：临床上溃疡穿孔分为急性、亚急性和慢性穿孔。十二指肠溃疡急性穿孔远比胃溃疡多见，占所有溃疡急性穿孔的90%，且以发生于十二指肠前壁者多见，慢性穿孔也以十二指肠多见，但更多发生于后壁，穿孔的类型主要取决于溃疡的部位，其次取决于溃疡发展的进程和周围组织器官。实验室检查可见白细胞计数增高，血淀粉酶也可轻度增高，一般不超过正常值的5倍。如发现腹腔游离气体，诊断即可成立，约80%的患者可出现腹腔游离气体，以立位胸片或左侧卧位时腹片最易发现。③幽门梗阻：临床上幽门梗阻分为功能性幽门梗阻和器质性幽门梗阻，是消化性溃疡常见并发症之一，其发生率为 5%～10%,绝大多数幽门梗阻是因十二指肠溃疡所致,同时也可见于幽门前及幽门管溃疡。临床主要表现为恶心和呕吐、上腹饱胀和不适、水电解质平衡紊乱。呕吐是幽门梗阻最突出的症状。

案例 8-2　反流性胃食管炎

【病史摘要】男,50 岁。

主诉:胃灼热、反酸伴间断性胸痛 11 年。

现病史:患者自诉于 11 年前无明显诱因出现胃灼热、反酸不适,并伴有胸痛,无腹胀、腹痛,无恶心、呕吐等不适,由于上述症状能自行缓解,患者未前往医院诊治。去年患者胃灼热、反酸、胸痛症状有所加重,为行进一步诊治,就诊于某医院并完善胃镜检查,胃镜检查提示为反流性食管炎,接诊医师建议其口服抑酸剂(具体药物及剂量不详)对症治疗并建议半年后复查,患者遵医嘱口服抑酸药物后自觉效果欠佳,胃灼热、反酸症状仍间断性反复出现,为求进一步诊治前往医院复查,门诊以“反流性食管炎”收住消化科。病程中,患者神志清,精神可,有反酸,夜间平卧明显,无恶心、呕吐,无头晕、头痛,无咳嗽、咳痰,无胸闷、胸痛、气短,无发热、寒战,无尿频、尿急、尿痛,大便正常,1～2 次 / 日,小便正常,近期体重无明显变化。

既往史:既往慢性胃炎病史,反流性食管炎病史。否认高血压、冠心病、糖尿病以及肝炎等传染病病史。

药物过敏史:无药物过敏史。

个人史:生于原籍,无外地长期居住史,无疫水、疫区接触史,无特殊不良嗜好。

家族史:父母身体健康,否认家族遗传性病史。

体格检查:T 36.5℃,P 78 次 / 分,R 19 次 / 分,BP 120/70mmHg。发育正常,营养良好,神志清晰,呼吸平稳,正常面容,表情自然,精神状态正常,体型适中,自主体位,查体合作,对答切题,步入病区。皮肤黏膜:全身皮肤黏膜无发绀,无黄染,无皮疹,无皮下出血,无水肿。全身浅表淋巴结:无肿大。头部:头颅大小正常,头颅无畸形,毛发分布均匀,无压痛。腹部平坦,无腹壁静脉曲张,未见胃肠型及胃肠蠕动波。腹软,剑突下轻压痛,无反跳痛。肝脾肋下未触及,未扪及肿块;叩诊呈鼓音,移动性浊音阴性;双肾区无叩击痛。听诊肠鸣音正常。肛门外生殖器检查未见明显异常。双下肢未发现水肿。

实验室检查:血常规:WBC 7.4×10^9/L, Hb 119g/L, NEUT% 58.4%; HP(－);粪便常规未见异常。

影像学检查:去年在某医院行电子胃十二指肠镜检查示:反流性食管炎。

【问题 1】通过上述问诊、查体及实验室检查,该患者可能的诊断是什么?

思路:①患者为一中年男性,50 岁,间断反酸 11 年。②患者既往有慢性胃炎病史,反流性食管炎病史。③查体:T 36.5℃,P 78 次 / 分,R 19 次 / 分,BP 120/70mmHg。腹部平坦,无腹壁静脉曲张,未见胃肠型及胃肠蠕动波。腹软,剑突下轻压痛,无反跳痛。肝脾肋下未触及,未扪及肿块;叩诊呈鼓音,移动性浊音阴性;双肾区无叩击痛。听诊肠鸣音正常。肛门外生殖器检查未见明显异常。双下肢未发现水肿。④实验室检查:去年在某医院行电子胃肠镜检查:反流性食管炎。该患者可能的诊断为反流性食管炎。

【问题 2】为求进一步治疗,应进一步做哪些检查?

思路 1:反流性食管炎的病因是:①抗反流屏障的破坏;②食管酸廓清功能的障碍;③食管黏膜抗反流屏障功能的损害;④胃十二指肠功能失常;⑤裂孔疝;⑥妊娠呕吐;⑦其他疾病:如食管下段及贲门部肿瘤、硬皮病和各种造成幽门梗阻等。

思路 2:根据反流性食管炎的病因为求进一步治疗,需要进一步进行:①上消化道钡餐 X 线检查:注意有无胃-食管反流、食管裂孔疝或食管狭窄,并了解胃和十二指肠情况。②胃十二指肠镜及活组织检查:内镜检查是诊断反流性食管炎的金标准。内镜可以确诊反流性食管炎,并可评估其严重程度并进行分级。同时可排除上消化道器质性疾病如食管癌、胃癌等。③常规心电图检查(十二通道):疼痛发作时应行心电图检查,以便与心绞痛鉴别;④胸部正侧位片:由于有胸痛症状,了解有无呼吸道疾病的可能;⑤食管滴酸试验:用于确定症状是否与酸敏感有关。⑥核素胃食管反流检查:用同位素标记液体观察平卧位及腹部加压时,观察有无过多的胃食管反流。

【问题3】反流性食管炎需与哪些疾病相鉴别?

思路1:消化性溃疡:两者均有慢性上腹痛,但消化性溃疡以上腹部规律性、周期性疼痛为主,而慢性胃炎疼痛很少有规律性并以消化不良为主。鉴别依靠X线钡餐透视及胃镜检查。

思路2:慢性胆道疾病:如慢性胆囊炎、胆石症常有慢性右上腹、腹胀、嗳气等消化不良的症状,易误诊为慢性胃炎。胆囊造影及B超异常可最后确诊。

思路3:食管癌:早期可有胸骨后不适、烧灼感、针刺样或牵拉样痛,进食通过缓慢并有滞留的感觉或轻度哽咽感。中期可有进行性咽下困难、食物反流、咽下疼痛、营养不良、消瘦、声嘶等症状。行上消化道钡餐透视,完善电子胃镜检查后可明确诊断。

案例 8-3　十二指肠损伤

【病史摘要】男,59岁。

主诉:腹部挤压伤12小时。

现病史:患者12小时前在工地被搅拌车倒车时挤压腹部,立即送往医院,常规检查处理后,收入急诊科重症诊室。病程中患者神志清,精神一般,由轮椅推入诊室。

既往史:既往体检,否认慢性病及传染病史,无手术及输血史,无药物过敏史。

体格检查:T 36.8℃,P 90次/分,R 21次/分,BP 136/86mmHg。神志清,精神欠佳,双侧瞳孔等大等圆,对光反射灵敏,约3mm。双肺呼吸音清晰,未闻及干湿性啰音,心前区无隆起凹陷,剑突下未见异常搏动及抬举样搏动,心脏触诊未触及震颤、心包摩擦,叩诊心界不大,听诊心率90次/分,律齐,未闻及早搏及病理性杂音,腹部可见伤后痕迹,长约8mm,淤青,腹肌韧,全腹压痛、反跳痛,以右上侧腹部明显,肠鸣音消失。

实验室检查:血常规:WBC 11.4×10^9/L,Hb 119g/L,NEUT% 91%,NEUT 10.46×10^9/L;血凝检查:凝血酶原活动度54.3%,D-二聚体7.05mg/L,纤维蛋白原6.85g/L,纤维蛋白(原)降解产物16.57μg/L;肾功能5项总蛋白55.6g/L,白蛋白28g/L,总胆红素61μmol/L,肌酸激酶537.5U/L。腹部X线片见膈下游离气体。腹部CT检查:十二指肠腔缩小,右肾前出现游离气体,右肾周围影模糊,十二指肠扩张和造影剂中断。腹部超声示:腹腔积液。

【问题1】根据上述临床表现,高度怀疑该患者的临床诊断是什么?诊断时有哪些注意事项?

思路:根据受伤时、伤后临床表现以及腹部X线平片、腹部常规超声、全腹CT检查结果,该患者考虑腹部损伤,创伤性肠破裂,急性腹膜炎。诊断时注意提高警惕性,减少误诊。凡有腹部严重钝性挫伤,特别是暴力作用的挤压伤,若伤后出现明显上腹肿胀者,应警惕十二指肠闭合性损伤的可能。

【问题2】腹部创伤还有哪些诊断方法?

思路:除前述的外伤史、体格检查、腹部超声、CT外,明确腹腔脏器损伤的诊断方法还有腹腔穿刺检查、腹腔灌洗、X线平片、胃肠道造影、伤道造影、超声检查、选择性血管造影和诊断性腹腔镜检查。

【问题3】剖腹探查术是腹部创伤明确诊断和救治的基本方法,其适应证如何掌握?具体方法有哪些?

思路1:之前选择手术和尽早进行确定性治疗,是降低腹部创伤后病死率和并发症发生率的关键。本例患者考虑有胃肠道出血,应快速送至手术室,并于剖腹前做好各项术前准备。

思路2:院前和急诊科处理同时也是术前准备的组成成分,在完成建立输液通道、进行必要的化验检查、辅助检查、备血、胃肠减压、导尿等操作后,应给予广谱抗生素。

案例 8-4　直 肠 损 伤

【病史摘要】男,33岁。

主诉:腹部损伤5小时。

现病史:患者于5小时前发生车祸,致骨盆骨折腹部损伤,有大量活动性出血,具体量不详,患者感肛门骶部剧烈疼痛,不能站立,被抬入医院。

既往史:既往体检,否认慢性病及传染病史,无手术及输血史,无药物过敏史。

体格检查:T 36.8℃,P 90次/分,R 21次/分,BP 136/86mmHg。神志清,精神欠佳,急性痛苦面容,双侧瞳孔等大等圆,对光反射灵敏,约3mm。双肺呼吸音清晰,未闻及干湿性啰音,心前区无隆起凹陷,剑突下未见异常搏动及抬举样搏动,心脏触诊未触及震颤、心包摩擦,叩诊心界不大,听诊心率90次/分,律齐,未闻及早搏及病理性杂音,骨盆区压痛,左下肢较右下肢短缩2cm。双下肢无畸形、无运动感觉异常,肛门可见流血,双下肢足背动脉搏动有力,毛细血管充盈时间:1s。

实验室检查:血常规:Hb 112g/L,NEUT% 77.1%,NEUT 7.20×10^9/L,HCT 0.332g/L。血液生化:总蛋白58.7g/L,白蛋白36.4g/L,葡萄糖12.49mmol/L,肌酸激酶382U/L,前白蛋白95mg/L;血凝检查:活化部分凝血酶原时间23.10s,凝血酶原时间11.00s,D-二聚体1.17mg/L,纤维蛋白原4.77g/L,纤维蛋白(原)降解产物5.08μg/L,ABO及Rh血型测定:Rh血型阴性。骨盆平片提示骨盆骨折,骨盆错位,刺向直肠,耻骨联合及左骶髂关节分离,骨盆CT示腰椎横突及骨盆多发骨折并软组织挫伤,左骶髂关节分离。

【问题1】根据上述临床表现,高度怀疑该患者的临床诊断是什么?

思路:根据致伤机制,骨盆区域疼痛、不能站立,肛门流血,结合X线片和CT检查,该患者诊断考虑:多发伤:骨盆粉碎性骨折,直肠损伤。

【问题2】直肠损伤有哪些鉴别诊断?

思路1:上端直肠损伤:由于肠内容进入腹腔,可出现下腹剧痛,而有腹肌紧张,并有压痛及反跳痛,叩诊可有肝浊音区缩小或消失。查体可有肠鸣音消失及腹部出现移动性浊音,如行腹部穿刺,可有肠内容物抽出。

思路2:中端直肠损伤:特别伴有骨盆骨折或血管损伤时,可有大量出血,并迅速出现失血性休克。肠内存物可沿伤口进入周围软组织内,使感染扩散,感染性休克与出血性休克并存,病情十分危重,死亡率很高。

思路3:下端直肠损伤与肛管损伤:距会阴皮肤大片软组织撕裂,可使感染扩散,而造成皮肤及皮下组织大片坏死,并累及肛门括约肌,不仅有排便功能障碍,缺损的软组织也难以修复和重建。

【问题3】直肠创伤还有哪些诊断方法?

思路:除前述的体格检查、X线平片、CT检查外,还有肛门指诊、肛门直肠检查、直肠腔内超声。

案例 8-5　先天性肠闭锁和肠狭窄

【病史摘要】男，7天。

主诉：呕吐3天。

现病史：患儿自出生4天起进食饮水后出现呕吐症状，呕吐物为胃内容物（母乳及水），呕吐量较多，给予拍背等物理治疗效果欠佳，患儿家属为求进一步诊治前往我院新生儿科就诊，新生儿科以"呕吐原因待查"收治。病程中，患儿神志清，精神较差，小便较少，排黑绿色胎便4次。

既往史：否认先天性疾病病史。患儿无手术及输血史，药物过敏及食物过敏史不详。

个人史：生于原籍，无外地长期居住史，无疫水、疫区接触史，无特殊不良嗜好。

家族史：父母健在，否认家族遗传性及传染性疾病病史。

体格检查：T 36.9℃，P 125次/分，发育正常，营养较差，神志清，精神欠佳。全身皮肤黏膜无黄染、皮疹、蜘蛛痣、溃疡、瘀斑、结节。全身浅表淋巴结未触及肿大。头颅无畸形，眼睑无浮肿，结膜无充血，巩膜无黄染。腹部略膨隆，无腹壁静脉曲张，未见肠型及蠕动波。腹软，肝脾肋下未触及，未扪及肿块；叩诊呈鼓音，移动性浊音阴性；双肾区无叩击痛。听诊肠鸣音正常。肛门外生殖器检查未见明显异常。脊柱生理弯曲存在，无压痛及叩击痛。四肢各关节无畸形，双下肢未发现水肿。

实验室检查：①血常规检查：WBC 11.8×10^9/L，NEUT% 46.2%，LY% 48%，Hb 141g/L。②粪隐血试验阳性。

影像学检查：腹平片：见胃及十二指肠充气扩张，有气液平，呈"双泡征"；腹部彩超：胃潴留（胃内容物较多，胃扩张较明显，探头按压胃部未见胃内容物活动）。上消化道造影检查示：经鼻饲管注入造影剂后见胃及十二指肠上端明显扩张，蠕动增强，闭锁盲端边缘光滑，扩张显著，呈"风兜状"，造影不能下行。

【问题1】通过上述问诊、查体及实验室检查，该患儿可能的诊断是什么？

思路：根据该患儿的临床表现及相关检查，患儿本次以"呕吐3天"为主诉入院。病程中，患儿神志清，精神较差，患儿进食饮水后出现呕吐症状，呕吐物为胃内容物（母乳及水），呕吐量较多，给予拍背等物理治疗效果欠佳，小便较少，排黑绿色胎便4次。查体：T 36.9℃，P 125次/分，发育正常，营养较差，神志清，精神欠佳。全身皮肤黏膜无黄染、皮疹、蜘蛛痣、溃疡、瘀斑、结节。全身浅表淋巴结未触及肿大。头颅无畸形，眼睑无浮肿，结膜无充血，巩膜无黄染。腹部略膨隆，无腹壁静脉曲张，未见肠型及蠕动波。腹软，肝脾肋下未触及，未扪及肿块；叩诊呈鼓音，移动性浊音阴性；双肾区无叩击痛。听诊肠鸣音正常。肛门外生殖器检查未见明显异常。辅助检查：腹平片：见胃及十二指肠充气扩张，有气液平，呈"双泡征"；腹部彩超：胃潴留（胃内容物较多，胃扩张较明显，探头按压胃部未见胃内容物活动）。上消化道造影检查示：经鼻饲管注入造影剂后见胃及十二指肠上端明显扩张，蠕动增强，闭锁盲端边缘光滑，扩张显著，呈"风兜状"，造影不能下行。该患儿高度怀疑先天性十二指肠闭锁。

【问题2】先天性十二指肠闭锁有哪些鉴别诊断？

思路：①幽门闭锁和隔膜：呕吐物不含胆汁。腹部立位X线平片只见胃扩张伴气液平。钡剂检查可见梗阻部位在幽门窦部。②先天性肥厚性幽门狭窄：呕吐物不含胆汁，且发病在生后2～3周。右上腹可触及橄榄形肿块。钡餐及B型超声均显示幽门管狭窄且延长。③环形胰腺：本病也表现为十二指肠第2段梗阻。有时与十二指肠闭锁或狭窄合并发生，因此从临床检查不易鉴别，需经手术确诊。④先天性肠旋转不全：本病表现主要症状之一为十二指肠第2段梗阻。钡灌肠检查显示盲肠位置异常，多位于上腹部可作为诊断依据。

（马雅静）

案例 8-6　慢　性　胃　炎

【病史摘要】女,23岁,汉族。

主诉:上腹部间断疼痛 4 年余。

现病史:4 年前患者因学习紧张,经常熬夜,饮食不规律,开始出现间断中上腹部隐痛不适时伴反酸、嗳气及腹胀;与季节、进餐及排便无关,休息后可缓解。疼痛时自服胃药(具体不详),疼痛可减轻。起病以来患者体重下降不明显,大小便正常。

既往史:无肺炎、结核病史,无手术史,无外伤史,无血制品输注史,无过敏史,预防接种史按计划进行。

个人史:出生于原籍,无外地久居史,无血吸虫病疫水接触史,无地方病或传染病流行区居住史、无毒物、粉尘及放射性物质接触史,生活起居规律,无缺乏体力活动等不健康生活习惯,无吸烟史,无饮酒史,无性病史。

家族史:家庭成员健康,无家族性遗传病、无传染病史、无高血压病、无冠心病早发家族史、无糖尿病家族史。

体格检查:T 36.2℃,P 80 次/分,R 20 次/分,BP 100/60mmHg。发育正常,营养中等,神志清楚,查体合作。全身皮肤黏膜无发绀及黄染,无出血点及瘀斑。全身浅表淋巴结未触及肿大。头颅无畸形,眼睑无水肿,结膜无充血,双侧瞳孔等大等圆,直径约 3mm,对光反射灵敏。耳鼻无畸形,未见异常分泌物,乳突及鼻旁窦无压痛。口唇无发绀,口腔黏膜光滑,伸舌居中,咽无充血,双侧扁桃体无肿大。颈软,无抵抗,颈静脉未见充盈。胸廓对称,无畸形,双侧呼吸运动对称,双肺语颤对称,双肺叩诊呈清音,听诊未闻及干湿啰音及哮鸣音。心尖冲动不能明视,心前区无震颤,心脏相对浊音界无扩大,心率 80 次/分,律齐,各瓣膜听诊区未闻及病理性杂音。腹平坦,未见胃肠型及蠕动波,腹壁静脉无曲张,腹软,上腹部轻压痛,无反跳痛。生理反射存在,病理反射未引出。

实验室检查:血常规正常,Hp(+),大便常规及隐血(-)。

【问题 1】通过上述问诊与查体,该患者可能的诊断是什么?需与哪些疾病鉴别诊断?

思路 1:患者学习紧张,经常熬夜,饮食不规律。根据患者的年龄、发病时间、部位、消化道症状、胃药可减轻症状、无黑便及体重下降史等报警症状。高度怀疑慢性胃炎。

思路 2:鉴别诊断:①消化性溃疡:有反复性、季节性、周期性、节律性特点,可有黑便史,该患者无。②胃食管反流病:以胸骨后不适,反酸、胃灼热为主要表现,内镜下可及食管下端内膜糜烂或不糜烂,24 小时食管 pH 测定为阳性。③胆石症:为右上腹痛,油腻餐可诱发,夜间不适多见,B 超可提示。④胃癌等消化道肿瘤:多有相关脏器病变表现,如消化道出血、贫血、腹部包块、消瘦等症状,年龄偏大者多见,病程为进行性,一般药物不能缓解。可行消化道造影或内镜检查以排除。

【问题 2】为明确诊断,应进行哪些检查?

应进行的检查主要有:①血常规。②便常规及潜血。③胃镜检查。④胃功能检测血清胃蛋白酶原 I(PG I),血清胃蛋白酶原 II(PG II),幽门螺杆菌(Hp)检查。同时报告胃蛋白酶原比值。⑤血清抗壁细胞抗体、内因子抗体及维生素 B_{12} 水平测定。⑥必要时行血 PCA 及 IFA 检查。24 小时食管 pH 测定及食管下端括约肌功能测定等。

胃镜检查结果:食道未见异常;贲门轻度充血,齿状线清;胃底水肿明显,充血,小区小凹显著,散在多个点状红斑及少数出血点;胃窦红白相间花斑状。镜像诊断:慢性浅表性胃炎。

思路 1:慢性胃炎多由 Hp 感染引起,Hp 经口进入胃内,部分可被胃酸杀灭,部分则附着于胃窦部黏液层,依靠其鞭毛穿过黏液层,定居于黏液层与胃窦黏膜上皮细胞表面,一般不侵入胃腺和固有层内。一方面避免了胃酸的杀菌作用,另一方面难以被机体的免疫机能清除。Hp 产生的尿素酶可分解尿素,产生的氨可中和反渗入黏液内的胃酸,形成有利于 Hp 定居和繁殖的局部微环境,使感染慢性化。

Hp 凭借其产生的氨及空泡毒素导致细胞损伤;促进上皮细胞释放炎症介质;菌体细胞壁 Lew-isX、LewisY 抗原引起自身免疫反应;多种机制使炎症反应迁延或加重。其对胃黏膜炎症发展的转归取决于 Hp 毒株及毒力、宿主个体差异和胃内微生态环境等多因素的综合结果。

思路 2:由十二指肠 - 胃反流引起,胃肠慢性炎症、消化吸收不良及动力异常等所致。长期反流,可导致胃黏膜慢性炎症。

思路 3:胃体腺壁细胞除分泌盐酸外,还分泌一种黏蛋白,称为内因子。它能与食物中的维生素 B_{12}(外因子)结合形成复合物,使之不被酶消化,到达回肠后,维生素 B_{12} 得以吸收。

当体内出现针对壁细胞或内因子的自身抗体时,作为靶细胞的壁细胞总数减少,胃酸分泌降低、内因子不能发挥正常功能,导致维生素 B_{12} 吸收不良,出现巨幼红细胞性贫血,称之为恶性贫血。

思路 4:胃蛋白酶原(pepsinogen,PG)由胃黏膜腺体分泌,其分为 PG Ⅰ 和 PG Ⅱ,因为胃几乎是 PG 的唯一来源,所以其浓度可以反映胃黏膜腺体不同部位的分泌功能,在由慢性浅表性胃炎→萎缩性胃炎→肠上皮化生→异型增生→胃癌这一量变到质变的过程中,PG 可作为检测胃癌的一个可靠标志物。实现对于胃癌高风险人群的识别。PG Ⅰ 降低对检出胃癌相对不够敏感,但如果与 PG Ⅰ /PG Ⅱ 比值相结合,则检出胃癌的灵敏度(64%～80%)和特异度(70%～84%)都大大提高,可用于胃癌普查。目前一般建议用 PG Ⅰ ≤70ng/mL 和 PG Ⅰ /PG Ⅱ ≤3.0 作为入选标准。

【问题3】根据实验室及其他检查结果,应做出怎样的诊断? 依据是什么?

患者可诊断为:慢性胃炎。

诊断依据:①患者精神紧张,睡眠、饮食不规律。中上腹部间断隐痛不适,时伴反酸、嗳气及腹胀;与季节、进餐及排便无关,休息后可缓解。疼痛时自服胃药,疼痛可减轻。胃镜检查贲门轻度充血,胃底水肿明显,充血,小区小凹显著,散在多个点状红斑及少数出血点;胃窦红白相间花斑状。Hp(+),可诊断为慢性胃炎。②起病以来患者体重下降不明显,大小便正常,没有排过黑色大便。便常规及隐血(-)。可以确定患者无胃肠道溃疡出血情况。

思路 1:大多数患者无明显症状。可表现为中上腹不适、饱胀、钝痛、烧灼痛等,也可呈食欲缺乏、嗳气、泛酸、恶心等消化不良症状。体征多不明显,有时上腹轻压痛。胃镜及组织学检查是慢性胃炎诊断的关键。临床症状程度和慢性胃炎组织学之间没有明显联系。

思路 2:胃黏膜重度炎症,肠化、萎缩及异性增生可引起癌变,胃功能检测血清 PG Ⅰ,血清 PG Ⅱ 检查可以用于胃癌高危人群的筛查,但不单独用于胃癌诊断,要最终诊断还须进行胃镜和病理组织学检查,并根据患者综合情况分析检查结果。①胃癌。PG Ⅰ /PG Ⅰ 比值下降是萎缩性胃炎的标志,萎缩性胃炎是胃癌的主要癌前病变。② Hp 感染。PG Ⅰ /PG Ⅱ 比值较治疗前升高说明疗效显著。③鉴别良、恶性胃溃疡。胃溃疡时,PG Ⅰ /PG Ⅱ 比值升高;萎缩性胃炎发生时,PG Ⅰ 降低,PG Ⅰ /PG Ⅱ 降低;萎缩性胃炎伴有肠化、胃窦腺假幽门腺化生时,PG Ⅱ 含量升高;肠上皮化生、不典型增生和胃癌时,PG Ⅰ 分泌减少,PG Ⅰ /PG Ⅱ 发生变化。

案例 8-7　慢 性 腹 泻

【病史摘要】男,63 岁,汉族。

主诉:乏力伴腹泻 5 个月余,加重 1 个月。

现病史:患者 5 个月余前无明显诱因出现乏力,伴活动耐量下降,无胸痛、心悸。同时出现排便习惯改变,每日排 3～5 次黄色不成形便,伴下腹隐痛,未诊治。1 个月前患者乏力、活动后气短加重，并出现排黏液便。患者自发病来，无皮疹、关节疼痛、口干眼干及口腔溃疡，半年来体重下降 10kg。曾就诊于外院查血常规：WBC 8.3×10^9/L，Hb 57g/L，PLT 173×10^9/L，大便潜血阳性。

既往史：30 年前患十二指肠溃疡并出血；8 年前诊为"腔隙性脑梗死"，未服用阿司匹林。无肺炎、结核病史，无手术史，无外伤史，无血制品输注史，无过敏史，预防接种史不详。

个人史：出生于原籍，无外地久居史，无血吸虫病疫水接触史，无地方病或传染病流行区居住史、无毒物、粉尘及放射性物质接触史，生活起居规律，无缺乏体力活动等不健康生活习惯，无吸烟史，有饮酒史，饮酒 30 年（度数在 20 度左右），相当于酒精 10g/ 日，无性病史。

家族史：父母去世（具体原因不详），家庭成员健康。无家族性遗传病、无传染病史、无高血压病、无冠心病早发家族史、无糖尿病家族史。

体格检查：T 36.5℃，P 72 次 / 分，R 16 次 / 分，BP 120/80mmHg；贫血貌，双侧颌下可及数个肿大淋巴结；心肺查体未见异常；腹软，下腹轻压痛，无反跳痛，未及包块，肝脾肋下未扪及，移动性浊音阴性；双下肢无水肿。

实验室检查：镜检中可看到充血、水肿的黏膜，脆而易出血。可看到溃疡面，周围有隆起的肉芽组织和水肿的黏膜，貌似息肉样；病理结果为大肠黏膜慢性炎伴大量中性粒细胞浸润，可见隐窝脓肿。WBC 11.8×10^9/L，总蛋白 81.1g/L，白蛋白 32.8g/L，球蛋白 48.3g/L，白蛋白 / 球蛋白比值（A/G）0.68。

【问题 1】通过上述问诊与查体，该患者可能的诊断是什么？需与哪些疾病鉴别诊断？

思路 1：患者为老年男性，5 个月余前无明显诱因出现乏力，伴活动耐量下降，无胸痛、心悸。同时出现排便习惯改变，每日排 2～4 次黄色不成形便，伴下腹隐痛，未诊治。1 个月前患者乏力、活动后气短加重，并出现排黏液便，皮疹、关节疼痛、口干眼干及口腔溃疡，半年来体重下降 10kg。30 年前患十二指肠溃疡并出血；8 年前诊为"腔隙性脑梗死"，未服用阿司匹林。患者每日排便次数增多（＞3 次 / 日），伴下腹疼痛，病程 5 月余，可以基本确定为慢性腹泻。

思路 2：鉴别诊断：急性腹泻。

【问题 2】为明确腹泻的发病机制，应进行哪些检查？根据检查结果，应作出怎样的诊断？依据是什么？

对于慢性腹泻的患者，首先需确定患者的腹泻类型。根据腹泻的发病机制，可将腹泻分为渗出性腹泻、渗透性腹泻、分泌性腹泻及胃肠运动性腹泻。在查找慢性腹泻的发病机制及原因方面，实验室及其他检查尤为重要。

实验室检查：血常规：WBC 11.8×10^9/L，Hb 100g/L，平均红细胞体积（MCV）82.9fL，平均红细胞血红蛋白含量（MCH）28.7pg，PTL 193×10^9/L；ESR 64mm/h；便常规：白细胞 4～6 个 / 高倍视野，红细胞 20～30 个 / 高倍视野，便潜血阳性；尿常规未见异常；血液生化示肝肾功能大致正常，总蛋白 81.1g/L，白蛋白 32.8g/L，球蛋白 48.3g/L，白蛋白 / 球蛋白比值（A/G）0.68；肿瘤标志物未见异常；便培养（细菌 ++）。

随后的结肠镜检查发现降结肠距肛门口约 55cm 处可见黏膜溃疡、充血；降结肠近脾曲至升结肠近回盲部可见环周黏膜充血、水肿、溃疡形成，有接触出血。其中降结肠近脾曲肠腔狭窄，出血明显。病变肠黏膜与正常肠黏膜间有明显界限。

思路 1：渗出性腹泻是因为肠道炎症、溃疡、肿瘤浸润等，使病变部位的血管、淋巴结、黏膜受到损害。局部血管通透性增加，蛋白、血液渗出及黏液分泌增加，进入肠道而发生腹泻。渗出性腹泻可分为感染性和非感染性，感染性常见的病因有痢疾、肠炎、肠结核等；非感染性常见有炎症性肠病、结肠癌、缺血性结肠炎等。渗出性腹泻患者大便中常含有黏液或血。该患者腹泻伴有下腹痛，出现黏液便，粪便化验可见红、白细胞，且以红细胞为主，符合渗出性腹泻的特点。

思路2：该患者胃腹泻伴有下腹痛，出现黏液便，粪便检查可见红、白细胞，且以红细胞为主，符合渗出性腹泻的特点。进一步分析其腹泻的病因，因其病史长，属于慢性腹泻，无发热有血白细胞升高，便培养为细菌阳性，应考虑为感染性腹泻。

思路3：CT片，见横结肠、降结肠、乙状结肠袋消失，管壁增厚，伴增强扫描同心圆样强化，相邻肠管周围脂肪间隙密度增高，伴直小血管增多，首先考虑炎症性肠病，因病变主要在结肠故考虑溃疡性结肠炎（UC）可能性大。腹主动脉未见粥样硬化征象，腹主动脉及其分支未见瘤样扩张及狭窄征象，似乎可以除外缺血性肠病。

【问题3】根据上述检查，该患者可能会发生哪些并发症？还需要做什么实验室检查确证？

主要并发症有：大量便血、肠狭窄、肠穿孔、结肠癌。

思路1：大量便血：便血是本病的主要并发症之一，便血的多少也是衡量病情轻重的指标，但有时难以绝对定量。

思路2：肠狭窄：多发生在病变广泛、病程持续、长达5～25年以上的病例，其部位多发生在左半结肠、乙状结肠或直肠。其原因的因为黏膜肌层的增厚，或假息肉呈团阻塞肠腔。

思路3：肠穿孔：多为中毒性肠扩张的并发症，也可出现在严重型。皮质激素的应用被认为是对肠穿孔的一个危险因素。

思路4：结肠癌：目前已共认溃疡性结肠炎并发结肠癌的机会要比同年龄和性别组的一般人群明显为高，一般认为癌变趋势和病程长短有关，病程15～20年后，癌变的危险性大约每年增加1%。

【问题4】渗出性腹泻如何与其他腹泻类型相鉴别？

思路1：渗透性腹泻是因为肠道对水溶性物质吸收障碍，使肠腔内渗透压增加，影响水的吸收，肠内容积增大，肠管扩张，促使肠蠕动加速而发生腹泻。渗透性腹泻患者的粪便中多含有不消化食物，可能由消化不良或吸收不良引起。

思路2：分泌性腹泻主要由小肠病变引起，特别是空肠可分泌大量电解质、水分，肠腔内容积增大，肠蠕动加速而发生腹泻。分泌性腹泻由于病因不同可分为感染性与非感染性两种。感染性腹泻常见于霍乱、产毒性大肠杆菌肠炎、沙门菌属等感染；非感染性腹泻见于可分泌激素或其他物质的肿瘤如胃泌素瘤、类癌综合征等，亦可由于内源性或外源性致泻物如胆酸、脂肪酸、某些泻药等引起。

思路3：胃肠运动性腹泻是由于肠蠕动增快，使肠腔内电解质和水分与肠黏膜接触时间缩短，水分不能被肠道吸收而引起的腹泻。胃肠运动性腹泻常见于肠易激综合征、甲状腺功能亢进等，其腹泻特点为排便次数多但无渗出物。

案例 8-8 溃疡性结肠炎

【病史摘要】男，60岁，汉族。

主诉：便血5月余。

现病史：患者5月前无明显诱因出现大便习惯改变，间断解糊状便，有时可见少量鲜血或黏液血便（具体量不详），4～5次/日，未呕血、无反酸、嗳气、腹痛、腹胀、乏力、头昏、冒冷汗、心慌、晕厥、眼花、胸闷、气促等不适，到当地医院就诊，行肠镜检查示：溃疡性直肠炎并出血，予以相关治疗后（具体不详）便血症状未见明显好转，遂前往某医院就诊，予以"美沙拉秦栓外用，美沙拉秦肠溶片4片口服，每日2次，布拉式酵母菌散剂1袋口服，每日2次"，症状可好转。未规范服用药物，仍出现上诉症状，自行在当地民间、医院寻找中药治疗，同时服用"肠胃宁片、呋喃唑酮"仍未见明显好转。

既往史：入院前14天无新型冠状病毒感染密切接触史，无疫区旅游史或居住史。无输血史，无食物及药物过敏史。

个人史：出生于原籍，无外地久居史，无血吸虫病疫水接触史，生活起居规律，无吸烟史，有饮酒史，无性病史。

家族史：父母去世（具体原因不详），家庭成员健康。无家族性遗传病、无传染病史、无高血压病、无冠心病早发家族史、无糖尿病家族史。

体格检查：T 36.3℃，P 64 次 / 分，R 19 次 / 分，BP 118/72mmHg，神清合作，贫血貌，全身皮肤巩膜无黄染，无蜘蛛痣，无肝掌，浅表淋巴结无肿大，双肺呼吸音清晰，双肺未闻及干湿性啰音，心率 64 次 / 分，律齐，无杂音，腹平软，无压痛、反跳痛，肝脾未触及，Murphy 征（−），移动性浊音阴性，肝区无叩痛，肠鸣音 4 次 / 分，双下肢无明显水肿。

实验室及其他检查：Hb 108.00g/L；血型：B 型 Rh（D）阳性；肝肾功能、乙肝三对、肌钙蛋白、CEA、AFP、凝血功能、糖化血红蛋白正常；丙型肝炎病毒抗体、艾滋抗原 P24/ 抗体联合检测、梅毒滴度阴性；新型冠状病毒核酸检测阴性；胸片：未见明显异常。心电图：①窦性心律；② ST 改变，请结合临床。肠镜：大肠黏膜：所见回盲部、升结肠、结肠右曲、横结肠、结肠脾曲、降结肠黏膜未见明显异常，距肛门约 26cm 以下乙状结肠、直肠黏膜充血肿胀明显，可见散在多发条形溃疡及糜烂，黏膜脆，触之易出血，黏膜表面附着大量分泌物。内镜诊断：糜烂出血性乙状结肠直肠炎，考虑溃疡性结肠炎可能性大。病理：内镜活检：（直肠）黏膜慢性活动性炎症。

【问题1】通过上述问诊与查体，该患者可能的诊断是什么？需与哪些疾病鉴别诊断？

思路 1：老年男性，60 岁，病程 5 个月。患者因便血 5 月余入院。患者主要表现为间断解糊状便，有时可见少量鲜血或黏液血便（具体量不详），4～5 次 / 日，未呕血、无反酸、嗳气、腹痛、腹胀、乏力、头昏、冒冷汗、心慌、晕厥、眼花、胸闷、气促等不适，曾行肠镜检查示：溃疡性直肠炎并出血，经美沙拉秦治疗后，症状可好转。既往体健，查体：贫血貌，全身皮肤巩膜无黄染，浅表淋巴结无肿大，腹平软，无压痛、反跳痛，肝脾未触及，移动性浊音阴性，肝区无叩痛，肠鸣音 4 次 / 分，双下肢无明显水肿。实验室检查：Hb 108.00g/L；肠镜示距肛门约 26cm 以下乙状结肠、直肠黏膜充血肿胀明显，可见散在多发条形溃疡及糜烂，黏膜脆，触之易出血，黏膜表面附着大量分泌物。内镜诊断：糜烂出血性乙状结肠直肠炎，考虑溃疡性结肠炎可能性大。病理：内镜活检：（直肠）黏膜慢性活动性炎症。

思路 2：鉴别诊断：①感染性肠炎；②阿米巴肠炎；③克罗恩病；④大肠癌。

【问题2】为明确诊断，应进行哪些检查？

具有持续或反复发作腹泻或黏液脓血便，腹痛、里急后重伴（或不伴）不同程度全身症状者，在排除感染性肠炎、克罗恩病、缺血性肠炎的基础上，具有结肠镜检查重要改变中至少 1 项及黏膜活检组织学所见可诊断该病。

初发病例及临床表现、结肠镜改变不典型者，暂不做出诊断，须随访 3～6 月，根据病情变化再做出诊断。

思路 1：患者黏液脓血便，有贫血表现，肠镜主要乙状结肠、直肠黏膜充血肿胀、溃疡及糜烂，呈连续性改变，并经美沙拉秦治疗有效，考虑溃疡性结肠炎可能性大。患者初次发病，临床类型应为初发型，根据排便次数、便血有无、血沉、贫血、发热、脉搏等分为轻、中、重度；故需要完善血沉、血常规等检查及监测脉搏体温等。

思路 2：患者大便次数增多，黏液血便，需通过粪便病原学检查排除感染性结肠炎。部分患者可能合并艰难梭菌的感染，可通过培养、毒素检测及 PCR 检测核酸等方法证实；应强调粪便常规检查和培养应不少于 3 次。有条件的单位可行粪便钙卫蛋白和血清乳铁蛋白等检查作为辅助指标。

思路 3：结肠镜检查并活检是建立诊断的关键。患者症状反复，可进一步复查肠镜，了解病变的范围，可再次病理检查，如病理表现为黏膜固有层内弥漫性中性粒细胞、淋巴细胞、浆细胞、嗜酸粒细胞浸润,可见黏膜糜烂、溃疡及隐窝炎、隐窝脓肿等,病变一般局限于黏膜及黏膜下层,很少深入基层。如有典型病理表现,诊断明确。

【问题3】根据上述检查,溃疡性结肠炎患者可能会发生哪些并发症?

主要并发症有:中毒性巨结肠、癌变、其他并发症。

思路1:中毒性巨结肠:约5%的重症患者可出现中毒性巨结肠。此时结肠病变广泛而严重,肠壁张力减退,结肠蠕动消失,肠内容物与气体大量聚集,致急性结肠扩张,一般以横结肠最为严重。表现为病情急剧恶化,毒血症明显,有脱水及电解质平衡紊乱,出现肠型、腹部压痛、肠鸣音消失。腹部平片检结肠扩大,结肠带消失。易引起急性肠穿孔,预后差。

思路2:癌变:多见于广泛性结肠炎,病程漫长者,病程>20年的患者发生结肠癌的风险较正常人增高10~15倍。

思路3:其他并发症:结肠大出血发生率约3%,肠穿孔多与中毒性巨结肠有关,肠梗阻少见,发生率远低于克罗恩病。

【问题4】溃疡性结肠炎需与哪些疾病相鉴别?有哪些检查可协助诊断?

思路1:急性感染性肠炎:各种细菌感染如志贺菌、沙门菌等,可引起腹泻,黏液血便,里急后重等症状,易与溃疡性结肠炎混淆,但常有流行病学特点(如不洁食物或疫区接触史),常伴有发热,具有自限性(病程一般为数天至1周,不超过6周);抗菌药物治疗有效;粪便检出病原体可确诊。

思路2:阿米巴肠炎:病变主要侵犯右侧结肠,也可累积左侧,有流行病学特征,主要表现为果酱样大便。结肠溃疡较深,边缘潜行,溃疡间黏膜多正常。粪便或结肠镜取溃疡渗出物检查可找到溶组织阿米巴滋养体或包囊,血清抗阿米巴抗体阳性,抗阿米巴治疗有效。

思路3:缺血性结肠炎:多见于患动脉硬化,心功能不全的老年人;起病急,常表现为腹痛,便血,为鲜红色或暗红色,需要与溃疡性结肠炎黏液血便鉴别;病变多以结肠脾曲为中心节段性发生,肠镜检查及腹部CT检查可辅助诊断。

案例 8-9　肠　结　核

【病史摘要】女,33岁,汉族。

主诉:反复腹泻半年,再发伴发热、咳嗽10天。

现病史:半年前无明显诱因出现反复腹泻黄色稀软便,每日3~5次,间隔几日即复发1次,在当地医院行肠镜检查诊断为克罗恩病,予柳氮磺吡啶及醋酸泼尼松等治疗后好转。10天前无明显诱因再次出现腹泻伴发热、咳嗽,在当地医院继续予柳氮磺吡啶、泼尼松及抗感染等处理后仍无明显好转,体温高达40℃,咳嗽加重,无明显咳痰,转入驻地医院呼吸科治疗。

既往史:无手术史,无外伤史,无血制品输注史,无过敏史,预防接种史按计划进行。

个人史:出生于原籍,无外地久居史,无血吸虫病疫水接触史,无地方病或传染病流行区居住史、无毒物、粉尘及放射性物质接触史,生活起居规律,无缺乏体力活动等不健康生活习惯,无吸烟史,无饮酒史,无性病史。

家族史:家庭成员健康,育有一女,爱人及女儿健康。无家族性遗传病、无传染病史、无高血压病、无冠心病早发家族史、无糖尿病家族史。

体格检查:T 41℃,P 96次/分,R 24次/分,BP 116/70mmHg。急性病面容,全身浅表淋巴增大,两肺呼吸音稍粗,右下腹轻压痛,无反跳痛,移动性浊音阴性,肠鸣音5~6次/分。

实验室检查:血常规:WBC $12.2 \times 10^9/L$,NUET 0.90;C反应蛋白64.60mg/L;电解质及肝功能、红细胞沉降率、风湿因子等均正常;抗结核抗体阴性。痰涂片找到抗酸杆菌;便培养、痰培养及血培养均未见细菌生长。摄X线胸片示右肺内侧段肺纹理增粗。

【问题1】通过上述问诊与查体,该患者可能的诊断是什么?需与哪些疾病鉴别诊断?

思路1:患者因反复腹泻半年,10天前无明显诱因再次出现腹泻伴发热、咳嗽,在当地医院予柳氮磺吡啶、泼尼松及抗感染等处理后无明显好转,体温高达40℃,咳嗽加重,无明显咳痰,予以抗炎、抗感染治疗效果不明显。肠鸣音5~6次/分。血常规:WBC $12.2 \times 10^9/L$,NUET 0.90;C反应蛋白64.60mg/L;红细胞沉降率增快,电解质及肝功能、风湿因子等均正常;抗结核抗体阴性。痰涂片找到抗酸杆菌;便培养、痰培养及血培养均未见细菌生长。患者腹泻,发热,咳嗽,无明显咳痰,痰涂片找到抗酸杆菌,高度怀疑肠结核。

思路2:鉴别诊断:①克罗恩病;②阿米巴病或血吸虫病;③右侧结肠癌;④其他肠结核。

【问题2】为明确诊断,应进行哪些检查?

肠结核是临床上较为常见的肺外结核病,是因结核分枝杆菌侵犯肠道而引起的慢性感染。绝大多数继发于肠外结核,特别是开放性肺结核。发病年龄多为青壮年,女略多于男。起病隐匿,与克罗恩病临床表现及病理改变十分相似,常造成误诊,此时实验室及其他检查尤为重要。

实验室检查:粪便为糊样,显微镜下可见少量脓细胞与红细胞,血结核菌素纯蛋白衍生物(tuberculin purified protein derivative,PPD)抗体阳性。

结肠镜检查:回盲部可见肠黏膜充血、水肿,溃疡形成。为明确检查应在行肠镜检查时,于病变部位取组织进行活检,找到结核分枝杆菌或病变处活检组织细菌培养,分离出结核分枝杆菌。

X线检查:X线胃肠钡餐造影示X线钡影跳跃征象,肠黏膜皱襞粗乱、肠壁边缘不规则。

思路1:结核分枝杆菌主要经口传染而侵入肠道,患者常为开放性肺结核,由于吞咽了自身含有结核分枝杆菌的痰液而致病。或者经常与开放性肺结核患者一同进餐,缺乏必要的消毒隔离措施从而致病。少数情况下饮用未经消毒的含有结核分枝杆菌的牛奶或乳制品也可引起原发性肠结核。患者为青壮年女性,腹痛、腹泻,伴有高热,痰涂片找到抗酸杆菌,高度怀疑肺源性肠结核。

思路2:患者粪便糊状,显微镜下可见少量脓细胞与红细胞,红细胞沉降增快,可估计结核处于活动期。血结核菌素纯蛋白衍生物(PPD)抗体阳性,PPD单位试验阳性,表示有结核感染,并不一定患病;但呈强阳性时,常提示有活动性结核灶。

思路3:"T-SPOT"是检测试剂盒T-SPOT.TB的简称。T-SPOT.TB是γ干扰素释放试验的一种,具体采用的检测方法是一种简化的酶联免疫斑点试验,用于体外检测外周血中经过结核分枝杆菌特异性抗原激活的效应T细胞。T-SPOT阳性提示患者体内存在结核分枝杆菌特异性效应T细胞,患者存在结核感染。

思路4:患者肠镜检查回盲部可见肠黏膜充血、水肿,溃疡形成,符合肠结核的表现。病变部位取组织进行活检,找到结核分枝杆菌或病变处活检组织细菌培养,分离出结核分枝杆菌。可以确诊肠结核。

思路5:溃疡型肠结核的主要X线表现为患病肠管的痉挛收缩,黏膜皱襞紊乱。钡剂到达病变区时,如回盲肠结核,不能在该区正常停留,而迅即被驱向远侧肠管。因此常见到末段回肠、盲肠和升结肠的一部分充盈不良,或只有少量钡剂充盈,呈细线状,或者完全没有钡剂充盈,而其上、下肠管则充盈如常。这种征象称之为"跳跃"征,是溃疡型肠结核较为典型的表现。患者X线胃肠钡餐造影示跳跃征象,肠黏膜皱襞粗乱、肠壁边缘不规则。基本可以确定为肠结核。

【问题3】根据上述检查,肠结核患者可能会发生哪些并发症?

肠结核患者常见并发症有:肠梗阻、肠穿孔、腹膜炎、肠粘连及肠套叠等。

思路1:肠梗阻是本病最常见的并发症,主要发生在增生型肠结核,溃疡型肠结核由于邻近腹膜粘连使肠曲遭受牵拉,束缚和压迫,或因肠溃疡愈合而有瘢痕收缩,可使肠腔狭窄引起梗阻,梗阻多系慢性进行性,常为部分患者,程度轻重不等,迁延时间较长,可严重地影响患者营养状况,少数可发展到完全性肠梗阻。

思路 2：肠穿孔的发生率次于肠梗阻，居第 2 位，主要为亚急性或慢性穿孔，可在腹腔内形成脓肿，溃破后形成肠瘘，急性穿孔较少见，常发生在梗阻近端极度扩张的肠曲，或见于有多段肠狭窄造成的闭锁性肠梗阻，溃疡型肠结核虽有肠曲周围组织粘连，溃疡一般不穿破进入游离腹腔，但在病情发展快，机体反应差时，溃疡可向深部穿透，引起急性穿孔。

思路 3：其他并发症有腹膜炎，肠粘连，肠套叠和收缩性憩室等。

【问题 4】肠结核需与哪些疾病相鉴别？有哪些检查可协助诊断？

思路 1：克罗恩病的临床表现、X 线及内镜检查所见常与肠结核酷似，需仔细鉴别。鉴别要点：①无肠外结核证据；②有缓解与复发倾向，病程一般更长；③ X 线发现病变虽以回肠末段为主，但可有其他肠段受累，并且呈节段性分布；④更易并发瘘管或肛门直肠周围病变；⑤抗结核药物治疗无效；⑥鉴别诊断有困难而行剖腹探查者，切除标本及周围肠系膜淋巴均无结核证据，病理特点为非干酪肉芽肿形成，镜检与动物接种均无结核分枝杆菌发现。

思路 2：阿米巴病或血吸虫病性肉芽肿既往有相应感染病史。常见脓血便。粪便常规或孵化检查发现有关病原体。结肠镜检查有助鉴别诊断。相应特效治疗有效。

思路 3：右侧结肠癌比肠结核发病年龄大，常在 40 岁以上。一般无发热、盗汗等结核毒血症表现。X 线检查主要见钡剂充盈缺损，病变局限在结肠。结肠镜检查及活检可确定结肠癌诊断。

思路 4：其他肠结核有时还应与肠恶性淋巴瘤、耶尔森杆菌肠炎及一些少见的感染性肠病如非结核分枝杆菌（多见于艾滋病患者）、性病性淋巴肉芽肿、梅毒侵犯肠道、肠放线菌病等鉴别。以发热为主要表现者需与伤寒等长期发热性疾病相鉴别。

案例 8-10 急性胰腺炎

【病史摘要】男，32 岁，汉族。

主诉：腹痛 5 天，加重 1 天。

现病史：5 天前患者饮酒后出现上腹痛，为持续性绞痛，阵发性加重，向后背部放射，伴频繁恶心、呕吐，呕吐物为胃内容物和胆汁，在村卫生室给予补液、抗感染、抑酸对症支持治疗，病情略有好转，1 天前进油腻饮食后病情再次加重，腹痛不能缓解，逐渐蔓延至全腹，腹胀明显，恶心、呕吐加重，肛门停止排气排便，尿量少，色黄，伴烦躁不安，皮肤湿冷，为求进一步诊治，急来就诊。自发病以来，饮食、睡眠差，无大便，小便量少、色黄，体重减轻约 2kg。

既往史：无肺炎、结核病史，无手术史，无外伤史，无血制品输注史，无过敏史，预防接种史按计划进行。

个人史：出生于原籍，无外地久居史，无血吸虫病疫水接触史，无地方病或传染病流行区居住史、无毒物、粉尘及放射性物质接触史，生活起居规律，无缺乏体力活动等不健康生活习惯，无吸烟史，有饮酒史 8 余年（度数在 52 度），250mL/ 日，相当于酒精 5g/ 日，无性病史。

家族史：家庭成员健康，育有一子，爱人及儿子健康。无家族性遗传病、无传染病史、无高血压病、无冠心病早发家族史、无糖尿病家族史。

体格检查：T 38.7℃，P 110 次 / 分，R 21 次 / 分，BP 80/50mmHg，一般情况差，心率 110 次 / 分，患者全腹膨隆，腹肌紧张，明显压痛、反跳痛。肠鸣音消失，移动性浊音阳性。

实验室检查：血常规：WBC 22.3×10^9/L，NEUT% 92%，血糖 14.3mmol/L，血钙 1.50mmol/L。腹部平片未见膈下游离气体，未见气液平面。

【问题 1】通过上述问诊与查体，该患者可能的诊断是什么？需与哪些疾病鉴别诊断？

思路 1：中年男性，急性病程。患者 5 天前饮酒后出现上腹持续性绞痛，阵发性加重，伴频繁恶心、呕吐，经补液治疗后有所好转。1 天前进食油腻后再次加重，腹痛逐渐蔓延至全腹，腹胀明显，恶心、呕吐加重，肛门停止排气排便，尿量少，色黄，伴烦躁不安，皮肤湿冷。既往否认胆石病史。查体 T 38.7℃，P 110 次 / 分，BP 80/50mmHg，患者全腹膨隆，腹肌紧张，明显压痛、反跳痛。肠鸣音减弱或消失，移动性浊音阳性。辅助检查血常规：WBC 22.3×10^9/L，NEUT% 92%，血糖14.3mmol/L，血钙 1.50mmol/L。高度怀疑患者为急性胰腺炎。

思路 2：鉴别诊断：①机械性肠梗阻；②消化性溃疡穿孔；③急性胆囊炎和胆石症。

【问题 2】为明确诊断，应进行哪些检查？根据检查结果，应做出怎样的诊断？依据是什么？

该患者急性、持续中上腹持续绞痛，阵发性加重，伴频繁恶心呕吐，腹胀明显。白细胞高，血糖 14.3mmol/L，血钙 1.50mmol/L。为明确诊断应完善实验室检查并加做 CT。

实验室检查：C 反应蛋白 173mg/L，血淀粉酶 470U/L（酶偶联法），尿淀粉酶 380U/L（酶联法），甘油三酯 530mg/dL。

腹部 CT：胰腺体积明显增大，边界不清，胰腺内低密度区，胰周液体积聚。

思路 1：急性胰腺炎常与过多饮酒、胆管内的胆结石有关，当在各种病因作用下，胰腺自身消化防卫机制被削弱，胰消化酶原被异常激活，并启动其他消化酶原的级联活化，引发胰自身消化。在激活的胰消化酶中起主要破坏作用的有磷脂酶 A2、弹力蛋白酶和胰血管舒缓素，由于这些酶的破坏作用，最终造成胰腺组织的出血坏死。主要症状为腹痛、恶心、呕吐、发热，而出血坏死型胰腺炎可出现休克、高热、黄疸、腹胀以至肠麻痹、腹膜刺激征以及皮下出现淤血斑等。患者饮酒后出现上腹持续绞痛，阵发性加重，伴频繁恶心、呕吐、发热，患者全腹膨隆，腹肌紧张，明显压痛、反跳痛。肠鸣音减弱或消失，移动性浊音阳性。高度怀患者疑急性胰腺炎。

思路 2：患者白细胞、C 反应蛋白升高。血糖（无糖尿病史）>11.2mmol/L，可能与胰腺坏死，胰岛素释放减少、胰高血糖素释放增加有关。甘油三酯升高既是急性胰腺炎的病因，也可能是其后果。当血钙<2mmol/L 时，说明胰腺已坏死，Ca^{2+} 流入腺泡细胞中。

思路 3：血淀粉酶 470U/L（酶联法），大于正常值上限 3 倍；尿淀粉酶 380U/L（酶联法）。血清淀粉酶正常值是 40～100U（Somogyi），超过 500U 提示急性胰腺炎，但急性胰腺炎病例的 1/3～2/3血清淀粉酶可在 500U 以下，特别是重型胰腺炎，血清淀粉酶可在正常范围，血清淀粉酶常在发病后 2～12 小时内升高，48～72 小时后恢复正常。此时应测定尿淀粉酶，最好是测定 2 小时尿的淀粉酶总量，每小时尿淀粉酶超过 300U 时，诊断的正确率可加倍。基本可以确定患者为急性胰腺炎。

思路 4：胰腺炎 CT 可表现为胰腺局部或弥漫性增大，边缘局部欠清晰，平扫时密度均匀或不均匀，胰腺周围脂肪层模糊，胰周少量积液，肾前筋膜增厚（其增厚的部位与病变部位有关），增强后胰腺实质均匀强化，无液化坏死区，通常无并发症，10%～20% 的病例 CT 可无阳性。患者腹部CT 见胰腺体积明显增大，边界不清，胰腺内低密度区，胰周液体积聚。参考患者症状及实验室检查结果基本可以确定为急性胰腺炎。

【问题 3】根据上述检查，急性胰腺炎患者可能会发生哪些并发症？还需要做什么实验室检查确证？

主要并发症有胰腺脓肿、胰腺假性囊肿、急性呼吸衰竭、急性肾衰竭等并发症。

思路 1：胰腺脓肿：常于起病 2～3 周后出现。此时患者高热伴中毒症状，腹痛加重，可扪及上腹部包块，白细胞计数明显升高。穿刺液为脓性，培养有细菌生长。

思路 2：胰腺假性囊肿：多在起病 3～4 周后形成。体检常可扪及上腹部包块，大的囊肿可压迫邻近组织产生相应症状。

思路 3：急性呼吸衰竭：呼吸衰竭是胰腺炎的一个重要并发症。可能与患者腹腔受压，肺部受炎症物质和毒素的刺激导致的肺损害和胸腔内大量渗出所导致，及因疼痛刺激、呼吸麻痹以及某些基础疾病等导致呼吸不畅或者加重等原因造成。

思路 4：急性肾衰竭：急性胰腺炎可合并有肾脏损害，不同患者表现不尽相同，轻者仅出现轻度肾小管及肾小球功能异常，重症胰腺炎常发生少尿、急性肾功能衰竭。致病机制也和胰酶直接作用、炎性介质以及低氧低灌注有关。严重的肾脏损害被称为胰性肾病，其发生率在重症胰腺炎可达 23%，病死率可达 50%。主要表现为氮质血症，早期表现为食欲缺乏，后出现频繁的恶心、呕吐。尿量减少，血尿素氮、血肌酐升高；等渗尿，尿比重下降，尿钠排泄增加；肾小管性蛋白尿，淀粉酶清除率 / 肌酐清除率比值升高。病情进一步发展为少尿、无尿，急性肾功能衰竭。主要监测指标包括尿量、尿常规、尿渗透压、24 小时尿蛋白、尿钠、血尿素氮、血肌酐、β_2 微球蛋白、肾小球滤过率、肾脏 B 型超声、肾脏核素扫描等。

【问题 4】急性肾衰竭需与哪些疾病相鉴别？有哪些检查可协助诊断？

思路 1：机械性肠梗阻：患者腹痛，腹胀，呕吐，停止排气、排便，应考虑本病，但机械性肠梗阻常可见肠型，肠鸣音亢进，可闻及气过水声，腹部 X 线片可见液气平面。本患者考虑可能性较小，可查腹平片进一步除外。

思路 2：消化性溃疡穿孔：多有溃疡病史，突发剧烈腹痛，迅速蔓延至全腹，明显腹肌紧张，呈"板样腹"，肝浊音界消失，立位腹平片见膈下游离气体。本患者不支持，考虑可基本除外。

思路 3：急性胆囊炎和胆石症：常有胆绞痛病史，疼痛位于右上腹，常放射至右肩部，Murphy征阳性，血、尿淀粉酶轻度升高。腹部 B 超可明确诊断。该患者无典型胆石症表现，建议结合 B 超进一步除外。

（蒋显勇）

第九章　肾脏疾病检验案例分析

案例 9-1　急性肾小球肾炎

【病史摘要】男,10岁。

主诉:多次肉眼血尿近11天,加重2天。

现病史:患儿1个月前出现嗓子痛、腹泻、低热,最高体温38.5℃,发病时在某社区医院就诊,诊断为"上呼吸道感染",给予青霉素类抗生素静滴治疗2天(具体类型和剂量不详)后,体温恢复正常;约2周后出现肉眼血尿,洗肉水样,有泡沫,无血丝和血凝块,无尿频、尿急、尿痛,无水肿,前来医院就诊。

体格检查:患儿血压66/88mmHg,精神尚可,咽部红,双侧扁桃体Ⅱ度肿大,无渗出。双肾区无叩击痛,输尿管无压痛,移动性浊音(－),双下肢无水肿。

尿常规检查:①尿蛋白阳性(＋＋);②尿有形成分分析:红细胞95个/μL,红细胞为不均一性红细胞;③尿沉渣相差显微镜检查:红细胞形态异常率83%。

【问题1】通过上述问诊与查体,该患者可能的诊断是什么? 需与哪些疾病鉴别诊断?

思路1:患儿10岁,男性,肉眼血尿、蛋白尿出现前2周有明显感染症状,出现"嗓子痛"(诱发因素)、腹泻等症状。根据患者的主诉、年龄、性别、症状和病史特点,高度怀疑急性肾小球肾炎(actue glomerulonephritis, AGN)。

思路2:鉴别诊断:①其他病原体感染后的急性肾炎;②以急性肾炎综合征为表现的多种原发性肾小球疾病;③继发性肾小球肾炎。

【问题2】为明确诊断,应进行哪些检查?

思路1:肾小球肾炎往往缺乏典型的症状和体征,要排除其他病原体感染后的急性肾炎,此时实验室检查对明确诊断至关重要。

实验室检查:血清补体 CH 50(脂质体法)18IU/mL, C3 0.5g/L。抗链球菌溶血素 O(antistreptolysin O, ASO)516IU/mL。血肌酐、尿素正常。血清自身抗体阴性。乙型肝炎病毒抗原、抗体检测均阴性。

B超检查提示:符合左肾静脉压迫综合征阳性,又称胡桃夹综合征。

思路2:AGN常因乙型溶血性链球菌"致肾炎菌株"感染所致,常见于上呼吸道感染,多为扁桃体炎、皮肤感染如脓疱疮、猩红热等链球菌感染后。任何年龄段都可发病,但多发于儿童,男性发病多于女性,其比率约为2:1。通常于前驱感染后1～3周(平均10天左右)起病,潜伏期相当于致病抗原初次免疫后诱导机体产生免疫复合物(immune complex, IC)所需的时间。

思路3:可根据患者典型的实验检查特点帮助诊断。

(1)尿液异常:发病初期肾小球滤过功能受损,水钠潴留,尿量减少(常在400～700mL/日),少数患者甚至出现少尿(＜400mL/日),多数发病1～2周后尿量可逐渐恢复。血尿为急性肾炎重要所见,患者几乎均伴有血尿,30%患者可有肉眼血尿,常为患者首发症状和就诊原因。尿中红细胞多为严重变形红细胞,即肾源性红细胞,但使用祥利尿药时可暂为非肾源性红细胞。此外还可见红细胞管型,提示肾小球有出血渗出性炎症,是急性肾炎的重要特点。24 小时尿蛋白定量通常为 1～3g。白细胞和上皮细胞轻度增多,也可见大量透明和颗粒管型等。尿蛋白通常为(＋)～(＋＋),尿蛋白多属非选择性,尿中纤维蛋白降解产物增多。尿常规一般在 4～8 周内大致恢复正常。镜下血尿或少量蛋白尿可持续半年或更长。

（2）肾功能异常:肾功能可一过性受损,表现为轻度氮质血症,利尿后数日可逐渐恢复正常。清除率减低,肾浓缩功能变化不大,尿渗量大于 350mOsm/(kg·H$_2$O)。

（3）免疫学检验异常:链球菌感染后患者血清 ASO 滴度常升高,提示近期内曾有过链球菌感染。发病初期血清总补体和 C3 水平降至参考区间的 50% 左右,一般可在 2 个月内恢复,这一点对诊断 AGN 意义很大。部分患者发病早期循环 IC 和血清冷球蛋白可呈阳性。

（4）其他改变:血清蛋白浓度常因水、钠潴留,血液稀释减低。由于清蛋白从尿中丢失较多,血清中清蛋白减低,γ - 球蛋白增高;脂蛋白代谢异常,极低密度脂蛋白（VLDL）和低密度脂蛋白（LDL）升高。AGN 症状特征根据患者链球菌感染 1～3 周后急性起病,出现肾小球源性血尿、蛋白尿、高血压、水肿、少尿等急性肾炎综合征的临床表现,伴血清 ASO 升高,补体下降,2 个月内恢复正常的实验室检查基本可以诊断 AGN。肾小球疾病特别是肾小球肾炎,其血尿常为无痛性、全程血尿,可呈持续性或间发性。血尿可分为单纯性血尿,也可伴有蛋白尿、管型尿,特别是红细胞管型有助于诊断。

【问题 3】根据实验室及其他检查结果,应做出怎样的诊断? 依据是什么?

【诊断】原发性急性肾小球肾炎（胡桃夹综合征）。

诊断依据:①患儿病前有明显链球菌感染史,起病急,病程中有反复肾小球源性肉眼血尿、蛋白尿等急性肾炎综合征,伴持续镜下血尿,不伴水肿、少尿及高血压,肾功能正常,ASO 升高,补体下降。故,考虑该诊断;②患儿近期无相关肾毒性药物使用情况,自身抗体检测阴性,且无皮疹、关节肿胀及不明原因发热等可排除相关继发性因素,故,考虑为原发性;③左肾静脉 B 超提示符合左肾静脉压迫综合征阳性,也称胡桃夹综合征。

思路 1:针对患者咽部或皮肤脓痂分泌物行细菌培养及血清学检查十分必要。细菌培养结果如为 A 组溶血性链球菌,"致肾炎菌株"常见 A 组 12 型或 49 型阳性,对本病诊断意义颇大。乙型溶血性链球菌培养阳性率约 30% 左右,特别在起病早期使用抗生素治疗者不易检出。但链球菌感染后可产生相应抗体,常可于链球菌感染 2～3 周检测其抗体证实前驱的链球菌感染。如抗链球菌溶血素抗体,其阳性率达 60%～80%,3～5 周滴度达高峰,大多数患者半年内恢复正常。通过判断血清补体下降,血清 ASO 增高,即可确诊该病。

思路 2:对临床表现不典型者,需根据尿液检查及血清补体动态改变做出诊断。除个别病例外,绝大多数急性链球菌感染后肾小球肾炎均有低补体血症,肾炎病程早期血清总补体及 C3 均明显下降,6～8 周后恢复正常。这种规律性变化为本病的典型表现。血补体下降程度与 AGN 病情严重程度无明显相关,但低补体血症持续 8 周以上者,应考虑有其他类型肾炎的可能,如膜增生性肾炎、冷球蛋白血症或狼疮肾炎等。因此,血清补体动态测定可作为评价急性肾炎重要的检测指标。

思路 3:根据尿有形成分分析结果:红细胞为不均一性红细胞;红细胞相差显微镜结果:红细胞畸形率 83%。基本确定该患儿尿红细胞为肾小球源性红细胞。

思路 4:左肾静脉在腹主动脉和肠系膜上动脉间受机械性挤压后,肾静脉血流回流受阻引起的左肾静脉高压现象,临床主要表现为血尿和（或）蛋白尿。一般认为,畸形红细胞占 80% 以上为肾小球源性血尿;畸形红细胞＜20%,均一型红细胞＞80% 以上为非肾小球源性血尿;畸形红细胞＞20%、＜80%,为混合型血尿。左肾静脉压迫综合征的诊断标准尚不一致。

入院后检查:患儿凝血功能正常;ALT 14U/L,AST 26U/L、总蛋白 66.9g/L,清蛋白 44.4g/L,

血清电解质未见明显异常。免疫球蛋白（Ig）基本正常，补体 16IU/mL；24 小时尿蛋白 1.95g/L；尿常规：蛋白（+）～（++），镜检红细胞 65～105 个 /HP，ASO 581IU/mL；因患儿存在反复肉眼血尿及蛋白尿，持续镜下血尿。

【问题 4】根据上述检查，AGN 患者可能会发生哪些并发症？还需要做什么实验室检查确证？

AGN 急性期的主要并发症有：严重的循环充血和心力衰竭、高血压脑病和急性肾衰竭等。

思路 1：严重的循环充血和心力衰竭：主要发生在急性肾炎综合征期，严重的水、钠潴留和高血压为重要的诱发因素，患者可有颈静脉怒张、奔马律和肺水肿，需要紧急处理。一般成年患者发生率较高，儿童患者发生率少见。除了要关注临床症状的变化外，必须注重相关的实验室检查，如电解质、凝血指标、肝肾功能状态，必要时检测心肌损伤指标等。

思路 2：高血压脑病：国内报道发生率 5%～10%，一般血压超过 18.7/12kPa，同时伴有视力障碍、惊厥、昏迷三项症状之一者即可诊断。眼底检查常见视网膜小动脉痉挛、出血、渗出等。

思路 3：急性肾衰竭发生率为 1%～2%，表现为少尿或无尿，尿素氮增高，不同程度的高钾血症及代谢性酸中毒等尿毒症改变。

【问题 5】AGN 需与哪些疾病相鉴别？有哪些检查可协助诊断？

本病例根据患儿病前有明显链球菌感染史，起病急，反复肾小球源性肉眼血尿、蛋白尿等急性肾炎综合征，并伴有持续镜下血尿，ASO 升高，补体下降。考虑该诊断为肾小球肾炎。尚需与以下疾病鉴别：

思路 1：IgA 肾病，该病以反复发作性肉眼血尿和持续性镜下血尿和（或）蛋白尿为主要临床表现，发病前可有呼吸道或胃肠道感染，肾性血尿，可伴有轻度或中度蛋白尿。感染后发作较多，该病可有家族史，部分患者血 IgA 常升高，需肾活检免疫组化检查明确：系膜区或毛细血管袢区 IgA 大量沉积为特点。

思路 2：其他病原体感染后的急性肾炎，许多细菌、病毒、寄生虫感染后也可引起本病。目前较多见于病毒如：水痘 - 带状疱疹病毒、腮腺炎病毒、EB 病毒等，在感染早期或感染后 3～5 天发病，临床表现轻，不伴有血清补体降低，少有水肿和高血压，肾功能正常，能自愈。

思路 3：膜增殖性肾小球肾炎以系膜细胞增生、系膜基质扩张、基底膜增厚及由于系膜细胞及基质向各面扩张至邻近的毛细血管壁内，导致光镜下毛细血管壁增厚和呈双轨状为病理特征的肾小球疾病。临床上除有肾炎综合征外常伴有肾病综合征，病变持续无自愈倾向，部分患者持续性低补体血症为其特点，8 周内不恢复，预后差。

思路 4：急进性肾小球肾炎，起病与急性肾炎相似，但症状更重，除急性肾炎综合征外，多早期出现少尿、无尿，病情急骤发展，肾功能急剧恶化为特点。重症急性肾炎呈现急性肾衰竭者与该病鉴别困难时，应及时做肾活检用于明确诊断。

实验室诊断除急性肾小球肾炎的部分实验室检查外，明确分型和病因是重要的诊断目的。根据免疫病理可将其分为：Ⅰ型抗肾小球基底膜型（GBM），表现为 IgG 和补体 C3，沿肾小球毛细血管壁呈线条样沉积，约 5% 的急进性肾小球肾炎由抗 GBM 抗体引发；Ⅱ型为免疫复合物介导型，表现为 IgG 和 C3 沿系膜及毛细血管壁呈颗粒样沉积；Ⅲ型为寡免疫复合物型，主要由于血清抗中性粒细胞胞浆抗体（ANCA）所致的原发性小血管炎引起。肾脏可为首发，甚至是唯一受累器官，或与其他系统损害并存，患者血清 ANCA 检查阳性。与前两者不同本病预后差，病死率较高，5 年存活率约 25%。

思路 5：继发性肾小球肾炎、系统性红斑狼疮、过敏性紫癜、乙型病毒性肝炎等累及肾脏，也常以血尿、蛋白尿、镜下血尿的形式发病。应该需要鉴别，但患儿既无上述病史，也无皮疹、关节肿痛等，并自身抗体检查阴性，故暂不考虑系统性红斑狼疮及过敏性紫癜性肾炎。乙型肝炎病毒抗原、抗体检测阴性,乙肝相关性肾炎亦可排除。

(李 艳)

案例 9-2 成人肾病综合征

【病史摘要】男,58岁。

主诉:反复四肢水肿4月余,加重2日。

现病史:患者4月余前,在无明显诱因下晨起时发现四肢有轻度对称性凹陷性水肿,伴尿黄,泡沫尿,夜尿增多(一夜3~4次,具体量不详),午后水肿明显减轻,未予重视。数日后自觉四肢水肿加重,前往熟人处诊治,予草药煎服治疗(具体药物、用量不详)。用药两个多月,期间水肿时轻时重。昨日晨起,颜面出现水肿,四肢水肿明显加重,遂入医院门诊就诊。

体格检查:T 36.6℃,P 70次/分,R 13次/分,BP 150/100mmHg;发育正常。营养良好,神志清楚。积极应答,检查合作。皮肤黏膜:面色红润,皮肤无黄染,无皮下出血点,无蜘蛛痣、瘢痕、溃疡,毛发分布正常。双眼睑轻度浮肿,无下垂,双下肢中度凹陷性水肿。

实验室检查:尿常规:潜血(+),尿蛋白(+++),颗粒管型(++),镜下红细胞(+),镜下白细胞(+);血常规:Hb 116.1g/L。

【问题1】通过上述问诊与查体,该患者可能的诊断是什么?需与哪些疾病鉴别诊断?

思路1:患者58岁,男性,颜面水肿,四肢水肿,伴尿黄,有泡沫尿,夜尿增多。根据患者的主诉、年龄、性别、症状和病史特点,高度怀疑肾病综合征(nephrotic syndrome,NS)。

思路2:根据患者的年龄和性别,主要需要进行鉴别诊断的疾病有:①糖尿病肾病;②肾淀粉样变性病;③骨髓瘤性肾病。

【问题2】为明确诊断,应进行哪些检查?

从实验室角度来说,首先需检测尿蛋白、血浆蛋白质定量和肾功能、血脂系列相关检验以确定患者是否存在实质性肾损伤。

实验室检查:总蛋白43.3g/L,白蛋白15.5g/L;血脂:总胆固醇12.37mmol/L,甘油三酯3.16mmol/L,低密度脂蛋白胆固醇9.94mmol/L;甲状腺功能:甲状腺素66.34nmol/L;抗核抗体谱3项及抗双链DNA抗体未见异常。

思路1:NS早期特征为大量蛋白质渗漏导致的泡沫尿。患者体内大量蛋白质丢失,引起全身不同程度的水肿,以面部和四肢最为明显。同时,肺、胃肠等器官功能也因水肿发生相应的障碍,严重时期可导致患者胸腹腔积液、呼吸困难及消化道紊乱。而肾病综合征除表现出肾脏功能障碍外,患者还具有极高的并发症风险。

思路2:可根据患者典型的实验检查特点帮助诊断。

(1)24小时尿蛋白定量:NS患者的最典型特征为大量蛋白尿,尿蛋白定量≥3.5g/24h。

(2)血清总蛋白和白蛋白检验:肾病综合征患者因蛋白质丢失过多、摄入不足及合成减少,均有白蛋白减少造成的血清总蛋白含量降低。一般清蛋白<30g/L即可辅助诊断。

(3)血清蛋白质电泳:NS时,可发现 α_2 球蛋白和 β 球蛋白增高。

(4)血脂系列相关检验:NS患者普遍存在血清中甘油三酯(TG)、胆固醇(TC)、低密度脂蛋白(LDL)浓度增高。

(5)肾小球功能相关检验:针对疑似肾病综合征者,应作肾小球功能检验包括内生肌酐清除率、血清尿素及肌酐测定、胱抑素C检验等。同时,通过公式评估eGFR。

(6)其他:血常规可见缺铁性或小细胞性贫血;尿常规中蛋白定性可在(+++)以上,尿沉渣常含各种管型,也可出现不同程度血尿;血清补体 C3 在原发性肾病综合征系膜毛细血管性肾小球肾炎中持续降低;金属结合类蛋白含量减少,凝血因子、纤维蛋白含量异常。

【问题3】根据实验室及其他检查结果,应做出怎样的诊断? 依据是什么?

【诊断】肾病综合征。

诊断依据:①患者颜面水肿,四肢水肿,症状反复多月;②同时伴有尿黄,有泡沫尿,夜尿增多。肾病综合征早期特征为大量蛋白质渗漏导致的泡沫尿。以上两点均符合肾病综合征的特征性表现,支持考虑该诊断。

思路 1:NS 患者最典型特征为大量蛋白尿,尿蛋白定量≥3.5g/24h。且 NS 患者普遍存在高胆固醇和(或)高甘油三酯血症,血清中甘油三酯(TG)、胆固醇(TC)、低密度脂蛋白(LDL)浓度增高。

思路 2:NS 患者因蛋白质丢失过多、摄入不足及合成减少,均有白蛋白减少造成的血清总蛋白含量降低。一般清蛋白<30g/L 即可辅助诊断。

思路 3:肾病综合征诊断标准:①尿蛋白定量>3.5g/24h;②血浆白蛋白低于 30g/L;③水肿;④高脂血症。其中①②两项为诊断所必需。

【问题4】为了完善诊断,还需要进行哪些检查。需进行鉴别诊断的疾病主要有哪些?

思路:肾病综合征诊断应包括三个方面:①确诊肾病综合征。②确认病因:首先排除继发性和遗传性疾病,才能确诊为原发性肾病综合征;最好进行肾活检,做出病理诊断。病理类型和预后密切相关。③判断有无并发症。

(1)过敏性紫癜肾炎:好发于青少年,有典型皮肤紫癜,常于四肢远端对称分布,多于出皮疹后 1~4 周出现血尿和(或)蛋白尿。

(2)系统性红斑狼疮性肾炎:好发于女性,青少年及中年居多,免疫学检查可见多种自身抗体,以及多系统的损伤,可明确诊断。

(3)乙型肝炎病毒相关性肾炎:多见于儿童及青少年,临床主要表现为蛋白尿或肾综合征,常见病理类型为膜性肾病。诊断依据:①血清乙型肝炎病毒(HBV)抗原阳性;②患肾小球肾炎,并且排除其他继发性肾小球肾炎;③肾活检切片找到 HBV 抗原。

(4)糖尿病肾病好发于中老年,常见于病程 10 年以上的糖尿病患者。早期可发现微量白蛋白尿排出增加,以后逐渐发展成大量蛋白尿、肾病综合征。糖尿病病史及特征性眼底改变有助于鉴别诊断。

(5)肾淀粉样变性病:好发于中老年,肾淀粉样变性是全身多器官受累的一部分。原发性淀粉样变性主要累及心、肾、消化道(包括舌)、皮肤和神经;继发性淀粉样变性常继发于慢性化脓性感染、结核、恶性肿瘤等疾病,主要累及肾脏、肝和脾等器官。肾受累时体积增大,常呈肾病综合征表现。肾淀粉样变性常需肾活检确诊。

(6)骨髓瘤性肾病好发于中老年,男性多见,患者可有多发性骨髓瘤的特征性临床表现,如骨痛、血清单株球蛋白增高、蛋白电泳 M 带及尿本周蛋白阳性,骨髓象显示浆细胞异常增生(占有核细胞的 15% 以上),并伴有质的改变。多发性骨髓瘤累及肾小球时可出现肾病综合征。上述骨髓瘤特征性表现有利于鉴别诊断。

(倪培华)

案例 9-3　儿童肾病综合征

【病史摘要】男,4 岁。

主诉:全身浮肿伴少尿 6 天。

现病史:6 天前无明显诱因出现水肿,病初以眼睑及面部水肿为主,现逐渐全身加重,呈凹陷性；尿少，现每日尿量 300～400mL，淡黄色，有泡沫，无尿频、尿急、尿痛；食欲差，无呕吐，无腹痛，大便正常。未经诊治前来我院。

既往史：乙肝疫苗接种史。无家族肾病史，否认外伤、手术、输血史；否认食物、药物过敏史。

体格检查：T 37℃，P 80 次 / 分，R 13 次 / 分，BP 90/62mmHg；发育正常。发育营养中等，神志清楚，呼吸平稳；积极应答，检查合作。皮肤黏膜：面色红润，无发绀，皮肤巩膜无黄染，无皮下出血点，无蜘蛛痣、瘢痕、溃疡，毛发分布正常。双眼睑轻度浮肿，无下垂，双下肢中度凹陷性水肿，腹部移动性浊音（+），肝脾未触及，无关节红肿，活动正常。

实验室检查：血常规：WBC 10.3×10^9/L，NEUT 0.54，LY 0.46，Hb 95g/L，RBC 1.5×10^{12}/L，PLT 446×10^9/L。血液生化：白蛋白 22.2g/L，β_2- 微球蛋白 19.36mg/L，血钾 5.6mmol/L，肌酐 650μmol/L，血清尿素 26mmol/L，胱抑素 C 3.25mg/L，总胆固醇 6.16mmol/L。尿常规：葡萄糖（++），蛋白质（+++），潜血（+++），白细胞 0～3/HP。

【问题 1】通过上述问诊、查体及实验室检查，该患儿可能的诊断是什么？需与哪些疾病鉴别诊断？

思路 1：最有可能的诊断是儿童肾病综合征。诊断依据：患儿有大量蛋白尿、高胆固醇血症、低蛋白血症及氮质血症，全身水肿，以眼及脸为明显先出现水肿。

思路 2：鉴别诊断：儿童肾病综合征与家族遗传性肾脏疾病、IgA 肾病、继发性肾小球疾病等。

（1）家族遗传性肾脏疾病：如薄基底膜肾病、Alport 综合征等，多表现为血尿，也可以浮肿、蛋白尿为主要表现，本患儿无家族肾病史，无眼部病变及耳聋，无明显血尿，考虑可能性不大，进一步做肾活检以协助诊断。

（2）IgA 肾病：本病多见年长儿，该病表现多种多样，多以感染后反复发作的肉眼血尿或镜下血尿、蛋白尿为主要表现，也可表现为浮肿及大量蛋白尿等肾病综合征症状，本患儿反复蛋白尿，不能排除本病可能，进一步做肾活检协诊。

（3）继发性肾小球疾病：如乙型肝炎病毒相关肾炎、狼疮性肾炎、紫癜性肾炎等，均可以浮肿蛋白尿为主要表现，本患儿有乙肝疫苗接种史，无乙肝接触史，无紫癜、蝶形红斑、口腔溃疡、全血细胞减少、关节炎症状等多脏器受累表现，如不支持，可进一步做乙肝表面抗原，补体 C3、C4，肾活检等协助诊断。

（4）原发性肾病综合征还需与继发于全身性疾病的肾病综合征鉴别。肾病综合征是指肾脏中肾小球的滤过率发生改变，大分子蛋白质从滤过膜中滤过进入原尿并排到体外，导致机体重要蛋白丢失而损害健康。部分非典型链球菌感染后肾炎、系统性红斑狼疮性肾炎、过敏性紫癜性肾炎、乙型肝炎病毒相关性肾炎及药源性肾炎等均可有肾病综合征样表现。临床上须排除继发性肾病综合征后方可诊断为原发性肾病综合征。可开展肾活体组织检查以确定病理诊断。

【问题 2】为了明确诊断与治疗，还应进一步做哪些实验室检查？

思路 1：需要进行实验室检查项目有：

（1）血常规、CRP、ESR 进一步明确是否存在感染。

（2）肾功能、血脂，有无低白蛋白血症和高胆固醇血症。

（3）24 小时尿蛋白定量，是否符合大量蛋白尿。

（4）尿培养除外隐匿的泌尿系感染。

（5）凝血 5 项检测，明确有无高凝状态存在。

（6）血清学检查，对新诊断的肾病患者需检测抗核抗体（ANA）、抗 -dsDNA 抗体、Smith 抗体等。

（7）PPD、胸片，帮助明确是否存在结核感染。

（8）腹部 B 超有无先天性泌尿系发育畸形，肝肾实质损害等。

（9）经皮肾穿刺组织病理学检查：多数儿童肾病综合征不需要诊断性肾活体组织检查。肾病综合征肾活体组织检查的指征：①对糖皮质激素治疗耐药或频繁复发者；②对临床或实验室证据支持肾炎性肾病或继发性肾病综合征者。

【问题3】儿童肾病综合征与成人肾病综合征的区别？

思路1：儿童肾病综合征是常见的儿童泌尿系统疾病之一。根据中华医学会儿科学分会统计儿童肾病综合征占住院数第二位。儿童肾病综合征发病年龄多见于3～6岁幼儿，且男孩多于女孩，其病因不详，易复发和迁延，病程长。

思路2：一般来说，儿童和成人肾病综合征会有不同的病理类型。儿童原发性肾病综合征是目前最常见的微病理改变类型，而成人肾病综合征会有多种类型，如系膜增生性肾小球肾炎、膜性肾病、微病理改变性肾病等。绝大多数肾病综合征患儿对激素敏感，容易出现复发的问题，但是预后很好。成人肾病综合征很少对糖皮质激素单独敏感，需要用糖皮质激素和免疫抑制剂联合治疗。

思路3：儿童肾病综合征大多数是先天性的，后天的诱导因素很少，而成人肾病综合征，这是有很多后天因素诱导的，像糖尿病乙肝等疾病都可能引发肾病综合征。

（李　艳）

案例 9-4　慢性肾衰竭

【病史摘要】女，56岁。

主诉：反复乏力、食欲缺乏、头晕三年，尿少半月。

现病史：20年前曾出现过尿路刺激征伴腰部疼痛。近三年来常感全身乏力，食欲缺乏，头痛、头晕等。半月前因受凉致上述症状加重，且出现恶心、呕吐、嗜睡、全身皮肤瘙痒等症状，并出现尿量减少，每天约600mL。

体格检查：T 37.8℃，P 106bp/m，R 20 次 / 分，BP 180/110mmHg。神志清，呼吸较深，口有氨臭味，面色苍白、浮肿，两肺底闻及少许水泡音，下肢凹陷性水肿Ⅱ度。

尿常规检查：尿蛋白（++），尿镜检可见颗粒管型。

【问题1】通过上述问诊与查体，该患者可能的诊断是什么？需与哪些疾病鉴别诊断？

思路1：患者56岁，女性，受凉后（诱发因素）乏力，头痛，恶心等全身症状加重，出现尿蛋白，尿量减少。根据患者的主诉、年龄、性别、症状和病程特点，高度怀疑慢性肾衰竭（chronic renal failure，CRF）。

思路2：鉴别诊断：急性肾衰竭。

【问题2】为明确诊断，应进行哪些检查？

CRF 诊断通常不难，但过去病史不明的有时需要与急性肾衰竭鉴别，贫血、尿毒症面容、高磷血症、低钙血症、甲状旁腺激素（parathyroid hormone，PTH）升高、双肾缩小等都支持本病的诊断。需要时可做肾活检。应尽可能地查出引起 CRF 的基础疾病。

实验室检查：WBC 6.2×10^9/L，RBC 1.5×10^{12}/L，Hb 50g/L，血钾 5.6mmol/L，肌酐 450μmol/L，血尿素氮 130mg/dL，胱抑素 C 1.65mg/L。B超检查提示：双肾体积小，肾萎缩。

思路1：CRF 以代谢产物潴留，水、电解质、酸碱平衡失调，全身各系统受累为主要表现的临床综合征，终末期也称为尿毒症。从原发病起病到肾功能不全的开始，间隔时间可数年到十余年。CRF 是肾功能不全的严重阶段。

思路2：可根据典型的实验检查特点帮助诊断。

（1）肾小球滤过率测定：当 GFR 低于 60mL/min 时就认为已经处于 CRF 的状态，需要接受针对性治疗，低于 8～10mL/min 时应开始进行透析治疗。

（2）24 小时尿蛋白测定：在初级诊疗过程中无需收集 24 小时尿液进行尿蛋白定量检验，可进行晨尿蛋白定性检验。若定性结果为阳性（"+～++"或以上），则需进行总蛋白/肌酐或白蛋白/肌酐比值测定。尿蛋白/肌酐>45mg/mmol 或白蛋白/肌酐>30mg/mmol 时，则考虑尿蛋白阳性。2 次以上尿蛋白阳性患者（其中间隔 1～2 周复查）可诊断为持续性蛋白尿。慢性肾病患者在检测蛋白尿时使用定量方法。

（3）血清胱抑素 C 测定：Cys C 升高提示肾脏可能有早期损伤。

（4）尿渗透量检验：正常人一般多为 600～1 000mOsm/（kg·H_2O）。尿渗透量浓度降低主要见于肾浓缩功能严重受损的疾病，如慢性肾盂肾炎、多囊肾、CRF、尿崩症、尿路梗阻性肾病变、尿酸性肾病变、急性肾小管功能障碍和原发性肾小球病变等，而升高多见于高热、脱水、心功能不全、急性肾炎、周围循环不良、腹泻、肾淤血等。

（5）血肾功能指标：CRF 患者一般血液肾功能指标检测时，尿素氮、肌酐均有升高。

（6）血常规：CRF 患者一般营养摄入不良，血红蛋白<80g/L，终末期尿毒症阶段血红蛋白含量进一步下降，可跌至 20～30g/L，可伴有血小板降低或白细胞偏高。

（7）电解质检验及血气分析：CRF 患者相较 AKI 患者，体内电解质紊乱和血液酸碱平衡异常的情况更为严重，且更为明显。CRF 患者血钙<2.0mmol/L，血磷>1.7mmol/L；机体常呈现为代谢性酸中毒状态，晚期 pH 下降，实际碳酸氢盐（AB）、标准碳酸氢盐（SB）及碱剩余（BE）降低，PCO_2 呈代偿性降低。

（8）甲状旁腺激素测定：CRF 发展到尿毒症阶段时，PTH 往往代偿性合成，含量处于高浓度。

【问题3】根据实验室及其他检查结果，应做出怎样的诊断？依据是什么？

【诊断】慢性肾衰竭。

诊断依据：①患者 20 年前曾出现过尿路刺激征伴腰部疼痛。近几年来感全身乏力，食欲缺乏，头痛、头晕等。符合 CRF 的病程特点；②患者半月前因受凉致症状加重，且恶心、呕吐、嗜睡、全身皮肤瘙痒、尿量减少，考虑为导致肾衰竭恶化的刺激因素；③患者 WBC 6.2×10^9/L，RBC 1.5×10^{12}/L，Hb 50g/L，肌酐 450μmol/L，血尿素氮 130mg/dL，胱抑素 C 1.65mg/L，符合 CRF 实验室诊断标准；④体格检查：口有氨臭味，面色苍白、浮肿，两肺底闻及少许水泡音，下肢凹陷性水肿Ⅱ度；⑤B 超检查提示：双肾体积小，肾萎缩，符合慢性肾损伤的影像学表现。

思路 1：CRF 的血液系统表现可包括贫血，出血倾向和白细胞异常，血常规血红蛋白多在 80g/L 以下，最低达 20g/L。白细胞与血小板正常或偏低。

思路 2：尿常规显示尿蛋白（+～+++），晚期可阴性。尿沉渣有管型，蜡样管型对诊断有意义。可有红细胞、白细胞，若数量增多表示可能病情进展或存在感染。尿量可正常但夜尿多，尿比重低，严重者尿比重固定在 1.010～1.012。

思路 3：肾功能检查包括血肌酐、尿素、尿酸增高；内生肌酐清除率降低，是肾衰竭的敏感指标；血钙偏低，血磷增高。血清钾、钠浓度可正常、降低或增高，有代谢性酸中毒等。另外，胱抑素 C 升高提示肾脏可能有早期损伤。

思路 4：其他检查：B 型超声检查示双肾体积小，肾萎缩，肾图示双肾功能明显受损。

入院后检查：血钾 5.6mmol/L，二氧化碳结合力 13mmol/L，血清自身抗体阴性；乙型肝炎病毒抗原、抗体检测均阴性。

【问题4】根据上述检查，患者可能会发生哪些并发症？

CRF 主要并发症包括：水、电解质和酸碱平衡失调（钾平衡失调，酸中毒），高血压，心力衰竭等。

思路1：高血钾及低血钾：由于利尿、呕吐、腹泻、摄入不足可出现低血钾。终末期患者常发生高血钾，主要因进食水果、肉类多，尿量少及使用保钾利尿药造成。

思路2：酸中毒：尿毒症患者都有轻、重不等的代谢性酸中毒，因肾脏对酸、碱平衡的调节能力下降，导致酸性代谢产物在体内潴留。

思路3：高血压：大部分患者有不同程度的高血压，主要与水钠潴留有关，部分也与血浆肾素活性增高有关。

思路4：心力衰竭：是尿毒症患者最常见死亡原因。与高血压、水钠潴留、贫血、尿毒症性心肌病等有关。

（倪培华）

案例 9-5　糖尿病肾病

【病史摘要】男,63岁。

主诉：口干多饮多尿10年,双下肢水肿4月。

现病史：患者高血压病史15年,血压最高达180/100mmHg,不规律予硝苯地平治疗,未监测血压。10年前体检发现空腹及餐后血糖升高,间断有口干、多饮、多尿等症状,未控制饮食,未规律监测血糖及正规治疗。近1个月双下肢水肿加重,伴胸闷、气喘、腹胀,偶有右肋下疼痛。

既往史：否认冠心病、慢性支气管炎等病史。否认肝炎、结核等病史。否认药物过敏史。前2年曾突发头痛、发作性意识障碍、肢体抽搐,伴面部及四肢水肿。到医院检查,为白蛋白、血钾、血钠、血红蛋白偏低,头颅MRI提示"大脑皮层下点样缺血灶左侧额叶信号稍高,炎症可能性大",考虑为"代谢性脑病,症状性癫痫",予抗感染、改善循环、利尿、营养支持等治疗。

体格检查：T 36.5℃,P 88次/分,R 18次/分,BP 134/70mmHg,BMI 22.45kg/m²。神清,精神可,发育正常,重度贫血貌。全身皮肤黏膜无黄染。浅表淋巴结未及肿大。颈静脉怒张,肝-颈静脉回流征阴性。甲状腺无肿大。双肺呼吸音粗,未闻及湿性啰音。心前区无隆起,心浊音界增大,心率88次/分,律齐,各瓣膜听诊区未及杂音,无心包摩擦音。腹膨隆,无压痛、反跳痛,肝脾肋下未及,移动性浊音阳性,肾区无叩痛。双下肢重度水肿。无畸形或下肢静脉曲张。阴茎及阴囊重度水肿。四肢肌力5级,肌张力正常。生理反射存在,病理征未引出。

血常规检查：WBC、LY%、PLT 均正常,GRAN 48.8%,Hb 74g/L(120～160g/L),糖化血红蛋白15.8%(4%～6%)。

尿常规检查：尿蛋白1.5g/L↑、葡萄糖3.0mmol/L、酮体阴性。

【问题1】通过上述问诊与查体,该患者可能的诊断是什么?需与哪些疾病鉴别诊断?

思路1：患者男性,63岁,双下肢严重水肿,同时有10年的糖尿病史及15年高血压史。根据患者的主诉、年龄、性别、症状和病史特点,高度怀疑糖尿病肾病(diabetic kidney disease, DKD)。

思路2：鉴别诊断：①原发性肾脏疾病;②肾病综合征;③恶病质,如肿瘤、严重营养不良等造成的全身机体反应。

【问题2】为明确诊断,应进行哪些检查?

DKD的发生具有典型的病史和体征,即糖尿病史以及肾功能病变。DKD的主要检验项目有：尿蛋白测定、血尿素氮和肌酐测定。

实验室检查：见表9-1、表9-2。

表 9-1 血液生化指标

项目	检测值	单位	参考区间	项目	检测值	单位	参考区间
总蛋白	41	g/L	61～83	LDL-C	4.80	mmol/L	1.3～3.6
白蛋白	22	g/L	35～50	葡萄糖	3.1	mmol/L	3.89～6.11
球蛋白	19	g/L	20～30	磷	1.76	mmol/L	0.96～1.61
PA	195	mg/L	100～400	钙	2.01	mmol/L	1.15～1.35
TC	7.83	mmol/L	2.8～5.8	FDP	7.12	μg/mL	0～6
TG	1.35	mmol/L	0～1.8	D-二聚体	3.04	μg/mL	0～0.5
HDL-C	0.95	mmol/L	1.0～1.55	FIB	5.31	g/L	2～4

胆红素、ALT、AST、淀粉酶、LDH、ALP、UA 均正常范围；血钾、钠、钙均正常；PT、APTT 均正常。

表 9-2 肾功能相关检查

项目	检测值	单位	参考区间	项目	检测值	单位	参考区间
尿素	18.5	mmol/L	2.9～8.2	BNP	1 350	pg/mL	0～80
肌酐	264	μmol/L	50～110	24 小时尿蛋白	4.87	g/24h	<0.15
GFR（MDRD 公式）	23.5	mL/分					

影像学检查：腹部 B 超：双肾轻度积水、双侧输尿管扩张；膀胱壁 0.6cm，壁凹凸不平、内无回声暗区、考虑膀胱炎；前列腺回声欠均匀，考虑前列腺炎；残余尿量 200mL；肝脏、胰腺、脾脏、肾脏、输尿管未见异常。

双肾 ECT：双肾梗阻、双肾积水。

头颅 MRA：未见明显异常。

眼底检查：荧光眼底造影，双眼水肿，可见微动脉瘤。

思路 1：DKD 是指由糖尿病引起的慢性肾病。1 型糖尿病患者发生 DKD 多在起病 10～15 年左右，而 2 型糖尿病患者发生 DKD 的时间则短，与年龄大、同时合并较多其他基础疾病有关。

思路 2：可根据患者典型的实验检查特点帮助诊断。

（1）DKD 血液生化指标早期筛查实验中可做肾小球滤过率（GFR）。临床期 DKD 可选用肾病综合征的肾功能检查指标。患者肾功能相关指标提示存在严重肾功能异常；MDRD 数值降低，提示肾功能衰竭。

（2）肾功能异常：尿清蛋白排出率（UAER）持续＞200μg/min 或常规尿蛋白定量＞0.5g/24h，可作为临床诊断 DKD 的依据之一。该患者 24 小时尿蛋白达 4.87g，极大提示临床显性 DKD 指征。

（3）影像学检查提示：B 超及双肾 ECT 提示，肾脏病理性体积变化，同时存在梗阻，进一步加剧了肾功能减退。眼底视网膜检查证明患者出现病症累及视网膜，出现微血管病变。

（4）其他改变：血清中清蛋白、γ-球蛋白均减低，引发全身，尤其下肢水肿；脂蛋白代谢异常，高密度脂蛋白（HDL-C）降低，低密度脂蛋白（LDL-C）升高，患者同时还处于高凝状态，纤溶凝血指标均升高。

【问题 3】根据患者病史及实验室检查结果，应作怎样的诊断？依据是什么？

【诊断】①DKD Ⅳ期；②2 型糖尿病；③高血压病 3 级（极高危组）；④肾病综合征。

诊断依据：①患者病发前有较长的糖尿病史，但未及时诊治，造成严重的 2 型糖尿病，病情依旧处于进展过程中；②早期肾功能正常，未出现肾脏相关指标变化；在近几年随糖尿病进展逐步发展出肾脏功能异常现象。故考虑该诊断；③严重的高血压史加剧肾脏微血管病变；④DKD 的临床分期中已明确指出Ⅳ期为临床（显性）DKD 期，进展性显性白蛋白尿；⑤影像学结果符合肾脏功能退化，肾血管病变；⑥眼底检查发现视网膜病变可支持 DKD 的确诊。

思路 1：好发于中老年，常见于病程 10 年以上的糖尿病患者。早期可发现微量白蛋白尿排出增加，以后逐渐发展成大量蛋白尿、肾病综合征。糖尿病病史及特征性眼底改变有助于鉴别诊断。

思路 2：DKD 可导致 CRF 症状出现。同时患者自身高血糖和高血压的进行性发展极大加剧了肾血流和微血管的负担，引发病变生成。

入院后检查：

（1）甲状腺功能：FT_3 2.17pmol/L ↓（2.8～7.1pmol/L），FT_4 13.85pmol/L（13～23pmol/L），TSH 5.56mIU/L（0.34～5.6mIU/L）。

（2）免疫学指标：乙型肝炎相关指标、丙型肝炎抗体 IgG、抗 HIV（1+2）抗体均阴性。

（3）肿瘤指标：CA12-5 544U/mL ↑（0～40U/mL），CA153、CA199、CEA、CA24-2、SCC 鳞癌相关抗原、FPSA/PSA 0.412 均正常。

（4）双下肢动脉彩超：双下肢动脉硬化斑块形成。

（5）胸片：双侧胸腔积液，右侧最大液深 9.4cm，左侧最大液深 8.5cm。

【问题 4】根据上述检查，DKD 患者可能会发生哪些并发症？还需要做什么实验室检查确证？

该患者的主要并发症有：严重的心力衰竭、高血压脑病、神经源性膀胱、浆膜腔积液等。

思路 1：严重的心力衰竭：主要发生在肾脏病变综合征期，严重的水钠潴留和高血压为重要的诱发因素，患者可有颈静脉怒张、奔马律和肺水肿，需要紧急处理。除了要关注临床症状的变化外，必须注重相关的实验室检查，如电解质、凝血指标、肝肾功能状态，必要时检测心肌损伤指标等。

思路 2：高血压脑病：国内报道发生率 5%～10%，一般血压超过 18.7/12kPa，同时伴有视力障碍、惊厥、昏迷三项症状之一者即可诊断。眼底检查常见视网膜小动脉痉挛出血渗出等。

思路 3：多浆膜腔积液最常见病因为：恶性肿瘤，其次为结缔组织疾病、结核、肝硬化、心功能不全等。①恶性肿瘤导致胸腔积液合并腹水，原发肿瘤多来自卵巢、肝脏及其他消化器官，肺癌的可能性较小；②结核性积液多见于胸腔积液合并腹水以及胸腔积液合并心包积液的病例；③肝硬化几乎仅见于胸腔积液合并腹水的病例；④结缔组织疾病在上述 4 种多浆膜腔积液的组合中都比较常见，尤其多见于三类浆膜腔积液；⑤甲减或甲亢。

思路 4：DKD 患者在外院诊断为双肾梗阻、膀胱炎、残余尿 200mL、结合病史，考虑神经源性膀胱可能。可排尿后行膀胱 B 超，行残余尿测定；尿流动力学检查；留置导尿，监测尿常规，伴明显血尿，行膀胱镜检查。

（陈　宁　倪培华）

案例 9-6　系统性红斑狼疮、狼疮肾炎

【病史摘要】女，29 岁。

主诉：眼睑及双下肢水肿 2 周。

现病史：患者于 2 周前着凉后突然出现双眼睑水肿，无尿量减少，无尿频、尿急、尿痛，无肉眼

血尿，偶有低热、体温 37.6℃，无恶心、呕吐，无皮肤紫癜，偶有膝关节疼痛肿胀，有光过敏，日晒后面部红斑，脱发不明显。曾就诊于当地县医院，查尿分析示 PRO（+++），BLD（+++），红细胞沉降率75mm/h，口服"保肾康"等，效果欠佳，为进一步诊治前来我院就诊。

既往史：既往体健。无肝炎、结核等传染病史，无手术、外伤及药物过敏史，无输血史。

体格检查：T 37℃，P 90 次／分，R 18 次／分，BP 130/82mmHg，轻度贫血貌，神志清晰，颜面红斑，双眼睑水肿，咽无充血，扁桃体不大。甲状腺不大。双肺呼吸音清，未闻及干湿性锣音。心率 90 次／分，律齐，各瓣膜听诊区未闻及杂音，腹平坦，腹软，无压痛、反跳痛及肌紧张，肝脾未触及。腹部移动性浊音阴性，肝区及双肾区无叩痛。肠鸣音正常存在。双下肢轻度凹陷性水肿。

实验室检查：见表 9-3。

表 9-3 检验报告单

代号	名称	结果	单位	参考区间
血液常规检验				
WBC	白细胞	3.18	10^9/L	4～10
NEUT	中性粒细胞	77	%	40～75
LY	淋巴细胞	17	%	20～50
RBC	红细胞	3.03	10^{12}/L	3.5～5.5
Hb	血红蛋白	91	g/L	男 120～160，女 110～150
PLT	血小板	87	10^9/L	125～350
血清生化检验				
Urea	血清尿素	17.5	mmol/L	1.8～7.1
Cr	血清肌酐	154.6	μmol/L	男 44～132，女 70～106
TG	血清甘油三酯	4.22	mmol/L	<1.7
TC	血清总胆固醇	12.14	mmol/L	<5.2
血液免疫学检验				
ANA	抗核抗体	阳性		阴性
dsDNA	抗双链 DNA 抗体	阳性		阴性
ENA	抗可提取核抗原抗体	阳性		阴性
LBT	狼疮带试验	阳性		阴性
C3	补体 C3	0.38	g/L	0.7～1.4
C4	补体 C4	0.05	g/L	0.1～0.4
RF	类风湿因子	88	IU/mL	0～20
IgA	免疫球蛋白 A	4.4	g/L	0.71～3.35
IgG	免疫球蛋白 G	27.3	g/L	7.6～16.6
IgM	M 免疫球蛋白	2.63	g/L	0.48～2.12
尿液常规检验				
PRO	蛋白	++++		阴性
KET	酮体	++		阴性
LEU	白细胞	++		阴性

续表

代号	名称	结果	单位	参考区间
ERY	红细胞	++		阴性
	畸形红细胞	60%		<5%
	尿蛋白定量	4.32	g/24h	<0.15

病理肾活检:系膜轻中度增生,个别小球细胞成分增生,1~2 个小球局灶性硬化,肾小管颗粒变性,间质未见纤维组织增生及淋巴单核细胞浸润。免疫荧光 IgG(++),IgA(+++),IgM(++),C3(++),C4(++),Clq(+++),FRA(-),提示狼疮性肾炎 Ⅱ 型。

影像学检查:B 超提示双肾无明显缩小,未见结石及积液。胸片:心肺无特殊。

【问题 1】通过上述问诊、查体及实验室检查,该患者可能的诊断是什么? 狼疮肾炎的诊断标准是什么?

思路 1:最有可能的诊断是系统性红斑狼疮(SLE)及继发狼疮肾炎(lupus nephritis, LN)。

诊断依据:

(1)病史特点患者中年女性,既往体健。

(2)症状特点以双眼睑水肿为表现。

(3)体征特点颜面红斑,双眼睑水肿,双下肢无水肿。

(4)实验室检查:①贫血;②肾性血尿、蛋白尿;③红细胞沉降率增快;④自身抗体 ANA 阳性,抗 SSA、抗 SSB 阳性,抗 -dsDNA 阳性;⑤C3 0.25g/L,C4 0.02g/L;⑥肾活检示狼疮性肾炎 Ⅱ 型。

思路 2:《中国狼疮肾炎诊断和治疗指南》2019 版中指出狼疮肾炎的诊断标准。SLE 患者出现以下一项临床和实验室检查异常时,即可诊断为 LN:

(1)蛋白尿持续>0.5g/24h,或随机尿检查尿蛋白(+++),或尿蛋白 / 肌酐比>500mg/g(50mg/mmol)。

(2)细胞管型包括红细胞管型、血红蛋白管型、颗粒管型、管状管型或混合管。

(3)活动性尿沉渣(除外尿路感染,尿白细胞>5 个 /HPF,尿红细胞>5 个 /HPF),或红细胞管型,或白细胞管型。

肾活检病理显示为免疫复合物介导的肾小球肾炎则进一步确定 LN 的诊断。

【问题 2】SLE 及 LN 的发病机制是什么?

思路 1:SLE 发病机制为外来抗原(如病原体、药物等)引起人体 B 细胞活化。易感者因免疫耐受性减弱,B 细胞通过交叉反应与模拟外来抗原的自身抗原相结合,并将抗原呈递给 T 细胞,使之活化,在 T 细胞活化刺激下,B 细胞得以产生大量不同类型的自身抗体,造成大量组织损伤。

思路 2:LN 发病机制是免疫复合物(IC)形成与沉积是引起 SLE 肾脏损害的主要机制。循环中抗 dsDNA 等抗体与相应抗原结合形成 IC 后,沉积于肾小球;或者循环中抗 dsDNA 抗体与dsDNA 相结合后,介导核小体,通过电荷吸引种植于肾小球和循环中抗 dsDNA 抗体与肾小球内在抗原发生交叉反应形成原位 IC。无论是循环的 IC 沉积于肾小球或原位形成的 IC 两者均能激活补体,引起炎性细胞浸润,凝血因子活化及炎症介质释放,导致肾脏损伤。

【问题 3】有关 SLE 自身抗体实验室检查项目有哪些? 其临床意义。

思路:SLE 患者血清中可以查到多种自身抗体,它们的临床意义是 SLE 诊断的标记、疾病活动性的指标及可能出现的临床亚型。常见而且有用的自身抗体依次为抗核抗体谱、抗磷脂抗体和抗组织细胞抗体。

1. 抗核抗体谱:出现在 SLE 的有抗核抗体(ANA)、抗双链 DNA(dsDNA)抗体、抗 ENA(可提取核抗原)抗体。

（1）ANA：见于几乎所有的系统性红斑狼疮（systemic lupus erythematosus，SLE）患者，由于它特异性低，它的阳性不能作为 SLE 与其他结缔组织病的鉴别。

（2）抗 dsDNA 抗体：诊断 SLE 的标记抗体之一，多出现在 SLE 的活动期，抗 dsDNA 抗体的含量与疾病活动性密切相关。

（3）抗 ENA 抗体谱：是一组临床意义不相同的抗体：

1）抗 Sm 抗体：诊断 SLE 的标记抗体之一。特异度 99%，但敏感度仅 25%，有助于早期和不典型患者的诊断或回顾性诊断，它与病情活动性不相关。

2）抗 RNP 抗体：阳性率 40%，对 SLE 诊断特异性不高，往往与 SLE 的雷诺现象和肌炎相关。

3）抗 SSA（Ro）抗体：往往出现在亚急性皮肤红斑狼疮、SLE 合并干燥综合征时有诊断意义。有抗 SSA（Ro）抗体的母亲所产婴儿易患新生儿红斑狼疮综合征。

4）抗 SSB（La）抗体：其临床意义与抗 SSA 抗体相同，但阳性率低于抗 SSA（Ro）抗体。

5）抗 rRNP 抗体：血清中出现本抗体代表 SLE 的活动，同时往往提示有 NP-SLE 或其他重要内脏的损害。

2. 抗磷脂抗体：包括抗心磷脂抗体、狼疮抗凝物、梅毒血清试验假阳性等对自身不同磷脂成分的自身抗体。结合其特异的临床表现可诊断是否合并有继发性抗磷脂综合征。

3. 抗组织细胞抗体：抗红细胞膜抗体，现以库姆斯试验测得。抗血小板相关抗体导致血小板减少，抗神经元抗体多见于 NP-SLE。

4. 其他：有少数的患者血清出现 RF 和抗中性粒细胞胞浆抗体。

案例 9-7 肾 结 石

【病史摘要】男，29 岁。

主诉：右腰突然剧疼伴肉眼血尿 6 小时。

现病史：患者 6 小时前无明显诱因突发性右腰部绞痛性，阵发性，疼痛向下腹部放射，伴恶心呕吐及肉眼洗肉水样尿，无血块，无排尿困难，右侧腰部疼痛，时有加重伴恶心，无尿频尿急，无发热。随后去当地医院就诊，行泌尿系彩超示"右肾结石"，未予特殊治疗。患者为求进一步治疗，现前来我院门诊就诊。

既往史：否认有冠心病等其他慢性病史，否认有肝炎、结核等传染病史，否认有重大外伤手术史及输血史，否认有食物、药物过敏史。

体格检查：T 36.3℃，P 68 次 / 分，R 18 次 / 分，BP 118/72mmHg。发育正常，营养中等，神志清，精神一般，自主体位，查体合作。全身皮肤黏膜无黄染及出血点，表浅淋巴结未触及肿大。双眼睑无浮肿，巩膜无黄染，睑结膜略苍白，双侧瞳孔等大等圆，对光反射灵敏，口唇无发绀，咽部无充血。颈部无抵抗，颈静脉无怒张，甲状腺未触及肿大，胸廓对称无畸形，双肺叩清音，心音正常。腹部无膨隆，未见胃肠型及蠕动波。腹软，无压痛，无反跳痛。专科检查：双肾区无膨隆，右肾区（脊肋角）叩击痛，右侧腰带部肌肉痉挛和保护性肌肉紧张，左肾区无叩击痛，双侧输尿管行经区无明显深压痛，耻骨上区无膨隆，无压痛。

影像学检查：泌尿系彩超右肾下盏有 6mm×7mm 强回声光团，右肾结石。双肾 CT：右肾结石。

实验室检查：血常规：WBC 6.48×10⁹/L，NEUT 0.63，LY 0.37，Hb 128g/L。尿常规检验：白细胞（+），红细胞（+），蛋白质（++），葡萄糖（-），酸碱值 5.5，亚硝酸（-），尿胆原（+），尿潜血（+++），尿比重 1.020，胆红素（-）。

【问题 1】通过上述问诊、查体及实验室检查，该患者最有可能的诊断是什么？需要与哪些疾病鉴别？

思路1：最有可能的诊断是右肾结石。

诊断依据：阵发性腰部绞痛样剧痛，伴恶心呕吐，疼痛向下腹放射，伴血尿。查体右侧腰区叩痛，右侧腰带部肌肉痉挛和保护性肌肉紧张。彩超及CT均诊断右肾结石。

思路2：鉴别诊断。

（1）输尿管结石：主要症状为绞痛和肉眼血尿，绞痛沿输尿管向外阴部和股内侧放射，查体：沿输尿管走形的部位压痛明显。

（2）膀胱结石：排尿困难、血尿和膀胱刺激症状。排尿困难的特点为排尿过程中尿线突然中断。

（3）泌尿系感染：当一侧急性肾盂肾炎时，也可引起患侧的腰腹部疼痛，但伴有畏寒发热等全身中毒症状，以及尿频、尿急、尿痛，并可有血尿。体检患侧肾区叩击痛，尿常规中白细胞计数高，甚至可见脓细胞。

（4）肾结核：当肾结核病变破坏严重和梗阻，或输尿管被血块、干酪样物质堵塞时，可引起肾绞痛，但常伴有发热、盗汗、消瘦、贫血、食欲缺乏等结核全身中毒症状，同时可伴有尿频、尿急、尿痛、血尿、脓尿等。尿常规检查尿液呈酸性，尿蛋白阳性，有较多的红、白细胞，尿中可找到抗酸杆菌，尿结核分枝杆菌培养有决定性意义。

（5）肾肿瘤：当肿瘤坏死物，或血块通过输尿管时可发生肾绞痛，但肾肿瘤好发年龄50～70岁，间歇性无痛性血尿为常见症状，也可出现发热、高血压、血沉增快等多种肾外表现。彩超检查表现为不均质的中低回声实质肿块，CT表现为肾实质不均质肿块。

【问题2】为了进一步对患者进行诊疗，需要开展哪些实验室检查项目？

思路1：常规检查：包括血常规、尿常规、血液生化（电解质、肌酐、尿素、钙、镁、碱性磷酸酶、尿酸、总蛋白等），高钙血症时还需检查甲状旁腺激素。

代谢评估：建议对所有儿童肾结石患者进行代谢评估，完整的代谢评估体系包括结石成分分析、血液生化检查和24小时尿液分析。24小时尿液成分分析包括：尿pH、钙、磷、钾、钠、肌酐、尿酸、草酸、枸橼酸，尿草酸和枸橼酸的检测需要特殊仪器，其他项目可经生化仪检测。推荐在患者正常饮食状态下收集24小时尿液。检测尿草酸时，需用盐酸酸化。不能控制排尿者可插入导尿管收集24小时尿液。

结石成分分析：通常一次结石成分分析足以满足临床需要，有时需要重复进行结石成分分析。

思路2：尿路结石分类：

（1）高钙尿：指24小时尿钙＞4mg/kg。高钙尿分为三种亚型。吸收性高钙尿是由于肠道吸收钙的增加引起的高钙尿；肾性高钙尿是由于原发性肾钙漏出引起的高钙尿；重吸收性高钙尿是由于骨骼去矿化引起的高钙尿，多见于甲状旁腺功能亢进。

（2）高草酸尿：指24小时尿液中草酸含量＞0.37mmol/L。根据病因分成继发性高草酸尿和原发性高草酸尿。继发性高草酸尿是指进食大量草酸食物如菠菜、坚果、巧克力等引起；进食大量维生素C后可引起尿草酸升高，通常尿草酸＜1mmol/$1.73m^2$；此外，短肠综合征和长期慢性腹泻患者，由于肠道内慢性脱水和碳酸氢盐丢失可引起高草酸尿。原发性高草酸尿是由于体内草酸代谢异常引起，PTH患者尿草酸可显著升高，通常超过1mmol/$1.73m^2$，如未经治疗，可引起全身系统性草酸钙沉积和终末期肾功能衰竭。但pH可通过基因检测明确诊断。

（3）低枸橼酸尿：24小时尿液中枸橼酸＜320mg/$1.73m^2$。肾小管中酸碱状态是决定尿枸橼酸排泄的主要因素，低枸橼酸多源于与肾小管酸中毒有关的状态。

（4）高尿酸尿：24小时尿液中尿酸量超过0.12mmol/kg。尿液中尿酸超饱和引起尿酸、尿酸铵结石形成，或尿酸结晶成核引起高尿酸性草酸钙结石。

（5）胱氨酸尿：在儿童中胱氨酸结石占所有结石的6%～8%。胱氨酸尿是由于近端肾小管重吸收胱氨酸障碍引起的遗传性疾病。结石成分分析提示为胱氨酸结石，通常24小时尿液中尿胱氨酸>30mg 被认为是异常。尿中发现六角形苯环样结晶是胱氨酸尿的典型表现,仅 20%～25% 的患者尿样中可发现六角形苯环样结晶。硝普钠试验在检测尿胱氨酸>75mg/L 尿样时,其灵敏度和特异度可达 72% 和 95%,但在患者服用氨苄西林、磺胺类药物时可出现假阳性。

（6）低镁尿:尿中镁可络合钙和草酸,是结石形成的抑制因子。低镁尿的病因尚不清楚,可能与饮食及慢性腹泻状态有关。

（李 艳）

案例 9-8 急性肾衰竭

【病史摘要】男,70 岁。

主诉:腹泻后,少尿伴肌酐升高 2 天。

现病史:患者 4 天前因食用隔夜白斩鸡出现腹泻,水样便,约半小时 1 次,持续 4～6 次;2 天前出现无尿、乏力,到社区医院查血肌酐升高,具体不详,建议到大医院就诊。患者逐至三甲医院急诊科就医。

既往史:否认高血压、糖尿病史。否认肝炎、结核等传染病史。预防接种按社会要求齐全。否认手术外伤史。无输血史,无食物过敏史,无药物过敏史,无毒物及反射物质接触史。

个人史:既往体健。出生生长于原籍,否认疫区疫水接触史。无特殊嗜好。

家族史:无家族遗传病史。

体格检查:患者神志清醒,精神尚可,可自行缓步入诊室,查体合作,对答切题。皮肤黏膜无黄染,未见瘀斑瘀点。全身浅表淋巴未及肿大。T 36.0℃,P 73 次 / 分,R 18 次 / 分,BP 142/71mmHg。腹平软,全腹未及肿块,无压痛,无反跳痛,肝脾肋下未及。移动性浊音(−),无肾区叩击痛,无肝区叩击痛。听诊可闻肠鸣音 4 次 / 分。四肢肌力、肌张力正常。双下肢水肿。

实验室检查:WBC 6.91×10^9/L,NEUT% 82.1%,Hb 170g/L,C 反应蛋白 153mg/L。尿常规阴性,大便常规:黄色、糊状便,红细胞阴性,白细胞阴性,虫卵阴性,隐血试验阴性。

【问题1】通过上述问诊查体,该患者可能的诊断是什么? 需与哪些疾病鉴别诊断?

思路1:患者 70 岁男性,急性起病,因腹泻后出现少尿乏力,同时出现了双下肢水肿现象。社区医院检查提示血肌酐升高,则可高度怀疑急性肾脏疾病。

思路2:依据患者的病史情况,需要进行鉴别的疾病有:①胃肠道疾病(腹泻);②肝源性疾病(水肿);③心源性疾病(水肿)。

【问题2】为明确诊断,应进行哪些检查?

思路:从实验室角度,首先需要对血肌酐复查,同时合并肾功能检查,以确定患者存在早期肾脏损伤。其次,进行肝功能和感染性疾病检测排除肝源性水肿和细菌性感染。

实验室检查:白蛋白 43g/L,尿素氮 34.9mmol/L,肌酐 681μmol/L,估算肾小球滤过率 6.4mL/min/1.73m²,尿酸 677μmol/L。钠 139mmol/L,钾 4.31mmol/L,氯 96mmol/L,钙 2.44mmol/L,磷 1.01mmol/L。β_2- 微球蛋白 104ng/mL。血清胱抑素 C 2.89mg/L,高敏 C 反应蛋白(hsCRP)18.53mg/L。血清自身免疫抗体阴性。抗链球菌溶血素 O、类风湿因子、降钙素原、降钙素(CT)、梅毒、β-D-1,3 葡聚糖(真菌)、巨细胞病毒 DNA 定量项目均为阴性。

肾脏超声提示:双肾囊性灶,考虑肾囊肿,双侧输尿管未见明显扩张,右肾 99mm × 41mm,左肾 97mm × 47mm。

【问题3】如何解读上述实验室检查结果? 可否确诊急性肾衰竭?

思路1:急性肾损伤(acute kidney injury,AKI)也称为急性肾衰竭(acute renal failure,ARF)是由多种病因引起的肾功能快速下降而出现的临床综合征。对于无既往肾病史的患者也可发生,起病较急,无特异治疗,死亡率高,属于高风险的急危重症。

思路2:该患者血液肾功能检查中复核血肌酐短期内特异性升高,同时尿素氮升高、肾小球滤过率降低,证明肾小球滤过功能下降,肾脏处于衰竭阶段。

思路3:血 β2-微球蛋白和胱抑素C是评估肾小球功能的灵敏且特异的指标。

【诊断】ARF(肾前性),高尿酸血症,后天性肾囊肿(右侧)。

诊断依据:肾功能在48小时内突然减退,血清肌酐绝对值升高≥26.5μmol/L(0.3mg/dL)或7天内血清肌酐增至≥1.5倍基础值,或尿量<0.5mL/(kg·h),持续时间>6小时。ARF的临床表现为少尿、无尿、血液含氮代谢产物潴留,水电解质及酸碱平衡紊乱等。

男性和绝经后女性血尿酸>420μmol/L(7.0mg/dL)、绝经前女性>350μmol/L(5.8mg/dL)可诊断为高尿酸血症。

【问题4】如何鉴别ARF及其分类?

思路:ARF根据病因发生的解剖部位可分为:肾前性、肾性和肾后性。患者于一周内血肌酐进行性升高,ARF诊断明确,病因考虑为肾前性,与腹泻导致血容量减少肾脏灌注不足有关。

患者收治入院后,进一步进行肾功能评估检查:

(1)尿六联:微量白蛋白尿1.23mg/dL,尿转铁蛋白0.18mg/dL,尿免疫球蛋白G 0.90mg/dL,尿α1-微球蛋白7.32mg/dL,NAG活性30.40U/L,尿视黄醇结合蛋白5.46mg/L,24小时微量白蛋白尿9.59mg/24h,24小时尿转铁蛋白1.40mg/24h,24小时尿免疫球蛋白G 7.02mg/24h,24小时尿A1微球蛋白57.10mg/24h,尿液肌酐9.67mmol/L,尿白蛋白比肌酐1.27,24小时尿量0.78L。

(2)尿异形红细胞百分率:尿红细胞0-3/hp%。

(3)尿免疫固定电泳:κ(-),λ(-)。

(4)尿蛋白:269mg/24h,尿量0.80L/24h。

(5)尿蛋白分型:视黄醇结合蛋白(吸光度)4.91,视黄醇结合蛋白(百分比)29.20,游离轻链(吸光度)3.52,游离轻链(百分比)20.90,α1微球蛋白(吸光度)3.50,α1微球蛋白(百分比)20.80,白蛋白(吸光度)4.87,白蛋白(百分比)29.00,结论:中低分子蛋白尿。

(6)尿电解质:尿蛋白238mg/24h,尿糖1.67mmol/24h,尿素287.2mmol/24h,尿酸1.59mmol/24h,尿钠30.4mmol/24h,尿钾9.59mmol/24h,尿氯28.9mmol/24h,尿钙0.26mmol/24h,尿磷10.76mmol/24h。

(7)中段尿培养:未检出解脲支原体及人型支原体,细菌培养2天未生长,真菌培养未生长。

(8)双肾及肾动脉超声综合评估:双肾实质回声增强,右肾囊性灶,考虑肾囊肿,双肾动脉阻力指数增高,请结合临床,腹主动脉血流参数未见明显异常。

(9)肝胆胰脾肾输尿管膀胱彩色超声:肾实质回声稍增强,请结合临床,右肾囊性灶,考虑肾囊肿,随访,肝胆囊胰体脾膀胱未见明显异常,双侧输尿管未见明显扩张。

【问题5】根据上述检查,这位患者进一步明确了什么?

思路1:ARF患者多存在电解质紊乱。尿钠≥30mmol/L时,提示滤过钠重吸收障碍。

思路2:ARF早期生物学标志物有:①尿酶,如GST、NAG;②尿低分子蛋白,如CysC、α1-MG、β2-MG;③中性粒细胞明胶酶相关性脂质运载蛋白(NGAL)等。

(陈 宁 倪培华)

案例9-9 急性肾损伤

【病史摘要】女,61岁。

主诉:恶心、呕吐、少尿5天。

现病史：患者 5 天前因受凉，自觉感冒，自觉发热，未测体温，无咽痛、流涕，无寒战，自服"感冒胶囊" 3 粒后觉体温下降，随后伴有恶心、呕吐，尿量减少，无尿频、尿急、尿痛及肉眼血尿。4 天前就诊于村诊所，按胃病给予"消炎"等药物静脉滴注 2 天后，无明显好转，尿量仍少。2 天前就诊于当地乡医院，心电图、上消化道造影均未见异常，继续按胃病给予对症治疗，尿量有所增多，24 小时尿量 500mL，恶心、呕吐无好转。1 天前曾应用"庆大霉素 16 万 U"静脉滴注，患者出现不能平卧情况，今日来医院就诊。

既往史：既往体健。无肝炎、结核病史，无糖尿病、冠心病病史，无药物过敏史。

体格检查：T 36.4℃，P 78 次 / 分，R 24 次 / 分，BP 142/88mmHg，心律齐，各瓣膜区未闻及病理性杂音；双肺底呼吸音粗，未闻及干湿性啰音；腹软，无压痛、反跳痛及肌紧张，移动性浊音阴性，双下肢轻度水肿。

实验室检查：血常规：WBC 12～15/HP，RBC 0～2/HP，BLD（+），PRO（+++），尿糖（-），LEU（++）。血液生化：TP 58.0g/L，ALB 25.6g/L，Na^+ 125mmol/L，HCO_3^- 15.6mmol/L，Urea 36.4mmol/L，Cr 981μmol/L，GLU 6.47mmol/L，Cys C 3.2mg/L，NAG 38.5IU/g·Cr，NGAL 67.8μg/L。

【问题1】通过上述问诊、查体及实验室检查，该患者最有可能的诊断是什么？诊断标准？

思路 1：最有可能的诊断是急性肾损伤（acute kidney injury，AKI）。

根据药物损伤原发病因，肾小球滤过功能急性进行性减退，结合相应临床表现，实验室与影像学检查，一般不难作出诊断。

思路 2：按照最新国际 AKI 临床实践指南，符合以下情况之一者即可临床诊断 AKI：①48 小时内 Scr 升高≥0.3mg/dL（≥26.5μmol/L）；②确认或推测 7 天内 Scr 较基础值升高≥50%；③尿量减少[<0.5mL（kg·h），持续 6 小时]。

【问题2】早期肾脏损伤标志物有哪些指标？

思路 1：胱抑素 C（Cystatin C，Cys C）亦称半胱氨酸蛋白酶抑制 C，是一种由 120 个氨基酸组成，分子量约 13kD 的低分子量、非糖基化的碱性蛋白质。机体内几乎所有组织的有核细胞均能持续地产生 Cys C。Cys C 可自由透过肾小球滤过膜，与性别、饮食、体表面积、肌肉量无关，是一种反映 GFR 变化的理想的内源性标志物。血 Cys C 浓度与 GFR 呈良好的线性关系，其线性关系显著优于血肌酐，因而能更精确反映 GFR，特别是在肾功能仅轻度减退时，血 Cys C 的敏感性高于血肌酐，能够准确反映人体 GFR 的变化。血 Cys C 可用于糖尿病肾病肾脏滤过功能早期损伤的评价、高血压肾功能损害早期诊断、肾移植者肾功能的恢复情况评估、血液透析患者肾功能改变监测、老年人肾功能评价、儿科肾病的诊断、肿瘤化疗中肾功能的监测等。

思路 2：N- 乙酰 - β - 氨基葡萄糖苷酶（N-acetyl- β -D-glucosaminidase，NAG）是一种广泛分布于哺乳动物身体各组织细胞中的溶酶体水解酶，与粘多糖类及糖蛋白代谢有关，在近曲小管上皮细胞中含量较高。NAG 分子量约 140kD，不能通过肾小球屏障，故尿中 NAG 主要来自肾近曲小管上皮细胞。此酶在尿中稳定，诊断肾脏早期损害的灵敏指标，方法简便，快速采样方便，无创伤性。

思路 3：中性粒细胞相关载脂蛋白（neutrophil gelatinase-associated lipocalin，NGAL）又称人脂质运载蛋白 2（Lipocalin 2，LN2），是人脂质运载蛋白家族成员，由 178 个氨基酸残基组成。NGAL 是在包括肾小管在内的一些组织器官的中性粒细胞和上皮细胞中表达的小分子蛋白，在肾脏中的表达会因不同原因的肾损伤而显著升高，并且释放到尿液和血液中，其水平可在肾损伤的 2 小时内升高，因此 NGAL 被作为早期敏感的肾损伤生物标志物。

（李　艳）

第十章　呼吸性疾病检验案例分析

案例 10-1　慢性阻塞性肺疾病

【病史摘要】男，67 岁。

主诉：咳嗽、咳痰 15 年，呼吸困难 5 年，淋雨后加重 2 天。

现病史：患者 15 年前无明显诱因出现咳嗽，咳白色黏痰，量约 5～10mL/日，无痰中带血、发热、盗汗，无胸痛、呼吸困难，无双下肢水肿。自服"头孢类"抗生素及止咳祛痰药物，症状逐渐缓解，此后上述症状每于受凉、感冒后反复发作，秋冬季明显。5 年前逐渐出现活动后气短，曾行肺功能检查示"阻塞性通气功能障碍"，呼吸困难逐渐加重。2 天前，患者淋雨后再次出现咳嗽，咳黄白色黏痰，呼吸困难加重，稍活动即感气短，无胸痛及双下肢水肿。口服"茶碱"并到社区卫生所吸氧治疗后症状无明显缓解。本次发病以来，精神、食欲、睡眠欠佳，大小便正常，体重无变化。

既往史：否认高血压、心脏病和糖尿病病史，否认传染病接触史。吸烟 25 年，20 支/日，已戒烟 3 年。偶饮酒，无遗传病家族史。

体格检查：T 36.8℃，P 95 次/分，R 24 次/分，BP 136/76mmHg，神志清楚，浅表淋巴结未触及肿大。口唇无发绀，颈静脉无怒张，桶状胸，双肺触觉语颤减弱，叩诊呈过清音，呼吸音减弱，可闻及散在哮鸣音，双肺底少许湿性啰音，未闻及胸膜摩擦音。心界不大，心率 95 次/分，律齐，各瓣膜听诊区未闻及杂音，双下肢无水肿。

血常规检查：WBC 12.2×10^9/L，RBC 4.6×10^{12}/L，NEUT% 85%，LY% 12%，MONO% 3%，Hb 120g/L。

动脉血气分析结果：氧流量 2L/分，pH 7.24，PCO_2 52mmHg，PaO_2 59mmHg，HCO_3^- 27.5mmol/L。

【问题 1】通过上述问诊与体格检查，该患者可能的诊断是什么？需与哪些疾病鉴别诊断？

思路 1：患者 67 岁，男性，慢性病程，长期大量吸烟反复咳嗽、咳痰，秋冬季明显，进行性呼吸困难，止咳祛痰及抗感染治疗有效，体格检查有肺气肿体征，双肺散在哮鸣音及湿性啰音。根据患者的主诉、年龄、性别、症状和病史特点，高度怀疑慢性阻塞性肺疾病（chronic obstructive pulmonary disease，COPD）。

思路 2：鉴别诊断：①支气管扩张；②支气管哮喘；③肺结核。

【问题 2】为明确诊断，应进行哪些检查？

该患者年龄较大，病史长，需要排除其他有咳嗽咳痰症状的呼吸系统疾病，此时实验室检查对明确诊断至关重要。

实验室检查：血常规白细胞 12.2×10^9/L，血电解质、血糖以及肝肾功均无异常。

思路 1：可根据患者典型的实验检查特点帮助诊断。

（1）肺功能检查异常：使用支气管扩张剂后，FEV1/FVC＜0.70 可确定为持续气流受限。肺总量（total lung capacity，TLC）、功能残气量（functional residual capacity，FRC）和残气量（residual volume，RV）增高，肺活量（vital capacity，VC）减低，表明肺过度充气。

（2）痰培养异常：COPD合并细菌感染时外周血白细胞升高，核左移，痰培养可能查出病原菌。

（3）其他改变：胸部X线可出现肺纹理增粗、紊乱等非特异性改变，也可出现肺气肿表现；CT检查可见COPD小气道病变的表现。

【问题3】根据实验室及其他检查结果，应做出怎样的诊断？依据是什么？

患者可以诊断为：COPD，Ⅱ型呼吸衰竭。

诊断依据：①老年男性，病史长，长期大量吸烟史；②长期反复咳嗽、咳痰，秋冬季明显，进行性呼吸困难，止咳祛痰及抗生素治疗有效；③动脉血气分析 $PCO_2 > 50mmHg$，$PaO_2 < 60mmHg$ 表明存在Ⅱ型呼吸衰竭；④肺功能检查提示阻塞性通气功能障碍。

思路1：对临床表现不典型者，须根据血常规、血液生化、动脉血气分析等检查及肺功能检查做出诊断。除个别病例外，绝大多数COPD患者均有阻塞性通气功能障碍，合并呼吸衰竭，否则应考虑其他呼吸系统疾病。

思路2：痰病原学检查，包括痰培养，药敏试验以及痰涂片抗酸染色有可能培养出病原菌，常见病原菌有肺炎支原体，肺炎衣原体，流血嗜血杆菌以及肺炎链球菌。

【问题4】根据上述检查，COPD患者可能会发生哪些并发症？还需要做什么实验室检查确证？

COPD急性加重期的并发症有呼吸衰竭，发生低氧血症和高碳酸血症，另外还有自发型气胸、慢性肺源性心脏病。

思路1：呼吸衰竭：主要发生在急性加重期，原来症状明显加重，发生低氧血症和（或）高碳酸血症，出现缺氧和二氧化碳潴留的临床表现。动脉血气检查结果显示氧分压降低，二氧化碳分压升高，严重者会发生代谢性酸中毒。

思路2：自发性气胸：如有突然加重的呼吸困难，并伴有明显发绀，患侧肺部叩诊为鼓音，听诊呼吸音减弱或消失应考虑并发自发性气胸。

思路3：慢性肺源性心脏病：由于COPD引起肺血管床减少及缺氧致肺动脉收缩、血管重塑，导致肺动脉高压、右心室肥厚扩大，最终发生右心功能不全。

【问题5】COPD需与哪些疾病相鉴别？有哪些检查可协助诊断？

本病例发病时间长，长期反复咳嗽、咳痰，秋冬季明显，进行性呼吸困难，与呼吸系统其他疾病症状相似，故应需鉴别。

思路1：支气管哮喘：以发作性伴有哮鸣音的呼气性呼吸困难、夜间和凌晨发作或加重为主要症状，该病具有多基因遗传倾向，发病具有家族聚集倾向。阻塞性通气功能障碍、反复发作喘息气急为其特点。

思路2：支气管扩张：继发于急、慢性呼吸道感染和支气管阻塞，临床表现主要为慢性咳嗽、咳大量浓痰和反复咯血。感染、免疫缺陷等是支气管扩张的诱发因素。

思路3：肺结核：人肺结核的致病菌90%以上为结核分枝杆菌，传染源是结核病患者，主要通过咳嗽、喷嚏、大笑、大声谈话等方式传播。除咳嗽、咳痰或痰中带血等呼吸症状外，还有发热、倦怠乏力、盗汗、食欲减退等全身症状。痰涂片查结核分枝杆菌是确诊肺结核的主要方法，结核菌素试验可用于检出结核分枝杆菌的感染，但不能区分是结核分枝杆菌的自然感染还是卡介苗接种的免疫反应。此外，还有PPD试验等都可以鉴别慢阻肺和肺结核患者。

案例 10-2 哮 喘

【病史摘要】女性，32岁。

主诉：反复咳嗽半年，胸闷气短2天。

现病史：2天前在田地焚烧秸秆后出现胸闷、气短，活动后加重，因症状持续不缓解入院。发作以来睡眠稍差，饮食、大小便正常，体重无明显变化。

既往史：半年前受凉后出现咳嗽，多为干咳，有时夜间咳醒，偶有少量白色泡沫痰，症状持续1周后自行缓解。此后咳嗽反复发作，多为干咳，与雾霾天气、接触刺激性气味或"感冒"有关，可自行或经治疗后缓解。既往体健，否认传染病史，无烟酒嗜好，育有一女，月经正常。母亲有"慢性荨麻疹病史"。

体格检查：T 37℃，P 102次/分，R 24次/分，BP 115/80mmHg。轻度喘息貌，皮肤湿润，浅表淋巴结未触及肿大，口唇无发绀。胸廓无畸形，双侧呼吸动度一致，双肺叩诊呈轻音，呼气相延长，可闻及哮鸣音，未闻及湿性啰音和胸膜摩擦音。

实验室检查：血常规：WBC 12.3×10^9/L，RBC 4.38×10^{12}/L，：Hb 134g/L，PLT 245×10^9/L。动脉血气分析：pH 7.43，PCO_2 32mmHg，PaO_2 65mmHg，HCO_3^- 22mmol/L，SaO_2 92%。

【问题1】通过上述问诊与体格检查，该患者可能的诊断是什么？需与哪些疾病鉴别诊断？

思路1：青年女性，慢性病程，反复发作性咳嗽，有时夜间发作，与雾霾天气有关，胸闷气短2天，症状持续不缓解，轻度喘息貌、呼吸频率加快，可闻及哮鸣音；有过敏性家族史且动脉血气分析显示低氧血症，二氧化碳分压降低，根据患者的主诉、年龄、性别、症状和病史特点，高度怀疑支气管哮喘。

思路2：鉴别诊断：①慢性支气管炎；②左心衰竭；③变态反应性肺浸润。

【问题2】为明确诊断，应进行哪些检查？

支气管哮喘典型症状为伴有哮鸣音的呼气性呼吸困难，没有喘息症状的不典型哮喘实验室检查对明确诊断至关重要。

实验室检查：血清特异性IgE 1.4mg/L。血清肝功、肾功正常。血清自身抗体阴性。乙型肝炎病毒抗原、抗体检测均阴性。

胸部X线检查提示：两肺透亮度增加，呈过度通气状态。

思路1：支气管哮喘常因变应原性因素（花粉、油漆）、非变应原性因素（大气污染、吸烟等）诱发。通常其发病具有家族聚集性，亲缘关系越近，患病率越高。

思路2：可根据患者典型的实验检查特点帮助诊断。

（1）特异性变应原检测：外周血变应原特异性IgE增高，结合病史有助于病因诊断。

（2）其他改变：胸部X线/CT，肺功能检查有助于诊断。

【问题3】根据实验室及其他检查结果，应做出怎样的诊断？依据是什么？

【诊断】支气管哮喘。

诊断依据：①青年女性，慢性病程，反复发作的咳嗽、有时夜间发作；②胸闷、气短，症状持续不缓解；③轻度喘息、呼吸频率加快，呼气相延长，可闻及哮鸣音；④过敏性家族史，动脉血气分析示低氧血症，$PaCO_2$降低。

入院后检查：患者凝血功能正常；ALT 14U/L，AST 26U/L，总蛋白66.9g/L、白蛋白44.4g/L，血清电解质未见明显异常。

【问题4】根据上述检查，支气管哮喘患者可能会发生哪些并发症？还需要做什么实验室检查确证？

支气管哮喘严重发作时可并发气胸、COPD、支气管扩张和肺源性心脏病。

思路1：气胸：如有突然加重的呼吸困难，并伴有明显发绀，患侧肺部叩诊为鼓音，听诊呼吸音减弱或消失应考虑并发自发性气胸。

思路2：慢阻肺：支气管哮喘上期反复发作迁延不愈，并发感染时可导致慢性并发症。

思路3：支气管扩张：大多继发于急慢性呼吸道感染和支气管阻塞，以慢性咳嗽咳大量脓痰和反复咯血为主要临床表现。CT、X线检查可帮助诊断。

【问题5】支气管哮喘需与哪些疾病相鉴别？有哪些检查可协助诊断？

本病例患者慢性病程，反复发作的咳嗽，有胸闷、气短等症状，轻度喘息、呼吸频率加快，呼气

相延长,可闻及哮鸣音,动脉血气分析示低氧血症,$PaCO_2$ 降低。因此尚需与以下疾病鉴别:

思路 1:心源性哮喘,该病与重症哮喘症状相似,但患者常有高血压、冠状动脉硬化性心脏病、风湿性心脏病等病史和体征,突发气急,端坐呼吸,阵发性咳嗽,常咳出粉红色泡沫样痰,两肺可闻及广泛的湿啰音和哮鸣音,左心界扩大,心率增快,心尖部可闻及奔马律。胸部 X 线检查可见心脏增大,肺淤血。

思路 2:慢性阻塞性肺疾病,多见于中老年人,多有长期吸烟或接触有害气体的病史和慢性咳嗽史,喘息常年存在,有加重期。体检双肺呼吸音明显下降,可有肺气肿体征,两肺或可闻及湿啰音。肺功能检查和痰液检查可辅助诊断。

思路 3:上气道阻塞,中央型支气管肺癌、气管支气管结核、复发性多软骨炎等气道疾病或异物气管吸入,导致支气管狭窄或伴发感染时,可出现喘鸣或类似哮喘样呼吸困难,肺部可闻及哮鸣音。但根据病史特别是出现吸气性呼吸困难,痰细胞学或细菌学检查,肺部影像、支气管镜检查,常可明确诊断。

思路 4:变态反应性支气管肺曲菌病,常以反复哮喘发作为特征,可咳出棕褐色黏稠痰块或咳出树枝状支气管管型。痰嗜酸粒细胞增加,痰镜检或培养可查及曲菌。胸部 X 线呈游走性或固定性浸润病灶,CT 可显示近端支气管呈囊状或柱状扩张。曲菌抗原皮肤试验呈双相反应,曲菌抗原特异性沉淀抗体(IgG)测定阳性,血清总 IgE 显著升高。

思路 5:支气管肺癌:中央型肺癌导致支气管狭窄或伴有感染时或类癌综合征,可出现喘鸣或类似哮喘样呼吸困难、肺部可闻及哮鸣音。但肺癌的呼吸困难及哮喘症状进行性加重,常无诱因,咳嗽可有血痰,痰中可找到癌细胞,胸部 X 线射片、CT 或 MRI 检查或纤维支气管镜检查常可明确诊断。

案例 10-3　呼 吸 衰 竭

【病史摘要】女,69 岁。

主诉:心累气紧 1$^+$ 年,加重 10$^+$ 天。

现病史:反复咳嗽、喘息 20$^+$ 年,10 年前诊断为“慢性阻塞性肺疾病”,心累气紧 1$^+$ 年,复发加重 10$^+$ 天。”

体格检查:T 36.8℃,P 71 次 / 分,R 22 次 / 分,BP 129/77mmHg。神志清楚,慢性病容,皮肤巩膜无黄染,全身浅表淋巴结未扪及肿大。颈静脉正常。心界不大,心律齐,各瓣膜区未闻及杂音。胸廓桶状胸。双肺叩诊呈过清音。双肺呼吸音明显减低,双中下肺闻及湿啰音。

实验室检查:血气分析:pH 7.31,PaO_2 50mmHg,$PaCO_2$ 62mmHg,HCO_3^- 37.5mmol/L,BE 10.3mmol/L。

【问题 1】根据患者临床表现、体格检查情况和实验室检查,高度怀疑的临床诊断是什么?

高度怀疑因慢性阻塞性肺疾病造成的呼吸衰竭。

思路 1:患者有原发疾病“慢性阻塞性肺疾病”,且有因缺氧和 CO_2 潴留带来的呼吸循环系统障碍症状如心累、气紧。

思路 2:患者动脉血气 PaO_2 50mmHg,$PaCO_2$ 62mmHg,且未发现有循环系统相关疾病,符合呼吸衰竭诊断标准:在海平面、静息状态、呼吸空气条件下 $PaO_2 < 60$mmHg,伴或不伴 $PaCO_2 > 50$mmHg,排除心内解剖分流和原发于心排出量降低因素,即为呼吸衰竭。

【问题 2】根据实验室检查及病因,确定患者属于 Ⅰ 型呼吸衰竭还是 Ⅱ 型呼吸衰竭?

患者属于 Ⅱ 型呼吸衰竭。

思路 1:Ⅰ 型呼吸衰竭为单纯缺氧不伴随 CO_2 潴留,Ⅱ 型呼吸衰竭为缺氧伴有 CO_2 潴留,即 $PaO_2 < 60$mmHg,伴有 $PaCO_2 > 50$mmHg,根据患者动脉血气,可确定为 Ⅱ 型呼吸衰竭。

思路2：根据患者原发疾病"慢性阻塞性肺疾病"，病因为肺通气功能障碍，为Ⅱ型呼吸衰竭常见病因。

【问题3】该患者是否有酸碱失调？请确定其酸碱失衡类型。

【诊断】该患者为呼吸性酸中毒伴代谢性碱中毒失代偿。

思路1：pH参考范围7.35～7.45，该患者pH 7.31，为酸中毒。

思路2：$PaCO_2$升高，且>50mmHg，为呼吸性酸中毒。

思路3：HCO_3^- 37.5mmol/L大于正常值（24mmol/L），BE 10.3mmol/L，剩余碱为正值，判断为代谢性碱中毒。

案例10-4　过敏性肺炎

【病史摘要】男，52岁。

主诉：反复呼吸困难、咳嗽、气促4^+月。

现病史：患者于4^+月前出现干咳、阵发性喘息，夜间可平卧，伴低热，在当地医院检查后考虑"肺炎"，予以抗感染（头孢美唑）、解痉平喘等输液治疗，1周后症状好转，咳嗽气促明显减轻，体温正常，但出院回家后，症状再次发作，在当地医院反复抗感染治疗无好转，为求进一步治疗遂入院。

个人史：神志清，精神尚可，食欲减退，体重减轻，无特殊病史。少量吸烟，无饮酒嗜好。近几月开始在室内养鸟，常与鸟接触。

家族史：家庭成员健康，否认家族中有类似病史。

体格检查：T 37.6℃，P 80次/分，R 23次/分，BP 125/77mmHg，发育正常，神志清，体格检查合作。双肺叩诊清音，听诊可闻及少许散在哮鸣音，双下肺闻及Velcro音。心界不大，律齐，未闻及杂音。腹部体格检查未见异常，双下肢无水肿，无杵状指（趾）。

实验室检查：血常规、生化指标无异常；自身抗体谱阴性；肿瘤标志物阴性；淋巴细胞亚群：CD4/CD8比值无异常。多次痰培养细菌、真菌阴性，TB-Xpert阴性。

CT胸部普通扫描：双肺弥漫性磨砂玻璃样病变。

【问题1】通过上述问诊与体格检查，该患者可能的诊断是什么？

思路：患者有呼吸困难、咳嗽的临床症状。通过详细病史询问，发现患者此症状反复，多次到医院住院后好转，回家则再次发作，考虑到患者家中新养了多只鸟，与鸟常接触，由此高度怀疑鸟类蛋白抗原导致患者过敏性肺炎的可能。患者CT表现和肺基底部啰音也符合过敏性肺炎特点。

【问题2】为明确诊断，应进行哪些检查？

思路：①支气管肺泡灌洗液（bronchoalveolar lavage fluid，BALF）检查：BALF白细胞计数及分类有助于病因分析。患者细胞总数$4.7×10^6$/L，淋巴细胞47%，中性粒细胞8%，嗜酸性细胞2%。②病理学检查：明确病理变化，区分间质性肺炎、肉芽肿、肺间质纤维化等，且通过对病理组织抗酸染色、PAS染色等结果分析，有助于病因分析。③自然激发试验：暴露到可疑环境后症状是否再现。

【问题3】根据实验室及其他检查结果，应做出怎样的诊断？依据是什么？

【诊断】过敏性肺炎。

诊断依据：①患者有过敏性肺炎相应症状；②CT表现为过敏性肺炎相应的改变；③病史有过敏原存在可能；④BALF白细胞计数总数升高，其中淋巴细胞显著增多，达47%，而嗜酸性理论细胞或中性粒细胞不增多；⑤病理改变为肺泡及间质显著淋巴细胞浸润，肺泡毛细血管呈血管炎表现，细支气管壁可见淋巴细胞浸润，抗酸染色、PAS染色阴性。以上皆满足过敏性肺炎诊断标准，排除其他类似肺部疾病后，诊断为过敏性肺炎。

【问题4】过敏性肺炎需与哪些疾病相鉴别？有哪些检查可协助诊断？

思路1：支气管哮喘：以阵发性喘息伴有哮鸣音为主要症状。其症状与急性型过敏性肺炎类似,但支气管哮喘无肺部弥漫性影像改变,也无 BALF 淋巴细胞增高及肺部病理组织改变。

思路 2:变应性支气管肺曲菌病:患者由曲菌所致支气管肺部变态反应,具有发作性喘息的症状。CT 影像学存在肺部浸润及中心性支气管扩张等改变,且有血清总 LgE 水平增高,外周血嗜酸性粒细胞增高的表现,易于与过敏性肺炎区分。烟曲霉皮肤过敏原皮试阳性也是主要诊断标准之一。

思路 3:结节病:可以咳嗽为首发表现,但结节病胸片可显示典型的双肺门淋巴结肿大,双肺结节影,且体检还可发现外周淋巴结肿大等系统受累。

案例 10-5　胸 腔 积 液

【病史摘要】男性,63 岁。

主诉:咳嗽咳痰 8⁺ 年,憋喘、左侧卧位呼吸困难 3⁺ 月。

现病史:患者 8 年前因受凉后出现咳嗽、咳白色泡沫痰、胸闷、寒战、发热等症状。无胸痛,无夜间阵发性呼吸困难。于 3 月前上述症状加重,出现反复咳嗽、咳痰不能平卧、憋喘,左侧卧位呼吸困难加重来院就诊。

体格检查:T 36.3℃,P 98 次 / 分,R 22 次 / 分,BP 178/72mmHg,神志清楚,慢性病容,皮肤巩膜无黄染,全身淋巴结未触及肿大。右肺叩诊呈过清音,左肺叩诊为实音,右肺呼吸音减低,左肺呼吸音消失,未闻及干湿性啰音。腹部外形正常,全腹软,无压痛及反跳痛。

胸部 CT 示:①左肺上叶 1.3cm×1.9cm 结节影,牵引性小支气管扩张,邻近胸膜广泛性增厚、粘连;②左侧胸腔积液少许。

胸腔积液检查:查见腺癌细胞。

【问题1】通过上述问诊与体格检查,该患者可能的诊断是什么?需与哪些疾病鉴别诊断?

该患者最可能的诊断为左肺上叶肺癌伴胸膜转移。

思路 1:患者 63 岁,男性,咳嗽、咳白色泡沫痰、胸闷、寒战、发热,咳痰不能平卧、憋喘,左侧卧位呼吸困难加重。胸部 CT 示左肺上叶 1.3cm×1.9cm 结节影,牵引性小支气管扩张,邻近胸膜广泛性增厚、粘连,左侧胸腔积液少许,胸腔积液检查见腺癌细胞。

思路 2:鉴别诊断:肺结核。

【问题2】为明确诊断,应进行哪些检查?

多种疾病可以引起胸腔积液形成,通过对胸腔积液检查,明确引起胸腔积液的病因才能对症治疗取得较好疗效。

实验室检查:胸腔积液常规示为黄色,微浑,有凝块,镜检有核细胞数>1 000(×10⁶/L),腺苷脱氨酶<25U/L,查见异常细胞;胸腔积液生化各指标正常;肿瘤标志物中非小细胞肺癌抗原 5.70ng/L,血常规、血液生化、凝血各指标无异常。乙型肝炎病毒抗原阴性,表面抗体阳性。

胸部 CT 示:左肺上叶 1.3cm×1.9cm 结节影,牵引性小支气管扩张,邻近胸膜广泛性增厚、粘连;左侧胸腔积液少许。

思路:可根据患者典型的实验检查特点帮助诊断。

(1)胸腔积液常规异常:该患者胸腔积液外观呈黄色,微浑有凝块,为渗出液;镜下查见癌细胞,为恶性胸腔积液。

(2)肿瘤标志物异常:非小细胞肺癌抗原阳性。

【问题3】根据实验室及其他检查结果,应做出怎样的诊断?依据是什么?

【诊断】左肺上叶肺癌伴胸膜转移。

诊断依据:①咳嗽、咳白色泡沫痰、胸闷、寒颤、发热,无胸痛,无夜间阵发性呼吸困难。咳痰不能平卧、憋喘,左侧卧位呼吸困难加重。②胸部 CT 示左肺上叶 1.3cm×1.9cm 结节影,牵引性小支气管扩张,临近胸膜广泛性增厚、粘连,左侧胸腔积液少许,胸腔积液检查见腺癌细胞。

思路:针对患者胸腔积液行常规和生化检查十分必要。胸腔积液常规检查中根据性状、颜色、蛋白、凝固性、葡萄糖等指标可判断胸腔积液类型并推断病因。而胸腔积液生化检查根据乳酸脱氢酶、腺苷脱氨酶等酶类指标可判断是否是癌性胸腔积液。本患者胸腔积液常规示渗出液,腺苷脱氨酶<25U/L,提示为癌性胸腔积液,镜下查见癌细胞支持该检查结果。

入院后检查:患者凝血功能正常;ALT 9U/L,AST 13U/L、总蛋白 63.5g/L、白蛋白 38.3g/L,血清电解质未见明显异常。免疫球蛋白(Ig)基本正常,血常规和尿常规均正常。

【问题4】胸腔积液的诊断和鉴别有哪些步骤?

胸腔积液常由多种原因引起,确定病因采取措施才有良好的效果,其诊断和鉴别需以下 3 个步骤:

思路1:确定有无胸腔积液,中量胸腔积液可根据其症状和体征诊断,少量积液仅表现为肋膈角变钝,易于胸膜粘连混淆,须与胸膜增厚鉴别。

思路2:区别漏出液和渗出液,诊断性胸腔穿刺可区别积液的性质,其鉴别可根据胸腔积液检验知识点进行(表 10-1)。

思路3:寻找胸腔积液的病因,漏出液常见的病因是充血性心力衰竭,多为双侧,积液量右侧多于左侧,强烈利尿可引起假性渗出液。渗出液最常见的病因为结核性胸膜炎,多见于青壮年,胸痛并常伴有干咳、潮热、盗汗、消瘦等结核中毒症状,胸腔积液检查以淋巴细胞为主,沉渣里结核分枝杆菌或培养可阳性,但阳性率仅约20%。胸膜活检阳性率达60%～80%,PPD 皮试强阳性。另外,还有类肺炎性胸腔积液,指肺炎、肺脓肿和支气管扩张感染引起的胸腔积液,如积液呈脓性则称之为脓胸。恶性肿瘤侵犯胸膜可引起恶性胸腔积液,常由肺癌、乳腺癌和淋巴瘤等直接侵犯或转移至胸膜所致,其他部位肿瘤包括胃肠道和泌尿生生殖系统。

表 10-1 漏出液和渗出液的鉴别

项目	漏出液	渗出液
病因	非炎症性	炎症性、外伤、肿瘤或理化刺激
颜色	淡黄色	黄色、红色、乳白色
透明度	清晰透明或琥珀色	混浊或乳糜样
比密	<1.015	>1.018
凝固性	不易凝固	易凝固
Rivalta 试验	阴性	阳性
蛋白质定量 /(g/L)	<25	>30
积液蛋白 / 血清蛋白	<0.5	>0.5
葡萄糖 /(mmol/L)	接近血糖	<3.33
乳酸脱氢酶(LD,U/L)	<200	>200
积液 LD/ 血清 LD	<0.6	>0.6
细胞总数 /(×10⁶/L)	<100	>500
有核细胞分类	淋巴细胞为主,可见间皮细胞	炎症以中性粒细胞为主,慢性炎症或恶性积液以淋巴细胞为主
细菌	无	有
pH	>7.3	<7.3

案例 10-6　结　节　病

【病史摘要】男，66 岁。

主诉：反复咳嗽、咳痰 1$^+$ 年。

现病史：1$^+$ 年前，患者无明显诱因出现咳嗽，咳白色黏痰，偶有低热（37.5℃），伴盗汗，无胸痛、咯血。5 个月前在当地医院胸部 CT 示双肺散在小结节，双肺下叶见不规则絮状阴影，纵隔淋巴结增大，抗酸染色阴性，TB-DNA 阴性，予以抗结核诊断性治疗（利福平、异烟肼、乙胺丁醇、吡嗪酰胺）。1 个月前，复查 CT 示结节较前增多，咳嗽咳痰无明显好转。建议至上级医院进一步治疗，收入我科。

既往史：神志清，精神尚可，否认肝炎、结核或其他传染病史，否认高血压病史，无药物过敏史，无特殊病史。吸烟 40$^+$ 年，5 支 / 日，无饮酒嗜好。

家族史：家庭成员健康，否认家族中有类似病史。

体格检查：T 36.6℃，P 87 次 / 分，R 20 次 / 分，BP 115/70mmHg，发育正常，神志清，体格检查合作。双肺呼吸音清，未闻及干、湿啰音，双侧呼吸运动均匀对称，双肺触觉语颤对称无异常，未触及胸膜摩擦感。心界不大，律齐，各瓣膜听诊区未闻及杂音。腹部平坦，无压痛，肝脾未触及，双下肢无水肿。

实验室检查：血常规、血液生化指标无异常；自身抗体（ANA、ENA、ANCA、抗线粒体抗体、抗磷脂抗体等）阴性；肿瘤标志物阴性；肺泡灌洗液检测结核分枝杆菌 DNA 阴性，痰涂片抗酸染色阴性，细菌真菌培养阴性，淋巴细胞亚群：CD4/CD8 3.76（升高）。

肺组织病理检测：结节部位组织为非干酪性肉芽肿。

【问题 1】通过上述问诊与体格检查，该患者可能的诊断是什么？

思路：患者咳嗽咳痰临床症状，CT 表现为纵隔淋巴结增大，双肺散在小结节，病理结果为非干酪性肉芽肿，CD4/CD8 比例升高，符合结节病特征。且检测未提示有结核分枝杆菌或真菌感染依据，诊断性抗结核治疗无效，综合分析，患者高度怀疑为结节病。

【问题 2】为明确诊断，应进行哪些检查？

思路：①病理检查明确结节性质：经支气管镜肺活检，如患者病理组织出现上皮样肉芽肿时，除外结节病，也可能是真菌、TB 等感染引起。应行抗酸染色、TB-DNA、六胺银染色、高碘酸 - 希夫染色，如果阴性，可除外肺泡蛋白沉着症及真菌、TB 感染引起的肉芽肿性改变。但受到 TB 检测方法灵敏度的影响，抗酸染色或病理组织 TB-DNA 阴性，也不能完全排除结核感染，需结合临床情况判断。②实验室检查：肺泡灌洗液或病理组织进行常规病原学检查，或病原体二代测序检测，以排除结核真菌等病原体感染证据。外周血检测血管紧张素转换酶：升高（74.5U/L），类风湿因子水平正常，对疾病有提示作用。

【问题 3】根据实验室及其他检查结果，应做出怎样的诊断？依据是什么？

【诊断】结节病。

诊断依据：病理示支气管黏膜慢性炎症，可见上皮样肉芽肿，无干酪样坏死，结节由巨噬细胞和上皮样细胞组成，病变部位小血管周围可见上皮样肉芽肿和淋巴细胞聚集，形成肉芽肿性血管炎，是结节病特征性病理改变。血管紧张素转换酶升高，CD4/CD8 比例升高对结节病有参考意义，反应结节病的活动情况。同样，上皮样肉芽肿可以是多种疾病的病理表现，故通过实验室结果排除结核肉芽肿、类风湿结节等疾病，综合分析为结节病。

【问题 4】结节病需与哪些疾病相鉴别？有哪些检查可协助诊断？

思路 1：肺结核：肺结核有类似的咳嗽、咳痰或痰中带血等呼吸症状，还有发热、倦怠乏力、盗汗、食欲减退等全身症状。粟粒型肺结核影像学改变同样表现为双肺散在小结节，较难区别。痰涂片抗酸染色是最常见寻找结核分枝杆菌病原学证据的方法,但受限于方法灵敏度低(检出率<30%)。目前多采用 PCR 检测 TB DNA、TB-Xpert 或 NGS 方法提高检测灵敏度。

思路2:肺纤维化:此病多为慢性病程,肺部听诊可闻及爆裂音,胸片可见肺部以网状结节影为主,但结节病可侵犯全身多个系统,可累及外周淋巴结、皮肤和眼等系统,病理组织检测为慢性肉芽肿性疾病。

思路3:外周型肺癌:外周型肺癌影像学改变可表现为多个肺部圆形阴影,通过病理活检可明确诊断。肿瘤标志物 CEA、CA125 升高对肺癌有提示作用。

案例 10-7　特发性肺纤维化

【病史摘要】男,64 岁。

主诉:干咳,活动后气促 1 年,加重 2 周。

现病史:患者于 1 年前无明显诱因出现活动后气促,伴干咳,无胸痛、咯血、无低热、盗汗。无皮肤红斑、结节,无关节肿痛,无口干、眼干,无肌痛,肌无力等。1 年来活动后气促逐渐加重,2 周前无明显诱因咳嗽加剧,呼吸困难明显,入院治疗。

既往史:否认肝炎、结核、支气管哮喘史,无全身系统疾病,无药物、食物过敏史,不吸烟,未饲养宠物。

体格检查:神志清,精神差,口唇发绀,呼吸困难、急促,双肺听诊呼吸音粗,可闻及细湿啰音,双侧肺底爆裂音,氧饱和度 85%,肺活量检测有限制性变化。心界无扩大,律齐,未闻及杂音。腹部平坦,服软,肝脾肋下未触及。双下肢无水肿。可见杵状指(趾)。

实验室检查:Hb 145g/L,WBC 10.4×10^9/L,中性分叶核粒细胞百分率 78.0%,淋巴细胞百分率 18.9%,血气分析:PCO_2 40.1mmHg,PaO_2 50.9mmHg,pH 7.361。自身抗体(抗核抗体、抗 ENA 抗体、类风湿因子等多项)阴性。

CT 胸部普通扫描:双肺散在网格影,可见部分蜂窝肺,肺小叶间间隔增厚,双下肺散在磨玻璃影。

肺功能:VC 0.94L(44.7%),FEV1 0.88L(52.7%),FEV1/FVC 93.7%,TLC 1.65L(41.4%),RV/TLC 42.9%,DLco 40.8%,提示肺功能限制性通气障碍和气体交换障碍。

【问题1】通过上述问诊与体格检查,该患者可能的诊断是什么?

思路:患者年龄大于 50 岁,无明确原因的进行性呼吸困难,起病时间长。患者肺功能限制性通气障碍和弥散障碍,胸部 CT 典型网格状特征,如能排除其他疾病诊断,则支持特发性肺纤维化诊断。

【问题2】为明确诊断,应进行哪些检查?

思路:①支气管肺泡灌洗液(BALF)检查:BALF 查找有无病原体,白细胞计数及分类有助于病因分析。②肺组织病理学检查:明确病理变化,是否为普通型间质性肺炎,有助于病因分析。

【问题3】根据实验室及其他检查结果,应做出怎样的诊断? 依据是什么?

【诊断】特发性肺纤维化诊断。

诊断依据:①患者年龄大于 50 岁,隐匿起病,慢性病程 >3 个月;②进行性加重的呼吸困难;③双肺可听到吸气性爆破音;④肺功能有限制性通气障碍和弥散障碍;⑤胸部 HRCT 提示散在网格影,弥漫性肺间质病变;⑥经 BALF 检查,细胞总数 1.2×10^6/L,淋巴细胞 3%,中性粒细胞 10%,嗜酸性细胞 3%;嗜酸性细胞不高,未见含铁血黄素,无肿瘤细胞,病原体检测阴性。不支持其他疾病诊断;⑦患者无全身系统性疾病和结缔组织疾病的临床证据,无特殊职业接触史,无特殊药物及药物过敏史,无宠物嗜好。即排除已知原因,临床诊断考虑为特发性肺间质纤维化。如有病理结果,可见普通型间质性肺炎特点。

【问题4】特发性肺纤维化诊断需与哪些疾病相鉴别? 有哪些检查可协助诊断?

思路1:石棉肺:与特发性肺纤维化诊断临床表现相似,表现网织结节样,小叶间隔增厚和蜂窝样变。但石棉肺患者有特殊职业环境(石棉)接触史,胸部CT常显示有肺实质纤维素条带和胸膜斑,另外BALF细胞涂片或肺组织活检可见石棉小体。

思路2:类风湿性关节炎:部分和类风湿性关节炎相关的间质性肺炎临床表现也以呼吸困难为主,主要病变表现为网织结节样和蜂窝样变。但类风湿性关节炎除了累及肺部表现外,主要在全是关节受累,尤其是小关节疼痛、僵硬、变形。类风湿因子滴度增高。

案例10-8 弥漫性肺泡出血综合征

【病史摘要】女,37岁。

主诉:咳嗽、咳痰、伴呼吸困难 2^+ 月,胸闷憋气加重3天。

现病史:5^+ 年前诊断为系统性红斑狼疮(SLE),狼疮性肾炎,一直服用激素等药物治疗。2^+ 月前患者无明显诱因出现咳嗽、咳痰、痰中带血、活动后胸闷、气促,无畏寒、寒战、发热、头晕、恶心、呕吐等不适。3天前出现胸闷憋气加重,为求进一步治疗遂入院。

既往史:否认糖尿病史,否认高血压史,否认毒物接触史,否认药物滥用史。

体格检查:T 36.5℃,P123次/分 R 25次/分 BP 87/52mmHg。患者神志清醒,对答准确切题,贫血貌,呼吸急促,心音遥远,律齐,心脏各瓣膜区无杂音,双侧肺呼吸音对称,双肺呼吸音粗糙,双肺闻及干湿啰音,触诊全腹柔软,全腹无压痛,无反跳痛。肝脾未触及,肠鸣音正常,双病理征阴性,脑膜刺激征阴性,四肢肌力,双下肢无水肿。

实验室检查:WBC 10.14×10^9/L,RBC 2.67×10^{12}/L,Hb 65g/L(小细胞低色素贫血),HCT 0.22L/L,LY% 15.9%,中性分叶核粒细胞百分率76.8%,血气分析:PCO_2 35.9mmHg,PaO_2 79.9mmHg,pH 7.461。

CT胸部普通扫描:弥漫性磨玻璃样斑片影。

【问题1】通过上述问诊与体格检查,该患者可能的诊断是什么?

思路:患者为SLE患者,伴狼疮性肾炎,突然出现胸闷憋气、伴少量咯血的临床症状,血气分析出现低氧血症,胸片新出现弥漫浸润影,同时伴不明原因的Hb下降,Hb下降与咯血量不符,警惕弥漫性肺泡出血综合征(diffuse alveolar hemorrhage syndrome,DAH)。SLE住院患者中DAH发生率为1.5%~3.7%,是SLE少见但严重的并发症。

【问题2】为明确诊断,应进行哪些检查?

思路:①支气管肺泡灌洗液(BALF)检查:BALF显示多段血性回收液有助于病因分析,出血48小时后吞噬含铁血黄素肺泡巨噬细胞计数增多(>20%)。BALF进行病原体检测,以排除致病菌感染原因。②肺弥散功能检测:肺泡中红细胞可对一氧化碳结合,肺泡出血情况下,一氧化碳摄取量反而有所升高,肺弥散功能增加可提示肺泡出血。③原发病SLE相关实验室检查:抗双链DNA抗体滴度,补体C3滴度等。

【问题3】根据实验室及其他检查结果,应做出怎样的诊断? 依据是什么?

【诊断】SLE合并继发弥漫性肺泡出血综合征。

诊断依据:①临床表现、CT提示及贫血现象,符合DAH表现;②BALF检查回收液为血性回收液,提示肺部活动性出血;③肺弥散功能增高超过基线值30%,是DAH的特征表现;④抗双链DNA抗体(1∶500)滴度升高,补体C3(122mg/L)滴度下降,反应患者SLE活动期,提示DAH的发病基础。以上皆满足DAH诊断标准,排除其他类似肺部疾病后,诊断为DAH。

【问题4】DAH需与哪些疾病相鉴别? 有哪些检查可协助诊断?

思路1:肺部感染:SLE患者需长期服用激素治疗,继发感染机会非常大。但本次发病患者无发热、外周血白细胞和中性粒细胞正常，BALF 多次检测未发现致病菌，因此可排除感染的可能。

思路 2：肺栓塞：SLE 患者处于高凝状态，容易发生肺血栓栓塞，从而出现不明原因低氧血症。但本次发病患者 CT 影像未双肺弥漫渗出、斑片影，不符合肺栓塞导致改变，而且可通过超声心动图发现是否有肺动脉高压予以排除。

案例 10-9　特发性肺动脉高压

【病史摘要】男，29 岁。

主诉：反复活动后心累、气促 10$^+$ 年，加重 1$^+$ 年。

现病史：10$^+$ 年前，患者于跑步后出现心累、气促，休息后可缓解，无头晕、头痛，无恶心、呕吐，无腹胀、腹痛，患者未重视，未予以特殊治疗。1$^+$ 年前，患者无明显诱因出现活动后心累、气促明显加重，于平地快步行走后出现上诉症状，休息后可缓解，无头晕、头痛，无恶心、呕吐，无腹胀、腹痛。患者遂就诊于某市第一人民医院，行心脏彩超示：肺动脉高压（重度），左室功能测定在正常范围。建议至上级医院进一步治疗，收入我科。

既往史：一般情况稍差。否认肝炎、结核或其他传染病史，否认高血压病史，无药物过敏史，无特殊病史。无吸烟饮酒嗜好。

家族史：家庭成员健康，否认家族中有类似病史。

体格检查：T 36℃，PR 97 次 / 分，BR 21 次 / 分，BP 120/68mmHg，发育正常，神志清，体格检查合作。双肺叩诊呈清音，双肺呼吸音清，未闻及干湿啰音，双侧呼吸运动均匀对称，无增强或者减弱，双肺触觉语颤对称无异常，未触及胸膜摩擦感，胸廓未见异常，双侧乳房对称，未见异常，心界扩大，心律齐，P2 亢进，各瓣膜区未闻及杂音。

实验室检查：血气分析（静息态）正常，活动 30 分钟后，可出现低氧血症（PCO_2 34.2mmHg，PaO_2 72.5mmHg），吸氧后可好转。自身抗体（ANA、ENA、ANCA、抗线粒体抗体、抗磷脂抗体等）阴性，HIV 抗体及核酸检测阴性。

CT 肺动脉造影（computed tomgraphic pulmonary angiography，CTPA）技术：双肺纹理清晰，未见明显肿块和结节影，主肺动脉即左右肺动脉明显增粗，提示肺动脉高压。

心导管术：肺动脉平均压 80mmHg。

超声心动图：右心增大，右室流出道增宽。

【问题 1】通过上述问诊与体格检查，该患者可能的诊断是什么？

思路：患者自幼起病，以活动后呼吸困难为主要表现，活动后血氧提示低氧血症，超声心动图、胸部 CTPA 均提示肺动脉高压（pulmonary hypertention，PH）。在排除其他病因所致肺部、肺血管病变等原因，高度怀疑特发性肺动脉高压（idiopathic pulmonary hypertension，IPAH）。

【问题 2】为明确诊断，应进行哪些检查？

思路：①PH 检查：心电图、心脏超声、胸部 CTPA、心导管术等均可提示是否存在 PH。②求因分类：实验室和器械检查排除存在左心疾病、先天性左向右分流、肺部疾病或低氧相关性 PH、睡眠会吸紊乱相关性 PH、结缔组织病、HIV 感染等其他疾病所导致的 PH，从而确诊为 IPAH。

【问题 3】根据实验室及其他检查结果，应做出怎样的诊断？依据是什么？

【诊断】特发性肺动脉高压（重度）。

诊断依据：青年男性，自幼起病，以活动后气促为主要表现，心脏超声、胸部 CTPA 提示：重度 PH。心导管术提示肺动脉压力 80mmHg（>25mmHg），确定为重度 PH。

排除诊断：依据心脏超声可排除左心疾病相关性 PH；依据胸部 CT 可排除肺部疾病或低氧相

关 PH；依据 CTPA 可排除慢性血栓栓塞性 PH；依据右心导管术提示可确定为动脉性 PH，通过入院后实验室检查，患者自身抗体（ANA、ENA、ANCA、抗线粒体抗体、抗磷脂抗体等）阴性，HIV 抗体及核酸检测阴性，血液生化及血常规结果未见明显异常，无药物毒物及血吸虫病史等，无家族史，提示患者非其他类型的 PH，排除其他可能诱因后，提示为 IPAH。

【问题4】IPAH 需与哪些疾病相鉴别？有哪些检查可协助诊断？

思路：PH 分为5大类，动脉性 PH、左心疾病相关性 PH、肺部疾病或低氧相关 PH、慢性血栓栓塞性 PH 及其他机制未明所致肺动脉高压。鉴别思路如下图 10-1：

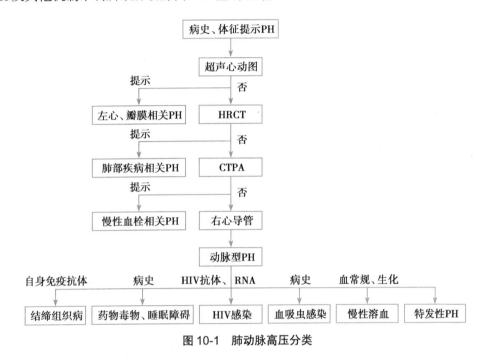

图 10-1　肺动脉高压分类

案例 10-10　慢性肺源性心脏病

【病史摘要】男，47 岁。

主诉：咳嗽咳痰 10$^+$ 年伴双下肢水肿 2 年，加重 10 天入院。

现病史：患者 10$^+$ 年前受凉后出现咳嗽，偶有黏痰，外院治疗后好转，寒冷季节上述症状反复出现。2 年前患者开始出现双下肢浮肿，伴有心累、气紧，活动后加重。1 月前患者受凉后再次出现咳嗽，咯白色泡沫样痰，伴心累、气紧、双下肢及脸部浮肿，无畏寒发热，无咯血，无胸痛心悸。10$^+$ 天前，患者受凉后再次出现咳嗽，无痰，双下肢水肿，急诊住院时端坐呼吸体位，为求进一步诊治，收治入院。

既往史：一般情况稍差，"冠心病"病史 10$^+$ 年，服用藏药治疗。否认肝炎、结核或其他传染病史，疫苗接种史不详，无特殊病史。无吸烟史，间断饮酒 10$^+$ 年，每日饮酒 <50g。

家族史：家庭成员健康，无家族遗传病史。

体格检查：T 36.5℃，P 84 次 / 分，R 26 次 / 分，BP 156/70mmHg，神志清，精神差，面部潮红。双肺叩诊呈清音，双肺呼吸音粗糙，双肺闻及干湿啰音，双侧呼吸运动均匀对称，无增强或者减弱，双肺触觉语颤对称无异常，未触及胸膜摩擦感，胸廓未见异常，心界正常，心律齐，各瓣膜区闻及杂音。双下肢凹陷性水肿。

实验室检查：血常规：WBC 4.5×10^9/L，RBC 5.92×10^{12}/L，Hb 188g/L，LY% 2.8%，MONO% 2.7%，中性分叶核粒细胞百分率 94.4%。动脉血气分析结果：pH 7.231，PCO$_2$ 52mmHg，PaO$_2$

58mmHg。BNP 14 936ng/L。

CT胸部普通扫描：双肺斑片、片状模糊影及条索影，心脏增大，肺动脉干增粗。

超声心动图：全心增大。主动脉瓣增厚，回声增强。估测肺动脉收缩压约54mmHg。

【问题1】通过上述问诊与体格检查，该患者可能的诊断是什么？

思路：患者慢性病程，根据其呼吸系统症状，外院治疗后好转，寒冷季节上述症状反复出现等症状和病史特点，怀疑慢性阻塞性肺疾病（COPD）急性加重期。患者急诊住院时端坐呼吸体位，双下肢水肿，各瓣膜区闻及杂音，符合右心衰竭的相应表现，结合COPD病史，提示慢性肺源性心脏病（失代偿期）。

【问题2】为明确诊断，应进行哪些检查？

思路：①肺功能（病情允许时）是否异常。即使用支气管扩张剂后，$FEV_1/FEV<70\%$，判断持续气流受限。②胸部X线检查及超声心动图是否异常。胸部X线检查：显示右下肺动脉干增宽，其横径>15mm；其横径与气管横径比值>1.07；肺动脉段明显突出或其高度>3mm；中央肺动脉扩增，外周血管纤细，形成"残根"征；右心室增大征等肺动脉高压特征。

超声心动图：可有右心室流出道增宽（>30mm）、右心室扩大（前后径>20mm，横径>38mm）、右心室前壁增厚（>5mm）、左、右心室内径比值缩小（<2）、右肺动脉内径或肺动脉干增宽及右心房增大等表现。超声心动图估测肺动脉收缩压值高。结合COPD病史，加肺动脉高压或右心室增大等表现，则表明慢性肺源性心脏病。

实验室检查：动脉血气：pH、PCO_2、PaO_2等，判断是否Ⅱ型呼吸衰竭；心衰指标检查：BNP指标是否异常。

【问题3】根据实验室及其他检查结果，应做出怎样的诊断？依据是什么？

【诊断】①慢性阻塞性肺疾病急性加重期；②Ⅱ型呼吸衰竭；③肺动脉高压；④慢性肺源性心脏病失代偿期；⑤心力衰竭心功能Ⅳ级。

诊断依据：

（1）慢性阻塞性肺疾病急性加重期：患者10^+年前受凉后出现咳嗽，偶有黏痰，外院治疗后好转，寒冷季节上述症状反复出现，目前症状加重。

（2）Ⅱ型呼吸衰竭：血气：pH 7.231，$PCO_2>50mmHg$，$PaO_2<60mmHg$。

（3）肺动脉高压：床旁超声心动图示：三尖瓣少量反流；估测肺动脉收缩压约54mmHg（升高）。

（4）慢性肺源性心脏病失代偿期：COPD病史，床旁超声心动图可见：全心增大，主动脉瓣增厚，回声增强；估测肺动脉收缩压约54mmHg。

（5）心力衰竭心功能Ⅳ级：急诊住院时端坐呼吸体位，BNP 14 936ng/L。

【问题4】慢性肺源性心脏病需与哪些疾病相鉴别？有哪些检查可协助诊断？

思路1：急性心肌梗死：患者以心累、气促发病，但急性心肌梗死有胸痛，心肌酶学及心电图等改变支持。可通过心电图及检查肌钙蛋白-T予以协助诊断。

思路2：肺栓塞：如患者呼吸困难，低氧症状不能用原发病和心力衰竭解释，存在胸痛、咯血等临床而高度怀疑肺栓塞时，可进行CT肺动脉造影检查（病情允许下）；及D-二聚体检查，但D-二聚体升高不能作为肺栓塞的诊断依据。

案例 10-11 肺血栓栓塞症

【病史摘要】女，59岁。

主诉："晕厥10小时"入院。

现病史：10小时前患者于小便时出现头昏、乏力、心悸不适，继之出现晕厥，持续数分钟后缓解，伴小便失禁，当地检查后转我院进一步治疗，到我院急诊科后反复出现晕厥，持续数分钟。清醒后感心累、心跳不适、乏力、头昏，无恶心、呕吐，无肢体活动障碍，患者既往有高血压病4年，用药及控制情况不详。3年前开始出现心悸不适，无明显胸痛，持续约10^+分钟，伴黑矇，无晕厥，于当地医院检查诊断考虑"冠心病"，长期口服"丹参片、心达康"等治疗，近1月来出现活动后心累气短，间断双下肢水肿。

体格检查：T 36.4℃，P 101次/分，R 20次/分，BP 100/74mmHg。神志清楚，急性病容，皮肤巩膜无黄染，全身浅表淋巴结未扪及肿大。颈静脉正常。心界扩大，心律不齐，各瓣膜区未闻及杂音。胸廓未见异常，双肺叩诊呈清音，双肺呼吸音清，未闻及干湿啰音及胸膜摩擦音。腹部外形正常，全腹软，无压痛及反跳痛，腹部未触及包块，肝脏肋下未触及。脾脏肋下未触及。双肾未触及。双下肢无水肿。

实验室检查：急诊科胸部及头颅CT平扫提示：双肺散在少许斑片影条索影，为感染可能，以左肺上叶为著；目前双侧脑实质未见确切异常密度影，各脑室形态未见确切异常，中线结构居中，颅骨骨质未见确切异常。肌钙蛋白-T 36.1ng/L↑，D-二聚体6.82mg/L FEU↑，钾4.14mmol/L。心电图提示：窦性心律，室性早搏，ST-T改变。

【问题1】根据患者临床表现和体格检查情况，高度怀疑的临床诊断是什么？

思路1：根据患者临床表现：晕厥、心累、心跳不适、乏力；既往史：冠心病、高血压；心电图ST-T改变；肌钙蛋白-T 36.1ng/L↑，怀疑冠心病，心肌梗死。

思路2：根据患者临床表现：晕厥、心累、心跳不适、乏力；既往史：冠心病、高血压，间断双下肢水肿；疑诊指标：D-二聚体6.82mg/L FEU↑（DD cutoff值0.5mg/L），无法排除肺血栓栓塞症（pulmonary thromboembolism，PTE）。

思路3：双侧脑实质未见确切异常密度影，各脑室形态未见确切异常，中线结构居中，颅骨骨质未见确切异常，初步排除脑部疾病。

【问题2】根据初步诊断，应做哪些检查确认诊断？

思路1：心肌梗死：继续观察心电图，肌钙蛋白-T是否有升高或降低，必要时行冠脉造影。

入院后行心电图及肌钙蛋白-T检测，无明显改变，初步排除心肌梗死。

思路2：PTE确诊检查：①螺旋CT：目前最常用PTE确诊手段，CT肺动脉造影能准确发现段以上肺动脉内的血栓；②放射性核素肺通气/血流灌注扫描；③磁共振成像和磁共振肺动脉造影，对段以上肺动脉内血栓的诊断敏感性和特异性均较高；④肺动脉造影：为PTE诊断的经典与参比方法，为有创检查。

入院后行CT肺动脉血管三维重建示：双肺多段肺动脉栓塞，确诊为PTE。

【问题3】D-二聚体是否可作为PTE诊断指标？实验室如何利用D-二聚体评估PTE？

思路1：血浆D-二聚体水平具有较低的阳性预测价值，较高的阴性预测值，即敏感度高，准确度低，对PTE无诊断价值，可以排除急性PTE。

思路2：血浆D-二聚体定量检测如用于PTE的排除，应使用cutoff值进行判断。参考值上限和cutoff值并非总是一致，但实验室应在病人报告中同时报告参考范围和cutoff值，参考范围上限可用于DIC评估，cutoff值用于PTE评估。

思路3：血浆D-二聚体报告单位通常包括纤维蛋白原等量单位（FEU）和D-二聚体单位（DDU）两种形式。FEU是将D-二聚体的量用降解前纤维蛋白原分子的量来表达，因此，用FEU表达的D-二聚体的量相当于用DDU表达的约1.7～2.0倍。通常应该直接采用制造商提供的单位，不建议进行形式和量纲的转换。

思路4：血浆D-二聚体检测方法包括乳胶凝集法、酶联免疫吸附测定（ELISA）、胶体金免疫渗透试验及免疫比浊法。乳胶凝集法为半定量法，敏感性低；ELISA法不受血红蛋白、胆红素、纤维蛋白原干扰，检测敏感性更高，但操作要求严格费时；胶体金免疫渗透试验简便、快速，适用于急诊检测；免疫比浊法可在全自动分析仪上使用，具有操作简单、快速、稳定、可靠的优点。用于排除 PTE 的方法应先评估其敏感性，如果检测方法敏感性不足，如乳胶凝集法，则不能用于排除静脉血栓栓塞。

思路 5：D-dimer 随年龄增长而降低，80 岁以上患者下降约 10%。建议使用年龄校正的临界值以提高老年患者 D- 二聚体的评估价值。

【问题 4】本病例 PTE 治疗中应用华法林进行抗凝治疗，应进行哪些实验室监控？

思路 1：抗凝治疗为 PTE 和深静脉血栓的基本治疗方法，可有效防止血栓复发和再形成，为机体发挥自身的纤溶机制溶解血栓创造条件。

思路 2：抗凝治疗前应测定基础凝血酶原时间（PT）或活化部分凝血酶时间（APTT）及血常规（含血小板计数、血红蛋白）；应注意是否存在抗凝的禁忌证，如活动性出血、凝血功能障碍、未予控制的严重高血压等。

思路 3：华法林是口服抗凝药物，它通过抑制依赖维生素 K 凝血因子（Ⅱ、Ⅶ、Ⅸ、Ⅹ）的合成而发挥抗凝作用。初始通常与普通肝素、低分子量肝素或磺达肝癸钠联用。华法林抗凝治疗中应根据国际标准化比值（international normalized ratio, INR）调整每日剂量：当 INR 稳定在 2.0～3.0 时停止使用普通肝素、低分子量肝素或磺达肝癸钠，继续予华法林治疗。

思路 4：国内外已经将华法林量 - 效有关的基因多态性检测商品化，主要是 CYP2C9 和 *VKORCI*，通过基因多态性检测有助于初始剂量的选择。但基因多态性仅能解释 30%～60% 的华法林个体差异，临床仍需综合考虑患者的体表面积、肝肾功能及合并用药等因素来选择合适的剂量。目前，国外指南不推荐对所有服用华法林的患者常规进行基因检测。如有条件，基因检测可作为华法利剂量调整的辅助手段。

案例 10-12　急性呼吸窘迫综合征

【病史摘要】男，27 岁。

主诉：咳嗽、咳痰 1 周，发热 3 天伴呼吸困难、喘憋 1 天。

现病史：患者 1 周前受凉，出现咳嗽、咳白色黏痰，量不多，3 天前开始发热，体温最高 38.5℃，未治疗。1 天前突然胸闷、气促、喘憋，咳嗽、咳少量粉红色泡沫痰。随后出现神志不清，躁动，急诊入院。发病以来，无胸痛、咯血。

既往史：否认高血压、冠心病史，否认肝炎、结核等传染病史，否认药物过敏史。

体格检查：T 39.2℃，P 102 次 / 分，R 33 次 / 分，BP 84/60mmHg。发育正常，营养中等，谵妄状态，烦躁，被动卧位。皮肤黏膜无黄染、出血点，口唇发绀。呼吸浅速，双肺可闻及散在干湿啰音。心界不大，心音低钝，心律齐，各瓣膜区未闻病理性杂音。腹软，无压痛，肝脾未触及，双下肢无水肿。

实验室检查：血常规：WBC 21.3×10^9/L，NEUT% 93%，LY% 3%。血气分析：pH 7.331，PCO_2 35.0mmHg，PaO_2 36.0mmHg，HCO_3^- 22.5mmol/L，PaO_2/FiO_2 187。

CT 胸部普通扫描：双肺弥漫性斑片状阴影。

【问题 1】通过上述问诊与体格检查，该患者可能的诊断是什么？

思路：青年男性，起病急；受凉后出现咳嗽、咳痰、发热等症状，首先考虑呼吸系统感染性疾病，继而出现呼吸困难，血气分析示 Ⅰ 型呼吸衰竭，不能单纯用感染解释，结合 CT 检查，考虑患者为继发急性呼吸窘迫综合征（actue respiratory distress syndrome, ARDS），重症肺炎。

【问题 2】为明确诊断，应进行哪些检查？

思路：详细询问病史，进行超声心动图等，以排除慢性肺疾病和左心衰竭等疾病。

【问题 3】根据实验室及其他检查结果，应做出怎样的诊断？依据是什么？

【诊断】急性呼吸窘迫综合征。

诊断依据：患者呼吸系统感染是可能引起 ARDS 的原发疾病，现出现明显呼吸频率增加（>28/ 分）；顽固低氧血症氧合指数 $PaO_2/FIO_2<200$，胸片显示双肺弥漫性斑片状阴影，以上都符合 ARDS 的主要诊断依据。患者既往无肺部病史及临床症状，无心脏病史及临床症状，因此考虑诊断为急性呼吸窘迫综合征。

【问题4】ARDS 需与哪些疾病相鉴别？有哪些检查可协助诊断？

思路1：心源性肺水肿：急性左心功能不全导致的心源性肺水肿，发病急，出现呼吸困难症状，不能平卧，故应与 ARDS 区别。心源性肺水肿有左心功能不全的基础疾病，咳大量粉红色泡沫样痰，多为轻度低氧血症，吸氧可明显改善。

思路2：急性肺栓塞：出现急性肺栓塞时，患者可突然发病，呼吸困难，烦躁，当肺栓塞面积较大时，可出现严重低氧血症、低血压，应与 ARDS 鉴别。但急性肺栓塞患者，多有深静脉血栓、羊水栓塞等病史，体格检查可发现心动过速、胸膜摩擦音或胸前积液体征，以及三尖瓣反流性杂音、肺动脉第二音亢进等。

思路3：特发性肺间质纤维化：此病多为慢性病程，肺部听诊可闻及爆裂音，胸片可见肺部以网状结节影为主，病理上以广泛的间质性肺炎和肺间质纤维化为特点。

（应斌武　王太重）

第十一章　内分泌疾病检验案例分析

案例 11-1　库欣综合征

【病史摘要】男,38 岁。

主诉:反复头痛 1 年,发现高血压半年。

现病史:1 年前患者无明显诱因下反复出现头痛,呈钝痛,无头晕、视物模糊,无恶心、呕吐;患者未重视,未予治疗。半年前体检发现血压高,最高为 220/130mmHg,当时无明显不适,自诉口服多种降压药,血压控制不佳。近 3 个月以来患者无明显诱因下出现全身乏力,无四肢抽搐等;自觉体型容貌改变,皮肤潮红,情绪易波动。发病以来,患者神志清,精神可,食欲增强,大便可,夜尿增多,近 20 天体重增加 10kg。

既往史:否认既往高血压史。无药物、食物过敏史,无特殊服药史,无严重外伤史。

个人史:出生西安,银行职员,无烟酒嗜好。

家族史:否认家族高血压史。

体格检查:T 36.5℃,P 80 次/分,R 20 次/分,BP 176/100mmHg,BMI 29.6kg/m²;神志清,精神可,体型肥胖呈向心性肥胖,满月脸,多血质貌。腹部可见紫纹,牙龈、乳头、肘关节处皮肤变黑。全身浅表淋巴结未触及肿大,甲状腺未及肿大,双肺呼吸音清,未闻及干湿啰音。心界不大,心率 80 次/分,心律齐,各瓣膜听诊区未闻及明显病理性杂音,腹部查体无殊。双下肢无凹陷性水肿,四肢肢体肌力 5 级,NS(-)。

实验室检查:① K^+ 3.0mmol/L,Na^+ 142mmol/L,Cl^- 98mmol/L,HCO_3^- 34mmol/L,血尿素氮 4.6mmol/L,肌酐 80μmol/L;②血常规:NEUT% 77.3%;③性腺 5 项:促黄体素(lutropin,LH)、卵泡刺激素(follicle-stimulating hormone,FSH)正常,T 偏低;④ HbA1c 5.7%,空腹血糖 6.5mmol/L,餐后 2 小时血糖 6.76mmol/L。

【问题1】通过上述问诊与体格检查,该患者可能的诊断是什么?需与哪些疾病鉴别诊断?

思路 1:患者此次以头痛 1 年,发现血压升高半年入院,且血压不易控制,出现体重增加,脸变圆、变红,腹部紫纹,夜尿增多,情绪易波动等表现,初步考虑为库欣综合征(Cushing syndrome)。

思路 2:鉴别诊断:①甲状腺功能减退症;②假性库欣综合征;③单纯性肥胖及 2 型糖尿病。

【问题2】为明确诊断,应进行哪些检查?

实验室检查:①甲状腺功能未见异常。②血浆促肾上腺皮质激素(ACTH)58pmol/L、血浆皮质醇 810nmol/L、尿游离皮质醇 8 500nmol/24h。大小剂量地塞米松抑制试验结果见表 11-1,说明 ACTH 和血皮质醇不能被小剂量地塞米松抑制试验抑制,但被大剂量地塞米松抑制试验抑制(抑制率大于 50%)。③肝功正常。

表 11-1　大小剂量地塞米松抑制试验结果

	ACTH/(pmol·L⁻¹)	F/(nmol·L⁻¹)	24h UFC/(nmol·24h⁻¹)
对照 8:00AM	57.5	800.2	8 566.6
小剂量 8:00AM	45.3	819.4	
大剂量 8:00AM	28.0	324.2	853.3

影像学检查：肾上腺 CT 平扫＋增强：双侧肾上腺饱满。垂体 MRI 检查：垂体腺瘤、垂体柄向左侧移位，视交叉未见移位。

思路 1：库欣综合征（Cushing's syndrome，CS）是各种病因引起肾上腺分泌过多的糖皮质激素（主要是皮质醇）所致病症的总称，临床上主要表现为满月脸、多血质外貌、向心性肥胖、痤疮、紫纹、高血压、继发性糖尿病等代谢异常和骨质疏松等。临床对库欣综合征的诊断一般分为两步：①确定是否为库欣综合征，必须有高皮质醇血症的实验室依据；②进一步检查明确病因。患者应完善一般项目检查，血清、血浆或 24 小时尿皮质醇检查及皮质醇节律检查；血浆 ACTH 检查；大小剂量地塞米松抑制试验、促肾上腺皮质激素释放激素兴奋试验；影像学检查肾上腺 CT、头颅MRI 等。

思路 2：可根据患者典型的实验检查特点帮助鉴别诊断。①甲状腺功能减退症，甲状腺功能检测正常可排除。②单纯性肥胖及 2 型糖尿病：皮质醇及 ACTH 节律正常，但可被小剂量地塞米松抑制，而该患者餐后 2 小时血糖正常，糖化血红蛋白正常，血浆 ACTH、血浆皮质醇、尿游离皮质醇升高，并不能被小剂量地塞米松抑制试验抑制，故可排除诊断。③假性库欣综合征：主要由酒精性肝脏损害引起，但该患者肝功正常，无大量饮酒史。

【诊断】库欣病；垂体微腺瘤。

【问题 3】诊断依据是什么？

思路 1：诊断依据：①有体重增加，脸变圆、变红，腹部紫纹等外貌及体型的改变。②临床有不易控制的高血压，伴有低血钾。③夜尿增多，尿钾排泄增多。④有情绪易波动表现。⑤血浆ACTH、血浆皮质醇、尿游离皮质醇升高，并不能被小剂量地塞米松抑制试验抑制。⑥血皮质醇昼夜节律紊乱。

思路 2：库欣综合征还需要做病因诊断。①实验室检查示 ACTH 明显升高，表明是由垂体ACTH 分泌亢进所致，故应诊断为库欣病。患者血皮质醇昼夜节律紊乱及并不能被小剂量地塞米松抑制试验抑制，说明有自主分泌 ACTH 的存在（多见于 ACTH 肿瘤），但被大剂量地塞米松抑制试验抑制（抑制率大于 50%），说明是垂体的肿瘤，而不是异位 ACTH 肿瘤。②肾上腺 CT 示肾上腺增粗是由于过量 ACTH 长期刺激致弥漫性增生。③垂体 MRI 示垂体右侧垂体微腺瘤，可诊断为库欣病、右侧垂体微腺瘤。

【问题 4】患者还需与哪些病因相鉴别？有哪些检查可协助诊断？

本病例尚需做以下病因鉴别：

思路 1：异位 ACTH 综合征：该病是指由垂体外的恶性肿瘤分泌 ACTH 或 ACTH 类似物引起的库欣综合征，主要见于肺癌，尤其是小细胞型肺癌、胸腺瘤或胸腺类癌、胰岛肿瘤、支气管类癌等，可做大剂量 DXM 和促肾上腺皮质激素释放激素兴奋试验，异位 ACTH 综合征对促肾上腺皮质激素释放激素、大剂量 DXM 无反应。

思路 2：肾上腺皮质肿瘤：为肾上腺皮质腺瘤或腺癌，多见于成人，男性多见。①实验室检查：促肾上腺皮质激素释放激素、ACTH 低，血浆皮质醇和尿游离皮质醇增高；②影像学检查见肾上腺包膜完整肿瘤，多为单侧，肿瘤以外肾上腺皮质萎缩。

案例 11-2 原发性醛固酮增多症

【病史摘要】女，49 岁。

主诉：血压高 3 年，乏力半年。

现病史：3 年前患者体检时发现血压升高，当时血压 150/100mmHg。无头晕、头痛等不适。后多次测血压均高，长期口服硝苯地平治疗，血压控制在 130～150mmHg/80～90mmHg。半年前，患者无明显原因下反复出现全身乏力，尚可站立，平素无明显手足麻木，无多食消瘦，无发热畏寒等。2个月前来院就诊,测血压140/90mmHg,血钾2.5mmol/L,给予口服氯化钾治疗,症状较前缓解。但患者未坚持口服氯化钾,未复查。10天前,患者再发乏力,性质症状同前,复查血钾2.8mmol/L,血压140/90mmHg。以"高血压,低钾血症"收入院。

既往史:无冠心病、甲亢等病史。

个人史:无吸烟、饮酒史,无特殊用药史,无输血史。

家族史:否认糖尿病家族史,母亲患高血压10年。

体格检查:T 36.4℃,P 71次/分,R 18次/分,BP 140/80mmHg,BMI 23.02kg/m^2,腹围86cm,神志清,精神可,甲状腺未触及肿大,心肺腹部查体无殊。双下肢无水肿。无皮肤色素沉着,四肢肌力5级,NS(−)。

实验室检查:①电解质:K$^+$ 2.75mmol/L,Na$^+$ 144.6mmol/L,Cl$^-$ 93.1mmol/L;②血常规未见异常;③肝、肾功能正常;④尿、便常规正常;⑤微量白蛋白尿37.4mg/L;⑥甲状腺功能5项均正常;⑦尿K$^+$ 59.9mmol/24h,尿Na$^+$ 214.6mmol/24h,尿Cl$^-$ 169.8mmol/24h;⑧全天血压间断轻、中、重度升高,有晨起高血压现象。

【问题1】通过上述病史与查体,该患者可能的诊断是什么?需与哪些疾病鉴别诊断?

思路1:患者临床表现为顽固性高血压、低血钾,尿比重低、钾排出增多,可初步怀疑为原发醛固酮增多症。

思路2:鉴别诊断:①原发性高血压;②继发性醛固酮增多症;③其他肾上腺疾病。

【问题2】为明确诊断和鉴别诊断,应进行哪些检查?

实验室检查:① ARR(卧位):ARR(立位)28.62(ng·dL^{-1})/[ng·(mL·h)$^{-1}$]:53.49(ng·dL^{-1})/[ng·(mL·h)$^{-1}$];②卡托普利试验:试验前PRA(立位)0.56Ug/(L·h),醛固酮立位191ng/L,试验后PRA(立位)0.4Ug/(L·h)、醛固酮(立位)182.00ng/L,说明给予卡托普利后患者血浆醛固酮未被抑制;③皮质醇测定正常,ACTH测定正常;④尿常规检查未见异常;⑤肾动脉造影未见异常;⑥肾素-血管紧张素活性测定正常。

影像学检查:双肾及肾上腺CT显示双侧肾上腺皮质结节,以右侧为著。

思路1:原发性醛固酮增多症(primary aldosteronism,PA)简称为原醛症,是指肾上腺分泌过多醛固酮,而导致水钠潴留、高血压、伴或不伴低血钾和PRA受抑制为主要特征的临床综合征。对于高血压或低血钾的患者在考虑为PA时,通过实验室血清钾、血尿醛固酮浓度/血浆肾素活性比值可初步筛选,确诊试验可行高钠负荷试验、氢化可的松试验、盐水输注试验及卡托普利试验;对于临床症状和实验室检查结果不典型者,可进行螺内酯试验、体位试验、钠钾平衡试验进一步确诊。影像学检查有利于肾上腺肿瘤的定位诊断。

思路2:可根据患者典型的实验检查和影像学检查特点帮助鉴别以下疾病:

(1)原发性高血压:原发性高血压患者,血、尿醛固酮不高,普通降压药治疗有效,由利尿药引起低血钾,停药后血钾可恢复正常。

(2)继发性醛固酮增多症:①肾动脉狭窄及恶性高血压:此类患者一般血压比原醛症更高,病情进展快,常伴有明显的视网膜损害。该患者肾动脉造影正常,患者肾素-血管紧张素系统活性正常,可排除此病。②失盐性肾炎或肾盂肾炎晚期常有高血压伴低血钾。该患者尿常规及肾功正常,可排除。

(3)其他肾上腺疾病:①皮质醇增多症,尤其是腺癌或异位ACTH综合征所致者,有其原发病的各种症状、体征可以鉴别,该患者血浆ACTH及血浆皮质醇均正常,故可排除。②先天性肾上腺皮质增生症,如11β-羟化酶和17α-羟化酶缺陷者,都有高血压和低血钾,女性引起男性化,男性引起性早熟,临床上不难鉴别。

【诊断】原发性醛固酮增多症。

【问题3】诊断依据是什么?

思路1：诊断依据：①低血钾及尿钾排泄增多；②醛固酮分泌增高及不受抑制；③PRA降低及不受兴奋；④CT显示：肾上腺皮质增生，双侧肾上腺结节。

思路2：PA还需要做分型。①原发病变在肾上腺者：肾上腺醛固酮瘤、原发性肾上腺皮质增生、单侧肾上腺增生症、分泌醛固酮的肾上腺皮质癌。②病变不在肾上腺本身：双侧特发性醛固酮增多症、糖皮质激素可抑制性醛固酮增多症、家族性醛固酮增多症、异位醛固酮分泌腺瘤和癌。

案例 11-3　甲状腺功能亢进症

【病史摘要】女，43岁。

主诉：心悸、多汗、乏力伴体重减轻1年。

现病史：患者1年前无明显诱因下开始出现心悸、胸闷、易饥饿，胃纳较前增大，自诉体重减轻6kg；自觉怕热、多汗、烦躁易怒，全身乏力，尚可行走，未予重视，未曾治疗。近3周出现心悸伴失眠，自测脉搏128次/分，眼球稍突出，每日排大便2~3次，性状正常，无腹胀腹痛。发病以来，神志清，精神可，睡眠差，胃纳好，小便正常，大便及体重如上述。

既往史：既往体健，月经量少，行经期短，月经不规律。否认高血压、糖尿病史，否认冠心病史，否认手术及外伤史，否认药物过敏史。

个人史：出生于重庆市，注册会计师，生育一子，孩子及配偶身体健康。

家族史：父母已故，否认有明确家族性遗传性及传染性病史。

体格检查：T 36.6℃，P 120次/分，R 19次/分，BP 130/60mmHg，神志清，焦虑、多动，精神可，皮肤温暖潮湿，上眼睑明显挛缩，未见明显突出。甲状腺弥漫性Ⅱ度肿大，质软，无痛，有震颤和血管杂音。心率120次/分，律齐，心尖冲动增强，肺部腹部查体无殊。双下肢无水肿。无皮肤色素沉着，四肢肌力5级。中枢神经系统检查：伸舌和双手轻微震颤，反射亢进；NS(-)。

实验室检查：①Hb 131g/L，WBC 7.68×10⁹/L，N 0.70，L 0.30；②尿及粪便常规未见异常。

【问题1】通过上述问诊与查体，该患者可能的诊断是什么？需与哪些疾病鉴别诊断？

思路1：根据患者中年女性，以心悸、多汗、突眼、乏力及月经不规律为主要临床表现。脉压大，脉率快和眼球突出征，甲状腺弥漫性Ⅱ度肿大，质软，有震颤和血管杂音，伸舌和双手有细颤，初步考虑为甲状腺功能亢进症。

思路2：鉴别诊断：①糖尿病；②结核；③更年期综合征；④恶性肿瘤。

【问题2】为明确诊断，应进行哪些检查？

中年女性出现心悸、多汗、突眼、乏力及月经不规律等临床表现往往在其他疾病也会伴有，此时实验室检查对明确诊断至关重要。

实验室检查：①血清 TT₃ 7.0nmol/L，FT₃ 17.2pmol/L，TT₄ 255nmol/L，FT₄ 38.9pmol/L，TSH 0.01μIU/mL；②甲状腺摄¹³¹I率试验：84.6%(3h)，69.6%(6h)，39.7%(24h)；③TR-Ab 67.64U/L；④血沉4mm/h，胸片正常，血结核抗体阴性；⑤空腹血糖6.4mmol/L，餐后2小时血糖6.5mmol/L，血UA 399μmol/L，ALB 36.2g/L，AST 45.9U/L，ALT 65.2U/L，TGAB 199.9U/L；⑥FSH正常，雌二醇(E₂)与孕酮水平正常。

影像学检查：甲状腺超声显示甲状腺弥漫性病变。

思路1：甲状腺功能亢进症是各种病因引起甲状腺激素合成、分泌过多导致以机体的神经、循环、消化等各系统的兴奋性增高和代谢亢进为主要表现的疾病的总称。

思路2：根据患者典型的实验检查特点可帮助鉴别诊断。①患者消瘦，可通过检测患者空腹及餐后2小时血糖水平与糖尿病鉴别。②患者低热、消瘦，可通排除恶性肿瘤。③患者月经紊乱、多汗、易怒，可通过性激素水平检测与更年期综合征鉴别。

【诊断】Graves 病。

【问题 3】诊断依据是什么？

思路 1：功能诊断依据：有甲亢的心悸、多汗、突眼、乏力体征，血清 TSH 浓度降低，TT_3、TT_4 浓度升高。甲状腺摄 ^{131}I 率显著增高且高峰前移。

思路 2：病因诊断依据：①甲状腺超声显示甲状腺弥漫性病变；②眼球突出；③甲状腺自身抗体 TGRAb 阳性。

【问题 4】患者还需与哪些病因相鉴别？有哪些检查可协助诊断？

本病例根据患者临床表现、实验室检查和影像学检查，可诊断为 Graves 病。尚须做以下病因鉴别：

思路 1：结节性甲状腺肿继发甲状腺功能亢进。该病多数是在单纯性弥漫性甲状腺肿基础上反复进展，导致滤泡上皮由弥漫性增生转变为局灶性增生，其中 5%～8% 可继发甲状腺功能亢进，出现毒性症状。鉴别可通过：①甲状腺 B 超可以明确甲状腺结节为实质性或囊肿性，诊断率达 95%。②应用细针针吸活检术检查，对甲状腺结节组织病理检查有一定价值。③ECT 甲状腺功能显像，鉴别诊断"热、温、冷"结节。

思路 2：亚急性甲状腺炎。亚急性甲状腺炎是一种常见的甲状腺疾病，女性多见。但应与甲状腺毒症进行鉴别。鉴别时可通过：①亚急性甲状腺炎患者多有病毒感染前驱症状，急性期甲状腺区有疼痛感。②血沉增快，可达 100mm/h，血清白蛋白降低，γ 球蛋白增高。③亚急性甲状腺炎不一定产生自身抗体。④甲状腺摄碘率降低，血清甲状腺激素水平增高，两者呈现"分离曲线"，有助于鉴别。

案例 11-4　甲状腺功能减退症

【病史摘要】女，50 岁。

主诉：食欲缺乏、乏力，经期延长 3 年。

现病史：患者 3 年前无明显诱因下出现食欲缺乏，乏力，毛发脱落伴经期延长，月经周期不规律，经期 7～10 天 / 月，月经量多。无反酸、嗳气，无腹痛、腹胀等不适，未予重视，未曾治疗。近 1 个月自觉胸闷、气短，无咳嗽、咳痰、胸痛、低热盗汗等不适。自发病以来，畏寒怕冷，精神差、少言语，记忆力减退。大便不畅，每 3～4 天 1 次。小便正常，体重增加 6kg。

既往史：否认甲状腺疾病史。

个人史：生于兰州市，就职于一家三甲医院，为护士长，无烟酒嗜好。

家族史：父母身体健康，否认家族其他成员成长类病史。

体格检查：T 35.6℃，BP 90/60mmHg，声音嘶哑，皮肤干燥，睑结膜苍白，舌体肥大，甲状腺 Ⅱ 度，质地中等，结节样改变，血管杂音（-），双肺呼吸音粗，心音低钝，心率 50 次 / 分，律齐，双乳房发育 5 期（Ⅴ），触发泌乳（+），腹软，双下肢水肿。

实验室检查：①血常规：RBC $3.1×10^{12}$/L，Hb 96g/L，网织红细胞正常，白细胞、血小板正常；②空腹血糖 3.8mmol/L；③尿常规正常；④血胆固醇 71mmol/L，甘油三酯 5.1mmol/L，血尿酸 506mmol/L；⑤少量心包积液。

【问题 1】通过上述问诊与查体，该患者可能的诊断是什么？需与哪些疾病鉴别诊断？

思路 1：临床症状（乏力、怕冷、少言、记忆力减退、食欲减退、便秘症状），伴有低血压、低体温、皮肤干燥、睑结膜苍白、心动过缓、双下肢水肿的体征，心脏超声见少量心包积液，可考虑甲状腺功能减退症的可能。

思路 2：鉴别诊断：①充血性心力衰竭；②慢性肾炎；③贫血（恶性贫血、缺铁性贫血或再生障碍性贫血），④特发性水肿；⑤低 T_3 综合征。

【问题2】为明确诊断,应进行哪些检查?

实验室检查:①血 FT$_3$、FT$_4$、rT$_3$ 下降,TSH 升高。②心电图表现为心动过缓、低电压、T 波低平或倒置、心动过缓、肝肾功能正常。③ TRH 兴奋试验:静脉注射 TRH 后,测定 TSH。该患者注射前 TSH 较高,注射后更高。④查血液自身抗体 TGAb、TMAb、TPOAb 轻度增高。⑤心肌酶正常,肌钙蛋白正常,NT-BNP 正常。⑥超声影像检查:双侧甲状腺萎缩。⑦核医学检查:甲状腺摄碘率低于正常,呈低平曲线;ECT 甲状腺功能显像示双侧甲状腺放射性核素摄取稀疏。两项检查结果均提示甲状腺功能减退。

思路 1:甲状腺功能减退症是由于甲状腺激素缺乏,机体代谢活动下降所引起的临床综合征,该患者为成人,故为"成人甲减"。

思路 2:可根据患者典型的实验检查特点帮助鉴别诊断。①患者心肌酶正常,肌钙蛋白正常,NT-BNP 正常,结合心电图及心脏 B 超结果,可排除充血性心力衰竭。②患者有水钠潴留表现,为皮肤苍白、水肿、贫血、高血压和血胆固醇升高,需与肾病鉴别,该患者尿液常规、尿蛋白及肾功能等检查有助排除肾脏疾病。③贫血:患者存在贫血现象,原因是多种的,该患者是女性,伴月经量多、经期长,可导致失血性贫血,由于该患者甲状腺激素低下,TSH 升高,可判断是甲减所致的贫血。

【诊断】原发性甲状腺功能减退症(primary hypothyroidism)。

【问题3】诊断依据是什么?

思路 1:甲状腺功能减退的定性诊断依据是:①典型的临床表现、体征:无力、畏寒、少汗、反应迟钝、便秘、体重增加,经血量多,皮肤干燥、非凹陷性黏液性水肿等。②血清 FT$_4$、FT$_3$ 水平低于正常下限。TSH 明显升高。

思路 2:甲状腺功能减退的病因诊断依据是:①血清甲状腺过氧化物酶抗体(TPOAb)、甲状腺球蛋白抗体(TgAb)若为阳性,提示为自身免疫性甲状腺疾病。②血清 TSH 明显升高。③促甲状腺激素释放激素(thyrotropin releasing hormone,TRH)兴奋试验:静脉注射 TRH 后,测定 TSH。该患者注射前 TSH 较高,注射后更高,可排除垂体因素。④甲状腺 B 超见双侧甲状腺萎缩。⑤摄碘率及 ECT 功能显像提示甲状腺功能减退。

【问题4】甲状腺功能减退症患者还需与哪些病因相鉴别? 有哪些检查可协助诊断?

本病例从病因上还需要与以下疾病鉴别:

思路 1:下丘脑 - 垂体性:下丘脑性甲减症血清 TSH 水平低或正常,对 TRH 兴奋试验反应良好,而垂体性甲减症血清 TSH 水平低或正常或高于正常,对 TRH 兴奋试验无反应。可进一步行 X 线检查,做头颅平片、CT、核磁共振或脑室造影,以除外垂体肿瘤、下丘脑或其他引起甲减症的颅内肿瘤。

思路 2:周围性甲减(甲状腺激素抵抗综合征)。此类甲减的特点是,外周靶组织的功能正常,但细胞核内的受体功能出现了障碍,所以血清甲状腺激素不低,而 TSH 低下。

案例 11-5　垂体性侏儒

【病例摘要】男,36 岁。

主诉:发现生长发育迟缓 30 余年。

现病史:患者于 30 年前发现较同龄人偏矮小,身高差距逐年增大,无智力异常,无反复骨折,无长期低热盗汗。12 岁时曾到医院就诊,具体检查及治疗不详。青春期时,发现性器官不发育,检查生长激素缺乏,未行任何治疗。其后患者身高逐渐增加但极为缓慢,最快增长速度为年增长约 3cm。自发病以来,饮食及大小便正常,体重无异常波动。

既往史:足月顺产,出生时体重 3kg,无难产或缺氧史。无服用特殊药物史。

个人史:生于新疆石河子,务农,无烟酒嗜好。

家族史：父亲身高 178cm，母亲身高 161cm。否认家族其他成员成长类病史。

体格检查：T 36.6℃，BP 100/70mmHg，P 65 次 / 分，律齐。神志清楚，智力正常。体格发育矮小，身高 136.0cm，外生殖器幼稚，阴毛、腋毛及胡须阙如，阴囊内左侧睾丸细小、右侧未扪及，神经系统检查无阳性发现。

实验室检查：①血、尿和粪常规正常；②血清电解质正常，血糖 4.48mmol/L；③血凝常规正常，糖化血红蛋白 4.6%；④肝功正常；⑤TT$_3$ 1.63nmol/L，TT$_4$ 70.0nmol/L；⑥Scr 72.0μmol/L、Ccr 115mL/ 分；⑦血清钙 2.25mmol/L，血清磷 1.13mmol/L。

影像学检查：X 线片首诊右手正位见各指掌骨及尺桡骨远端骨骺均未闭合。胸片、心电图和心脏超声均未见异常。

【问题 1】通过上述问诊与查体，该患者可能的诊断是什么？需与哪些疾病鉴别诊断？

思路 1：患者体格发育矮小，生长速率每年不足 4cm，智力正常，骨龄迟缓，低于实际年龄 4 年以上，查体见性器官不发育，影像学见骨骺融合延迟，初步考虑为垂体性侏儒。

思路 2：鉴别诊断：①家族性矮小；②体质性青春期延迟；③全身性疾病所致的身材矮小症；④呆小病。

【问题 2】为明确诊断，应进行哪些检查？

垂体性侏儒全身骨骼的发育短小、骨龄晚及骨骺延迟等往往在其他疾病也会伴有，此时实验室检查及影像学检查对明确诊断至关重要。

实验室检查：①血清生长激素（growth hormone，GH）浓度测定：基础状态 0.012μg/L；胰岛素低血糖兴奋试验：30 分钟 0.093μg/L，60 分钟 0.017μg/L，90 分钟 0.007μg/L；生长激素释放激素（GHRH）兴奋试验：GH 分泌的峰值 0.5μg/L；②睾酮 0.24nmol/L，游离甲状腺素 9.57pmol/L，促甲状腺素 2.05mU/mL，雌二醇 18.92pg/mL，黄体生成素 0.10mU/mL；③胰岛素样生长因子（IGF-1）低于参考区间。

影像学检查：腰椎侧位 X 线片示各椎体骺核未闭合，呈游离状，雄性外生殖器幼稚，阴囊小。头颅鞍区 MRI 检查见垂体窝小，垂体呈新月形紧贴鞍底，垂体柄纤细居中，其远段 T$_1$WI 呈略高信号；鞍上池呈乳头样长 T$_1$ 长 T$_2$ 信号向鞍内突起，下丘脑、鞍上池及松果体区均未见异常。

思路 1：垂体性侏儒症（pituitary dwarfism）是指腺垂体功能障碍或下丘脑病变，使 GH 分泌不足而引起的生长发育障碍，为身材矮小最常见的原因之一。其主要表现有四个特征：①躯体生长迟缓；②骨龄较年龄明显延迟，骨化中心生长发育迟缓，骺部常不融合；③性器官不发育及第二性征缺乏；④智力可与年龄相称。

思路 2：可根据患者典型的实验检查特点帮助鉴别诊断。①家族性矮小：为遗传基因所引起的矮小，与家族、种族有关，并且无内分泌功能紊乱，骨龄正常。该患者父母的身高均正常，否认家族其他成员成长类病史，GH 测定基础状态低，胰岛素兴奋试验仍低，因此可排除该病。②体质性青春期延迟：男性多见，属于正常发育中的一种变异，青春期前生长缓慢，但身高与骨龄一致，最终身高属正常范围。该患者已 36 岁，身材仍然矮小，骺部仍然未融合，因此可排除该病。③全身性疾病所致的身材矮小症：营养不良、药物、糖尿病或肝、肾、心脏等脏器疾病均可引起生长发育受阻。而该患者肝、肾、心脏均正常，钙、磷代谢正常，糖代谢正常，故可排除。④呆小病：患者除身材矮小外，常伴有甲状腺功能减退症的其他表现，智力常迟钝低下。该患者智力正常，甲状腺功能正常，可排除呆小病。

【诊断】特发性垂体性侏儒。

【问题 3】诊断依据是什么？

思路 1：垂体性侏儒定性诊断依据是：①身材矮小，仅 1.36m。②每年身高增长速率<4cm。③体态匀称性矮小、性器官幼稚，智力正常。④排除其他造成生长迟滞的因素。垂体性侏儒诊断成立。

思路 2：垂体性侏儒定位诊断依据：①实验室检查：胰岛素兴奋 GH 试验的血 GH 峰值均

<10µg/L(最高值仅0.093µg/L),GHRH兴奋试验GH分泌的峰值0.5µg/L,考虑为垂体疾患引起的GH缺乏。②影像学检查:头颅核磁共振显示腺垂体缩小。特发性垂体性侏儒诊断成立。

【问题4】本患者诊断为特发性垂体性侏儒症,还需与哪些病因相鉴别?有哪些检查可协助诊断?

本病例尚需与继发性垂体性疾病或下丘脑性侏儒症进行鉴别。

思路1:继发性脑垂体疾病:①鞍垂体及其附近肿瘤压迫或浸润,除垂体侏儒表现外,还有垂体瘤本身引起的头痛、视力减退等表现,可通过CT检查鞍区是否有肿瘤进行鉴别。②垂体手术、创伤,放射性损伤,可通过病史进行排除。③各种颅内感染或炎症,可通过患者无头痛及颅内高压表现而排除。④甲状腺激素分泌不足和促甲状腺素分泌不足等病,该患者TSH、TT_3、TT_4均在参考区间内。

思路2:继发性下丘脑及其他中枢神经系统病变:多因肿瘤、感染引起,临床表现除垂体性侏儒表现外,常出现尿崩症、睡眠调节异常,摄食障碍等。该患者临床表现、GHRH兴奋试验和头颅CT检查均可排除此病。

思路3:原发性GH不敏感综合征:特点是血清GH水平正常或升高,对外源性GH有抵抗,血清IGF-1降低,几乎无生长激素结合蛋白。而该患者血清GH水平很低,胰岛素兴奋试验后GH峰值仍然很低,故可排除此病。

案例11-6 尿 崩 症

【病史摘要】男,36岁。

主诉:烦渴、多饮、多尿1周。

现病史:1周前无明显诱因出现烦渴、多饮、多尿等不适,每日饮水量约8~10L,尿量约10L,伴尿频,约15次/日,色清,无血尿,无尿急、尿痛,无尿失禁等;无多食,无体重减轻。无头晕、头痛,无视物旋转、黑矇、耳鸣,无乏力,无注意力不集中,记忆力差,无视力改变、视野缺损,无恶心、呕吐,无发热、听力改变。今为求进一步诊治来我院。病程中,患者神志清,精神可,睡眠较差,大便正常,小便如上诉,近期体重未见明显变化。

既往史:既往体健,否认外伤手术史,否认肿瘤病史,否认脑膜炎、脑炎史,否认糖尿病、冠心病史,否认肝炎、结核等传染病史,否认食物、药物过敏史,预防接种史不详。

个人史:原籍出生并长大,无长期外地居留史,无烟酒嗜好。

家族史:父母身体状况良好,非近亲结婚,否认家属中有类似病史,否认家族中有传染病史。

体格检查:T 36.6℃,P 80次/分,R 20次/分,BP 110/80mmHg,体重87kg。发育正常,营养良好,正常面容,神志清,查体合作。心肺腹未见异常,双下肢无水肿。

实验室检查:①血常规正常,糖化血红蛋白5.7%;②血脂、电解质检验正常,血糖5.4mmol/L;③血凝全套、ACTH、CEA、AFP、ESR未见异常;④肝功ALT 67IU/L,AST 78IU/L,肾功正常;⑤24h尿量9 860mL,尿比重1.002~1.005,尿糖(-),酮体(-),尿蛋白(-),镜检(-);⑥粪常规+隐血试验未见异常。

【问题1】通过上述问诊与查体,该患者可能的诊断是什么?需与哪些疾病鉴别诊断?

思路1:①患者尿量多,达9 860mL/d;②尿比重低(1.002);③多饮、烦渴1周,每日饮水量约8~10L,可初步考虑为尿崩症。

思路2:鉴别诊断:①糖尿病;②慢性肾脏疾病;③精神性烦渴;④肾性尿崩症。

【问题2】为明确诊断,应进行哪些检查?

实验室检查:①患者血渗透压350mOsm/L,尿渗透压110mOsm/L;②血浆精氨酸血管升压素(arginine-vasopressin,AVP)测定:禁水前AVP(随意饮水)为0.3pmol/L,禁水后0.32pmol/L;

③禁水 - 加压素试验：禁水 8 小时、禁水前后两次尿渗透压差 20mOsm/L，注射加压素后尿渗透压升高超过 100%；④尿 α_1- 微球蛋白正常；⑤抗核抗体阴性，抗双股 DNA 阴性，抗组蛋白抗体阴性，抗 SM 阴性，抗核糖体 P 蛋白阴性，CRP 2.5mg/L。

影像学检查：头颅 MRI 显示垂体后叶高信号消失，垂体柄增粗，伴类圆形肿块，大小为 6～10mm，增强扫描肿块明显强化，考虑为垂体柄肿瘤。胸片、腹部 B 超均未见异常。

思路 1：尿崩症是由于下丘脑 - 神经垂体病变引起 AVP，又称抗利尿激素，不同程度的缺乏，或由于多种病变引起肾脏对 AVP 敏感性缺陷，导致肾小管重吸收水的功能障碍的一组临床综合征。

思路 2：可根据患者典型的实验检查特点帮助鉴别诊断。①糖尿病：是以慢性高血糖为特征的代谢性疾病，临床表现为多饮、多尿、多食和体重下降。该患者血糖、糖化血红蛋白均正常，尿糖阴性，尿渗透压低，尿比重低，可排除糖尿病。②慢性肾脏疾病：尤其是肾小管疾病、低钾血症、高钙血症等，均可影响肾浓缩功能而引起多尿、口渴等症状，但有相应原发疾病的临床特征，且多尿的程度较轻。该患者尿量明显增加，尿蛋白阴性，尿液镜检正常，尿 α_1- 微球蛋白正常，血钾正常、血钙正常、肾功能正常，故可排除此病。③精神性烦渴：主要由于精神因素引起烦渴、多饮、多尿、低比重尿，但 AVP 并不缺乏，禁水 - 加压素试验阴性。该患者症状与情绪好坏没有太大关系，血浆 AVP 水平低，禁水 - 加压素试验阳性，因此可排除该病。④肾性尿崩症：是一种家族性 X 连锁遗传性疾病，其肾小管对 AVP 不敏感，往往出生时就发病，未及时治疗者易导致患者智力和体格发育迟缓，血浆 AVP 浓度正常或升高。此病有遗传史，多见男性幼儿，生来具有，与患者情况不符。

【诊断】继发性中枢性尿崩症、垂体瘤。

【问题3】诊断依据是什么？

思路 1：中枢性尿崩症诊断依据：①临床表现：烦渴、多饮、多尿，每日尿量约 10L。②实验室检查：尿比重 1.002，尿渗透压＜血浆渗透压，尿渗透压低于 200mOsm/L，禁水 - 加压素试验阳性，血浆 AVP 水平低下。③除外精神性烦渴、糖尿病、慢性肾脏疾病等。

思路 2：病因诊断为继发性垂体瘤。依据：①鞍区磁共振检查，显示神经垂体高信号消失，垂体柄增粗，伴类圆形肿块，大小为 6～10mm，增强扫描肿块明显强化，考虑为垂体柄肿瘤。②感染性疾病、自身免疫性疾病可引起中枢性尿崩症，但该患者无颅脑感染史，自身免疫性抗体检测均为阴性，可排除。

案例 11-7 性 早 熟

【病史摘要】女，6 岁。

主诉：发现双侧乳房增大 1 年余。

现病史：发现双侧乳房增大 1 年余，双侧乳房均可触及肿块。近 1 年食欲较前增大，身高增长约 8cm。入院当日于门诊查骨龄示提前，未长阴毛，未初潮，乳房局部无疼痛，无局部红肿及分泌物，无头痛、呕吐。

既往史：无过敏史、无手术史、无抽搐史、无传染病史等，1 年余前生长发育无异常。

个人史：出生史、喂养史、预防接种史无异常，与同龄儿童无异常差异。

家族史：父母体健，父亲身高 170cm，母亲身高 154cm。否认家族中遗传病史及慢性传染病史。

体格检查：心、肺未见异常，腹软，神经系统检查阴性，双侧乳房均可触及一硬币大小结节，无压痛，无粘连，较硬，光滑，移动度可，右乳 B2～3 期，左乳 B1 期，外阴 PH1，身高 138cm（+2SD），体重 38kg（+2SD）。

实验室检查：① K^+ 3.8mmol/L， Na^+ 139mmol/L， Cl^- 99mmol/L， HCO_3^- 22mmol/L，血尿素氮

5.7μmol/L,肌酐 52μmol/L;②血常规:NEUT% 0.57%;③ HbA1C 4.7%,空腹血糖 5.5mmol/L,餐后 2 小时血糖 5.76mmol/L,微量元素正常。

其他检查:心电图、胸片未见异常。B 超肝胆胰脾未见明显异常,双肾上腺未见异常。

【问题 1】通过上述问诊与查体,该患者可能的诊断是什么?需与哪些疾病鉴别诊断?

思路 1:患者 6 岁女孩,乳房增大、有乳房结节 1 年,食欲增大,生长速率增快,初步考虑为性早熟。

思路 2:鉴别诊断:①单纯乳房早发育;② McCune-Albright 综合征;③原发性甲状腺功能减退伴性早熟。

【问题 2】为明确诊断,应进行哪些检查?

6 岁女孩,乳房增大、有乳房结节,生长速率增快,往往在其他疾病也会伴有,此时实验室检查对明确诊断至关重要。

实验室检查结果见表 11-2。

表 11-2　实验室检查结果

检查项目	检查结果 (↑↓)	参考区间	检查项目	检查结果 (↑↓)	参考区间
雌二醇(pmol/L)	94.56	0～121	促甲状腺素(mIU/L)	2.67	0.34～5.6
睾酮(nmol/L)	0.62	0.18～1.78	T₃(nmol/L)	1.59	1.01～2.48
黄体生成素(IU/L)	0.14	0～20	T₄(nmol/L)	102.4	69.9～152.5
卵泡刺激素(IU/L)	3.11	0～20	FT₃(pmol/L)	4.50	3.28～6.47
催乳素(mIU/L)	188.05	<400	FT₄(pmol/L)	19.2	7.5～21.1
孕酮(nmol/L)	0.34	<0.67	TPOAb(IU/mL)	1.2	0～9
血 HCG(IU/L)	2.1	<6	血清 CA125(IU/mL)	2.5	0～35
尿 HCG	阴性	阴性	血清 AFP(μg/L)	7.5	<9.0
卵泡刺激素(IU/L)			黄体生成素(IU/L)		
15min	6.78		15min	7.39	
30min	11.53		30min	10.89	
60min	11.77		60min	8.48	
GnRH 兴奋试验					
LH 峰值(IU/L)	10.89(↑)	>5.0			
LH/FSH(峰值比)	0.944(↑)	>0.6			

注:检查结果与参考区间比较,超过上限的用"↑"表示,低于下限的用"↓",在参考区间之间不表示。

影像学检查:X 线左手正位片,骨化中心 10/10,尺骨茎突已出现,拇指内侧籽骨未出现,各掌指骨骨骺骨线未闭合,尺桡骨远侧骨骺线未闭合。MRI 示颅垂体及鞍区未见异常。

B 超示:双乳腺组织实质回声均匀,右乳腺体大小约 4.2cm×1.1cm,左乳腺体大小约 2.1cm×0.6cm。子宫大小约 2.2cm×1.3cm×2.1cm(容积 3mL),右卵巢大小约 2.3cm×1.2cm×1.5cm,较大卵泡约 0.5cm(>4mm),左侧卵巢大小约 2.4cm×1.4cm×1.6cm,较大卵泡约 0.5cm。

思路 1:性早熟是指男童在 9 岁前,女童在 8 岁前呈现第二性征。按发病机理和临床表现分为中枢性性早熟和外周性性早熟。中枢性性早熟(central precocious puberty,CPP)具有与正常青春发育类同的下丘脑 - 垂体 - 性腺轴发动、成熟的程序性过程,直至生殖系统成熟使内、外生殖器发育和第二性征呈现。外周性性早熟是缘于各种原因引起的体内性甾体激素升高至青春期水平,故只有第二性征的早现,不具有完整的性发育程序性过程。

思路2：可根据患者典型的实验检查特点帮助鉴别诊断。①单纯乳房早发育：这类患者不伴有生长加速和骨骼发育提前。患者骨龄超前，子宫增大，激素水平增高可排除此情况。② McCune-Albright 综合征：多为女性，患者除性早熟征象外，尚伴有皮肤咖啡色素斑和骨纤维发育不良，患病女孩平均阴道流血开始时间为3岁左右，也有早至4个月出现阴道流血的。该患者6岁，未出现阴道流血，可排除此病。③原发性甲状腺功能减退伴性早熟：仅见于少数未经治疗的原发性甲状腺功能减退，由于 TRH 不影响肾上腺皮质功能，故患者不出现或极少出现阴毛或腋毛发育。该患者甲状腺功能检查正常，可排除此病。

【诊断】中枢性性早熟。

【问题3】诊断依据是什么？

思路1：该患者确诊为中枢性性早熟的依据是：①女，6岁，乳房增大、有乳房结节1年，食欲增大，生长速率增快。② LH/FSH 比值0.944，促性腺激素释放激素（gonadotropin-releasing hormone, GnRH）兴奋试验的兴奋峰值 LH 10.89IU/L，均明显升高。③ B 超见乳腺、子宫发育。

思路2：该患者的病因诊断为特发性中枢性性早熟，依据是：①影像已排除颅内占位、肿瘤等病因。②根据病史和临床表现，排除感染性疾病。③患者临床表现与实验室检查，已确定为中枢性早熟，排除其他疾病，故特发性中枢性早熟诊断成立。

案例 11-8　多囊卵巢综合征

【病史摘要】女，28岁。

主诉：月经紊乱6年余。

现病史：6年前无明显诱因出现月经紊乱，周期长短不一，经量时多时少。1年前曾闭经，伴头顶毛发减少，头面部油脂溢出较多，无泌乳。就诊于当地医院，怀疑多囊卵巢综合征（polycystic ovary syndrome, PCOS），给予"炔雌醇环丙孕酮片"治疗，此后月经来潮，量少，色暗红，偶有痛经，多于月经周期第2~3天严重，可耐受，偶有少量血块。近半年来未口服药物治疗，仅1次月经来潮，为求进一步诊治来我院，门诊尿 HCG 检查确认未孕。患者结婚5年，夫妻关系和谐、性生活正常、无避孕、未怀孕。发病以来，神志清，精神可，食欲良好，体重增加约15kg。

既往史：否认肝炎、结核等传染病史或接触史。无重大外伤史或手术史。无输血史。否认药物过敏史。

个人史：出生于北京，大学文化程度，个体经商。否认有毒物、放射线接触史，无烟酒嗜好。

家族史：父亲患有高血压、母亲体健，否认遗传病家族史。

体格检查：T 36.5℃，P 80次/分，R 20次/分，BP 120/70mmHg，BMI 27.7kg/m²。发育正常，营养良好，体态肥胖，头顶毛发较稀疏，无头屑，可见水牛肩，颈后褶皱处可见局部皮肤颜色加深，呈灰棕色，表面干燥、粗糙，四肢毛发明显增多增长，毛孔粗大。其余检查未发现明显异常。

实验室检查：①电解质、心肌酶、血糖、糖化血红蛋白正常；②血常规、血沉、C 反应蛋白正常；③肝、肾功能正常；④尿常规检查正常；⑤凝血功能正常。

其他检查：盆腔 B 超：子宫、双附件未见异常。

【问题1】通过上述问诊与查体，该患者可能的诊断是什么？需与哪些疾病鉴别诊断？

思路1：患者闭经，皮肤粗糙、毛孔粗大、多毛，肥胖、BMI>25kg/m²，性生活正常，无避孕，5年未孕等临床表现考虑 PCOS 可能性大。

思路2：鉴别诊断：①库欣综合征；②先天性肾上腺皮质增生（congenital adrenal hyperplasia, CAH）；③肾上腺肿瘤。

【问题2】为明确诊断，应进行哪些检查？

实验室检查：①雌二醇92.38pmol/L，黄体生成素19.67IU/L，卵泡刺激素8.99IU，催乳素

142.54mIU/L,孕酮 1.42nmol/L。血 HCG 正常,尿 HCG 阴性;②TSH 3.54μIU/mL,T_3 1.77nmol/L,T_4 94.17nmol/L,FT_3 6.43pmol/L,FT_4 10.15pmol/L,TGAb 0.01IU/mL,TPOAb 1.5IU/mL;③CA199 18.14U/mL,CA125 13.00U/mL,AFP 1.35ng/mL;④总睾酮 11.57nmol/L,游离睾酮 6.4nmol/L,17α-羟孕酮 0.23ng/mL;⑤皮质醇、ACTH 测定均正常。

影像学检查:MRI 示颅垂体及鞍区未见异常。

阴道超声:双侧卵巢多囊性增大,被膜增厚回声强。被膜下可见 15 个直径 2～7mm 囊状卵泡。B 超监测 1 个月,未发现排卵。

思路 1:PCOS 是雄激素过高性的月经失调为主的一种病,其主要临床表现为月经不调(月经量少或闭经)、多毛、痤疮、肥胖、黑棘皮病、卵巢呈多囊性增大、已婚者不孕。与患者的临床表现一致。

思路 2:根据患者的临床表现和实验检查需做的鉴别诊断:①库欣综合征:各种原因导致肾上腺皮质功能亢进。典型表现有满月脸、向心性肥胖、皮肤紫纹、痤疮、高血压、继发性糖尿病和骨质疏松等。患者皮质醇、ACTH 测定正常可排除库欣综合征。②CAH:属常染色体隐性遗传病,以先天性 21-羟化酶及 11β-羟化酶缺乏症多见,出生时已出现生殖器发育的异常。实验室检查血清雄激素水平增高,17α-羟孕酮正常,提示雄激素来源于卵巢,可排除 CAH。③肾上腺肿瘤:肾上腺皮质的良性和恶性肿瘤均可导致雄激素增多。MRI 示颅垂体及鞍区未见异常。

【诊断】多囊卵巢综合征。

【问题3】诊断依据是什么?

思路 1:①月经失调、闭经;②多毛、肥胖;③高雄激素血征;④双侧卵巢多囊性增大,被膜增厚回声强。被膜下可见 15 个直径 2～7mm 囊状卵泡。

思路 2:鉴别诊断:①卵巢功能早衰和中枢性闭经:经测定卵泡刺激素和雌二醇水平患者均正常,故可排除此闭经因素。②甲状腺功能减退症:该病也可导致月经稀发。患者经测定甲状腺功能正常,故可以排除此病。③高催乳素血症:可导致排卵障碍。患者血清催乳素水平正常,可排除该病。

(曹珮华　徐文华)

第十二章　骨疾病检验案例分析

案例 12-1　维生素 D 缺乏性佝偻病

【病史摘要】男，10 个月，汉族。

主诉：睡眠欠佳、易惊 2 月余。

现病史：近 2 个月以来睡眠不安，经常无诱因出现哭闹，难以安抚，易激怒，有惊跳，易出汗，夜间为重，大小便正常，食欲正常。出生 5 个月后反复腹泻 3 次，每次 5～7 天。

既往史：无黄疸史及特殊服药史，母乳期无疾病史，无下肢抽搐史。

个人史：孕期母亲未补充维生素 D，第 1 胎，足月自然分娩（5 月份出生），出生体重 3.2kg，母乳与牛奶混合喂养，5 个月后添加蛋黄、米粉等，现每天喂少量蔬菜汁、果汁，5 个月前间断服用维生素 D 制剂，户外活动少。

家族史：家族成员健康，无家族遗传病史。

体格检查：T 36.9℃，P 119 次 / 分，身长 73cm，体重 8.9kg，头围 45cm。神志清楚，生长发育正常，体态均称，皮肤不粗糙；前囟 2.5cm×2.5cm，枕秃明显，方颅，无特殊面容，未出牙；胸廓无畸形，无哈里森沟，心肺检查未见异常；腹部膨隆柔软，肝脏肋下 1.5cm，质软，脾脏肋下未及；无手镯及脚镯征。

【问题 1】通过上述问诊与查体，该患者可能的诊断是什么？需与哪些疾病鉴别诊断？

思路 1：病史中有烦躁、多汗及睡眠不安，查体可见患儿枕秃，前囟大，方颅，出牙迟，患儿为 5 月份出生，在生后 6 个月后即进入冬季，日照时间短，户外活动少，以上均提示维生素 D 缺乏性佝偻病的可能。应注意患儿的智力发育情况。

思路 2：应与下列疾病鉴别诊断：①先天性甲状腺功能减退症；②软骨发育不良；③脑积水；④低血磷性抗维生素 D 依赖性佝偻病；⑤远端肾小管酸中毒；⑥维生素 D 依赖性佝偻病；⑦肾性佝偻病。

【问题 2】为明确诊断，应进行哪些检查？有哪些检查可协助诊断？

实验室检查：①血常规：WBC $10.8×10^9$/L，RBC $5.11×10^{12}$/L，Hb 128g/L。②血液生化：肝功、肾功生化指标正常。Ca^{2+} 1.97mmol/L，K^+ 3.9mmol/L，Na^+ 140mmol/L，ALP 140U/L。

影像学检查：X 线检查提示，腕骨骨化中心 1 枚，尺桡骨远端呈毛刷样及杯口样改变，干骺端骨皮质疏松，临时钙化带消失，软骨间隙增宽。

思路：患儿 10 个月，血清钙偏低，ALP 升高。X 线有佝偻病表现，且骨龄滞后等特征符合佝偻病征象。

【问题 3】为进一步鉴别诊断，还应该完善哪些实验室检查，进一步证实佝偻病，同时为后期治疗及疗效评估提供实验室数据支持？

实验室检查结果如表 12-1，患者尿常规正常，甲状腺功能、肾功实验室指标正常。

表 12-1　患者实验室检查结果

检查项目	检查结果（单位）	参考区间（单位）
Ⅰ 型前胶原氨基端肽（PINP）	51.8（ng/mL）	15.3～52.70（ng/mL）
Ⅰ 型胶原交联 C- 端肽特殊序列（β-CTX）	0.01（ng/mL）	0～0.704（ng/mL）
N- 端骨钙素（OC）	42.39（ng/mL）	11.00～43.00（ng/mL）
25- 羟基维生素 D_3［25（OH）D_3］	5.81（ng/mL）	10.0～30.00（ng/mL）
甲状旁腺激素（PTH）	35.0（pg/mL）	15.00～65.00（pg/mL）
血清磷	1.12（mmol/L）	0.97～1.45（mmol/L）

【问题 4】根据实验室及其他检查结果，应做出怎样的诊断？依据是什么？

思路：根据尿常规、肾功、血磷正常及家族史，可基本排除低血磷性抗维生素 D 依赖性佝偻病、远端肾小管酸中毒、肾性佝偻病；甲状腺功能实验室指标正常，无特殊面容，无皮肤干燥，生长发育正常，可排除先天性甲状腺功能减退症；根据骨骼 X 线，无特殊的体态（如短肢型矮小），可除外软骨发育不良；患儿体征及既往史可除外脑积水。

【诊断】维生素 D 缺乏性佝偻病。

结合患儿体征及血清钙、25（OH）D_3 水平低下，ALP 升高，可诊断为维生素 D 缺乏性佝偻病。

诊断依据：① 10 个月为佝偻病的好发年龄；②临床表现为夜惊、激怒、睡眠不安、多汗及枕秃等症状；③体格检查：前囟大、方颅、出牙迟等体征；④ X 线检查有骨质疏松，临时钙化带消失，杯口样、毛刷样改变等佝偻病的典型表现；⑤血液生化与骨骼 X 线的检查为诊断的"金标准"。

思路 1：针对患儿 5 个月时反复腹泻，孕期母亲未补充维生素 D，没有充足的室外活动，或者室外活动时皮肤暴露少。婴幼儿生长发育相对较快，机体需要维生素 D 增多，但体内贮存的维生素 D 不足，诱发佝偻病。

思路 2：对临床表现不典型初期的患儿，骨骼 X 线检查可正常，需根据血清钙、磷及碱性磷酸酶，结合血清 25（OH）D_3 下降，做出诊断。随着病情继续加重，可出现甲状旁腺继发性功能亢进，钙磷代谢失常等诱发的典型骨骼改变。7～8 个月头变成"方颅"，骨骺端因骨样组织堆积而膨大，沿肋骨方向于肋软骨交界处可触及圆形隆起，从上至下如串珠样突起，以第 7～10 肋最明显，称佝偻病串珠；严重者出现手、足镯。此期血液生化除血钙稍低外，其余指标改变更加显著。X 线显示长骨钙化带消失，干骺端呈毛刷样、杯口状改变；骨质稀疏，骨皮质变薄，可有骨干弯曲畸形或青枝骨折。

维生素 D 缺乏性佝偻病，是由于婴幼儿、儿童、青少年体内维生素 D 不足，引起钙、磷代谢紊乱，产生的一种以骨骼病变为特征的全身慢性营养性疾病。这一疾病的高危人群是 2 岁以内（尤其是 3～18 个月）的婴幼儿，主要的特征是生长着的长骨干骺端软骨板和骨组织钙化不全，维生素 D 不足使成熟骨钙化不全。

案例 12-2　老年性骨质疏松症（Ⅱ型）

【病史摘要】男，72 岁，汉族。

主诉：腰部疼痛 5 天。

现病史：患者自述 5 天前骑自行车摔倒，致腰部疼痛，呈持续性钝痛，可耐受，平卧时稍缓解，伴腰部活动受限，无双下肢疼痛、麻木，无发热。无大小便失禁等症状。未予治疗，自予云南白药喷剂外用，效果不佳。为求进一步诊治，遂来我院就诊，门诊 X 线检查 "L$_3$、L$_5$ 椎体压缩性骨折" 收入院治疗。患者受伤以来食欲、大小便、精神正常。

既往史：无消化道病变，无糖皮质激素使用史，无长期咖啡等饮用。

个人史：吸烟 50 余年，1 包 / 日，未戒烟，体力活动少。

家族史：否认家族遗传史。

体格检查：T 36.5℃，P 80 次 / 分，BP 130/80mmHg，精神尚可，腰 3、腰 5 椎体棘突及椎旁压痛、叩击痛，腰椎活动明显受限制。

实验室检查：血、尿常规检查正常。血钙 2.07mmol/L（2.1～2.7mmol/L），血清无机磷（IP）0.91mmol/L（0.90～1.34mmol/L）。

影像学检查：腰椎 MRI L_3、L_5 椎体压缩性骨折；腰椎退行性改变。

【问题1】通过上述问诊与查体，该患者可能的诊断是什么？需与哪些疾病鉴别诊断？

思路 1：患者老年男性，精神状态良好，可自主活动，因摔倒诱发椎体骨折。根据患者的主诉、年龄、性别、症状和病史特点，以及血钙降低，怀疑骨质疏松所致腰椎压缩性骨折。

思路 2：应与下列疾病鉴别诊断：①内分泌代谢疾病；②结缔组织病；③胃肠道疾病；④血液系统疾病；⑤神经系统疾病。

【问题2】为明确诊断，应进行哪些检查？有哪些检查可协助诊断？

骨密度测定：骨密度＜-2.5SD。

骨代谢标志物的检测：结果如表 12-2。血液生化及其他检查显示：肝、肾功能，类风湿因子、抗链球菌溶血素 O、肿瘤标志物均正常。睾酮 18.2nmol/L（18.4～26.0nmol/L）。尿常规正常，甲状腺功能指标正常。

表 12-2　患者实验室检查结果

检查项目	检查结果（单位）	参考区间（单位）
Ⅰ型前胶原氨基端肽（PINP）	14.8（ng/mL）	15.3～52.70（ng/mL）
Ⅰ型胶原交联 C- 端肽特殊序列（β-CTX）	0.691（ng/mL）	0～0.704（ng/mL）
N- 端骨钙素（OC）	10.01（ng/mL）	11.00～43.00（ng/mL）
25- 羟基维生素 D_3［25（OH）D_3］	8.81（ng/mL）	10.0～30.00（ng/mL）
甲状旁腺激素（PTH）	66.0（pg/mL）	15.00～65.00（pg/mL）

思路 1：骨质疏松往往缺乏典型的症状和体征，要排除其他病诱因引起的腰椎压缩性骨折，此时骨密度测定对明确诊断至关重要。WHO 推荐的诊断方法：双能 X 射线吸收法骨密度仪测定骨密度。

WHO 制订的骨质疏松诊断标准为：

正常骨量：骨密度在 -1.0SD 以内（T-score＞-1.0）；骨量减少：骨密度介入 -1.0～-2.5SD 之间（-1.0≥T-score≥-2.5）；骨质疏松：骨密度＜-2.5SD 合并脆性骨折；患者骨密度降低。

思路 2：肝、肾功能，类风湿因子、抗链球菌溶血素 O、肿瘤标志物均正常；尿常规正常，甲状腺功能指标正常，故可排除继发性骨质疏松存在的可能性，符合 WHO 骨质疏松症标准及中国老年学学会骨质疏松标准。

【问题3】根据实验室及其他检查结果，应做出怎样的诊断？依据是什么？

思路 1：骨质疏松症可分为原发性骨质疏松和继发性骨质疏松两类，原发性骨质疏松指不伴有其他疾病，继发性骨质疏松则是由于内分泌代谢性疾病或者其他全身性疾病引起的骨量降低。骨质疏松症发病隐匿性强，早期既无疼痛症状，也没有畸形等，不容易发现，其诊断要靠骨密度测定。椎体 X 线平片在骨质疏松症检查中有重要意义，其检查提示早于症状、体征的提示，但是迟于骨密度测定。如果 X 线平片无明显异常，ECT 骨显像则可由于微小骨折而显示局部明显放射性摄取增高影。该病可引起椎体压缩骨折，也可因轻微创伤诱发椎体骨折。新鲜椎体骨折在数周内常常出现局部疼痛，体征有叩击痛。如果出现多个椎体压缩者，常可引起驼背，身高变矮。

老年性骨质疏松症（senile osteoporosis, SOP）是原发性骨质疏松症中的一种，是指在增龄衰老过程中发生的一种骨组织生理退变，其衰老退变的程度受骨重建功能的衰退、骨源性肝细胞减少和成骨分化障碍、维生素 D 缺乏、抑制性免疫调节减弱等因素的影响。本病例为老年男性患者，外伤后腰部疼痛放射双下肢麻木，门诊常规检查发现异常，骨密度测定示骨质疏松，故考虑该诊断。

思路 2：SOP 以增龄性成骨细胞功能降低为主，伴或不伴破骨细胞功能的增强，骨吸收标志物和骨形成标志物通常均降低，呈现低转换型。

骨代谢标志物检测结果提示：患者表现为骨形成与骨吸收的生化指标有降低倾向，呈现低转换型。血清 $1,25\text{-}(OH)_2D_3$ 明显下降，血清 PTH 有升高的趋势，性激素（睾酮）水平下降，为典型的 SOP 的骨代谢标志物变化特点。

【诊断】老年性骨质疏松症（Ⅱ型）。

Ⅱ型原发性骨质疏松症即 SOP，是原发性骨质疏松其中的一种，其重要的发病原因可能是性激素缺乏、活性维生素 D 缺乏和骨重建功能衰退等因素，导致成骨细胞的功能与活性缺陷，而使骨形成不足和骨量丢失。雄激素缺乏在Ⅱ型 SOP 的发病中起重要作用，蛋白质摄入不足、营养不良和肌肉功能减退是Ⅱ型 SOP 的重要原因。重症 SOP 的临床表现除了骨痛和肌无力、驼背和胸廓畸形等并发症，严重者可致骨折，多发部位为脊柱、髋部和手臂。骨折的发生大大降低了患者的生活质量，严重可致残，甚至导致死亡，给家庭及社会带来巨大的负担。

案例 12-3 骨 软 化 症

【病史摘要】男，50 岁，汉族。

主诉：右侧肋骨反复疼痛、脚踝痛近 1 年。

现病史：近 1 年前，出现当活动时无明显诱因的右侧肋骨痛、脚踝痛，半年来疼痛逐渐加重，肋骨疼痛时常伴有前胸部压迫感，前来医院就诊。

既往史：患者自述多年一直以来嗜酒，3 年前曾有酒精中毒史，经常腹胀、食欲缺乏、恶心，患者体重减轻。

家族史：家庭成员健康，无家族遗传病史。

体格检查：T 36.2℃，BP 138/84mmHg，P 70 次 / 分。腹胀，肝脏肋下可扪及，肝区压痛，腰骶部胀痛，轻度压痛感。巩膜黄染。

【问题 1】通过上述问诊与查体，该患者可能的诊断是什么？需与哪些疾病鉴别诊断？

思路 1：患者自述有不明原因的骨痛，查体有腰骶部胀痛、压痛感，有骨疾病表现；患者自述常年嗜酒，有酒精中毒史，经常腹胀、食欲缺乏、恶心，体重减轻，查体肝脏肋下可扪及，肝区压痛，巩膜黄染，提示有酒精性肝损伤。二者结合，高度怀疑由肝损伤导致的代谢性骨病（骨软化症）。

思路 2：应与下列疾病鉴别诊断：①骨质疏松；②原发性甲亢；③肾性骨病。

【问题 2】为明确诊断，应进行哪些检查？有哪些检查可协助诊断？

（1）ECT 检查：双侧多根肋骨、右侧骶髂关节、四肢骨及其大关节、双侧足关节、左侧胫骨下段局部骨代谢活跃，考虑可能为代谢性骨病。

（2）血清生化指标检查结果如表 12-3。

表 12-3 血清生化指标检查结果

检查项目	检查结果(单位)	参考区间(单位)
丙氨酸转氨酶(ALT)	75(U/L)	5~40(U/L)
天冬氨酸转氨酶(AST)	180(U/L)	5~40(U/L)
总胆红素(T-Bil)	41.2(μmmol/L)	3.1~17.1(μmmol/L)
白蛋白(ALB)	32(g/L)	40~55(g/L)
球蛋白(GLB)	30(g/L)	20~40(g/L)
白蛋白/球蛋白(A/G)	1.1:1	(1.2~2.4):1
γ-谷氨酰基转移酶(GGT)	86(U/L)	11~50(U/L)
血清总钙(Ca)	1.83(mmol/L)	2.11~2.52(mmol/L)
血清无机磷(IP)	0.61(mmol/L)	0.85~1.51(mmol/L)
血清骨碱性磷酸酶(B-ALP)	56(U/L)	17.9~31.9(U/L)
25-羟基维生素 D_3[25(OH)D_3]	8.0(ng/mL)	10.0~30.00(ng/mL)

思路 1:可根据患者典型的实验检查特点帮助诊断。

(1)血清 25(OH)D_3 的测定:肝脏是维生素 D 进行 25 位羟化的主要场所,在各种肝病时,包括严重的慢性酒精性肝炎、肝硬化等,均可导致 25(OH)D_3 生成减少和 1,25-(OH)$_2$$D_3$ 水平降低,影响骨矿化。该患者长年嗜酒,有酒精中毒史,肝功能显示转氨酶增高,以 AST 增高为主,GGT 明显增高,慢性酒精性肝损害导致血液 25(OH)D_3 含量减低。

(2)血钙和血磷的测定:维生素 D 缺乏主要可引起骨质软化病,由于维生素 D 缺乏而引起钙磷代谢紊乱,从而导致代谢性骨病,其特点是骨样组织钙化不良,骨骼生长障碍。当维生素 D 缺乏时肠道内钙、磷吸收减少,使血钙、血磷含量减低。

(3)血清骨 ALP 测定:ALP 的测定受到肝脏疾病的影响,故近年来提倡检测骨 ALP。血清骨 ALP 由成骨细胞分泌,当维生素 D 缺乏时成骨细胞活跃,血清骨 ALP 升高,其升高的程度与骨软化症的严重程度密切相关。

思路 2:通过甲状腺功能检测可排除原发性甲亢;通过尿液常规检查、肾功能试验可排除肾性骨病。

【问题3】根据实验室及其他检查结果,应做出怎样的诊断? 依据是什么?

【诊断】患者可以诊断为骨软化症。

诊断依据:①根据患者近 1 年前出现活动时无明显诱因的右侧肋骨痛、脚踝痛,肋骨疼痛时常伴有前胸部压迫感,半年来疼痛逐渐加重,且活动时加重,故考虑该诊断。②ECT 全身骨显像结果提示患者可能为代谢性骨病。③血清生化指标检查显示患者血钙减低、血磷减低、血清骨 ALP 明显增高、血清 25-(OH)-D_3 含量减低。④患者多年嗜酒,有酒精中毒史,GGT 明显增高,肝功能检查结果提示患者有慢性酒精性肝炎疾病。

思路 1:针对患者进行实验室生化检查十分必要。根据患者血清钙和血清磷含量的测定均减低、血清骨碱性磷酸酶的测定明显增高、血清 25(OH)D_3 的测定结果减低,结合临床表现和病史即可确诊该病。

思路 2:骨软化症 ECT 全身骨显像特点:全身骨骼的放射性分布对称性增浓;中轴骨显像剂摄取增高;四肢长骨显像剂摄取增高;下颌骨显影明显;关节周围组织显像剂摄取增高;胸骨显影明显,呈"领带征"样的放射性积聚;肋骨软骨连接处有明显的显像剂摄取,呈"串珠样"改变;肾显影不清或不显影。骨显像可强烈提示代谢性骨病的存在。

思路 3：肝功能检查，通过转氨酶 ALT、AST、A/G 比值、胆红素、GGT 的检测结果，对诊断酒精性肝损害、慢性酒精性肝炎具有重要的临床价值。

骨软化症是以新近形成的骨基质矿化障碍为特点的一种骨骼疾病，其表现有骨痛，以下肢、骨盆和腰骶部为主，胸廓、骨盆等部位有压痛。该病与生活环境、营养状况和生活习惯等有重要的关系。其结果导致非矿化的骨样组织（类骨质）堆积，骨质软化，诱发骨痛、骨畸形、骨折等一系列临床症状和体征，是一种骨代谢性疾病。

（常晓彤）

案例 12-4　急性化脓性关节炎

【病史摘要】男，3 岁，汉族。

主诉：左肘肿痛 1 月余。

现病史：患儿入院前 1 月余，左肘部出现肿胀、疼痛，期间伴发热，最高 39℃，患儿发病以来一般情况好，胃纳好，大小便正常，无明显体重减轻。

既往史：否认其他病史。

家族史：家庭成员健康，无家族遗传病史。

体格检查：T 39.5℃，P 88 次 / 分，BP 100/70mmHg。脊柱、四肢无畸形，左肘部肿胀，压痛，皮温稍高，旋转活动稍受限，屈伸活动受限，肘屈伸活动度 20°～110°。腹部平坦，腹软，无肌紧张，肝、脾肋下未扪及，双肾区无叩痛，腰骶部无胀痛。神经系统：生理反射正常，病理反射未引出。

实验室检查：WBC 7.64×10^9/L，NEUT% 68.7%，ESR 32mm/h（男性 0～20mm/h，女性 0～30mm/h，魏氏法）。

【问题 1】通过上述问诊与查体，该患者可能的诊断是什么？需与哪些疾病鉴别诊断？

思路 1：患儿左肘关节疼痛突然加重并出现明显压痛、红肿、活动受限等现象，发热，红细胞沉降率加快，根据主诉、年龄、性别、症状和病史特点，高度怀疑急性化脓性关节炎。

思路 2：应与下列疾病鉴别诊断：①关节结核；②风湿性关节炎；③类风湿关节炎；④痛风。

【问题 2】为明确诊断，应进行哪些检查？有哪些检查可协助诊断？

（1）X 线检查：可见肘关节肿胀、积液，关节间隙增宽，周围软组织增厚且密度增加，肱骨冠状窝前方局限骨质密度减低且皮质不连续（侧位片），提示有关节面骨质破坏，肱骨远段骨皮质周围见薄层骨膜反应。

（2）关节穿刺积液检查：①关节液常规检查：抽取约 5mL，量增多，外观灰白色、明显混浊，放置后有凝块形成；WBC 56×10^9/L[$(0.2～0.7) \times 10^9$/L]，涂片检查可见大量白细胞，分类计数：NEUT% 95%（10%～20%），LY% 4%（15%～20%），MONO 1%，可见大量细菌，未见结晶；②关节液化学检查：如表 12-4 所示。

表 12-4　关节穿刺积液检查结果

检查项	检查结果（单位）	参考区间（单位）
总蛋白	65（g/L）	11～30（g/L）
葡萄糖	0.9（mmol/L）	3.3～5.3（mmol/L）
尿酸	181（mmol/L）	178～416（mmol/L）
抗链球菌溶血素 O（ASO）	215（IU/mL）	0～500（g/L）
类风湿因子（RF）	阴性	阴性
白蛋白 / 球蛋白（A/G）	1.1∶1	4∶1

思路 1：化脓性关节炎是指以关节红、肿、热、痛、功能障碍，甚至关节脱位为局部主要表现的化脓性感染性疾病，又称细菌性关节炎或败血症性关节炎。常见的病原菌以金黄色葡萄球菌为最多见。任何年龄均可发病，但好发于儿童、老年体弱和慢性关节炎患者，最常发生在髋关节和膝关节，以单发关节为主。男性居多，男女之比约（2～3）∶1。

思路 2：可根据患者典型的实验检查特点帮助诊断。

（1）血液学检查：急性化脓性关节炎患者可表现为白细胞数明显增高，分类以中性粒细胞增高为主，但在婴幼儿、老年人和免疫功能低下的患者中，白细胞总数可不增高。患者红细胞沉降率（erythrocyte sedimentation rate，ESR）可明显增高。

（2）关节液常规检查：急性化脓性关节炎患者关节腔穿刺液可表现为穿刺液量增多，外观呈现灰色或灰白色，明显混浊，炎性病变越重，浑浊越明显，甚至呈脓性。炎症时关节腔积液黏稠度降低，可形成凝块，凝块形成的速度、大小与炎症程度正相关。关节液显微镜检查表现为细胞总数明显增高，多超过 $50 \times 10^9/L$，分类以中性粒细胞增高为主，可达 95% 以上，涂片镜检可见大量脓细胞和细菌，可对涂片进行革兰染色。根据患者血尿酸与关节液尿酸检查结果，可与痛风鉴别。关节穿刺液中见到尿酸钠盐结晶，有助于鉴别痛风和假性痛风。

（3）关节液生化检查：急性化脓性关节炎患者关节液中蛋白质含量明显增高，关节液中蛋白质含量的高低可反映关节感染的程度。葡萄糖因细菌的分解作用含量明显减低。

（4）关节液免疫学检查：通过关节液中抗链球菌溶血素 O（ASO）、RF、抗核抗体等的检测，对风湿性关节炎、类风湿关节炎和系统性红斑狼疮患者出现关节症状具有一定的临床意义。

（5）关节液细菌培养加药敏试验：细菌培养可找到致病病原菌，当需氧菌培养结果阴性时，可加做厌氧菌、真菌培养。

【问题 3】根据实验室及其他检查结果，应做出怎样的诊断？ 依据是什么？

【诊断】急性化脓性关节炎。

诊断依据：①本病例临床表现为单关节受累，起病急、高热、肘关节局部红肿热痛、ESR 增快、中性粒细胞增高，考虑该诊断；②关节液常规检查细胞总数显著升高，分类中性粒细胞高达 95%；③关节液化学检查蛋白质含量明显增高，葡萄糖含量明显降低，尿酸含量正常，ASO 正常，RF 阴性；④X 线检查结果显示肘关节间隙增宽、软组织肿胀、有积液及关节面下骨破坏，符合急性化脓性关节炎的病变特点。

思路 1：针对患者进行关节腔穿刺液检查十分必要。关节腔穿刺液即关节液检查是确定诊断和选择治疗方案的重要依据。根据关节液常规检查结果（包括外观理学检查和显微镜检查）和化学检查（包括关节液蛋白质定量测定、葡萄糖定量测定、尿酸定量测定）结果，免疫学检查结果（包括 ASO 和 RF 的测定），结合临床表现即可确诊该病。

思路 2：可通过关节液细菌培养及药敏试验，鉴别感染细菌的种类及选择治疗用药物。

思路 3：X 线表现，早期可见关节肿胀、有积液，周围软组织影扩大，关节间隙稍增宽，晚期关节间隙可变窄或消失，发生骨性或纤维性强直。有时还可见病理性关节脱位。骨与关节感染涉及病原微生物和宿主两方面，在病原微生物中，金黄色葡萄球菌是骨、关节感染最常见的致病菌，其他常见的病原菌体有肠杆菌科、凝固酶阴性葡萄球菌和链球菌，而铜绿假单胞菌是院内感染的主要致病菌，真菌感染少。

案例 12-5　左髋关节结核性感染

【病史摘要】女，73 岁，汉族。

主诉：左髋部疼痛伴活动受限 1 年，加重伴跛行 1 月。

现病史：患者 1 年前无明显诱因出现左髋关节疼痛，为持续性疼痛，以活动时为重，休息后可缓解，伴左髋关节活动受限，1 月前疼痛加重，患者及家属为求进一步诊治而来我院，门诊以"左髋关节疼痛待查"收入院。自左髋关节疼痛以来无头痛、呕吐，无昏迷及抽搐，自诉自发病以来有食欲差、午后低热、乏力症状，大小便正常。

既往史：既往体检无明显其他疾患。

家族史：家庭成员健康，无家族遗传病史。

体格检查：T 36.5℃，P 80 次 / 分，R 20 次 / 分，BP 132/78mmHg。脊柱生理曲度存在，无后凸及侧弯畸形，各棘突无压痛及叩击痛，左髋关节未见明显肿胀，压痛明显，可触及一直径约 2cm×3cm 大小的肿物，活动可，质软，左髋关节活动受限，Thomas 试验（+），左侧 4 字试验（+），左下肢末梢感觉、运动、血运未见明显异常，其余检查未见异常。

【问题 1】通过上述问诊与查体，该患者可能的诊断是什么？需与哪些疾病鉴别诊断？

思路 1：患者 73 岁，女性，系统查体示：左髋关节压痛明显，可触及一直径约 2cm×3cm 大小的肿物，活动可，质软，左髋关节活动受限，Thomas 试验（+），左侧 4 字试验（+）。有午后低热、乏力、食欲减退症状。根据患者的主诉、年龄、性别、症状和病史特点，高度怀疑左髋关节感染（结核性）。

思路 2：应与下列疾病鉴别诊断：①化脓性髋关节炎；②髋关节暂时性滑膜炎；③股骨头骨软骨炎。④其他：如类风湿关节炎、创伤性关节炎等。

【问题 2】为明确诊断，应进行哪些检查？有哪些检查可协助诊断？

（1）实验室检查：患者凝血功能正常，C 反应蛋白 129mg/L（≤6.0mg/L），ASO 65IU/mL，Hb 110g/L，WBC 12.1×10⁹/L，LY% 45%，ESR 38mm/h，前白蛋白（PA）174mg/L（男性 200～430mg/L，女性 180～350mg/L）；RF 阴性。乙型肝炎病毒抗原、抗体检测均阴性。

（2）CT 检查提示：左髋关节旁脓肿，关节腔内少量积液，髋臼骨质破坏明显，股骨头局部塌陷。

（3）MRI 检查提示：考虑左髋关节感染性病变脓肿形成，结核不除外。

思路 1：髋关节结核常因结核分枝杆菌感染所致，骨与关节直接感染结核菌而发病者极为少见；宫内感染结核病（先天性结核病）亦极罕见。从骨关节结核的好发部位来看，其发病除和致病菌感染及机体反应有关外，还与以下局部因素的影响关系密切：①慢性劳损因素；②肌纤维因素；③终末血管因素。可根据患者典型的实验检查特点帮助诊断。

（1）CRP 异常：CRP 作为反映炎症活动性的指标，人感染后引起炎症反应和组织的特异性反应。在结核病灶中聚集的淋巴细胞，巨噬细胞活性增强合成释放大量的炎症介质，这些物质可以刺激肝脏和上皮细胞 CRP 合成增加，因此 CRP 在肺及骨关节结核患者中有很好的应用前景。

（2）淋巴细胞异常：在结核活动期通常会有淋巴细胞比例增高。

（3）其他改变：血清白蛋白和血红蛋白是人体血液中蛋白质的主要组成成分，而老年肺结核及骨关节结核患者存在较为普遍的蛋白质减少。

思路 2：通过血常规与关节腔穿刺液涂片与细菌培养可排除化脓性髋关节炎；通过 X 线检查若可见股骨头骨骺致密、碎裂、扁平等征象，可能为股骨头骨软骨炎。早期严密观察病情变化，定期复查 ESR、CRP 及 X 线片外，注意关节穿刺抽液或冲洗抽液找抗酸杆菌有助于早期诊断。同时有文献报道 MRI 检查可显示关节腔的液体、关节软骨及骨髓腔的异常信号，有助于诊断早期感染性病变。

【问题 3】根据实验室及其他检查结果，应做出怎样的诊断？依据是什么？

【诊断】左髋关节感染（结核性）。

诊断依据：①患者 1 年前无明显诱因出现左髋关节疼痛，以活动时为重，休息后可缓解，1 月前加重伴跛行，起病缓慢，左髋关节未见明显肿胀，压痛明显，可触及一直径约 3cm×3cm 大小的肿物,活动可,质软,左髋关节活动受限,Thomas 试验(＋),左侧 4 字试验(＋)。CRP 升高,PA 减低,白细胞总数升高,淋巴细胞比例升高,故考虑该诊断。②患者无明确外伤史,无大剂量激素服用史、无酗酒史等。③ CT 检查提示:滑膜肿胀明显,左髋关节旁脓肿,关节腔内少量积液,髋臼骨质破坏明显,股骨头局部塌陷。MRI 检查提示:考虑左髋关节感染性病变脓肿形成,结核不除外。

思路 1:X 线摄片检查对诊断髋关节结核十分重要,必须两髋关节同时摄片以资比较。进行性关节间隙变窄与边缘性骨破坏病灶为早期 X 线征象。以后可出现空洞、死骨、股骨头部变形、病理性后脱位等。结合 X 线资料:骨盆平片可见股骨头及髋臼轮廓严重破坏,股骨头不同程度吸收残缺,髋关节间隙狭窄、模糊不清,呈"虫蚀样"改变,且有死骨形成伴斑点样钙化影。早期滑膜结核:可见髋关节间隙明显狭窄,关节囊影饱满,髋臼及股骨头边缘不整,毛糙不清,软骨及软骨下组织均有不同程度破坏,伴头、颈部广泛骨质疏松。通过 C 与 MRI 检查可早期诊断该病。

思路 2:对临床表现不典型者,可进行血液学检查。在结核活动期通常会有淋巴细胞比例增高、血红蛋白减低以及红细胞沉降率增快。红细胞沉降率并不是结核活动期的特异性指标,但监测红细胞沉降率有助于了解病情的变化。对血清进行结核抗体检测有助于关节结核的诊断,包括胶体金、蛋白芯片等方法,敏感度可达 92.5%,特异性可达 95%。近年来,应用酶联免疫斑点试验(enzyme linked immunospot assay, ELISPOT assay)定量检测受检者外周血单个核细胞对结核分枝杆菌抗原特异性 IFN-γ 释放反应来诊断结核菌感染,开始被国内外应用于关节结核感染的诊断。

思路 3:结核菌素试验应用已久。一般情况结核菌素反应越强,说明结核菌感染可能性越大,但是不能肯定疾病的存在。阴性反应则表明结核的可能性较小,但必须注意以下因素,即使是结核病也可以阴性,如老年人、严重或全身播散性结核病、营养不良、免疫缺陷及使用免疫抑制剂者,合并支原体肺炎、肿瘤、病毒感染、结节病等。

思路 4:常规的结核病细菌学检查包括涂片抗酸染色和分离培养。涂片抗酸染色镜检简便而快速,是临床最常用的方法,但敏感性很差,特异性低,且易受检测环境的影响。结核分枝杆菌的分离培养困难,需要较高的检验条件与技术,耗时长,且只能检测活的结核分枝杆菌,易受抗结核治疗的影响,敏感度和阳性率低。近年来出现的快速培养系统 BACTEC 和 BACTEC-alert 较传统方法提高了敏感度,骨关节结核的结核菌培养阳性率可达到 42%～57.97%。聚合酶链反应(PCR)对于关节结核的早期快速诊断与鉴别诊断具有极其重要的临床价值,但并不能取代细菌培养。

案例 12-6　急性血源性骨髓炎

【病史摘要】男,12 岁。

主诉:左踝疼痛、肿胀伴发热 4 天。

现病史:患者于 4 天前感冒后出现左侧踝关节处疼痛、肿胀,伴有发热,体温达 40℃。

既往史:无。

家族史:家庭成员健康,无家族遗传病史。

体格检查:T 39.6℃,P 145 次/分,R 30 次/分,BP 141/83mmHg。神志清,急性发热面容,自主体位。左侧腹股沟可触及两个花生米大小淋巴结,质软活动度可,无压痛。咽部充血,扁桃体无肿大,肺部听诊未闻及干湿性啰音,心界不大,心音有力,律齐,各瓣膜听诊区未闻及病理性杂音,腹平软,肝脾肋下未触及,脊柱无畸形。左踝关节周围及左小腿下段软组织明显肿胀、皮温高、压痛明显,左踝关节活动受限。

【问题 1】通过上述问诊与查体,该患者可能的诊断是什么? 需与哪些疾病鉴别诊断?

思路 1:患者患肢局部肿胀、皮温高、叩击痛,活动受限,伴高热,符合急性血源性骨髓炎(acute

hematogenic osteomyelitis，AHO）的典型临床表现。

思路2：应与下列疾病鉴别诊断：①蜂窝织炎和深部脓肿；②风湿病与化脓性关节炎；③骨肉瘤和尤因肉瘤。

【问题2】为明确诊断，应进行哪些检查？有哪些检查可协助诊断？

①血常规+CRP：WBC 11.1×10^9/L，NEUT% 93.3%，LY% 2.7%，CRP 200mg/L；ESR 44mm/h；降钙素原（procalcitonin，PCT）6.95ng/mL（<0.5ng/mL）；②左踝部MRI：左胫骨远侧干骺端腔内异常信号并相应骨膜稍增厚；左踝关节周围及左小腿下段软组织明显肿胀；左踝关节积液；③胸部CT：两肺内见多处点片状、小结节状密度增高影，提示双肺感染性病变；④血培养结果回报：金黄色葡萄球菌。

思路1：儿童AHO患者通常有一个病态的外貌，常伴有高热。在后期可能会出现患肢肿胀，患者拒绝肢体检查或活动，部分儿童患者因下肢疼痛拒绝走路或跛行。可根据患者典型的实验检查特点帮助诊断。

（1）C反应蛋白：CRP升高迅速，在发病48小时内达到高峰，经有效抗生素治疗后6小时内下降，一般在7～10天恢复正常，是监测疾病转归的重要指标。ESR和CRP的敏感度为98%，但其特异度很低。

（2）红细胞沉降率：ESR升高缓慢，一般在发病3～5天后达到高峰，2～3周内逐渐下降，恢复正常往往需要在有效抗生素治疗6周后，所以其可帮助确定治疗感染的持续时间。

（3）外周血白细胞计数：外周血白细胞总数可达（15～20）$\times 10^9$/L，中性粒细胞绝对值及占比明显升高，可见核左移。

（4）局部分层穿刺：局部骨分层穿刺抽出脓液，涂片检出细菌便可确诊。

（5）血培养：具有重要的病因学诊断价值。早期血培养阳性率可达50%～75%，通常在感染后24小时即可获得血培养阳性结果。但并非每次培养均可获得阳性结果，特别是用过抗生素者阳性率更低。注意应在抗生素应用之前便采集样本送检，为提高阳性率，应多次送检。

思路2：AHO的诊断为综合性诊断，应结合典型临床表现及其他辅助检查结果在疾病早期尽快做出诊断及进行合适治疗，以避免发展成慢性骨髓炎。X线片检查2周内常无变化，2周后可见骨膜反应和虫蚀样改变；CT检查可以提前发现骨膜下脓肿，但对微小骨膜下脓肿仍难以显示；MRI可以更早期发现在长骨干骺端与骨干内有炎性异常信号，还可以显示出骨膜下脓肿，因此优于X线和CT检查。对有条件者可争取尽早行MRI检查。

【问题3】根据实验室及其他检查结果，应做出怎样的诊断？依据是什么？

【诊断】患者可以诊断为AHO。

诊断依据：①起病急骤，高热至39℃以上，有明显的菌血症症状；②左踝关节周围及左小腿下段软组织明显肿胀、皮温高、压痛明显，左踝关节活动受限；③白细胞计数增高达 10×10^9/L以上，中性粒细胞比例>90%；④MRI结果显示左胫骨远侧干骺腔内异常信号并相应骨膜稍增厚，左踝关节积液；⑤血培养结果回报：金黄色葡萄球菌。

思路1：AHO的诊断宜早，有下列表现者应想到有AHO的可能：①急骤的高热与菌血症表现；②患区局部皮温高，局限性压痛明显；③因患区疼痛剧烈，而拒绝做主动或被动检查。

思路2：针对患者进行实验室感染相关指标检查十分必要。AHO患者的感染指标CRP和ESR、外周血白细胞计数及中性粒细胞计数常升高，是评估AHO的有用指标。在本案例中患者白细胞计数增高达 10×10^9/L以上，中性粒细胞比例>90%；结合临床表现和病史即可确诊该病。

思路3：MRI具有早期诊断价值，提示骨髓内出现炎性病变，是诊断AHO可靠的指标。

思路4：血培养具有重要的病因学诊断价值，提示可能的致病菌为金黄色葡萄球菌。

案例 12-7　创伤性骨髓炎

【病史摘要】男性，11岁。

主诉：右下肢外伤后肿痛五日余。

现病史：患者入院前半月余，因车祸致右股骨开放性骨折，急诊入院当日行钢板内固定术。术后五日，患者右腿肿胀明显，手术切口处症状逐渐恶化，红肿加剧，有脓性分泌物，拒按，皮温高，疼痛剧烈，期间伴发热，最高39℃。患者发病以来神志清楚，精神欠佳，胃纳好，大小便正常，无明显体重减轻。

既往史：否认其他病史。

家族史：家庭成员健康，无家族遗传病史。

体格检查：T 36.8℃，P 76次／分，BP 108/72mmHg。脊柱、四肢无畸形，右大腿后外侧局部明显肿胀，压痛明显，皮温高。腹部平坦，腹软，无肌紧张，肝、脾肋下未扪及，双肾区无叩痛，腰骶部无胀痛。神经系统：生理反射正常，病理反射未引出。

实验室检查：WBC $10.64 \times 10^9/L$，NEUT% 80.7%；ESR 38mm/h；血培养结果回报：金黄色葡萄球菌；病灶分泌物培养结果回报：金黄色葡萄球菌。

【问题1】通过上述问诊与查体，该患者可能的诊断是什么？需与哪些疾病鉴别诊断？

思路1：患者外伤术后突起高热，手术切口处局部疼痛逐渐加重，并出现明显压痛、红肿、活动受限等现象。根据主诉、症状和病史特点，高度怀疑创伤性骨髓炎。

思路2：应与下列疾病鉴别诊断：①蜂窝组织炎；②急性化脓性关节炎；③风湿性关节炎。

【问题2】为明确诊断，应进行哪些检查？有哪些检查可协助诊断？

思路：创伤性骨髓炎，是由于各种创伤引起骨组织感染。多见于青壮年长骨骨干，尤以下肢为多。严重的开放性粉碎性骨折或闭合性骨折行手术骨固定术后感染均易引起本病。创伤后局部血肿和组织液渗出以及因清创不彻底，坏死组织及异物的存留为致病菌生长提供一个良好的培养基，又因创伤导致局部血液循环障碍，使机体全身和局部抵抗力下降，是导致感染的重要因素。创伤性骨髓炎多为混合感染，以金黄色葡萄球菌和溶血性链性菌多见，少数为绿脓杆菌和大肠杆菌。可根据患者典型的实验检查特点帮助诊断。

（1）白细胞计数：创伤性骨髓炎患者通常会表现出白细胞总数明显增高，分类以中性分叶核粒细胞增高为主；但在婴幼儿、老年人和免疫功能低下的患者中，白细胞总数可不增高。

（2）CRP及ESR：创伤性骨髓炎患者急性期通常伴有CRP迅速升高及血沉加快。

（3）血培养：创伤性骨髓炎急性期血培养阳性率较高，在抗生素应用之前，患者寒战、高热初期时采血，在不同部位多次采血，多次送检，可极大提高阳性率。

（4）局部组织细菌学检查：①术前取脓液及组织培养；②清创时所采集的组织标本行细菌培养，所有孤立的肉芽或坏死组织区域都应采集各自的标本，并分开培养。

（5）X线片上观察骨折连接的情况：有无骨折不愈合、延迟愈合、畸形愈合，有无骨膜反应、游离死骨、骨硬化等情况。

【问题3】根据实验室及其他检查结果，应做出怎样的诊断？依据是什么？

【诊断】创伤性骨髓炎。

诊断依据：①本病例临床表现为开放性骨折术后突起高热，手术切口附近肿胀、压痛明显，切口有脓性分泌物，ESR增快、中性粒细胞增加，故考虑该诊断；②手术过程中取病灶分泌物培养结果回报：金黄色葡萄球菌阳性；③血培养结果回报：金黄色葡萄球菌阳性。

思路1：创伤性骨髓炎最常见的原因之一是开放性骨折的术后感染，可为急性或慢性，病变都在骨折端附近。急性期的感染以髓腔内感染最为严重，患者有高热、寒战等菌血症症状，与急性血源性骨髓炎相似，白细胞总数及中性粒细胞增高，C反应蛋白迅速升高及血沉加快。受伤部位疼痛明显加剧,有时出现跳痛。局部有红、肿、发热、压痛等急性炎症表现。创伤性骨髓炎的诊断比较容易,只要详细追问病史,结合临床表现及 X 线照片检查,大多数可做出正确的诊断。

  思路 2:血培养、病灶分泌物及病灶组织细菌学检查,具有重要的病因学诊断,在此病例中血培养及病灶分泌物细菌学培养结果均提示可疑致病菌为"金黄色葡萄球菌"。

(纪爱芳)

第十三章　超敏反应疾病检验案例分析

案例 13-1　支气管哮喘

【病史摘要】女,16 岁,汉族。

主诉:咳嗽半月、喘息 10 天。

现病史:患者半月前于受凉后出现咳嗽,程度中等,呈阵发性干咳,夜间多发,活动后加重,无气促,无唇周发绀,无胸闷,无发热等不适。10 天前患者出现喘息,呈阵发性,余症状同前,在当地予以静滴抗生素和地塞米松后,喘息稍减轻,但咳嗽仍不见好转,遂至医院就诊。

既往史:既往有反复咳嗽、喘息史,尤以冬春季节多发。否认食物、药物过敏史,否认毒物及放射物质接触史。

个人史:宁夏人,中学生,无烟酒嗜好,发病前无不洁饮食史。

家族史:其母亲有支气管哮喘病史,其父亲有过敏性鼻炎病史。否认其他家族遗传疾病史。

体格检查:T 37℃,P 80 次 / 分,R 28 次 / 分,BP 110/70mmHg,神志清,精神可,气管居中,胸廓对称,语颤正常,叩诊呈清音,两肺呼吸音粗,双肺可闻及广泛呼气相哮鸣音,心率 80 次 / 分,律齐,心前区未闻及明显病理性杂音,腹软,肝脾肋下未及。

实验室检查:胸部 X 线检查(正侧位):两肺未见实质性病变。

【问题 1】通过上述问诊与查体,该患者可能的诊断是什么? 需与哪些疾病鉴别诊断?

思路 1:患者女性,16 岁,此次起病急,病程短,临床表现以"咳嗽、喘息"为主,呈阵发性干咳,夜间多发,运动后加重,予以药物治疗后症状有所缓解。查体示呼吸稍促,双肺可闻及广泛呼气相哮鸣音。另患者既往有反复咳嗽、喘息史,尤以冬春季节多发,其母亲有支气管哮喘病史、父亲有过敏性鼻炎病史。根据患儿的临床表现及病史特点,考虑诊断为支气管哮喘。

思路 2:鉴别诊断:①左心功能不全引起的呼吸困难;②慢性阻塞性肺疾病;③变态反应性支气管肺曲菌病。

【问题 2】为明确诊断,应进行哪些检查?

实验室检查:血清特异性 IgE 测定:尘螨特异性 IgE 测定值为 620U/L。支气管激发试验阳性。血 Tb-Ab 阴性,PPD 皮试阴性,血清肺炎支原体抗体及冷凝集试验阴性。

思路 1:支气管哮喘主要特征包括气道慢性炎症,气道对多种刺激因素呈现的高反应性,广泛多变的可逆性气流受限以及随病程延长导致的一系列气道结构改变。临床表现多为反复发作的喘息、气急、胸闷或咳嗽等症状,常在夜间及凌晨发作或加重。

思路 2:可根据患者典型的实验检查特点帮助诊断。

(1)痰涂片显微镜下可见较多嗜酸性粒细胞。

(2)肺功能检查:①通气功能检测:哮喘发作时称阻塞性通气功能障碍表现,用力肺活量正常或下降,1 秒钟用力呼气容积(FEV1)、1 秒率(FEV1/FVC%)以及呼气流量峰值(peak expiratory flow,PEF)均下降;残气量及残气量与肺总量比值增加。其中以 FEV1/FVC%<70% 或 FEV1 低于正常预计值的 80% 为判断气流受限的重要指标。②支气管激发试验:通常以使 FEV1 下降 20% 所

需吸入醋甲胆碱或组胺累积剂量（PD20-FEV1）或浓度（PC20-FEV1）来表示，如 FEV1 下降≥20%，判断结果为阳性，提示气道高反应性。③支气管舒张试验：当吸入支气管舒张剂 20 分钟后重复测定肺功能，FEV1 较用药前增加>12%，且其绝对值增加>200mL，判断结果为阳性，提示存在可逆性的气道阻塞。④PEF 及其变异率测定：哮喘发作时 PEF 下降。

（3）特异性变应原检测：外周血变应原特异性 IgE 增高，结合病史有助于病因诊断。

【问题3】根据实验室及其他检查结果，应做出怎样的诊断？依据是什么？

思路1：哮喘的诊断标准：

（1）反复发作性喘息、气急，伴或不伴胸闷或咳嗽，夜间及晨间多发，常与接触变应原、冷空气、物理、化学性刺激及上呼吸道感染、运动等有关。

（2）发作时及部分未控制的慢性持续性哮喘，双肺可闻及散在或弥漫性哮鸣音，呼气相延长。

（3）上述症状可经治疗缓解或自行缓解。

（4）除外其他疾病所引起的喘息、气急、胸闷或咳嗽。

（5）临床表现不典型者（如无明显喘息或体征）应有下列 3 项中至少 1 项阳性：①支气管激发试验或运动试验阳性；②支气管舒张试验阳性；③昼夜 PEF 变异率≥20%。

符合（1）～（4）条或（4）、（5）条者，可以诊断为哮喘。

思路2：患者女性，16 岁，此次起病急，病程短，临床表现以"咳嗽、喘息"为主，呈阵发性干咳，夜间多发，运动后加重，予以药物治疗后症状有所缓解。查体示呼吸稍促，双肺可闻及广泛呼气相哮鸣音。患儿既往有反复咳嗽、喘息史，尤以冬春季节多发，其母亲有支气管哮喘病史，父亲有过敏性鼻炎病史。患儿实验室检查示：支气管激发试验阳性，血清特异性 IgE 升高，血 Tb-Ab、PPD 阴性，血清肺炎支原体抗体及冷凝集试验阴性。符合以上诊断标准，患者考虑诊断"支气管哮喘"。

【问题4】怎样进行哮喘的分期判断？

哮喘可分为急性发作期、非急性发作期。

1. 急性发作期：指喘息、气急、胸闷或咳嗽等症状突然发生，或原有症状加重，并以呼气流量降低为其特征，常因接触变应原、刺激物或呼吸道感染诱发。喘息急性发作时其程度轻重不一，病情加重可在数小时或数天内出现，偶尔可在数分钟内即危及生命，故应对病情做出正确评估并及时治疗。急性发作时严重程度可轻度、中度、重度和危重 4 级。

（1）轻度：步行或上楼时气短，可有焦虑，呼吸频率轻度增加，闻及散在哮鸣音，肺通气量功能和血气检查正常。

（2）中度：稍事活动感气短，讲话常有中断，时有焦虑，呼吸频率增加，可有三凹征，闻及响亮、弥漫的哮鸣音，心率增快，可出现奇脉，使用支气管舒张剂后 PEF 占预计值 60%～80%，SaO_2 为 91%～95%。

（3）重度：休息时感气短，端坐呼吸，只能发单字表达，常有焦虑和烦躁，大汗淋漓，呼吸频率常>30 次 / 分，常有三凹征，闻及响亮、弥漫的哮鸣音，心率常>120 次 / 分，奇脉，使用支气管舒张剂后 PEF 占预计值<60% 或绝对值<100L / min 或作用时间<2h，PaO_2<60mmHg，$PaCO_2$>45mmHg，SaO_2≤90%，pH 可降低。

（4）危重：患者不能讲话，嗜睡或意识模糊，胸腹矛盾运动，哮鸣音减弱甚至消失，脉率变慢或不规则，严重低氧血症或高二氧化碳血症，pH 降低。

2. 非急性发作期：亦称慢性持续期，指患者虽然没有哮喘急性发作，但在相当长时间内仍有不同频度和不同程度的喘息、咳嗽、胸闷等症状，可伴有肺通气功能下降。可根据白天、夜间哮喘症状出现的频率和肺功能检查结果，将慢性持续期哮喘病情严重程度分为间歇性、轻度持续、中度持续和重度持续 4 级，但这种分级方法在日常工作中已少采用，主要用于临床研究。目前应用最广的非急性发作期哮喘严重性评估方法为哮喘控制水平，这种评估方法包括了目前临床控制评估和未来风险评估，临床控制又可分为控制、部分控制和未控制 3 个等级，具体指标见表 13-1 所示。

表 13-1　非急性发作期哮喘控制水平的分级

A. 目前临床控制评估（最好4周以上）			
临床特征	控制（满足以下所有条件）	部分控制（出现以下任何1项临床特征）	未控制
白天症状	无（或≤2次/周）	>2次/周	出现≥3项哮喘部分控制的表现[ab]
活动受限	无	有	
夜间症状/憋醒	无	有	
需要使用缓解药或急救治疗	无（或≤2次/周）	>2次/周	
肺功能（PEF或FEV1）[c]	正常	<正常预计值或个人最佳值的80%	
B. 未来风险评估（急性发作风险，病情不稳定，肺功能迅速下降，药物不良反应）			
与未来不良事件风险增加的相关因素包括：临床控制不佳；过去一年频繁急性发作；曾因严重哮喘而住院治疗；FEV₁低；烟草暴露；高剂量药物治疗			

注：[a]患者出现急性发作后都必须对维持治疗方案进行分析回顾，以确保治疗方案的合理性。

[b]依照定义，任何1周出现1次哮喘急性发作，表明这周的哮喘没有得到控制。

[c]肺功能结果对5岁以下儿童的可靠性差。

【问题5】支气管哮喘需与哪些疾病相鉴别？

以下疾病也可出现和支气管哮喘类似的临床表现如：咳嗽、喘息等，故需做出鉴别诊断。

思路1：左心功能不全引起的呼吸困难：左心功能不全患者夜间阵发性呼吸困难，常称之为"心源性哮喘"。多见于器质性心脏病患者，发作时必须坐起，重症者肺部有干、湿啰音，甚至咳粉红色泡沫痰。测定血浆 BNP 水平对鉴别心源性和支气管哮喘有较大的参考价值。

思路2：慢性阻塞性肺疾病：慢阻肺多为中年发病，症状缓慢进展，多有长期吸烟史。哮喘为早年（如儿童期）发病，每日症状变化快，夜间和清晨症状明显，也可有过敏史、鼻炎和（或）湿疹，可有哮喘家族史。大多数哮喘患者的气流受限具有显著的可逆性，合理使用吸入糖皮质激素等药物常能有效控制病情，是其与慢阻肺鉴别的一个关键特征。但是，部分哮喘患者随病程延长，可出现较明显的气道重塑，导致气流受限的可逆性明显减少，此时临床很难与慢阻肺相鉴别。慢阻肺和哮喘亦可同时存在于同一位患者。

思路3：变态反应性支气管肺曲菌病：多由烟曲霉引起的气道高反应性疾病。对曲霉过敏者吸入大量孢子后，阻塞小支气管，引起短暂的肺不张和喘息发作，亦可引起肺部反复游走性浸润。患者喘息、畏寒、发热、乏力、刺激性咳嗽、咳棕黄色脓痰，偶带血。痰中大量嗜酸性粒细胞及曲霉丝，烟曲霉培养阳性。哮喘发作为突出的临床表现，一般解痉平喘药难以奏效。外周血嗜酸性粒细胞增多，血清 IgE>1 000IU/mL，曲霉速发性皮肤反应阳性，血清烟曲霉 IgG 抗体阳性，血清曲霉特异性 IgE 阳性。胸片或 CT 显示中央性支气管扩张和一过性肺浸润，表现为上叶一过性实变或不张，磨玻璃阴影伴马赛克征，黏液嵌塞，可发生于双侧。

案例 13-2　新生儿溶血病

【病史摘要】女，生后3小时，汉族。

主诉：发现皮肤黄染2小时。

现病史：患儿生后1小时发现皮肤黄染，经皮测胆红素 6.8mg/dL，2小时经皮测胆红素 9mg/dL，因黄疸出现早、进展快，且其母血型为 Rh 阴性 O 型血，拟"新生儿溶血病"收住新生儿科。

个人史：患儿出生于宁夏，G₅P₃，孕38周3天，顺产，出生体重 3 180g，羊水、脐带、胎盘无异常，Apgar评分正常。

家族史：父母体健，否认高血压、糖尿病等慢性病史，否认其他家族遗传病史。

体格检查：T 36.5℃，P 139次/分，R 68次/分，BP 81/53mmHg，SPO$_2$ 96%，神清，全身皮肤、黏膜中度黄染，前囟张力不高，双侧瞳孔等大等圆，对光反应灵敏。三凹征阴性，呼吸较急促，心音有力，各瓣膜区未闻及杂音。四肢肌力正常，原始反射存在，足背动脉搏动有力，心脏同步化治疗2秒。

【问题1】通过上述问诊与查体，该患者可能的诊断是什么？需与哪些疾病鉴别诊断？

思路1：患儿，女，生后3小时，主诉"发现皮肤黄染2小时"，黄疸出现早、进展快，查体发现皮肤、黏膜中度黄染，呼吸较急促，且患儿母亲为Rh阴性O型血，易发生母子血型不合溶血病，故初步考虑"新生儿Rh溶血病"。

思路2：鉴别诊断：主要与生理性黄疸、新生儿溶血病鉴别。

【问题2】为明确诊断，应进行哪些检查？

患儿血型为Rh阳性B型血；血常规：WBC 28.17×10^9/L，Hb 107g/L，PLT 253×10^9/L；肝功能检查：ALT 24.2U/L，AST 60U/L，TBIL 159μmol/L，IBIL 159μmol/L，ALB 31.8g/L。免疫血清学检查提示：直接抗人球蛋白试验阳性，抗体放散试验阳性。

思路1：Rh血型系统是仅次于ABO血型系统的重要的血型系统，具有高度的多态性和高度的免疫原性。Rh抗原主要有5种，为D、E、c、C、e，其中的D抗原的免疫源性最强，是引起新生儿Rh溶血病的主原因之一。Rh阴性血型发生率在不同种族中存在差异：美国白人约15%，黑人约5%，我国汉族约0.34%，某些少数民族（如维吾尔族）中也可到5%以上。Rh溶血病主要发生在Rh阴性母亲和Rh阳性的胎儿，但Rh溶血病也可发生在母亲和胎儿均为Rh阳性时，其中以抗E较为多见（母亲没有E抗原而胎儿的红细胞中有E抗原），因为在我国汉族人群中无E抗原者几乎占半数，其他如抗C或e、c也可引起新生儿溶血病。

思路2：依据病史及典型临床体征考虑本病时，应进一步做以下相关检查。

（1）判断新生儿是否存在溶血：脐血或新生儿血红细胞及血红蛋白下降（脐血<140g/L），网织红细胞增高（>6%），外周血有核红细胞增多（>10/100个白细胞）、非结合胆红素进行性升高等均提示患儿可能存在溶血，但确诊本病的主要依据是血清特异性免疫抗体检查。

（2）溶血是否由Rh血型不合所致：Rh血型不合者库姆斯试验直接法阳性即可确诊，并可做释放试验以了解是哪种Rh血型抗体，将婴儿血清与各种标准红细胞做库姆斯试验，阳性结果表明有血型抗体存在，并可根据与标准红细胞的凝集反应推论抗体类型。

【问题3】根据实验室及其他检查结果，应做出怎样的诊断？依据是什么？

患儿考虑诊断为新生儿溶血病。

诊断依据：①患儿生后1小时即出现黄疸，且进展迅速；②其母血型为：Rh阴性O型血，患儿为Rh阳性B型血，存在母子血型不合基础；③查体：皮肤、黏膜中度黄染，呼吸较急促；④血红蛋白下降，总胆红素及间接胆红素明显升高；⑤直接抗人球蛋白试验阳性，抗体放散试验阳性。

思路1：当同时存在ABO血型不合时，进入母体的胎儿红细胞很快被抗A抗B抗体破坏，以致引起溶血的Rh阳性红细胞抗原不足，使Rh溶血病的发生率下降。Rh阴性经产妇与其Rh阳性胎儿ABO血型相合者，Rh溶血发生率16%，若ABO血型不相合，则Rh溶血发生率仅为1%～2%。

思路2：大多数孕妇血中的胎儿血量为0.1～0.3mL，进入母体的含Rh阳性红细胞的胎儿血量>0.3mL时才有可能引起Rh溶血病发生。进入母体的含Rh阳性红细胞的胎儿血量<0.1mL时，发生率约3%；进入母体的含Rh阳性红细胞的胎儿血量>0.1mL时，发病率约为22%。

思路3：Rh阴性的孕妇若与丈夫Rh血型不合，可作抗人球蛋白试验监测孕妇抗体。在妊娠第16周左右行第1次测定，于28～30周再次测定，以后隔2～4周重复1次，抗体效价持续上升者提示母子Rh血型不合溶血病，常用的RhD溶血病的临界滴度为1∶16或1∶32。

【问题4】新生儿溶血病患者可能会发生哪些并发症？还需要做什么实验室检查确证？

常见的并发症有胆红素脑病、心力衰竭。

思路1：胆红素脑病是由于血中胆红素增高，主要是未结合胆红素增高，后者进入中枢神经系统，在大脑基底节、视丘下核、苍白球等部位引起病变，血清胆红素>342μmol/L就有发生核黄疸的危险。主要表现为重度黄疸，肌张力过低或过高，嗜睡、拒奶、强直、角弓反张、惊厥等。Rh溶血病可致黄疸，严重时易并发胆红素脑病，如已出现胆红素脑病，后果严重，容易遗留智力低下、手足徐动、听觉障碍、抽搐等后遗症。可通过脑干听觉诱发电位及颅脑核磁协助诊断。

思路2：心力衰竭：严重贫血可致心衰表现，如心动过速，晚期心率减慢，奔马律、呼吸增快、困难，喂养困难，水肿，尿少，肝脏肿大，心脏增大等，超声心动图可协助诊断。

【问题5】Rh溶血病需与哪些疾病相鉴别？有哪些检查可协助诊断？

本病例患儿血型为：Rh阳性B型血，其母血型为：Rh阴性O型血，本身存在母子ABO血型不合，尚需与新生儿溶血病及遗传性球形红细胞增多症等鉴别：

思路1：孕妇血型为O型，患儿血型为A型或B型，产前检查母体血抗A-IgG或抗B-IgG效价>1：64，提示胎儿可能发生新生儿溶血病，当效价>1：152时提示病情严重，结合病史应考虑终止妊娠。常见症状为贫血、黄疸，直接抗人球蛋白试验阴性或弱阳性，多数患儿红细胞胆碱酯酶活性降低，当实验室检查抗体释放试验、改良直接抗人球蛋白试验及游离抗体测定等3项中任何1项结果阳性，即可确诊为ABO血型不合溶血病。

新生儿溶血病临床表现可轻可重，但多数明显轻于Rh溶血病，胎儿水肿少见。在大多数病例中，溶血通常是轻度的，贫血很轻，肝脾肿大不常见。但存在某种程度的高胆红素血症。因此，必须严密检测血清胆红素的水平。

思路2：遗传性球形红细胞增多症：常有家族史，球形红细胞终身存在，红细胞胆碱酯酶活性正常，红细胞渗透脆性试验可确诊。

（丁淑琴）

案例13-3 系统性红斑狼疮

【病史摘要】女，21岁。

主诉：发热1年余。

现病史：患者1年余前出现不规则发热，伴疲倦、膝关节疼痛、体重下降。上述症状时而缓解，时而出现，曾多次就诊，均未能确诊。1个月前开始出现颜面部红斑，以双颊明显，患者自认为是日光照射所致，未就诊，面部红斑逐渐加重。既往史无殊，无特殊药物服用史。

体格检查：T 38.1℃，P 90次／分，R 20次／分，BP 110/70mmHg。一般状况良好。颜面部可见蝶形红斑，表面有鳞屑，略凸出于皮肤表面，边缘不清楚。肝大，右锁骨中线肋缘下可触及，脾未触及。膝关节未见明显肿胀。

实验室检查：血常规：WBC 4.63×10^9/L，RBC 3.28×10^{12}/L，Hb 96g/L，PLT 94×10^9/L；ESR 70mm/h；肝功能检查：ALT 98U/L，AST 58.5U/L，UREA 12.7mmol/L，CR 220μmol/L；尿液检查：尿蛋白（++）。

【问题1】通过上述问诊与查体，该患者可能的诊断是什么？需与哪些疾病鉴别诊断？

思路1：患者不规则发热1年余，颜面部红斑1月，伴疲倦、膝关节疼痛、体重下降。1个月前开始出现颜面部红斑，以双颊明显。查体：颜面部可见蝶形红斑，表面有鳞屑，略凸出于皮肤表面，边缘不清楚。根据患者的年龄、性别、症状体征等多系统受累表现，应高度怀疑系统性红斑狼疮（systemic lupus erythematosus，SLE）。

思路 2：SLE 存在多系统累及，每种临床表现均须与相应的各系统疾病相鉴别。SLE 可出现多种自身抗体及不典型临床表现，尚须与其他结缔组织病和系统性血管炎等鉴别。

【问题 2】为明确诊断，应进行哪些检查？

思路 1：SLE 是一种有多系统损害的慢性自身免疫性疾病，其血清具有以抗核抗体为代表的多种自身抗体。

自身抗体检测：患者血清中可以查到多种自身抗体，它们的临床意义是 SLE 诊断的标记、疾病活动性的指标及提示有可能出现的临床亚型。其中，抗核抗体谱包括抗核抗体（ANA）、抗双链 DNA（dsDNA）抗体、抗可提取核抗原（ENA）抗体。

（1）ANA 见于几乎所有的 SLE 患者。

（2）抗 dsDNA 抗体多出现在 SLE 的活动期。

（3）抗 ENA 抗体谱是一组临床意义不相同的抗体：①抗 Sm 抗体：诊断 SLE 的标记抗体之一。特异性 90%，有助于早期和不典型患者的诊断或回顾性诊断。②抗 RNP 抗体：阳性率 40%，与 SLE 的雷诺现象和肌炎相关。③抗 SSA（Ro）抗体：与 SLE 中出现关过敏、血管炎、皮损、白细胞减低、平滑肌受累、新生儿狼疮等相关。④抗 SSB（La）抗体：与抗 SSA 抗体相关联，与继发干燥综合征有关。⑤抗 rRNP 抗体：往往提示有 NP-SLE 或其他重要内脏的损害。

思路 2：可根据患者典型的实验检查特点帮助诊断。

（1）一般检查：由于 SLE 患者常存在不同系统受累可出现相应的血、尿常规异常；红细胞沉降率在 SLE 活动期增快。

（2）免疫学异常：补体水平常减低，目前常用的有总补体（CH50）、C3、C4 的检测。补体低下，尤其是 C3 低下提示有 SLE 活动。50% 的患者伴有低蛋白血症，30% 的 SLE 患者伴有高蛋白血症，尤其是 γ 球蛋白升高。

（3）生物化学检查：患者累及消化、泌尿系统可出现肝肾功能异常。

（4）组织病理学检查：肾脏活检对狼疮肾炎的诊断、治疗和预后均有价值；皮肤活检如皮肤狼疮带实验阳性等对诊断具有价值。

（5）X 线及影像学检查：有助于早期发现器官损害。如胸部高分辨 CT 有助于早期肺间质性病变的发现。超声心动图对心包积液、心肌、心瓣膜病变、肺动脉高压等有较高敏感性而有利于早期诊断。

【问题 3】根据实验室及其他检查结果，应做出怎样的诊断？依据是什么？

思路 1：SLE 分类标准见表 13-2。

表 13-2 美国风湿病学会（ACR）1997 年推荐的 SLE 分类标准

1. 颊部红斑	固定红斑，扁平或高起，在两颧突出部位
2. 盘状红斑	片状高起与皮肤的红斑，黏附有角质脱屑和毛囊栓；陈旧病变可发生萎缩性瘢痕
3. 光过敏	对日光有明显的反应，引起皮疹，从病史中得知或医生观察到
4. 口腔溃疡	经医生观察到的口腔或鼻咽部溃疡，一般为无痛性
5. 关节炎	非侵蚀性关节炎，累及 2 个或更多的外周关节，有压痛，肿胀或积液
6. 浆膜炎	胸膜炎或心包炎
7. 肾脏病变	尿蛋白>0.5g/24h 或 +++，或管型（红细胞、血红蛋白、颗粒或混合管型）
8. 神经病变	癫痫发作或精神病，除外药物或已知的代谢紊乱
9. 血液学疾病	溶血性贫血，或白细胞减少，或淋巴细胞减少，或血小板减少
10. 免疫学异常	抗 ds-DNA 抗体阳性，或抗 Sm 抗体阳性，或抗磷脂抗体阳性（包括抗心磷脂抗体、或狼疮抗凝物、或至少持续 6 个月的梅毒血清试验假阳性三者中具备 1 项阳性）
11. 抗核抗体	在任何时候和未用药物诱发"药物性狼疮"的情况下，抗核抗体滴度异常

（符合以上 4 项即可诊断）

思路2：病例特点：

（1）患者年轻女性，不规则发热1年余，颜面部红斑1月，伴疲倦、膝关节疼痛、体重下降。

（2）体格检查：颜面部可见蝶形红斑。

（3）实验室检查：ANA阳性（均质性），dsDNA阳性，抗Sm抗体阳性，血清C3 0.8g/L，血小板$94×10^9$/L，尿素12.7mmol/L，肌酐220μmol/L。符合SLE以上诊断标准，并除外感染、肿瘤和其他结缔组织病，可诊断为SLE。

【问题4】怎样进行SLE病情判断？还需要做什么实验室检查确证？

思路1：SLE的活动性或急性发作的判定：有多种标准做这方面的评估。现用的标准有系统性红斑狼疮活动指数（SLEDAI）、SLAM、SIS、BILAG等。较为简明实用的为SLEDAI，内容如下：抽搐（8分）、精神异常（8分）、脑器质性症状（8分）、视觉异常（8分）、脑神经受累（8分）、狼疮性头痛（8分）、脑血管意外（8分）、血管炎（8分）、关节炎（4分）、肌炎（4分）、管型尿（4分）、血尿（4分）、蛋白尿（4分）、脓尿（4分）、新出现皮疹（2分）、脱发（2分）、发热（1分）、血小板减少（1分）、白细胞减少（1分）。根据患者前10天内是否出现上述症状而定分，凡总分在10分或10分以上者考虑疾病活动。

思路2：依据受累器官的部位和严重程度判断病情的严重性。例如出现脑受累表明病情严重；出现肾病变者，其严重性又高于仅有发热、皮疹者，有肾功能不全者较仅有蛋白尿的狼疮肾炎为严重。狼疮危象是指急性的危及生命的重症SLE，包括急进性狼疮性肾炎、严重的中枢神经系统损害、严重的溶血性贫血、血小板减少性紫癜、粒细胞缺乏症、严重心脏损害、严重狼疮性肺炎、严重狼疮性肝炎和严重的血管炎。

实验室检查：除抗dsDNA抗体、补体与SLE病情活动度相关外，仍有许多指标变化提示狼疮活动。包括症状反复的相应检查（新发皮疹、CSF变化、蛋白尿增大）和炎症指标升高。后者包括ESR增快、血清C反应蛋白（CRP）升高，高γ球蛋白血症、类风湿因子阳性、血小板计数增加等。

案例 13-4　小儿原发性肺结核

20世纪80年代中期，我国结核病疫情出现回升。多家医院资料表明，目前小儿各型肺结核有增多趋势，而且病情也有加重趋势，而且小儿肺结核相对排菌少，不易查到，X线有时亦不典型，容易误诊。

【病史摘要】女，2岁2个月。

主诉：发热咳嗽2周。

现病史：患儿反复发热咳嗽2周，伴喉间痰鸣和（或）气喘；食欲降低。曾给予止咳药（小儿清肺化痰颗粒）抗炎药物（头孢克肟）治疗一周症状无明显缓解。

体格检查：精神状态好，T 38.5℃，P 100次/分，R 30次/分。肺部听诊闻及干湿啰音，颈浅淋巴结肿大。

实验室检查：血常规：WBC $16.6×10^9$/L，NEUT% 0.56%～0.87%，Hb $9.3×10^9$/L，ESR 65mm/h。X线胸片提示支气管炎，肺门淋巴结肿大。

【问题1】通过上述问诊与查体，该患者可能的诊断是什么？需与哪些疾病鉴别诊断？

思路1：患者反复发热咳嗽2周，伴喉间痰鸣和（或）气喘；食欲降低，体重下降。T 38.5℃，P 100次/分，R 30次/分。肺部听诊闻及干湿啰音，WBC $17.6×10^9$/L，NEUT% 0.56%～0.87%，X线胸片提示支气管炎，肺门淋巴结肿大。抗生素治疗一周，症状无明显缓解。考虑患儿可能并非单纯性病毒或细菌感染引起的呼吸道感染。

思路2：由于患儿ESR 65mm/h增快，颈浅淋巴结肿大，X线胸片虽然提示支气管炎，但有肺门淋巴结肿大的征象,且抗生素治疗无效亦提示可能患有小儿原发性肺结核的可能;也可能是支原体或其他特殊病原体或真菌引起的呼吸道感染,需要补充检查呼吸道病原体9项(包括抗支原体IgM抗体)。

【问题2】为明确诊断,应进行哪些初筛实验?

首先补充结核接触史问诊,进行结核菌素PPD检查。

思路1:小儿原发性肺结核是一种传染性疾病,一般都具有明确的病史,该病例前期由于父母亲无结核病相应症状忽略了详细问诊。其后仔细问诊发现患儿发病前曾在乡下奶奶家住过一段时间,邻居有一名患有痨病(肺结核)老人。因此患儿有结核病接触史。

思路2:结核菌素PPD检查。

(1)目前常规以5单位PPD(结核分枝杆菌纯蛋白衍生物)作为临床试验。结果判断:硬结平均直径5~9mm为阳性反应(+),10~19mm为(++),≥20mm为(+++)、如有双圈反应或水泡、淋巴管炎则属(++++)。对于原发或继发免疫功能低下、营养不良、重症结核病者,结核菌素试验(+),而其他一般人群,结核菌素试验(++)以上,同时能除外卡介苗接种后的免疫反应,是临床诊断儿童肺结核的重要依据。但结核菌素试验阴性,不能除外结核病。

(2)结核自然感染与卡介苗接种后结核菌素试验的区别见表13-3。

表13-3 结核自然感染与卡介苗接种后结核菌素试验的鉴别

项目	颜色	质地	边界	面积	直径>15mm	1周后色素沉着
自然感染	深红	硬	清楚	大	多见	有
卡介苗	淡红	不硬	不清	小	无	无

(3)PPD试验强阳性,对于不同年龄的人群,它的临床意义不一样。对于婴儿和儿童来说,PPD试验强阳性可诊断为活动性结核,对于成人来说,只能说明有活动性结核的可能。患者PPD结果呈结核菌素试验(++),支持小儿原发性肺结核诊断,但由于PPD检测有一定比例的假阳性,还需要进一步完善检查。

【问题3】根据实验室检查结果,还需要补充什么检查,才能确诊疾病?

思路1:病原学检查。

病原学检测是确诊儿童肺结核的金标准,虽然小儿肺结核相对排菌少,不易查到。但重症肺结核如粟粒性肺结核、干酪性肺炎、支气管淋巴结结核合并支气管结核、浸润性肺结核合并支气管播散时,胃液或痰液涂片及培养结核杆菌阳性率较高。结核分枝杆菌阳性是确诊儿童肺结核的金标准,其对于疑难病例的诊断至关重要,并且检测还能提供药敏结果,因此,需要强调常规进行细菌学检查。方法:连续检查3次以上,取清晨空腹胃液或痰液。

本案例患儿年龄较小,取痰液和取胃液均不太配合,因此细菌学检查未成功。

思路2:结核感染T细胞酶联免疫斑点试验(ELISPOT assay)。

结核感染T细胞使用ELISPOT assay检测(T-SPOT TB),抽取抗凝全血分离外周血单个核细胞使其与结核特异性抗原在体外孵育,如果感染结核,外周血单个核细胞中就存在对结核特异性抗原致敏的T细胞,该群特异性T细胞就会活化产生IFN-γ,然后用ELSPOT assay检测单个活化T细胞分泌IFN-γ的含量,如果有IFN-γ分泌说明体内有结核致敏T细胞,进一步说明待检者感染了结核。该方法可用于活动性肺结核、肺外结核、结核潜伏感染、免疫抑制的结核患者检测以及抗结核疗效的评估,灵敏度和特异度高,可避免接种卡介苗的影响,但不能区分既往感染和现症感染。该患儿T-SPOT TB为阳性,进一步支持小儿原发性肺结核的诊断。

分子生物学检查:结核分枝杆菌核酸检测阳性。

(肖 凌)

第十四章　排斥反应案例分析

案例 14-1　肺　移　植

【病史摘要】男，65岁。

主诉：反复咳嗽咳痰20年，气促5年，加重1周。

现病史：患者20年前无明显诱因下出现反复咳嗽、咳痰，多在天气变化或受凉后发作，咳嗽不剧，咳白色泡沫样痰，每次约5mL，痰易咳出，无明显活动后气促，无胸闷胸痛，无双下肢水肿，无恶心、呕吐等不适。当时在当地医院住院治疗，诊断为"肺气肿、肺部感染"，予以抗感染、平喘、化痰等治疗后好转出院。5年前患者受凉后出现气促，活动后及夜间较明显，咳嗽次数较前增多，咳嗽剧烈，痰液为黄色黏痰，活动后及天气变化后加剧，无恶心、呕吐，无畏寒发热等不适，在当地医院就诊，诊断为"慢性阻塞性肺疾病肺部感染"，予以对症治疗后好转出院。近期患者病情反复，1周前于当地医院救治，病情未见好转并加重，1天前出现神志不清、烦躁不安，伴呼吸费力，故来我院就诊，拟"慢性阻塞性肺疾病急性加重期"收住入院。

既往史：否认高血压，糖尿病等慢性疾病。否认心、脑、肾等重大器官疾病。否认乙肝、结核等慢性传染病病史。否认手术、外伤及输血史。否认食物药物过敏史。无饮酒嗜好。吸烟10余年，20支/日，未戒。

体格检查：T 36.5℃，P 100次/分，R 20次/分，BP 141/78mmHg。发育正常，营养中等，神志清楚，呼吸平顺，自动体位，对答切题，检查合作。皮肤黏膜无黄染，全身浅表淋巴结未触及。头颅五官无畸形，双侧瞳孔等圆等大，对光反射存在。

专科检查：生命体征平稳，全身浅表淋巴结未及肿大，胸廓呈桶状胸，呼吸平稳，双侧无胸壁肿块，触诊语颤减弱，双肺叩诊呈过清音，听诊可闻及呼气相哮鸣音，闻及湿性啰音，无心前区隆起，心尖冲动正常，无震颤，心律齐，无杂音。

影像学检查：胸部CT提示肺气肿。心脏彩超提示：心脏结构及血流未见明显异常，左室收缩功能未见异常。

【问题1】通过上述问诊及检查，该患者可能的诊断是什么？

思路1：病史特点：患者65岁，男性，有10年吸烟史，反复咳嗽、咳痰20年，有气促症状，曾在当地医院按慢性阻塞性肺疾病及肺部感染对症治疗。

思路2：影像学检查主要发现：胸部CT提示肺气肿。

思路3：根据患者的主诉、年龄、性别、症状和病史特点，诊断为慢性阻塞性肺疾病急性加重期。

【问题2】为明确诊断，还应进行哪些检查？

思路1：慢性阻塞性肺疾病（COPD）是一种慢性呼吸系统疾病，以不完全可逆的气流受限为特点，气流受限常呈进行性加重，并且多与有害颗粒或气体的引起的肺部异常炎症反应有关。虽然COPD累及肺，但也可以引起明显的全身反应。

思路2：COPD应与支气管哮喘、支气管扩张症、充血性心力衰竭、肺结核等鉴别。

思路3：通过肺功能检查辅助鉴别诊断上述疾病。需要注意的是肺功能检查只能显示肺脏生理与病理生理的改变，而不能提示病原性诊断与病变发生的具体部位信息；很大程度上肺功能显示相当肺部出现广泛病变的病理生理状态，对轻微的局限性病灶往往无法通过肺功能检测确定。因此，除肺功能检查外，还需结合影像学检查、实验室检查等结果进行综合分析与判断。

（1）肺功能检查：①肺通气功能检查：肺总量（TLC）↓↓，肺活量（VC）↓↓，用力呼气量占用力肺活量比值（FEV1/FVC）<70%，FEV1<30%，支气管扩张试验：FEV1上升<12%，绝对值增加<200mL（吸入硫酸沙丁胺醇气雾剂400μg）；②弥散功能检查：肺一氧化碳弥散量占预计值<40%。

（2）影像学检查：胸部CT显示两肺透亮度增高，肺纹理增重，紊乱。

（3）肺通气/灌注显像：①双肺多发通气和灌注大致匹配性功能受损灶（以两上肺及两下肺背段为甚），符合两肺肺气肿改变。②分肺灌注功能的测定：左肺占全肺的61.42%，右肺占全肺的38.58%，提示右肺受损程度严重。③右下肺外基底段小结节，考虑炎性肉芽肿。④两肺散在少许炎症；右下肺背段小钙化灶。

（4）实验室检查：结果见表14-1。

表 14-1　实验室检查结果

检验项目	检验结果	参考区间
pH（测定）	7.318 ↓	7.35～7.45
PCO_2（mmHg）	58.5 ↑	35～45
氧饱和度（%）	84 ↓	95～98
pH（体温）	7.318 ↓	7.35～7.45
PO_2（mmHg）	52 ↓	80～105
Hb（g/L）	135	130～175
氧合血红蛋白浓度（测定）	80% ↓	95%～98%
一氧化碳血红蛋白（测定）	0.4%	
高铁血红蛋白浓度（测定）	2.1% ↑	0～1.5%
红细胞比容（计算）	41.5%	40%～50%
还原血红蛋白浓度	2.4%	1%～5%
总氧浓度	18.2VOL%	19.5～23.5VOL%
毛细血管氧浓度	18.3g/L	
肺泡动脉氧分压差率（估计）	118.7%	
肺内分流量（估计）	−8.3%	
碳酸氢根浓度	29.1mmol/L ↑	22～26mmol/L
实际碱剩余	2.1mmol/L	−2～3mmol/L
标准碱剩余	3.5mmol/L ↑	−3～3mmol/L
标准碳酸氢根浓度	26.3mmol/L ↑	21～25mmol/L
总二氧化碳浓度（血浆）	69.3mmol/L ↑	24～32mmol/L
总二氧化碳浓度（全血）	59mmol/L ↑	23～27mmol/L
葡萄糖	4.06mmol/L	3.9～6.1mmol/L
尿素氮	3.6mmol/L	3.6～9.5mmol/L

检验项目	检验结果	参考区间
肌酐	66.00μmol/L	57～111μmol/L
钾	3.3mmol/L ↓	3.5～5.3mmol/L
钠	138.0mmol/L	137～147mmol/L
氯	95.0mmol/L ↓	99～110mmol/L
钙	2.22mmol/L	2.11～2.52mmol/L
二氧化碳	30.7mmol/L ↑	23～29mmol/L
癌胚抗原	3.5ng/mL	0～5.09ng/mL
神经元特异性烯醇化酶	5.8ng/mL	0～10ng/mL
结核分枝杆菌痰涂片/培养	阴性	阴性

思路 4：肺通气功能检查提示患者 TLC、VC 均下降且 FEV1/FVC＜70%，同时 FEV1＜30%，提示患者存在混合性通气功能障碍。吸入支气管扩张剂后，患者 FEV1 上升＜12%，绝对值增加＜200mL，同时患者弥散功能重度下降，因此可与支气管哮喘相鉴别。同时，胸部 CT、肺通气、灌注显像均异常，提示患者多为气道受损所致的肺实质疾病，如慢性阻塞性肺疾病等。

血气检查根据代偿公式：$HCO_3^- =24+(PaCO_2-40)/10$，提示患者呼吸性酸中毒合并代谢性碱中毒伴Ⅱ型呼吸衰竭，同时生化检查提示患者 Cl^- 和 K^+ 偏低，符合 COPD 一般临床症状。

【诊断】目前检查结果提示患者双肺肺气肿，慢性肺功能不全，肺功能终末期，病变不可逆转，保守治疗效果差，结合辅助检查可排除肿瘤和肺结核，有双肺移植术指征。

【问题3】为评估能否行肺移植手术治疗，还应进行哪些检查？依据是什么？

思路 1：为提高肺移植的成功率，要对供者和受者分别进行术前评估。首先要确定患者的血型、人类白细胞抗原（human leucocyte antigen, HLA）分型，同时需要对心、肝、肾等重要脏器功能、凝血功能、免疫功能、有无感染性疾病、营养状况等方面都要进行详细检查与评估，其中 HLA 配型是否合适与移植后的排斥反应的发生及强度密切相关。实验室检查项目及其结果见表 14-2。

表 14-2 实验室检查结果

检验项目	检验结果	参考区间
ABO 血型	B 型	
Rh 血型	阳性（+）	
HLA 分型	HLA-A *02, *24	
	HLA-B *39, *40	
	HLA-DRB1 *09, *14	
群体反应抗体检测	阴性（-）	阴性
总蛋白	47.9g/L ↓	65～85g/L
白蛋白	31.7g/L ↓	40～55g/L
球蛋白	16.2g/L ↓	20～40g/L
尿素氮	4.2mmol/L	3.6～9.5mmol/L
肌酐	50.6μmol/L ↓	57～111μmol/L
尿素氮/肌酐	83	32.4～166.67

检验项目	检验结果	参考区间
氯	93.7mmol/L	99～110mmol/L
钾	4.08mmol/L	3.5～5.3mmol/L
钠	133.4mmol/L	137～147mmol/L
谷丙转氨酶	24U/L	9～50U/L
白细胞	$11.77×10^9/L$ ↑	$(3.5～9.5)×10^9/L$
中性粒细胞比率	79.8% ↑	40%～75%
淋巴细胞比率	7.4% ↓	20%～50%
单核细胞比率	10.6% ↑	3%～10%
嗜酸性粒细胞比率	2.0%	0.4%～8%
嗜碱细胞比率	0.1%	0～1%
中性粒细胞数	$9.4×10^9/L$ ↑	$(2～7)×10^9/L$
淋巴细胞数	$0.9×10^9/L$ ↓	$(1.5～4)×10^9/L$
单核细胞数	$1.2×10^9/L$ ↑	$(0～0.5)×10^9/L$
嗜酸性粒细胞数	$0.23×10^9/L$	$(0.1～0.4)×10^9/L$
嗜碱性粒细胞数	$0.01×10^9/L$	$(0～0.07)×10^9/L$
红细胞	$4.29×10^{12}/L$ ↓	$(4.3～5.8)×10^{12}/L$
血红蛋白	130g/L	130～175g/L
红细胞比容	0.40	0.40～0.50
红细胞平均体积	92.2fL	82～100fL
红细胞平均Hb含量	30.4pg	27～34pg
红细胞平均Hb浓度	330g/L	316～354g/L
红细胞分布宽度变异系数	13.4%	10.9%～15.4%
血小板	$2.58×10^{11}/L$	$(1.25～3.50)×10^{11}/L$
血小板平均体积	8.8fL	7.6～13.2fL
血小板分布宽度	17fL	11～26.5fL
血小板压积	0.225%	0.10%～0.28%
凝血酶原时间	14.4s ↑	9～13s
纤维蛋白原	3.36g/L	2.0～4.0g/L
活化部分凝血活酶时间	38.3s	20～40s
D-二聚体	1 477ng/mL ↑	0～500ng/mL
B型钠尿肽前体	1 208.00pg/mL ↑	0～300pg/mL
乙肝表面抗原	阴性	阴性
丙肝抗体	阴性	阴性
梅毒抗体	阴性	阴性
HIV抗原抗体联合检测	阴性	阴性
EBV-DNA	＜5.0E+02copies/mL	＜5.0E+02copies/mL
CMV-DNA	＜5.0E+02copies/mL	＜5.0E+02copies/mL

影像学检查：①颈动脉超声显示双侧颈动脉粥样硬化伴多发斑块声像。颈静脉彩超：双侧颈内静脉未见明显异常声像。②泌尿系统超声显示双肾大小正常，未见结石及积液，双输尿管上段未见扩张。③肾血管及下肢静脉超声显示双肾血流未见明显异常，双侧股浅静脉远段血流缓慢，余双下肢深静脉未见明显异常声像。

思路 2：为预防超急性排斥反应，应选择 ABO 血型一致的供受者，还应检查受者血清中有无抗供者同种异型抗原的抗体。急性排斥反应出现与供受者 HLA 相容程度有直接关系，相容性高则反应发生晚、症状轻。目前临床多按照 HLA-A、B、DR 三位点 / 六抗原标准进行配型和供体筛选。对于慢性排斥反应仍是以预防为主，一旦发生则缺乏有效的治疗措施。因此，为防止和降低排斥反应的发生，应寻找与患者 ABO 血型一致，主要 HLA 位点尽量匹配的供体，同时配合使用免疫抑制剂。另外在获得肺源后还应通过交叉配型的方法进一步评估供者 / 受者间组织相容性的程度。

思路 3：患者一旦同意接受肺移植之后，除了要寻找合适肺源外，还要对患者做进一步检查，以更好地评价其身体状况。血常规检查主要了解白细胞、血红蛋白以及血小板情况，反映患者有无感染、营养和造血状态。生化检查了解患者肝脏和肾脏功能。病毒感染状态检查、凝血功能检查和心血管检查进一步评估手术风险大小。

【问题 4】移植术后还应注意哪些方面？还需要做什么实验室检查？

思路 1：由于 HLA 主要位点配型成功往往仍无法避免移植术后排斥反应的发生，术后应密切监测患者免疫状态，并采取抗排斥、抗感染等预防治疗，同时检测血药浓度及肝、肾功能对提高移植成功率至关重要。

实验室检查：① T 细胞亚群：$CD3^+$ 细胞 / 淋巴细胞 76.7%，$CD3^+CD4^+$ 细胞 / 淋巴细胞 53.1%（↑），$CD3^+CD8^+$ 细胞 / 淋巴细胞 23.4%，$CD3^+CD4^+/CD3^+CD8^+$ 2.27（↑）。②血清免疫球蛋白及补体等检测：IgG 10.30g/L，IgA 1.70g/L，IgM 0.705g/L，C3 0.677g/L（↓），C4 0.134g/L（↓），CH50 44.6U/L，β2- 微球蛋白 2.08mg/L，铜蓝蛋白 0.262g/L。③群体反应抗体检测：阴性。④药物浓度检测：他克莫司 11.7ng/mL、万古霉素 11.05μg/mL、伏立康唑 1.41μg/mL。⑤病毒核酸检测：EBV-DNA＜5.0E+02copies/mL、CMV-DNA＜5.0E+02Copies/mL。

思路 2：实验室检查提示补体水平下降，这可能与排斥反应发生有关。因此，密切监视患者的免疫状态，通过检测患者的免疫细胞类型和数量、免疫球蛋白含量及群体反应抗体等来辅助临床诊断。同时，还应密切监测抗感染、抗排斥药物的血药浓度，肝脏、肾脏功能的改变，从而及时调整治疗方案，以降低对肝肾功能的毒副作用。

案例 14-2　肾 移 植

【病史摘要】男，40 岁，汉族。

主诉：发现蛋白尿 8 年，乏力、食欲缺乏、少尿 2 年。

现病史：患者 8 年前体检时发现蛋白尿（+），于本院就诊，肾功能检查正常，行肾脏穿刺活检提示"IgA 肾病"。经长期治疗，不规律门诊复查，蛋白尿持续存在。4 年前始，血肌酐检查进行性升高。2 年前，患者出现乏力、食欲缺乏、少尿，再次于本院住院治疗，血肌酐 867μmol/L；超声检查显示双肾弥漫性病变。患者诊断为"IgA 肾病、慢性肾功能衰竭、尿毒症"，行规律性血液透析治疗至今。经患者要求入院肾移植治疗。

既往史：否认肝炎、结核、疟疾病史。有高血压病史 8 年，最高血压 200/120mmHg，长期口服"硝苯地平控释片"控制血压。否认心脏病史。2 年前行左前臂动静脉内瘘成形术。否认外伤史、输血史、药物过敏史。预防接种史不详。

体格检查：T 36.2℃，P 71 次 / 分，R 17 次 / 分，BP 150/100mmHg。发育正常，营养中等，神志清楚。自动体位，对答切题，检查合作。皮肤黏膜无黄染，全身浅表淋巴结未触及。头颅五官无畸形,双侧瞳孔等圆等大,对光反射存在。睑结膜略苍白,球结膜无水肿。双肺呼吸音清,未闻及干湿啰音。无心前区隆起,心尖冲动正常,无震颤,心律齐,无杂音。全腹平软,未见胃肠型,未及包块,无压痛,肠鸣音正常。双下肢无水肿。

实验室检查:血常规:WBC $4.42×10^9$/L,RBC $3.73×10^{12}$/L,NEUT% 68.5%,Hb 109g/L,HCT 32.3%,PLT $132×10^9$/L;血型:B 型 Rh 阳性;血液生化:血尿素氮 25.4mmol/L,肌酐 975μmol/L,GLU 4.7mmol/L,K^+ 5.51mmol/L,Ca^{2+} 2.13mmol/L,CO_2CP 17.1mmol/L;凝血四项正常;肝功能转氨酶、胆红素结果正常;总蛋白、白蛋白正常;肝功免疫(甲肝、乙肝、丙肝、戊肝)正常;梅毒、艾滋病及结核抗体均为阴性;肿瘤标志物检查未见异常;尿常规:尿蛋白(++),尿白细胞阴性,尿隐血(++)。群体反应抗体(PRA):0%。HLA 分型:A2,24(9);B46,62(15);DR4,12(5)。

【问题 1】通过病史与查体,该患者可能的诊断是什么?

思路:患者 40 岁,男性。8 年前行肾脏穿刺活检,明确"IgA 肾病"诊断。4 年前血肌酐检查结果升高,提示肾功能失代偿。2 年前血肌酐 867μmol/L,彩超提示:双肾弥漫性病变。规律性血液透析治疗至今。IgA 肾病、慢性肾功能衰竭、尿毒症期诊断明确。

【问题 2】为评估能否行肾脏移植手术治疗,还应进行哪些实验室检查?

(1)肾移植治疗适应证:几乎绝大部分的终末期肾功能衰竭患者都可以进行肾脏移植。肾移植禁忌证:未治疗的恶性肿瘤;进行性代谢性疾病(草酸盐沉积症);活动性结核;活动性艾滋病或肝炎;滥用药品(止痛药、毒品等);预期寿命小于 5 年;近期心肌梗死;持久性凝血障碍性疾病;其他器官终末病(心、肺、肝);顽固性心力衰竭;慢性呼吸功能衰竭;进行性肝脏疾病。相对禁忌证:过度肥胖或恶病质;复发、难控制尿路感染;周围血管病;难控性糖尿病;癌前期病变;原肾病术后高复发率者;年龄偏大或偏小;精神心理状态不稳定;精神发育迟缓;酗酒、药瘾。

(2)实验室检查:①一般检查:血常规、尿常规、粪便常规、血型、凝血功能、血糖、肝肾功能、免疫球蛋白、电解质、血脂、肝炎检查(甲肝、乙肝、丙肝、戊肝)、HIV 检测、梅毒检测、呼吸道病毒系列、尿及咽拭子培养等。②配型实验:HLA、PRA、供受者淋巴毒试验。

【问题 3】肾脏移植术前需要进行哪些免疫方面的检查?意义是什么?

(1)受者 ABO、Rh 血型测定、HLA 测定、PRA 检测;供者 ABO、Rh 血型测定、HLA 测定;供受者交叉配型实验。

(2)供受者血型需要符合输血原则,如果供受者 ABO 血型不相合,则受者血清中的 ABO 血型抗体可与移植肾血管内皮细胞表面的 ABO 抗原结合,通过激活补体导致血管内皮细胞损伤及血管内凝血,导致超急性排斥反应。

(3)供受者之间 HLA 抗原的差异是发生排斥反应的主要原因,直接关系到移植肾的长期存活。将供受者分别进行 HLA 测定,并进行结果比对,按照 HLA 三位点/六基因匹配原则或氨基酸残基配型原则,筛选出相匹配的供受者。

肾移植术前由于输血、妊娠、多次移植等原因可以造成尿毒症患者出现 HLA 致敏,产生大量预存抗体(PRA 阳性),此种状态是肾移植后出现排斥反应的重要原因,严重影响受者和移植肾的存活。

交叉配型实验即淋巴细胞毒交叉配型实验,采用补体依赖的淋巴细胞毒试验,原理是受者血清中的抗体与供者淋巴细胞膜表面的相应抗原结合,激活补体,在补体参与下,淋巴细胞被杀死。根据淋巴细胞死亡百分比判断结果:≤10% 为阴性。肾移植前交叉配型实验阳性被视为绝对禁忌证。

【问题 4】肾脏移植术后,不同时间段检测的重点是什么?

(1)围手术期主要观察是否有外科并发症的发生,移植肾功能的恢复情况,是否有水电解质、酸碱失衡,是否有感染出现。需要检测血常规、尿常规、凝血功能、肝肾功能、细菌及真菌培养、环孢素或他克莫司血药浓度,酌情检测 T 细胞亚群及细胞因子。

（2）肾移植患者出院后常规检查项目包括血常规、尿常规、肝肾功能、环孢素或他克莫司血药浓度。

（3）术后3个月内主要关注移植肾功能的恢复、排斥反应的发生、抗排斥药物的肝肾毒性以及外科并发症的发生。可以不定期地了解患者的免疫功能，包括淋巴细胞亚群、供者特异性抗体的检测。

（4）术后3～12个月关注重点为急性排斥反应的早期发现及处理，各种感染的监测。尤其是感染的监测，包括巨细胞病毒性肺炎、卡氏肺囊虫性肺炎、真菌性肺炎及BK病毒感染等。

（5）术后1～5年随访重点是移植肾功能、药物毒副作用，同时关注代谢性疾病的出现。注意监测血糖、胆固醇、甘油三酯及尿酸。

（6）术后5年以上，增加对肿瘤的检测，进行肿瘤标志物检查，如CEA、AFP、CA19-9、CA15-3、CA125、PSA等；影像学检查，如CT、MR等。

案例 14-3　骨 髓 移 植

【病史摘要】男性，12岁。

主诉：乏力20天，发热伴上腹痛2天。

现病史：患儿20天前无明显诱因下出现全身乏力不适，无发热畏寒，无恶心呕吐，无腹痛腹泻等不适，未予重视，未诊治。2天前患儿出现发热，最高达38.3℃，伴上腹部疼痛，无恶心呕吐，无腹胀腹泻等不适。发病以来，患儿饮食、睡眠及大小便可，体重无明显变化。既往体健，否认肝炎、结核等传染病史，无药物及食物过敏史，无遗传病家族史。

体格检查：T 38.5℃，P 86次/分，R 18次/分，BP 120/75mmHg。发育正常，神志清，精神可，全身皮肤无皮疹及出血点，全身多处可触及浅表淋巴结肿大，大小不等，轻度压痛，活动度欠佳。胸骨轻微压痛，心肺听诊未闻及明显异常。腹平软，脾肋下4指，质地中等，有压痛。四肢未见浮肿，关节无畸形。

实验室检查：血常规：WBC 27.6×10^9/L，Hb 130g/L，PLT 120×10^9/L，NEUT 0.45，LY 0.53，幼稚淋巴细胞0.01。

【问题1】患儿的病史特点是什么？体格检查主要发现是什么？初步诊断是什么？

思路1：病史特点：患儿，男，全身乏力20天，发热伴上腹部疼痛2天。

思路2：体格及实验室检查：①低热，广泛浅表淋巴结肿大，伴脾大，胸骨轻微压痛；②无明显贫血、出血表现，心肺腹未见明显异常；③血常规提示WBC增高，外周血中可见幼稚淋巴细胞。

思路3：结合患儿的病史、症状及体征，目前诊断首先考虑急性白血病，其次，患者淋巴结肿大、脾大，还需考虑淋巴瘤可能。

【问题2】急性白血病和淋巴瘤的诊断标准是什么？为明确诊断，还应进行哪些检查？

思路1：急性白血病属于造血干细胞的恶性克隆性疾病，起病急，自然病程约半年以内。骨髓中以原始和早期幼稚细胞增生为主。其诊断和分型目前按照MICM标准进行。

思路2：淋巴瘤是原发于淋巴结和淋巴组织的恶性肿瘤，是免疫系统的恶性肿瘤。临床特征主要是无痛性、进行性淋巴结肿大。淋巴结活检是确诊依据，早期骨髓正常，除非到Ⅳ期累及骨髓，骨髓中才见到淋巴瘤细胞。

思路3：为明确诊断，需要进一步进行的实验室检查有：三大常规（血、尿、粪便常规）、肝功能、肾功能、电解质、凝血功能、胸片CT、骨髓细胞学检查和组织化学染色检查、骨髓细胞免疫学检查、染色体和分子生物学检查、TCR基因重排检查等。

实验室检查：①血常规：WBC 27.6×10^9/L，Hb 130g/L，PLT 120×10^9/L，N 0.45，L 0.53，幼稚淋巴细胞0.01；②尿常规（－）；③粪常规：镜检（－），隐血（－）；④血液生化：未见异常；⑤骨髓细胞

学检查:有核细胞增生极度活跃,原始淋巴细胞 0.271(↑),幼稚淋巴细胞 0.387(↑);⑥细胞组织化学染色:POX(−),PAS(±);⑦细胞免疫学检查:CD3 0.255(↑),CD4 0.545(↑),CD5 0.826(↑),CD7 0.826(↑),CD10 0,CD19 0.098,CD20 0.099,CD22 0.099,CD56 0.035;⑧ TCR 基因重排(+);⑨染色体检查:未见异常;⑩胸片 CT:纵隔增宽,伴少量胸腔积液。

【问题3】该患儿实验室检测结果应如何分析?

思路1:骨髓检查提示原幼淋 65.8%,POX(−),PAS(±);提示急性淋巴细胞白血病。

思路2:免疫表型分析结果提示 CD3,CD4,CD5,CD7 等 T 淋巴细胞标记物呈高表达,同时 TCR 结果阳性;进一步提示属于 T 淋巴细胞型急性白血病。

思路3:胸片示纵隔增宽并伴少量胸腔积液,提示急性淋巴细胞白血病浸润。

故患儿目前诊断急性 T 淋巴细胞白血病明确,符合骨髓移植指征。

【问题4】进行骨髓移植前,还应进行哪些准备和检查?

思路1:核实诊断,拟定 BMT 计划;对患儿进行心、肺、肝、肾等重要脏器的功能检查及评估;控制感染,清除感染灶;进行病毒和微生物感染检测;HLA 配型;积极寻找合适骨髓供体。

思路2:①骨髓供体年龄一般在 8～60 岁为宜,身体健康,精神状态正常,无严重心、肺、肝、肾疾病及血液传播性疾病,无遗传性、先天性疾病,无严重或未经控制的感染,骨髓造血能力良好。②供受者之间 HLA 的相容性程度是对供者最主要的一项要求。在骨髓移植过程中,HLA6 个抗原位点对移植中免疫排斥和移植物抗宿主病发生的影响大小有所不同,其中以 A、B 和 DR 位点最重要,其次是 C、DP 和 DQ 位点,一般要求供受者间的配型要尽量达到 A、B 和 DRB1 的 DNA 高分辨分型相同的相合程度。③在 HLA 配型成功的情况下还需进一步行混合淋巴细胞培养和淋巴细胞毒交叉试验。

【问题5】最终该患儿与其母亲 A、B 和 DR 三抗原中有五个位点配型成功,并于骨髓完全缓解期行骨髓移植,术后还需要做什么实验室检查?

思路1:术后主要进行骨髓移植效果的评估及常见并发症如感染、移植物抗宿主病、间质性肺炎等的监测。通过血常规、血液生化、流式细胞分析、影像学检查等对患儿的状态密切监视并采取抗排斥、抗感染预防治疗,同时检测血药浓度等。

思路2:为确认供者骨髓移植成功,需术后 28 天行骨髓常规及染色体检查,并以患儿移植前后血样标本和其母亲外周血为模板进行 DNA 短串联重复序列多态性分析,结果显示患儿外周血细胞染色体核型由 46XY 变为 46XX,短串联重复序列多态性与供体一致。骨髓常规提示,骨髓增生活跃,各系统、阶段细胞形态和比例基本正常。

案例 14-4　肝　移　植

【病史摘要】男,62 岁,汉族。

主诉:腹胀、食欲缺乏、乏力、尿黄 3 月,加重 1 周。

现病史:患者 3 月前无明显诱因出现腹胀、食欲缺乏、乏力、尿黄,伴发热,无恶心、呕吐,无胸闷、气短,无腹痛、腹泻等不适,予以保肝、退黄、利尿、恩替卡韦抗病毒治疗及输血浆支持治疗。发病 1 月余来,给予 7 次人工肝及胆红素吸附、保肝、抗病毒治疗,患者仍感腹胀,黄疸,精神差。4 天前生化检查显示:总胆红素 795.3μmol/L,直接胆红素 665.0μmol/L;予护肝利胆、利尿、降血氨等对症支持治疗,经评估存在肝移植指征,为行进一步治疗收住入院。发病以来,患者神志清,精神差,胃食欲缺乏,睡眠欠安,大便可,小便黄,近 2 月体重减轻 17kg。发现乙肝表面抗原阳性 13 年,既往未抗病毒治疗,未定期复查。

体格检查:T 36.5℃,P 80 次/分,R 20 次/分,BP 117/70mmHg。发育正常,神志清,精神差,自主体位,对答切题,查体合作。皮肤巩膜重度黄染,全身浅表淋巴结未触及。双侧瞳孔等圆等大,对光反射存在。心肺听诊无殊。腹部膨隆,无明显压痛和反跳痛,肝脾肋下未触及,肠鸣音减弱,移动性浊音阳性。双下肢无水肿,神经系统病理征未引出。

【问题1】通过上述问诊与查体,该患者可能的诊断是什么?

患者老年男性,起病急,病程较短,临床表现以"腹胀、食欲缺乏、乏力、尿黄"为主,查体示皮肤巩膜重度黄染,辅检示总胆红素及间接胆红素明显升高,既往有人工肝治疗史及乙型肝炎病史,结合患者既往病史及辅助检查,该患者目前考虑诊断:①肝衰竭(人工肝治疗后);②乙型肝炎后肝硬化失代偿期;③肾功能不全,肝肾综合征。

【问题2】该患者是否考虑行肝移植?

思路1:良性肝脏疾病终末期患者肝移植指征:肝功能评分处于Child-Pugh C级,终末期肝病模型评分多在21分以上,出现顽固性腹腔积液、自发性细菌性腹膜炎、肝性脑病、食管-胃底静脉曲张破裂出血等肝功能失代偿期表现。

思路2:恶性肝脏疾病肝移植指征:米兰标准是肝癌肝移植受者选择的参考基准肝癌患者单一癌灶直径不大于5cm或多发癌灶数目不多于3个,且最大直径不大于3cm;此外肿瘤无肝内大血管侵犯及远处转移。

结合患者既往病史及辅助检查,经评估该患者符合良性肝脏疾病终末期患者肝移植指征。

【问题3】在行肝移植治疗前,还应进行哪些准备和检查?

思路1:肝移植术前需要评估患者一般情况及营养状况、心血管功能、呼吸功能、肾脏功能,需进行感染筛查、肿瘤筛查,完成肝脏解剖学评估、免疫评估等。据此需要完善的实验室检查有三大常规、术前四项、肝肾功能电解质、凝血功能、血沉、C反应蛋白、肿瘤标志物筛查,血浆氨、ANA、肝炎系列等自身抗体筛查;影像学检查包括:心脏超声心动图、心电图,必要时进行心肺运动试验、肺功能试验、腹部CT增强扫描或MRI检查等。

思路2:术前准备:需做好相关肝病处理,如肝癌肝移植术前3~6月需进行降期及桥接治疗;酒精性肝病相关肝移植术前需严格控制酒精摄入;对乙肝肝硬化失代偿、肝衰竭患者,建议使用恩替卡韦或替诺福韦抗病毒治疗;为减少肝移植后丙型肝炎复发,移植前应接受直接抗病毒药物治疗。

【问题4】肝移植术后并发症及随访?

思路1:术后常见并发症包括原发性移植物无功能、术后出血、血管并发症如血栓形成及血管狭窄、胆道并发症如胆瘘、胆管吻合口狭窄,代谢并发症、肾功能不全及肾功能衰竭、感染、小肝综合征,建议:

(1)术后早期采用肝血管超声密切监测受者是否存在腹腔内出血和肝动脉血栓形成。

(2)术后排斥反应,需制定免疫抑制方案。

(3)术后发生胆漏,治疗措施可视情况进行观察、经皮置管引流、胆道支架置入和(或)手术干预。

(4)术后发生小肝综合征,可通过供肝选择、调节入肝血流以及优化流出道来降低发生率。

(5)术后胆道吻合口狭窄,可采用内镜/经皮经肝穿刺球囊扩张、支架植入以及手术等方式来治疗。

思路2:LT术后患者应早期和长期随访移植物排斥反应及并发症,定期检查肝功能、免疫抑制剂血药浓度,评估术后生活质量、心身功能,适当进行影像学检查如MRI、CT、ERCP及超声检查;定期检查全身性疾病情况如肾脏、心血管及代谢系统疾病,监测肿瘤标志物、肾功能、血糖、血脂、骨密度、血压等指标;生育年龄LT患者应咨询怀孕的可能性及避孕的相关事宜。

案例 14-5 干细胞收集与培养

【病史摘要】男,61岁,汉族。

主诉:发现双侧臀部红肿1月余。

现病史：患者自诉于 2020 年 4 月无明显诱因出现双侧臀部发红伴有皮肤皱褶，有皮温升高、有压痛。未经任何诊治，后出现皮肤破溃，破溃部位逐渐扩大、加深，出现渗液、出血及脓性分泌物，伴疼痛。曾就诊当地医院，予以清洗、换药，效果不佳。现患者双侧臀部各见一面积约 5cm×5cm 的褥疮，深及骨骼，为求进一步诊治，遂至我院门诊就诊并收入我科住医院治疗。病程中，患者睡眠可，精神一般，大小便正常，近期体重无明显变化。

既往史：既往体健，无肝炎、结核等特殊病史。

体格检查：T 36.3℃，P 68 次 / 分，R 18 次 / 分，BP 125/75mmHg。发育正常，神志清楚，自动体位，对答切题，检查合作。皮肤黏膜无黄染，全身浅表淋巴结未触及。头颅五官无畸形，双侧瞳孔等圆等大，对光反射存在。睑结膜略苍白，球结膜无水肿。双肺呼吸音清，未闻及干湿啰音。无心前区隆起，心脏冲动正常，无震颤，心律齐，无杂音。全腹平软，未见胃肠型，未及包块，无压痛，肠鸣音正常。双侧臀部各见一面积约 6cm×6cm 的褥疮，深及骨骼，双下肢无水肿。

【问题 1】通过上述问诊与查体，该患者可能的诊断是什么？

思路 1：病史特点：患者男性，61 岁，因"双侧臀部红肿 1 月余"就诊，既往无特殊病史。

思路 2：根据患者的主诉、年龄、性别、症状、病史及查体特点，初步诊断溃疡坏死期褥疮。

【诊断】溃疡坏死期褥疮，患者符合干细胞治疗指征。

【问题 2】干细胞收集与培养的步骤与注意事项？

1. 造血干细胞分离与培养

（1）外周血采集与单个核细胞悬液的制备：①羟乙基淀粉沉淀法：抽取外周血 500mL 按 4∶1 比例加入羟乙基淀粉，自然沉降红细胞后，分离上清。4℃ 400g 离心 10min 得细胞沉淀物，以 1% 白蛋白盐水液洗涤细胞 2 次。②percoll 液密度梯度离心法：按体积比为 2∶1 在外周血中加入淋巴细胞分离液。4℃，1 500r/min，离心 20min。取单个核细胞层，以 1% 白蛋白盐水液洗涤 3 次。③ficoll 分离法：在 15mL 分离管中加比重为 1.077±0.001 的 ficoll 液，缓慢移入等量外周血细胞悬液，整体平衡后低温离心 2 000r/min×20min，吸取白细胞层，用 RPMI1640 液清洗后离心 2 000r/min×10min，取白细胞层加 RPMI 1640 液到 10mL 制成造血干细胞悬液样本。

（2）造血干细胞培养：用无血清高糖 DMEM 培养基，HSCs 以 $1×10^4$/mL 接种于 24 孔板中。细胞均置 37℃，5% CO_2 饱和湿度培养箱中培养。

2. 注意事项：在干细胞采集前，保持病房环境舒适整洁，用三氧机进行空气消毒。在采集过程中，给患者安排舒适的体位，予心电监护，随时了解其生命体征情况，备好相关的急救用物。在整个过程中，需护理人员、家属陪伴在患者旁边。

案例 14-6　干细胞与医学美容

【病史摘要】女，46 岁，汉族。

主诉：面部皮肤松弛、色泽暗沉。

现病史：患者诉面部皮肤松弛，没有弹性，色泽暗沉。为改善，遂于医院美容科门诊就诊。

既往史：既往体健，无肝炎、结核等特殊病史。

体格检查：T 36.2℃，P 65 次 / 分，R 20 次 / 分，BP 114/76mmHg。发育正常，神志清楚，自动体位，对答切题，检查合作。面部皮肤松弛，色泽暗沉，皮肤黏膜无黄染，全身浅表淋巴结未触及。头颅五官无畸形，双侧瞳孔等圆等大，对光反射存在。睑结膜略苍白，球结膜无水肿。双肺呼吸音清，未闻及干湿啰音。无心前区隆起，心脏冲动正常，无震颤，心律齐，无杂音。全腹平软，未见胃肠型，未及包块，无压痛，肠鸣音正常。双下肢无水肿。

【问题 1】通过上述问诊与查体，该患者可能的诊断是什么？

思路 1：病史特点：患者女性，46 岁，因"面部皮肤松弛、色泽暗沉"就诊，既往无特殊病史。

思路2：根据患者的主诉、年龄、性别、症状、病史及查体特点，初步诊断面部衰老。

【诊断】面部衰老，患者符合干细胞治疗指征。

【问题2】干细胞疗法抗衰老的适应及禁忌人群是哪些？

（1）干细胞疗法的适应人群：①高压力、工作紧张、亚健康人群；②预防衰老，要求维持机体年轻化、面部美容年轻化的人群；③内脏器官功能退化人群：心、肝、肺、肾、肠胃等器官功能衰退或下降；④内分泌失调人群：女性月经失调、内分泌紊乱、卵巢功能早衰、更年期提早，睡眠、情绪欠佳等；⑤免疫系统退化人群：免疫力弱，易感冒或感染等；⑥机体未老先衰人群：机体衰老，缺乏活力，易疲惫，组织器官功能老化等；⑦骨骼运动系统退变人群：骨质疏松，骨关节增生疼痛，骨关节退变，关节炎，肌肉、韧带、肌腱功能退化，运动及活动能力下降等；⑧心血管系统功能退变人群：动脉硬化、老化、冠状动脉硬化、狭窄，血压增高等。

（2）干细胞疗法的禁忌人群：①高度过敏体质或有严重过敏史者（仅限做自体骨髓移植）；②休克、全身衰竭，以及患者不能配合检查者；③晚期恶性肿瘤；④有全身感染性疾患者，需控制感染后再行干细胞治疗；⑤有凝血功能障碍性疾病，如血友病等；⑥血清病原学检测阳性者，如：抗梅毒抗体阳性、艾滋病抗体阳性者；⑦有严重的精神障碍者；⑧极个别的期望值过高或要求不切合实际者。

【问题3】干细胞抗衰老的原理及作用是什么？有哪几种抗衰老的作用机制？

（1）干细胞抗衰老的原理：一方面是干细胞能分化为新的功能细胞，替换和修复受损或老化的细胞，促进细胞更新；另一方面，干细胞还能够分泌大量的活性因子，释放入人体内后能够激活机体的自我修复能力，也会发挥抗衰老作用。

（2）干细胞抗衰的作用：①改善新陈代谢；②恢复健康肌肤；③增强免疫功能。

（3）干细胞抗衰老的作用机制：①抗氧化与抗炎：善线粒体功能失调，抵抗氧自由基损伤；②促进组织修复：参与多种血管生成，分泌伤口愈合相关因子；③神经保护功能：分泌金属蛋白酶组织抑制因子-1（TIMP-1）及富含半胱氨酸型酸性蛋白（SPARC），保护神经功能；④促进细胞增殖和分化：促进多种生长因子的分泌，促进受损组织和器官的愈合。

【问题4】干细胞回输前后的注意事项包括什么？

确定回输干细胞后的注意事项：

（1）干细胞回输前一天：以清淡，易消化饮食为主，避免食用辛辣、刺激性的海鲜类食物。禁忌剧烈运动，保证充足睡眠。

（2）干细胞修复当天：治疗当天正常饮食，避免因血糖低引起虚脱等现象发生，需多喝水并卧床休息，可淋浴，水温不可太烫。

（3）干细胞修复后：尽量不要熬夜，治疗后3天内不可作剧烈运动，治疗后1周内不可蒸桑拿，治疗后1个月内需避免接受强烈阳光照射、桑拿浴、矿物盐浴，2个月内尽量避免接受X光检查（除特殊健康问题）。

【问题5】干细胞回输的疗效及表现有哪些呢？

第一阶段（1～3个月后）：干细胞经血液循环进入体内细胞组织。迅速补充细胞新陈代谢所需营养，排除老化细胞及过氧化物等代谢垃圾，靶向激活体内休眠细胞。

第二阶段（3～6个月后）：干细胞在体内进行定植和分化，分化为具有皮肤修复功能的脂肪来源干细胞和毛囊间充质干细胞，脂肪来源干细胞可与血管的底层细胞团结合形成脂肪血管基质片段，促进皮肤和微血管组织的再生。毛囊间充质干细胞可重新分布于毛囊球部的真皮乳头和毛囊球部最外层的真皮鞘内，促进皮肤毛囊组织的再生和重建。

第三阶段（6～9个月后）：人体受损细胞靶向修复、再生良好。机体细胞新分化功能旺盛，人体恢复并保持年轻健康态。同时能调整疾病风险基因的内环境，使风险基因处于相对静止状态，预防疾病的发生，延缓衰老。

案例 14-7　干细胞与骨关节损伤治疗

【病史摘要】男,34岁,汉族。

主诉:右膝关节疼痛不适8月余。

现病史:患者自诉8月前无明显诱因出现右膝关节疼痛,疼痛呈持续性,休息后可缓解,活动后加剧(尤其以上楼、深蹲时疼痛明显),且活动受影响,略有不利。无发热、盗汗,无食欲缺乏、消瘦等不适。患者曾于当地医院就诊,观察治疗。近来患者自感疼痛症状加重,已影响生活质量。再次于当地医院行膝关节MRI示:右膝半月板损伤,右膝关节腔及髌上囊少量积液。未经其他治疗。现患者为求进一步诊治,遂至我院门诊就诊,门诊以"右膝关节半月板损伤"收入住院。

既往史:既往体健,无肝炎、结核等特殊病史。

体格检查:T 36.2℃,P 66次/分,R 18次/分,BP 120/68mmHg。发育正常,神志清楚,自动体位,对答切题,检查合作。皮肤黏膜无黄染,全身浅表淋巴结未触及。头颅五官无畸形,双侧瞳孔等圆等大,对光反射存在。睑结膜略苍白,球结膜无水肿。双肺呼吸音清,未闻及干湿啰音。无心前区隆起,心脏冲动正常,无震颤,心律齐,无杂音。全腹平软,未见胃肠型,未及包块,无压痛,肠鸣音正常。双下肢无水肿。

专科检查:脊柱外观无明显畸形及瘀斑,颈椎无压痛及叩击痛,颈部各方向活动可。双上肢未见畸形,感觉正常,血运及活动可,诸肌肌力Ⅴ级,双侧肱二头肌腱及肱三头肌腱反射正常,双侧Hoffmann征(-)。双下肢未见明显畸形,右膝关节间隙压痛阳性,右膝关节抽屉试验(-),右膝关节麦氏试验(+),侧方应力试验阴性,双侧浮髌试验(-),双侧肌力正常Ⅴ级,末梢血运感觉可,双侧膝-跟腱反射正常。病理征阴性。

实验室检查:膝关节MRI示:右膝半月板损伤,右膝关节腔及髌上囊少量积液。

【问题1】通过上述问诊与查体,该患者可能的诊断是什么?

思路1:病史特点:患者男性,34岁,因"右膝关节疼痛不适8月余"入院,既往无特殊病史。

思路2:专科体格检查:右膝关节间隙压痛阳性,右膝关节麦氏试验(+)。辅助检查膝关节MRI示:右膝半月板损伤,右膝关节腔及髌上囊少量积液。

思路3:根据患者的主诉、年龄、性别、症状和病史特点,初步诊断右膝关节半月板损伤。

【问题2】为进一步明确诊断,还应进行哪些检查?

思路1:膝关节半月板损伤是一种以膝关节局限性疼痛,部分患者有打软腿或膝关节交锁现象,股四头肌萎缩,膝关节间隙固定的局限性压痛为主要表现的疾病,是一种最常见的膝关节软骨损伤。

思路2:膝关节半月板损伤应与风湿性膝关节炎、膝关节内肿瘤、髌骨软化症、半月板变性等鉴别。

思路3:为明确诊断,需要进一步做的实验室检查有:膝关节的X线片、CT、三维重建、MRI、关节镜检查、B超、关节充气造影等。

【问题3】该患者实验室检测结果应如何分析?

思路1:血常规、大生化、凝血四项+D-二聚体、心电图、胸片等均未见异常,提示患者一般情况可。

思路2:膝关节MRI示:右膝半月板损伤,右膝关节腔及髌上囊少量积液。提示患者膝关节半月板损伤。

【诊断】右膝关节半月板损伤,患者符合干细胞治疗指征。

【问题4】干细胞疗法通过哪些机制干预半月板损伤?

干细胞可分化为成骨细胞,脂肪细胞,软骨细胞,滑膜细胞等多种组织细胞,且拥有良好的免疫调节作用,因此应用干细胞在再生医学中用于修复骨及软骨损伤具有较高研究和应用价值。干细胞疗法可以抑制 T 细胞增殖及低水平表达主要组织相容性复合物(MHC Ⅰ、MHC Ⅱ),血管细胞黏附因子(VCAM-1),实现多潜能分化、参与旁分泌过程进行免疫调节。主要体现如下:①干细胞疗法可在患者体内分泌生长因子启动自我修复机制,定向归巢到半月板损伤部位,促进半月板再生,从根源解决磨损缺失的问题;②当干细胞注入患者关节后便会根据软骨的需要分泌生长因子、细胞因子,促进细胞增殖,分化为不同细胞类型,抑制软骨凋亡;③干细胞疗法可分泌多种细胞因子参与免疫反应,例如软骨细胞、脂肪细胞、滑膜细胞等多种组织细胞,同时在体内实现归巢、存活、分化为软骨细胞,促进半月板组织重建;④间充质干细胞具有免疫调节机制、抗炎作用、修复受损组织等特性,对于修复半月板损伤具有免疫抑制特性。

【问题5】在行干细胞治疗前,还应进行哪些准备和检查?

(1)干细胞关节腔注射的主要适应证就是骨关节的退行性病变,最常使用的是脐带、胎盘和脂肪来源的间充质干细胞,通过 B 超引导注射到关节腔内。干细胞经不断复制、分化、分泌生长因子、细胞因子,促进细胞生长和软骨组织再生,调节炎症反应,抑制软骨分解蛋白活性,促进膝关节软骨自身修复,重建关节功能,诱导软骨再生,治疗膝关节软骨损伤等。理论上讲,干细胞在关节腔内可以生存 1～3 个月左右时间,这段时间干细胞在关节腔内可以起到改善局部微环境和修复软骨的作用。

(2)实验室检查:血常规、尿常规、便常规、血型、凝血试验、血糖、肾功、电解质、血脂、肝功生化、肝功免疫(甲肝、乙肝、丙肝、戊肝)、艾滋病检测、梅毒检测、呼吸道病毒系列、尿培养、咽拭子、免疫球蛋白等。

(3)其他检查:胸腹 CT、各脏器超声、心电图。选择检查:心功能、肺功能等。

【问题6】在行干细胞治疗后还应注意哪些方面?还需要做什么实验室检查确证?

(1)治疗后的注意事项:在接受干细胞治疗后,观察穿刺针口处有无红肿、疼痛、渗出等情况,保持穿刺处皮肤清洁、干燥,如发现感染及早处理。建议治疗后的患者在早期要减少运动量、适度活动关节、多注意休息。治疗后 1 月内忌辛辣刺激、海鲜,严格禁烟禁酒。

(2)治疗后 1 月、3 月、6 月:体格检查(两边对称):患者步态、膝关节外形、触诊、被动活动等;辅助检查:血常规、肝肾功能、膝关节磁共振、关节镜检查等,检测患者的恢复情况。

(郑晓群　王小中)

第十五章　风湿性疾病检验案例分析

案例 15-1　类风湿关节炎

【病史摘要】女,55岁,汉族。

主诉:间断多关节肿痛半年,加重2周。

现病史:患者半年前无明显诱因出现多关节痛,累及双侧近端指间关节、掌指关节、腕关节、肘关节、膝关节、踝关节,伴间断关节肿、关节活动受限,多于劳累后加重。伴晨僵,持续约30~60分钟。2周前劳累后上述症状加重,以双腕关节肿痛为主在当地医院查血沉56mm/h,RF(+),为进一步诊治来院就诊。

既往史:既往体健,否认肝炎、结核等传染病史,否认高血压、心脏病、糖尿病及肾病史,无手术、外伤及输血史,无药物过敏史,无生物危害物品、化学毒物及放射物质接触史,预防接种史不详。

个人史:无烟酒嗜好。

家族史:家族成员体健,且无其他遗传病史。

体格检查:T 36.2℃,P 76次/分,R 16次/分,BP 120/80mmHg。神志清楚,自动体位。双侧第2~5近端指间关节梭形肿胀、压痛(+),双侧第2~4掌指关节肿,压痛(+),伸直受限,双侧腕关节红肿,皮温高,压痛(+),活动受限,双膝关节红肿,局部皮温高,压痛(+),双踝关节压痛(+)。

实验室检查:①血常规:WBC $4.6×10^9$/L,RBC $82×10^{12}$/L,PLT $443×10^9$/L,Hb 135g/L;②ESR 58mm/h;③免疫学指标:RF 803IU/mL,ANA(-),CRP 5.4mg/dL,抗CCP抗体893.5U/mL,抗MCV抗体382.9U/mL,抗角蛋白抗体(+),抗核周因子抗体(+)。

【问题1】通过上述问诊与查体,该患者可能的诊断是什么?

思路1:患者的年龄、性别、主诉、症状及病史符合类风湿关节炎(RA)的特点,推断其可能是RA。患者为老年女性,对称性多关节肿痛,累及掌指关节、近端指间关节、腕关节、肘关节、膝关节、踝关节,伴晨僵,病程半年。

思路2:查体发现符合RA的临床标准。实验室检查提示血沉增快,RF(+),诊断首先考虑类风湿关节炎。

【问题2】为明确类风湿关节炎诊断,应进行哪些检查?

思路1:为了明确风湿关节炎诊断,需要进行相应的实验室检查和影像学检查。

具体检查项目如下:

(1)实验室检查:类风湿因子,抗CCP抗体,CRP,抗MCV抗体,抗角蛋白抗体,抗核周因子抗体,抗核抗体,血常规,肝、肾功能等。

(2)影像学检查:胸片,关节超声,双手磁共振成像(MRI)及X线检查。

思路2:RA是一种以侵蚀性关节炎为主要表现的全身性自身免疫病。女性多发。本病表现小关节受累为主的对称性、持续性多关节炎。病理表现为关节滑膜慢性炎症,血管翳形成,关节软骨和骨破坏,最后可导致关节畸形和功能丧失。

思路3：RA 多以缓慢隐匿的方式起病，在出现明显关节症状前可有数周低热，关节表现包括：①晨僵：出现在 95% 以上的 RA 患者。②关节痛与关节压痛：往往是最早出现的症状，最常出现的部位为腕、掌指等，呈对称性、持续性。③关节肿。④关节畸形及功能障碍：见于晚期患者。关节外表现有类风湿结节、类血管炎及肺受累等。

思路4：影像学检查对诊断 RA 有重要价值。① X 线：早期可见关节周围软组织肿胀及骨质疏松，随病情进展可出现关节面破坏、关节间隙狭窄、关节融合。② MRI：提示炎症反应初期的滑膜增厚、骨髓水肿和轻度关节面侵蚀，有助于 RA 的早期诊断。

【问题3】根据实验室及其他检查结果，应做出怎样的诊断？诊断依据是什么？如何评价病情？

【诊断】类风湿关节炎。

患者中老年女性，多关节肿痛半年，累及掌指关节、近端指间关节、腕关节、肘关节、膝关节、踝关节，受累小关节数大于 10 个，血清学检查 RF 和抗 CCP 抗体均高滴度阳性，急性时相反应物 CRP 及 ESR 均增高，根据 ACR/EULAR2010 年 RA 分类标准，符合 RA 诊断。

思路1：RA 的诊断主要依靠临床表现、实验室检查及影像学检查。2018 年我国提出了新的《中国类风湿关节炎诊疗指南》，建议临床医师使用 1987 年 ACR 发布的 RA 分类标准与 2010 年 ACR/EULAR 发布的 RA 分类标准做出诊断，尤其是 2009 年 ACR 和 EULAR 提出的 RA 分类标准和评分系统（表 15-1），即：至少一个关节肿痛，并有滑膜炎的证据（临床或超声或 MRI）；同时排除了其他疾病引起的关节炎，并有典型的常规放射学 RA 骨破坏的改变，可诊断为 RA。该标准对关节受累情况、血清学指标、滑膜炎持续时间和急性时相反应物 4 个部分进行评分，总得分 6 分以上可诊断 RA。

表 15-1 2009 年 ACR 和 EULAR 的 RA 分类标准

适用人群		
至少有一个关节明确表现为滑膜炎		
滑膜炎无法用其他疾病解释		
RA 分类标准的评分系统（各项评分总和≥6 分可以诊断 RA）		分值（0~5 分）
关节受累	1 个大关节	0
	2~10 个大关节	1
	1~3 个小关节	2
	4~10 个小关节	3
	>10 关节	5
血清学 （确诊至少需要 1 条）	RF 和 ACPA 均为阴性	0
	RF 和（或）ACPA 低滴度阳性	2
	RF 和（或）ACPA 高滴度阳性	3
急性期反应物 （确诊至少需要 1 条）	CRP 和 ESR 均正常	0
	CRP 和 ESR 异常	1
症状持续时间	<6 周	0
	≥6 周	1

思路2：RA活动性指标包括疲劳程度、晨僵持续时间、关节疼痛和肿胀的数目和程度以及炎性指标（如ESR、CRP）等。临床上可采用DAS28等标准判断病情活动程度。

思路3：RA的缓解标准如下，表15-2列出ACR提出的RA临床缓解标准，但有活动性血管炎、心包炎、胸膜炎、肌炎和近期因RA所致的体重下降或发热，则不能认为临床缓解。

表15-2　RA临床缓解标准

符合以下6项中5项或5项以上并至少连续2个月者考虑为临床缓解
1　晨僵时间低于15min
2　无疲劳感
3　无关节疼痛
4　无关节压痛或活动时无关节痛
5　无关节或腱鞘肿胀
6　ESR（魏氏法）女性<30mm/h，男性<20mm/h

【问题4】RA需要与哪些疾病鉴别？

思路1：骨关节炎：中老年人多发，主要累及膝、髋等负重关节。活动时关节痛加重，部分患者远端指间关节出现特征性赫伯登（Heberden）结节，近端之间关节可出现布夏尔（Bouchard）结节。很少出现对称性近端指间关节、腕关节受累，晨僵时间短，血沉增快，RF阴性。X线显示关节边缘增生或骨赘形成，晚期可由于软骨破坏出现关节间隙狭窄。

思路2：痛风性关节炎：多见于中年男性，常表现为关节炎急性反复发作。好发部位为第一跖趾关节或跗骨关节。血清自身抗体阴性，血尿酸水平大多增高。慢性重症患者可在关节周围及耳廓等部位出现痛风石。

思路3：银屑病关节炎：以手指或足趾远端关节受累更为常见，发病前或过程中出现银屑病的皮肤或指甲改变，可有关节畸形，但对称性指间关节炎较少，RF阴性。

思路4：强直性脊柱炎：青年男性多发，主要侵犯骶髂关节及记住，部分患者可出现以膝、踝、髋关节为主的非对称性下肢大关节肿痛。常伴有肌腱端炎，HLA-B27阳性而RF阴性。骶髂关节炎及脊柱的X线改变对诊断有重要意义。

思路5：其他结缔组织病所致关节炎：SLE等结缔组织病可有关节受累，但这些疾病多有相应的临床表现和特征性自身抗体，一般无骨侵蚀。

案例15-2　系统性红斑狼疮

系统性红斑狼疮（SLE）是自身免疫介导的、以免疫性炎症为突出表现的弥漫性结缔组织病。血清中出现以抗核抗体为代表的多种自身抗体和多系统受累是SLE的两个主要临床特征。

【病史摘要】女，20岁，汉族。

主诉：多关节痛3个月，发热伴面部皮疹1周。

现病史：患者3个月前无明显诱因出现多关节肿痛，累及双手近端指间关节、双腕、双肩、双膝、双踝关节，无关节红肿，未就诊。1周前露天游泳后出现面部红斑，发热，体温最高38℃，伴口腔溃疡，脱发，关节痛较前加重，伴双膝关节肿、活动受限。就诊于当地医院，血常规：白细胞$2.53×10^9$/L，血小板$85×10^9$/L，血红蛋白123g/L。无咳嗽、咳痰，无尿频尿急尿痛，无腹痛、腹泻。无头晕、头痛。为进一步诊治来院就诊。

既往史：既往体健，否认肝炎、结核等传染病史，否认高血压、心脏病、糖尿病及肾病史，无手术、外伤及输血史，无药物过敏史，无生物危害物品、化学毒物及放射物质接触史，预防接种史不详。

个人史：在校大学生，无烟酒嗜好。

家族史：家族成员体健，且无其他遗传病史。

体格检查：T 38.2℃，P 96 次／分，R 18 次／分，BP 110/70mmHg。神志清楚，自动体位。面部深红色皮疹，分布于双侧面颊及鼻翼，略高出皮面，边界清晰。双膝关节红肿，压痛（+），皮温稍高，活动受限。

实验室检查：尿常规：蛋白（++），隐血（++）；24 小时尿蛋白定量 820mg；尿沉渣相差镜检：RBC 216/μL，95% 肾小球源红细胞；补体 C3 21.5mg/dL、C4 9.8mg/dL；ANA 1∶1 600 均质型，抗dsDNA 抗体（+），抗 nRNP 抗体（+），抗 SSA 抗体（+），抗核小体抗体（+），RF（−），ANCA（−）。抗dsDNA 抗体定量 320IU/mL。肝肾功能、血脂、血糖、电解质均（−）。

影像学检查：超声心动图：提示少量心包积液。胸部 CT：提示双侧胸腔积液（少量）。腹部 B 超：未见异常。

【问题1】通过上述问诊与查体，该患者可能的诊断是什么？需与那些疾病鉴别诊断？

思路1：SLE 好发于生育年龄女性，多见于 15～45 岁年龄段，女∶男为 7～9∶1。

SLE 临床表现复杂多样。多数呈隐匿起病，开始仅累及 1～2 个系统，表现轻度的关节炎、皮疹、隐匿性肾炎、血小板减少性紫癜等，部分患者长期稳定在亚临床状态或轻型狼疮，部分患者可由轻型突变为重型狼疮，更多的则由轻型逐渐出现多系统损害；也有一些患者起病时就累计多个系统，甚至表现为狼疮危象。SLE 的常见临床表现如下：鼻梁和双颧颊部呈蝶形分布的红斑是SLE 特征性的改变；SLE 皮肤损害包括光过敏、脱发、手足掌面和甲周红斑、盘状红斑、结节性红斑、脂膜炎、网状青斑、雷诺现象等。SLE 患者口或鼻黏膜溃疡常见。对称性多关节疼痛、肿胀。发热、疲乏是 SLE 常见的全身症状。

该患者为青年女性，先后出现关节肿痛、面部可疑蝶形红斑、发热、口腔溃疡、脱发，有日光照射的诱因，血常规提示白细胞、血小板减少。根据患者的主诉、年龄、性别、病史及临床表现特点，高度怀疑系统性红斑狼疮。

思路2：系统性红斑狼疮是自身免疫介导的，以免疫性炎症为突出表现的弥漫性结缔组织病。血清中出现以抗核抗体为代表的多种自身抗体和多系统受累是 SLE 的两个主要临床特征。需与下列疾病鉴别诊断：①感染性发热；②原发性血小板减少性紫癜；③类风湿关节炎；④药疹。

【问题2】为明确诊断，应进行哪些检查？

思路1：为明确诊断，应先进行下列检查：尿常规、自身抗体、补体、血沉、肝肾功能、血脂、血糖、电解质、24 小时尿蛋白定量、尿沉渣镜检、皮肤活检，必要时肾脏活检，根据患者临床表现酌情安排影像学检查，可能包括头颅 MRI，胸部 CT，心脏超声及腹部超声等。

思路2：患者同时伴有发热，需在发热时留取血培养，行细菌、病毒学检查除外感染性发热。

【问题3】根据实验室及其他检查结果，应做出怎样的诊断？依据是什么？

【诊断】系统性红斑狼疮。

诊断依据：患者青年女性，先后出现关节肿痛、面部蝶形红斑、发热、口腔溃疡、脱发，光过敏，白细胞、血小板减少，血尿、蛋白尿。符合系统性红斑狼疮诊断。

思路1：目前由中华医学会风湿病学分会及中国系统性红斑狼疮研究协作组出台了《2020 中国系统性红斑狼疮诊疗指南》。该指南推荐使用 2012 年国际狼疮研究临床协作组（SLICC）或 2019 年EULAR/ACR 制定的 SLE 分类标准对疑似 SLE 者进行诊断。

思路2：需要强调的是，患者病情的初始或许不具备分类标准中的几条，随着病情的进展方出现其他项目的表现。在分类标准中，免疫学异常和高滴度抗核抗体更具有诊断意义。一旦发现患者免疫学异常，即使临床诊断不够条件，也应密切随访，以便尽早做出诊断和及时治疗。

【问题4】如何评价患者病情？

患者目前 SLEDAI 积分：发热（1分），面部皮疹（2分），脱发（2分），白细胞减少（1分），血小板减少（1 分），蛋白尿（4 分），血尿（4 分），低补体（2 分），抗 dsDNA 抗体升高（2 分），合计 19 分。

思路 1：SLE 明确诊断后需判定患者的病情以便采取相应治疗。SLE 病情的评估包括以下三个方面：①评估 SLE 疾病活动性；②病情的严重性；③有无并发症。

思路 2：SLE 疾病活动性的评估：现有的标准有 SLEDAI、BILAG、SLAM 等。较为简明实用的为 SLEDAI，内容如下：抽搐（8 分），精神异常（8 分），脑器质性症状（8 分），视觉异常（8 分），脑神经受累（8 分），狼疮性头痛（8 分），脑血管意外（8 分），血管炎（8 分），关节炎（4 分），肌炎（4 分），管型尿（4 分），血尿（4 分），蛋白尿（4 分），脓尿（4 分），新出现皮疹（2 分），脱发（2 分），发热（1 分），血小板减少（1 分），白细胞减少（1 分）。根据患者前 10 天内是否出现上述症状而定分，总分在 10 分或 10 分以上者考虑疾病活动。

思路 3：SLE 病情的严重性评估：依据受累器官的部位和程度。例如出现脑受累表明病变严重；出现肾病变者，其严重性又高于发热、皮疹者，有肾功能不全者仅有蛋白尿的狼疮肾炎为严重。狼疮危象指急性的危及生命的重症 SLE，包括急进性狼疮性肾炎、严重的中枢神经系统损害、严重的溶血性贫血、血小板减少性紫癜、粒细胞缺乏症、严重心脏损害、严重狼疮性肺炎、严重狼疮性肝炎和严重的血管炎。

思路 4：SLE 并发症，如有肺部或其他部位感染、高血压、糖尿病等往往使病情加重。

（郑　芳）

案例 15-3　强直性脊柱炎

【病史摘要】男，23 岁，汉族。

主诉：间歇性臀区及腰背部疼痛 2 年，脊柱活动受限半年，加重 1+ 月。

现病史：患者 2 年前无明显诱因出现两侧臀区及腰背部间歇性疼痛，左侧为重，伴腰骶部酸胀、僵硬感，疼痛多于夜间、久坐久站或休息后加重，活动后减轻。曾间断自服“布洛芬”等抗炎镇痛药物，症状有所减轻。近半年再次复发，脊柱前屈、后伸及侧弯活动受限，加重 1+ 月，且再次服用“布洛芬”效果不佳，遂至医院就诊。

既往史：既往体健，否认肝炎、结核等传染病史，否认高血压、心脏病、糖尿病及肾病史，无手术、外伤及输血史，无药物过敏史，无生物危害物品、化学毒物及放射物质接触史，预防接种史不详。

个人史：在校大学生，无烟酒嗜好。

家族史：其哥哥患有强直性脊柱炎（ankylosing spondylitis, AS），其余家族成员体健，且无其他遗传病史。

体格检查：脊柱前屈、后伸及侧弯活动受限，胸廓活动度 2cm，枕墙距 2.5cm，骶髂关节处压痛（+）；骨盆挤压分离试验（+）；双下肢 4 字试验（+）；Schober 试验 3cm；指地距 45cm。

实验室检查：①血常规：WBC 7.5×10^9/L，RBC 4.2×10^{12}/L，PLT 315×10^9/L，Hb 135g/L；②ESR 56mm/h；③免疫学指标：HLA-B27（+），RF（−），ANA（−），ASO（−），CRP 33.1mg/L。

【问题 1】通过上述病史、查体和实验室检查，该患者可能的诊断是什么？

思路 1：患者的年龄、性别、主诉、症状及病史符合 AS 的特点，推断其可能是 AS。患者 23 岁，男性，与 AS 好发于 20～30 岁男性一致；骶髂关节常常是 AS 开始起病的部位，以下腰部疼痛、间歇性加重为主要表现，本例患者有两侧臀区及腰背部间歇性疼痛的症状；AS 晨起时后背部僵硬，此症状在静止、休息时加重，活动后可缓解，而该患者的疼痛症状也是久坐久站或休息后加重，活动后减轻。随着病情的进展（2 年多），脊柱关节的症状加重，逐渐发展到腰骶部僵硬，脊柱活动受限。

思路 2：经查体，患者胸廓活动度 2cm，符合 AS 国际分类（诊断）标准中临床标准的第三条；枕墙距 2.5cm、双下肢 4 字试验（+）、Schober 试验 3cm、指地距 45cm 等表现说明患者有腰椎前屈、后伸、侧弯三个方向活动受限,符合临床标准的第一条。

思路3:实验室检查发现HLA-B27阳性,对诊断AS有重要参考价值;同时RF和ANA阴性,符合AS为血清阴性脊柱关节炎的特点;本例患者白细胞、红细胞和血红蛋白均正常,血小板315×10^9/L稍增高。这些结果均与AS检验的特点相符。

思路4:患者血沉和C反应蛋白均增高,说明患者正处于疾病的活动期,需进行积极治疗。

【问题2】为进一步明确诊断,应进一步进行哪些检查?

思路1:影像学检查中X线表现是AS诊断标准之一,要求双侧骶髂关节炎Ⅱ级及以上或单侧骶髂关节炎Ⅲ~Ⅳ级才能诊断。所以,需对患者做X线和CT检查,根据骶髂关节X线和CT表现进行分级。

思路2:通过进一步的实验室检查可明确该患者有没有外周关节损害和关节外损害。①免疫球蛋白和补体:免疫球蛋白IgA水平与疾病活动性相关,IgG、IgM和补体C3、C4升高提示有外周关节受累。②关节液检查:可以鉴别关节病变表现是AS还是RA,典型的AS滑膜可见吞噬了变性多形核白细胞的巨噬细胞,而类风湿细胞(吞噬了免疫球蛋白和补体的巨噬细胞)少见。③关节外病变检测:眼部病变是AS最常见的关节外表现,观察患者有无眼部受累,并进行心血管、肾、肝等相关检查,可尽早发现和治疗系统损害。

【问题3】强直性脊柱炎需与哪些疾病相鉴别?

思路1:与类风湿关节炎鉴别。RA主要表现为慢性、进行性、对称性外周关节破坏,尤以腕关节、掌指关节受累最具特征。早期表现为关节痛、肿胀和晨僵,晚期出现关节畸形。关节软骨和软骨下骨破坏,滑液呈炎性改变。可见皮下结节、贫血等关节外表现,ESR、CRP和RF明显升高。约40% AS患者虽有外周关节受累但多为大关节如髋、膝、踝关节的破坏。本例患者无外周关节受累表现,与RA相关的实验室指标如RF、抗瓜氨酸多肽抗体、抗核周因子抗体、抗角蛋白抗体等水平均无异常。

思路2:与骨关节炎鉴别。OA以关节软骨损害为主,常累及整个关节组织如软骨下骨、韧带、关节囊、滑膜和周围肌肉,导致关节软骨退变、纤维化、断裂、溃疡及全关节破坏,主要表现为关节疼痛、僵硬、肥大及活动受限,一般好发于手掌、膝关节、髋关节、足趾关节和脊柱。但OA患者ESR和CRP大多正常,RF和自身抗体均为阴性。

思路3:与感染性关节炎鉴别。感染性关节炎是由细菌、病毒等微生物入侵关节腔导致的关节炎症,患者多为抵抗力较弱的儿童和老人,最常见的病因是败血症,外伤、手术、关节附近软组织感染也是发病的重要原因。主要表现为关节肿胀、热痛、关节腔内积聚大量浆液性、纤维素性或脓性渗出液、关节囊膨胀,并可出现晨僵、RF阳性等类风湿关节炎相似的表现,但病程为自限性。本例患者发病前没有明显诱因,且病程较长,为非自限性,因此诊断为此病的可能性不大;另外,还可通过关节液的微生物学检查予以证实。

案例15-4 干燥综合征

【病史摘要】女,41岁,汉族。

主诉:口干7⁺年,反复四肢无力不到1年,关节痛5⁺月。以口干为首发表现,需频繁饮水。部分牙齿呈小片状脱落,反复口腔感染,表现为牙龈炎、牙周脓肿。皮肤干燥,反复腮腺肿大。

现病史:近1年来无明显诱因出现四肢无力,可自发缓解。8⁺月前再次出现四肢无力,不能起床、翻身及抬头。遂到当地医院就诊,诊断为低钾血症,经静脉补钾治疗后症状缓解,未作进一步检查治疗。5⁺月前再次出现上述症状,且逐渐出现眼干涩、肩关节疼痛,严重时双肩不能上举。1⁺月前无明显诱因下肢成批出现皮疹(米粒状红斑),轻微瘙痒,近日前往医院就诊。

既往史:既往体健,否认心血管病、糖尿病及肾病病史,否认肝炎、结核等传染病史,无外伤、手术及输血史,无药物过敏史,无毒物及放射物质接触史。

个人史:纺织厂职工,无烟酒嗜好。

家族史:家族成员健康,无家族遗传病史。

体格检查:下肢散在紫癜样皮疹(米粒状红斑、高于皮面、压之不褪色),皮肤表面温度略高,浅表淋巴结未扪及肿大。舌面干燥,心肺腹(−),双下肢无水肿。

实验室检查:①血气及电解质:pH 7.34, K^+ 2.7mmol/L, Ca^{2+} 2.18mmol/L, Cl^- 117mmol/L, HCO_3^- 15.1mmol/L,碱剩余 −9.4mmol/L。②肾功能:血肌酐 99.9μmol/L。③尿常规:pH 7.5,尿比重1.005,尿蛋白0.25g/L。④氯化铵负荷试验(+)。⑤ESR增快。⑥自身抗体:ANA(1:320+),抗SSA(+++),U1RNP(++)。

【问题1】通过上述病史、查体和辅助检查,该患者可能的诊断是什么?

思路1:推断患者可能为干燥综合征(Sjögren syndrome, SS)。SS起病多隐匿,病程长,该患者病程长达7^+年与之吻合。其典型症状是由唾液腺和泪腺受累而导致的口腔干燥症,还可累及其他多个器官和系统。因唾液腺病变继而引起如下症状:①口干:患者需频繁饮水。②口腔病变:患者出现多处严重龋齿,牙齿逐渐变黑进而小片脱落;口腔黏膜可出现溃疡或继发感染。③腮腺炎:约50%患者有间歇性单侧或双侧腮腺肿痛。该患者有口干、部分牙齿小片脱落、反复口腔感染、反复腮腺肿大的表现,符合SS口腔干燥症的局部表现。患者五个多月前出现眼干涩,是泪腺受累后分泌的黏蛋白减少所致。

思路2:患者下肢有紫癜样皮疹、米粒状红斑、轻微瘙痒,符合SS皮肤黏膜损害的表现;四肢无力、肩关节疼痛,不能起床、翻身及抬头,符合关节肌肉损害的表现。

【问题2】为明确诊断,应进一步进行哪些检查?

思路1:前述自身抗体检测结果显示ANA(1:320+)、抗SSA(+++),符合SS的自身抗体谱特点;肌酐浓度增高、尿液pH增高、尿比重降低、尿蛋白阳性等显示患者有肾脏损害,主要是肾小管浓缩稀释功能障碍和泌H^+功能障碍;K^+ 2.7mmol/L,小于参考区间下限3.5mmol/L,说明患者有低钾血症,系肾小管性酸中毒导致肾小管对H^+排泌减少而对K^+排出增多。这些实验室检查结果支持SS诊断。

思路2:SS可累及其他多个器官和系统,需进一步评价患者有无呼吸、消化、血液和神经系统的损害,以期早期发现和尽早治疗。①生化:肝功能测定用以评估肝脏有无损害。②体液免疫:检测免疫球蛋白IgG、IgA和IgM,分析患者有无高球蛋白血症。③血常规:计数白细胞、红细胞和血小板,测定血红蛋白浓度,分析患者有无血液系统损害。④测定ESR和CRP,判断疾病的活动度。⑤唾液电解质:SS主要累及唾液腺、泪腺等外分泌腺,患者唾液中K^+分泌总量显著降低,Na^+/K^+比值明显升高,该比值可将SS与其他自身免疫性疾病、单纯性口干鉴别开来。⑥唇腺病理活检:查找淋巴细胞灶,若灶性指数≥1个/4mm²则可支持SS的诊断。

【问题3】根据实验室及其他检查结果,分析诊断的依据。

根据患者存在四肢无力、关节痛、口干、猖獗性龋齿、反复口腔感染,皮肤干燥,反复腮腺肿大、眼干涩、颜面部皮疹、米粒状红斑。考虑本病例诊断为干燥综合征,合并低钾血症和肾小管性酸中毒。

思路1:干燥综合征诊断依据:①口干及眼干持续3个月以上:本例患者口干7^+年;②典型的猖獗龋表现(牙齿呈小片状脱落):本例患者部分牙齿呈小片状脱落,反复口腔感染;③反复发作性腮腺炎:该患者反复腮腺肿大,并出现眼干涩;④皮肤成批出现紫癜样皮疹(米粒状红斑):该患者下肢出现类似皮疹;⑤多种与SS相关的自身抗体阳性:该患者ANA(1:320+),抗SSA抗体(+++),抗U1RNP抗体(++)。

思路2:肾小管性酸中毒(远端型)和低钾血症的诊断依据:①患者电解质检测有低血钾、低血钙及高血氯(K^+ 2.7mmol/L, Ca^{2+} 2.18mmol/L, Cl^- 117mmol/L);②患者尿常规显示碱性尿(pH 7.5),

尿比重降低(尿比重1.005);肾小管泌酸功能下降:氯化铵负荷试验阳性。

【问题4】干燥综合征需与哪些疾病相鉴别?有哪些检查可协助诊断?

干燥综合征尚需与以下疾病鉴别:

思路1:与其他结缔组织病鉴别。虽然患者ANA阳性,但无雷诺现象,无手指肿硬,无明显尿蛋白、尿白细胞或血尿,无补体降低。除抗SSA、抗U1RNP抗体阳性外,其他自身抗体为阴性,因此,不支持SLE、RA等常见结缔组织病的诊断。

思路2:与多发性肌炎鉴别。多发性肌炎(polymyositis,PM)是一种以肌无力、肌痛为主要表现的自身免疫性疾病,发病年龄一般在30~60岁之间,常有感染的诱因,多亚急性起病,短期内出现对称性的四肢近端肌肉无力,在数周至数月内逐渐出现肩胛带和骨盆带及四肢无力,常伴有肌肉关节部疼痛、酸痛和压痛,颈肌无力者表现抬头困难;可伴有肺、消化道、心脏、肾脏等骨骼肌外组织病变。抗Jo-1抗体在PM患者的阳性率约为10%~30%,可对该患者检测抗Jo-1抗体;如果阴性可通过肌肉活检证实横纹肌结构是否存在肌纤维大小不一、变性、坏死,组化染色证实有无肌细胞MHC-I分子表达上调、CD8$^+$ T淋巴细胞浸润等PM特征性病理改变。本例患者病程长不符合亚急性起病,表现为四肢近端和远端肌力均下降,而PM主要表现为对称性的四肢近端无力。

思路3:与甲状腺功能减退鉴别。患者虽有肢体乏力,但无典型的甲状腺功能减退临床症状(如明显的黏液性水肿,肩部、骨盆带和肢体近端区域的肌肉受累为主)。可加做甲状腺功能相关的实验室检查如T_3、T_4、TSH、甲状腺球蛋白抗体(thyroglobulin antibody,Tg-Ab)或甲状腺过氧化物酶抗体(thyroid peroxidase antibody,TPO-Ab)等指标,若无异常可排除。

思路4:与低血钾周期性瘫痪鉴别。低血钾周期性瘫痪是一种常染色体显性遗传病,以骨骼肌反复发作弛缓性麻痹及发作时血钾降低为主要特征,典型发作多在夜间或清晨醒来时,数小时达到高峰,表现为四肢及躯干弛缓性瘫痪,四肢肌肉受累早且重。由于本例患者四肢无力发病过程持续时间较长,并可自发缓解,且本例患者还存在原发性肾小管酸中毒、血氯增高和多种自身抗体阳性,因此不予考虑低血钾周期性瘫痪。

案例15-5 显微镜下多血管炎

【病史摘要】男,70岁,汉族。

主诉:肢体麻痛5年,双下肢乏力3年。

现病史:5年前患者开始出现肢体麻木,由下肢向上肢发展,初为间歇性,遇热水、活动后出现,逐渐转为持续性,活动后加重,遇冷水指端无红肿、发白、疼痛。3年前开始出现进行性下肢乏力,在当地医院做头颅MRI检查提示"正常"。服用中药及神经营养药物治疗无明显效果。自发病以来,无长期发热、关节痛,无皮疹或紫癜,无脱发,无明显泡沫尿及夜尿增多,尿量无明显改变,无头痛、咯血、鼻血,无黑便、呕血。近来精神比较疲倦,食欲较差,体重下降7kg。

既往史:4年前曾有洗肉水样血尿一次,在当地诊断及治疗不详。否认结核病史,否认高血压、心脏病史,否认糖尿病史,无手术及输血史,无药物过敏史,无毒物及放射物质接触史。

个人史:退休干部,无烟酒嗜好。

家族史:家庭成员健康,无家族遗传病史。

体格检查:双肺未闻及干湿啰音。心脏听诊,律齐,无明显杂音。腹部平软,无压痛反跳痛,肝脾未扪及。双下肢无水肿。神经科专科查体:四肢肌力正常。各项反射、深感觉、锥体束征阴性,四肢浅感觉异常。

实验室检查:①血常规:WBC 10.3×10^9/L,Hb 97g/L,PLT 330×10^9/L,EOS 0.05×10^9/L。②尿常规:尿蛋白(+++),尿隐血(+++),尿红细胞(+++),尿白细胞(-),畸形红细胞 2.3×10^5/mL,正形红细胞 1.3×10^4/mL。③血液生化:血糖 3.6mmol/L,尿素 12.5mmol/L,肌酐 210mmol/L,白蛋

白32g/L。④免疫：免疫荧光法p-ANCA（＋），c-ANCA（－）；ELISA法MPO-ANCA（＋），PR3-ANCA（－）。ANA（－），抗ds-DNA抗体（－），抗-GBM抗体（－），其他自身抗体均为（－）；CRP 70mg/L，ESR 98mm/h。

腹部B超：双肾稍大，左肾12.4cm×5.6cm，右肾12.2cm×5.2cm，皮髓质分界不清。MR检查：脑萎缩，椎间盘C5-6、C6-7、L4-5椎间盘膨出。神经电生理检查提示外周神经损害（左正中神经、尺神经、腓神经、双胫神经）。

【问题1】通过上述病史、查体和辅助检查，患者可能诊断什么疾病？

思路1：患者为老年男性，起病缓慢，突出表现为神经系统表现，查体示浅感觉异常而肌力正常，提示有周围神经病变，神经电生理检查支持。且无中枢神经系统损害，血糖正常，暂不考虑糖尿病周围神经病变。但患者全身症状较明显，如体重下降等，考虑是否为某种全身疾病导致的周围神经病变，故需进一步检查明确。

思路2：患者目前存在肾损害，尿中有大量畸形红细胞，伴血肌酐升高，提示肾小球性损害较重。慢性肾炎表现为血尿和肌酐升高，多呈慢性化过程，但少有显著全身炎症反应（CRP显著升高，血沉加快，血小板增多），加之双肾体积增大，提示急性改变。对于伴有全身炎症反应的急进性肾炎，伴有其他器官损害，结合ANCA阳性，初步考虑ANCA相关性血管炎。

思路3：抗肾小球基底膜肾炎也有类似肾损害表现，但无周围神经病变，血清学提示抗-GBM抗体（－），故暂不考虑；系统性红斑狼疮也可引起神经病变和急性肾损害，但实验室检查其特征性自身抗体抗ds-DNA（－），不支持。

【问题2】为明确诊断，应进一步进行哪些检查？

思路1：病理是诊断ANCA相关性血管炎最可靠的手段，主要表现为小、微血管炎症和坏死。肾脏表现为寡免疫复合物的局灶节段坏死性肾炎伴新月体形成。

思路2：患者突出表现为肾损害，可以从肾活检入手，除了确诊，还能评估肾脏活动性和慢性病理损害病变程度，从而指导治疗。

思路3：ANCA相关性血管炎的初步诊断主要依据为临床表现和ANCA阳性，故诊断时必须完善ANCA相关检验。

【问题3】根据上述检查，临床诊断考虑什么？诊断依据是什么？

根据患者存在周围神经病变、肾损害，全身炎症反应严重，血清学检查提示p-ANCA（＋）、MPO-ANCA（＋），完善肾活检提示新月体性肾炎，符合血管炎肾损害，综上诊断考虑为显微镜下多血管炎（microscopic polyangitis，MPA）。

思路1：ANCA是ANCA相关性血管炎的主要标记抗体。间接免疫荧光法检测ANCA呈胞浆型c-ANCA和核周型p-ANCA。ANA可出现与p-ANCA类似的染色，造成p-ANCA假阳性。p-ANCA和c-ANCA所针对的抗原分别是髓过氧化物酶（MPO）和蛋白酶-3（PR3）。ELISA可检测MPO-ANCA和PR3-ANCA，特异性更高。并非所有ANCA相关性血管炎均有ANCA阳性，其中p-ANCA和抗MPO抗体多见于MPA和EGPA，而c-ANCA和抗PR3抗体多见于肉芽肿性血管炎（GPA）。此外，不是ANCA阳性即为ANCA相关性血管炎，ANCA还可见于其他自身免疫性疾病（如自身免疫性肝炎），甚至偶见于正常人。

思路2：患者p-ANCA和MPO-ANCA阳性，抗GBM抗体及其他自身抗体均为阴性，排除系统性红斑狼疮和抗GBM肾炎，拟诊断ANCA相关性血管炎。患者主要表现为神经系统损害和肾损害，上呼吸道无受累，c-ANCA和抗PR3抗体阴性，不支持GPA。而血嗜酸性粒细胞不增多，无过敏性鼻炎或哮喘，也不支持嗜酸性肉芽肿性多血管炎（EGPA），因此，本例考虑MPA。

思路3：MPA尚无统一的诊断标准，以下情况有助于MPA的诊断：

（1）中老年，以男性多见。

（2）具有前驱症状，如发热、疲乏、皮疹、关节痛、肌痛、神经炎和体重下降等。

（3）肾脏损害表现：蛋白尿，血尿或急进性肾功能不全。

（4）伴有肺部或肺肾综合征的临床表现。

（5）伴有关节、耳、眼、心脏、胃肠道等全身各器官受累表现。

（6）p-ANCA、MPO-ANCA 阳性。

（7）肾、肺活检有助于诊断。

【问题4】MPA 如何与其他 ANCA 相关性血管炎相鉴别？还需与其他哪些疾病相鉴别？

思路1：三种 ANCA 相关性血管炎的鉴别。三者临床表现可有相似，但血清学检查 p-ANCA 和抗 MPO 抗体多见于 MPA 和 EGPA，而 c-ANCA 和抗 PR3 抗体多见于 GPA。病理也有所不同，MPA 表现为小血管（毛细血管、小动脉和小静脉）的坏死性炎症，很少或无免疫复合物沉积，局灶节段坏死性肾小球肾炎很常见。GPA 主要表现为小血管的肉芽肿性（多核巨细胞和肉芽肿形成）炎症，主要累及呼吸道，但也常有局灶节段坏死性肾小球肾炎。而 EGPA 则表现为伴有多量嗜酸性粒细胞浸润的肉芽肿性血管炎，主要累及呼吸道，常伴有哮喘和嗜酸性粒细胞增多。

思路2：与结节性多动脉炎鉴别。结节性多动脉炎主要累及中型或小型动脉，无毛细血管、小静脉及微动脉累及，是一种坏死性血管炎，极少有肉芽肿，肾损害为肾血管炎、肾梗死和微动脉瘤，无急进性肾炎和肺出血。周围神经病变多见，可有皮肤损害，表现为痛性红斑皮下结节，沿动脉成群出现，ANCA 较少阳性，血管造影见微血管瘤、血管狭窄。

思路3：与狼疮性肾炎鉴别。狼疮性肾炎具有典型的系统性红斑狼疮表现，血清学检测 SLE 标志性抗体（抗 ds-DNA 抗体、抗 Sm 抗体）阳性，部分肾活检可有大量免疫复合物沉着，可与 MPA 相鉴别。

思路4：与肺出血-肾炎综合征鉴别。肺出血-肾炎综合征以肺出血和急进性肾炎为特征，抗肾小球基底膜抗体阳性，肾病理活检可见基底膜有明显免疫复合物沉积。

（邢　艳）

第十六章　重大传染类疾病检验案例分析

案例 16-1　非典型肺炎感染

【病史摘要】男,62 岁。

主诉:发热,全身疼痛,干咳 1 周。

现病史:患者发病前 2 周内曾接触过有高热现象的发病者,接触后短时间出现发热现象,体温 38.6℃,最高时达 39.1℃,伴随寒冷、头痛、关节酸痛、肌肉酸痛、全身乏力、有腹泻现象;无上呼吸道卡他症状,咳嗽但少痰,痰中有血丝。胸闷,呼吸急促,肺部听诊有少许湿啰音。

既往史:患者否认传染病史,无高血压、无糖尿病、无手术、外伤及输血史,否认药物过敏史,无家族遗传病史。

体格检查:T 38.6℃,P 101 次/分,R 25 次/分,BP 110/66mmHg,神志清楚,精神一般,双肺呼吸音粗,双肺底可闻及细湿性啰音,律齐。腹部平坦,触软,无压痛、反跳痛,双下肢不肿,NS(-),入院 6 天后出现呼吸困难现象。

实验室检验:血常规:WBC 6.37×10^9/L,LY% 18.47%,淋巴细胞绝对值 0.85×10^9/L。外周血 T 淋巴细胞亚群结果显示:CD3$^+$细胞百分比为 69.2%(65%~79%),绝对值为 1.31×10^9/L;CD3$^+$CD4$^+$细胞百分比为 35.8%(34%~70%),绝对值为 0.52×10^9/L;CD3$^+$CD8$^+$细胞百分比为 24.8%(25%~54%),绝对值为 0.31×10^9/L;CRP 294.34mg/L(<10mg/L)。血液生化:总蛋白、白蛋白、肌酐、尿素、血清钾、血清钠结果均为正常值,ALT 42.3U/L,AST 59.6U/L,LDH 310.2U/L,CK 496.7U/L。入院 6 天后氧合指数 290mmHg(1mmHg=0.133kPa)。

非典型肺炎病毒核酸检测:阳性。以酶联免疫吸附测定(enzyme linked immunosorbant assay,ELISA)作为血清或血浆 SARS-CoV N 蛋白检测结果为阳性。

影像学检查:X 线胸片显示多叶病变或病灶总面积在正位胸片上占双肺总面积的 1/3 以上。入院 6 天后 CT 检测进展提示病灶面积增大超过 50%,在正位胸片上占双肺总面积的 1/4 以上。

【问题 1】通过上述病史、查体、实验室及其他检查,该患者的初步诊断是什么?有何依据?

思路 1:初步诊断为:①非典型肺炎(severe acute respiratory syndrome,SARS);②重症肺炎。

思路 2:诊断依据是:

(1)患者接触有高热现象的发病者后,短期出现高热现象,咳嗽、头痛、肌肉酸痛,伴胸闷,入院 6 天后进展为呼吸困难。

(2)多数 SARS 患者白细胞计数在正常范围内,部分患者白细胞计数减低。

淋巴细胞计数绝对值减少,呈逐步减低趋势,并有细胞形态学变化。

(3)SARS 患者的 CD3$^+$、CD4$^+$、CD8$^+$亚群的百分比可减低或正常。绝大多数 CD3$^+$、CD4$^+$、CD8$^+$亚群明显减低,其中以 CD4$^+$亚群减低尤为显著。CD4$^+$/CD8$^+$正常或降低。

(4)生化检验结果提示:C 反应蛋白增高;总蛋白、白蛋白、肌酐、尿素、血清钾、血清钠结果均为正常值,天冬氨酸转氨酶、丙氨酸转氨酶、乳酸脱氢酶、肌酸激酶升高。

(5)SARS-CoV 病毒核酸检测阳性。

（6）X线胸片：显示多叶病变或病灶总面积在正位胸片上占双肺总面积的1/3以上。

【问题2】本案例易与哪些疾病相混淆？如何鉴别？

思路：该病例需要与SARS进行鉴别的重点疾病主要包括：普通感冒、流行性感冒（流感）、人禽流感、普通细菌性肺炎、肺炎支原体肺炎、肺炎衣原体肺炎、军团菌性肺炎、真菌性肺炎、普通病毒性肺炎、肺结核。

1. **感冒** SARS早期需与普通感冒相鉴别，感冒患者与SARS的鉴别要点包括：普通感冒发病时多伴有明显的上呼吸道卡他症状如鼻塞、流涕、打喷嚏等；胸部X线动态检查无异常发现；病程自限，预后良好，经对症治疗后临床症状可逐渐消失。

2. **流感** SARS与流感的鉴别要点包括：在全身症状之外常有明显的上呼吸道卡他症状；体格检查可有眼球结膜充血、眼球压痛、口腔黏膜疱疹等体征；外周血淋巴细胞比例常增加；发病48小时内投以奥司他韦（oseltamivir）可减轻症状、缩短病程；采用IFA法可从鼻咽洗液的黏膜上皮细胞涂片中检出流感病毒抗原；采用血凝抑制试验或补体结合试验检测急性期和恢复期血清，可发现流感病毒特异性抗体滴度呈4倍或以上升高。

3. **人禽流感** SARS与人禽流感的鉴别要点包括：详细询问病史包括发病前1周内曾到过禽流感暴发的疫区，或曾接触过被感染的禽类，或曾与被感染禽类的羽毛、排泄物、分泌物等有密切接触，或曾接触过不明原因病死禽类等；常有明显的流涕、鼻塞等上呼吸道卡他症状；发病48小时内应用抗病毒药物奥司他韦或扎那米韦（zanamivir）可减轻病情、缩短病程、改善预后；采用IFA法或ELISA法可从呼吸道分泌物中检出禽流感病毒核蛋白抗原（NP）和H亚型抗原；发病初期和恢复期双份血清抗禽流感病毒抗体滴度呈4倍或以上升高。

4. **细菌性肺炎** SARS与细菌性肺炎的鉴别要点包括：细菌性肺炎无传染性，为散发病例，一般不会出现群体性发病；咳嗽时常有脓性痰，铁锈色痰提示肺炎链球菌感染，果酱样痰提示肺炎克雷伯菌感染，黄色脓痰提示金黄色葡萄球菌感染，黄绿色脓痰提示铜绿假单胞菌感染；常有局部湿啰音、肺实变体征等特征；大多数外周血白细胞计数升高和中性粒细胞比例增加，老年体弱者白细胞计数可不升高，但一般均有中性粒细胞比例增加；胸部X线检查显示肺段或肺叶的大片实变影而不合并磨玻璃影；痰涂片革兰染色和痰细菌培养可发现致病菌；抗菌药物进行治疗后迅速控制体温，并促使肺部阴影迅速吸收。

5. **肺炎支原体肺炎和肺炎衣原体肺炎** SARS与肺炎支原体肺炎和肺炎衣原体肺炎鉴别诊断的关键是：①血清肺炎支原体特异性IgM阳性，或双份血清肺炎支原体特异性IgG滴度升高≥4倍。微量免疫荧光试验血清肺炎衣原体特异性IgG≥1∶512或特异性IgM≥1∶32，或双份血清抗体滴度升高≥4倍即为近期肺炎衣原体感染。②大环内酯类药物或新氟喹诺酮类药物治疗后有明显效果。

6. **军团菌性肺炎** SARS与军团菌性肺炎鉴别诊断的关键是：① IFA法血清特异性抗体阳性且双份血清抗体滴度升高≥4倍，可明确诊断。②大环内酯类药物、新氟喹诺酮类药物、利福平、多西环素等抗菌药物治疗有效。

7. **真菌性肺炎** SARS与真菌性肺炎鉴别诊断的关键是：①真菌性肺炎为散发病例，不会出现群体性发病。②痰培养有真菌生长、痰涂片发现真菌菌丝是诊断真菌性肺炎的重要依据。③抗真菌药物治疗有效有助于其与SARS的鉴别。

8. **普通病毒性肺炎** 常见的致病病毒包括腺病毒、鼻病毒、呼吸道合胞病毒等，外周血白细胞计数正常或减少，但淋巴细胞计数往往相对增多，血清特异性病毒抗体检测有助于明确诊断和与SARS鉴别。

9. **肺结核** 皮肤结核菌素纯蛋白衍生物（tuberculin purified protein derivative，PPD）试验、血清结核抗体检测、痰集菌找抗酸杆菌有助于鉴别诊断，必要时可进行诊断性抗结核治疗。

案例 16-2　新型冠状病毒感染

【病史摘要】男，35 岁。

主诉：持续低热、轻微乏力、嗅觉及味觉障碍等 2 天。

现病史：患者为某航空公司飞行员，境外飞行后回国隔离期出现低发热、干咳、乏力，并明显感觉嗅觉、味觉减退，偶尔伴有鼻塞、流涕，咽部疼痛，始终呈现低热状态。

既往史：该患者为飞行员，身体各项指标均处于较好状态，患者否认家族传染病史、传染病史和药物过敏史，无手术史及输血史，有外伤史：被针刺伤。

体格检查：T 38℃，P 65 次 / 分，BP 110/80mmHg，神志清楚，腹部平坦，触软，未见胃肠型及蠕动波，无反跳痛，肝脏肋下未触及，脾脏肋下未触及，无压痛及叩击痛，双下肢无明显水肿。

实验室检验：WBC 4.97×10^9/L，LY 1.38×10^9/L，LY% 15.5%；转氨酶、乳酸脱氢酶、肌酶、肌红蛋白、肌钙蛋白和铁蛋白均高于正常值，肌酐 81.74μmol/L，C 反应蛋白 75mg/L，IL-6 表达水平为 153pg/mL。D- 二聚体水平为 0.80μg/mL。

（1）新型冠状病毒核酸检测：采用 RT-PCR 检测鼻咽拭子为阳性。

（2）血清学检查：新型冠状病毒特异性 IgM 抗体、IgG 抗体：发病后 4 天开始出现阳性，IgG 抗体滴度恢复期较急性期有 4 倍以上提高。

影像学检查：发表初期呈现多发小斑片影及间质改变，以肺外带明显。病情发展后提示为双肺多发磨玻璃影、浸润影，未见胸腔积液；MIS-C 时，心功能不全患者可见心影增大和肺水肿。

【问题 1】通过上述病史、查体、实验室及其他检查，该患者的初步诊断是什么？有何依据？

【诊断】初步诊断为新型冠状病毒（coronavirus disease 2019，COVID-19）感染。

思路：诊断依据：

（1）患者发病前 14 天内有病例报告社区的旅行史或居住史。

（2）体温持续 38℃，并伴随干咳、乏力，并明显感觉嗅觉、味觉减退，偶尔伴有鼻塞、流涕，咽部疼痛。

（3）影像学检测显示双肺多发磨玻璃影、浸润影。

（4）白细胞正常，淋巴细胞计数减少。

（5）实验室检验：外周血白细胞总数减少，可见淋巴细胞计数减少，转氨酶、乳酸脱氢酶、肌酶、肌红蛋白、肌钙蛋白和转铁蛋白增高。C 反应蛋白（CRP）和血沉升高，降钙素原正常。外周血淋巴细胞进行性减少。COVID-19 核酸检测为阳性；COVID-19 特异性 IgM 抗体、IgG 抗体检查为阳性。

【问题 2】本病例易与哪些疾病相混淆？如何鉴别？

思路：该病例应注意与以下疾病鉴别：

新型冠状病毒感染轻型表现需与其他病毒引起的上呼吸道感染相鉴别：新型冠状病毒感染主要与流感病毒、腺病毒、呼吸道合胞病毒等其他已知病毒性肺炎及肺炎衣原体感染鉴别，尤其是对疑似病例要尽可能采取包括快速抗原检测和多重 PCR 核酸检测等方法，对常见呼吸道病原体进行检测；还要与非感染性疾病，如血管炎、皮肌炎和机化性肺炎等鉴别。

【问题 3】结合本例，试分析无症状儿童 COVID-19 感染案例的原因。

1. **症状**　患者为 2 岁 1 个月女童。COVID-19 核酸检测阳性，当日入院胸部 CT 未见明显异常，病程中患儿均无发热、抽搐、皮疹、咳嗽、喘息、呼吸困难、鼻塞流涕、呕吐及腹泻。患儿发病以来，精神保持良好状态、饮食、睡眠、大小便正常。

2. **既往史**　患儿既往体健，无特殊疾病史。否认食物、药物过敏史，按卡进行疫苗接种。患儿密切接触家人 COVID-19 核酸阳性。

3. 体格检查　T 36.5℃，P 125 次 / 分，R 26 次 / 分，体重 13.50kg，反应好，唇周无发绀，未见吸气性三凹征，未见点头呼吸。颈部未扪及淋巴结，咽充血，扁桃体稍增大。双肺呼吸音粗，未闻及干湿啰音。心音有力、心律齐。腹软、肝脾未扪及肿大、肠鸣音正常。四肢肌张力正常、肢端温暖。生理反射存在，病理反射未引出。

4. 实验室检查　血气分析为 pH 47.43，二氧化碳分压 35mmHg，氧分压 109mmHg，钠 137mmol/L，钾 4.1mmol/L，钙 1.31mmol/L，空腹血糖 5.4mmol/L，乳酸 2.3mmol/L，血细胞比容 38%，碳酸氢根 23.2mmol/L，标准碳酸氢根 24.4mmol/L，标准碱剩余 -0.7mmol/L，氧饱和度 98%。电解质正常，红细胞沉降率为 18mm/h，肝肾功能和心肌酶谱检测为总胆红素 3.0μmol/L，直接胆红素 1.1μmol/L，间接胆红素 2.0μmol/L，丙氨酸转氨酶 15U/L，天冬氨酸转氨酶 33U/L，肌酸激酶 134/L，肌酸激酶同工酶 23u/L，乳酸脱氢酶 285u/L，肌酐 20μmol/L。凝血功能正常，降钙素原 0.13ng/mL，肌红蛋白 23.66ng/mL。大便常规阴性，尿常规、沉渣、干化学检测显示红细胞计数为 8/μL。肛拭子和尿液 COVID-19 核酸检测阳性，大便常规阴性，呼吸道九联检阴性。IgA 0.69g/L，IgG 8.69g/L，IgM 13.3g/L，补体 C3 0.49g/L，补体 C4 0.14g/L。WBC 10.62×10^9/L，RBC 4.22×10^{12}/L，PLT 284×10^9/L，NEUT% 21.6%，LY% 71%，NEUT 2.29×10^9/L，LY 7.54×10^9/L，MONO 0.58×10^9/L，全程 CRP＜0.5mg/L。

5. 影像学检查　入院时胸部 CT 检查未见异常；入院一周后显示双肺下野局部透亮度不均，并可见小囊状透光区，气管及支气管走行通畅。心影大小形态正常，纵隔内未见明显肿大淋巴结。

6. 原因分析　患儿年龄小，病程显示其临床症状总体上不明显，但 CT 检查结果显示双肺局部亮度不均，有毛玻璃样改变，患儿的咽拭子、肛拭子和尿液标本 COVID-19 核酸检测结果均呈阳性，且接触史，应确诊为 COVID-19 感染。原因可能与该儿童免疫系统发育尚未完全成熟有关。ACE2 为血管紧张素转化酶 2 受体，是 COVID-19 感染进入细胞的关键蛋白，成年人肺部组织 ACE2 蛋白高表达，并通过干扰素和 Toll 样受体信号通路调控病毒感染机制。儿童免疫系统发育尚未完全成熟，ACE2 受体蛋白表达未见明显升高，病毒诱发机体产生免疫应答水平低下，推测是症状轻的主要原因。

案例 16-3　甲型流感感染

【病史摘要】男，28 岁。

主诉：持续 5 天发热、咳嗽、咽痛、咳嗽黄白痰，活动后胸闷气短入院。

现病史：神志清楚，发热一周，伴有呼吸困难、打寒战、食欲减退、头晕、鼻塞、流涕咳痰并且痰中带血丝，肌肉酸痛，有恶心、呕吐、腹胀等胃肠道症状，在学校曾接触过有感冒症状的同学。入院第 2 天后出现呼吸困难加重、不能平卧、口唇发绀。

体格检查：T 38.8℃，P 136 次 / 分，R 23 次 / 分，BP 120/70mmHg，，身高 170cm，体重 120kg。双肺呼吸音粗，双下肺可闻及干湿啰音。

实验室检查：WBC 4.2×10^9/L，NEUT 11.2×10^9/L，LY 10.7×10^9/L，PLT 116×10^9/L，Hb 152.0g/L。$CD4^+T$ 淋巴细胞计数降低；$CD8^+T$ 淋巴细胞计数降低。CRP 257mg/L，血气 pH 偏碱性，氧分压下降，氧饱和度 63%，肌酐 379μmol/L，LDH 698U/L，CK 11 295U/L，K^+ 3.91mmol/L。

real-time-PCR 检测呼吸道标本咽拭子中的流感病毒核酸为阳性。

IgG 抗体水平高于正常值 4 倍。

患者支气管肺泡灌洗液（bronchoalveolar lavage fluid，BALF）及抽吸痰培养分别检出产吲哚金黄杆菌、近平滑假丝酵母菌、鲍曼不动杆菌和黏质沙雷菌。

影像学检查：X 线：胸片两肺有片状阴影。肺 CT：两肺由肺尖至肺底广泛肺实变。

【问题 1】通过上述病史、查体、实验室及其他检查，该患者的初步诊断是什么？有何依据？

思路1：初步诊断为：①重症甲型流感（influenza virus novel influenza A，H1N1）感染；②急性呼吸窘迫综合征（ARDS）。

思路2：诊断依据是：

（1）患者持续高热＞3天，伴有剧烈咳嗽，咳脓痰、血痰。

（2）入院时呼吸频率快，呼吸困难，口唇发绀；几日后出现呼吸衰竭。

（3）肺CT示两肺由肺尖至肺底广泛肺实变，外带多发斑片状渗出及边界清楚的磨玻璃影淋巴细胞明显下降。

（4）实验室检查发现real-time-PCR检测呼吸道标本咽拭子中的流感病毒核酸为阳性。

【问题2】本病例易与哪些疾病相混淆？如何鉴别？

思路：该病例应注意与以下疾病鉴别：

1. 普通感冒　流感的全身症状比普通感冒重；追踪流行病学史有助于鉴别；普通感冒的流感病原学检测阴性，或可找到相应的感染病原证据。

2. 其他类型上呼吸道感染　包括急性咽炎、扁桃体炎、鼻炎和鼻窦炎。感染与症状主要限于相应部位。局部分泌物流感病原学检查阴性。

3. 其他下呼吸道感染　流感有咳嗽症状或合并气管-支气管炎时需与急性气管-支气管炎相鉴别；合并肺炎时需要与其他肺炎，包括细菌性肺炎、衣原体肺炎、支原体肺炎、病毒性肺炎、真菌性肺炎、肺结核等相鉴别。根据临床特征可做出初步判断，病原学检查可以确诊。

案例 16-4　乙型流感感染

【病史摘要】男，23岁，非运动专业。

主诉：1天内突然发热，肌肉酸痛，全身乏力、食欲严重减退。

现病史：否认药物、食物过敏史和其他病史，患者入院前3天出差受凉后出现发热，最高体温40.0℃，伴有鼻塞、流涕、咽痛，无咳嗽、咳痰，无胸痛、心悸，无腹痛、腹泻，无皮肤黏膜黄染，无关节肿痛，无外伤受挤压及剧烈运动。入院前1天晨起出现全身多处肌肉疼痛，双侧近腹股沟处疼痛为甚，夜间进行性加重，并伴尿色加深。

体格检查：T 37.6℃，P 91次/分，R 22次/分，BP 120/80mmHg（1mmHg≈0.133kPa）；急性病容；咽红，扁桃体不大；双肺呼吸音粗，未闻及明显干湿啰音；其余体检未见异常。

实验室检验：real-time-PCR检测咽拭子：乙型流感病毒阳性；WBC 6.22×10^9/L，Hb 153g/L，PLT 211×10^9/L，NEUT 4.76×10^9/L，LY 1.03×10^9/L，MONO 0.41×10^9/L，NEUT% 76.50%，LY% 16.60%，MONO% 6.60%，嗜酸粒细胞计数0.02×10^9/L，嗜碱粒细胞计数0；肌酐72.3μmol/L，ALB 40g/L，ALT 195.7U/L，AST 1 985.35U/L，CK 9 8253U/L，肌酸激酶同工酶（CK-MB）10.7μg/L（＜25μg/L），肌红蛋白（MYO）3 887.0μg/L（20～80μg/L），白蛋白37.2g/L，LDH 84.0μmol·s^{-1}·L^{-1}，尿常规示尿蛋白（+），潜血（++++），24小时尿蛋白定量0.58g；血常规、凝血功能、肾功能、风湿系列、免疫全项、抗核抗体系列、抗中性粒细胞抗体、抗肾小球基底膜抗体、自免肝系列均未见明显异常。

影像学检查：腹部及泌尿系B超、超声心动图、腹部CT等均未见明显异常。

初步诊断：①乙型流感感染；②横纹肌溶解。

【问题1】通过上述病史、查体、实验室及其他检查，该患者的初步诊断是什么？有何依据？

思路1：初步诊断为：乙型流感感染并发横纹肌溶解（RM）。

思路2：诊断依据是：

（1）突然发热，体温39.5℃，肌肉酸痛，尿色加深。

（2）real-time-PCR检测咽拭子：乙型流感病毒阳性。

（3）CK、MYO、LDH、AST、ALT明显升高，尿色加深，为典型横纹肌溶解。

（4）非运动损伤导致,判断为乙型流感感染并发RM。

【问题2】流感并发RM的发病潜在机制是什么?

流感并发RM的发病机制迄今未完全阐明,目前认为可能的机制有:①流感病毒对肌细胞的直接损伤作用;②免疫反应"细胞因子风暴"导致肌肉损伤;③循环中的病毒毒素对肌肉的直接损伤作用。

（袁丽杰）

案例 16-5　禽流感病毒感染

【病史摘要】女,41岁。

主诉:咳嗽、咳痰伴胸闷3周。

现病史:患者接触家禽后出现咳嗽、头痛、肌肉酸痛,伴胸闷,期间存在发热,呈现为低热,38.2℃,无胸痛,无畏寒,无恶心、呕吐,无腹痛、腹胀,无便秘、腹泻,无黄疸,急诊入当地医院。当地医院诊断为肺部感染,予以抗感染治疗,效果不佳,后出院回家。为求进一步诊治,入住现就诊医院。病程中患者精神一般,食纳尚可,二便正常,体重未见明显减轻。

既往史:患者否认传染病史,无高血压,无手术、外伤及输血史,否认药物过敏史,无家族遗传病史。

体格检查:T 36.6℃,P 101次/分,R 20次/分,BP 109/67mmHg,神志清楚,精神一般,双肺呼吸音粗,双肺底可闻及细湿性啰音,律齐。腹部平坦,触软,无压痛无反跳痛,双下肢不肿,NS（-）。

实验室检验:血常规:白细胞计数 $9.4×10^9$/L,L 4.0%,CRP 282.34mg/L。血液生化:AST 62.6U/L（8～40U/L）,ALT 75.3U/L（5～40U/L）,LDH 297.2U/L,CK 483.7U/L。禽流感病毒核酸检测:阳性。

影像学检查:胸部CT结果:右肺感染性病变,下叶为著,下叶部分实变;右侧胸腔少量积液;双侧腋窝及纵隔淋巴结增大。

【问题1】通过上述病史、查体、实验室及其他检查,该患者的初步诊断是什么?有何依据?

思路1:初步诊断为:①禽流感;②重症肺炎。

思路2:诊断依据是:

（1）患者接触家禽后出现咳嗽、头痛、肌肉酸痛,伴胸闷,期间存在发热。

（2）血常规示白细胞正常,淋巴细胞减少,C反应蛋白增高。

（3）生化示天冬氨酸转氨酶、丙氨酸转氨酶、乳酸脱氢酶、肌酸激酶升高。

（4）禽流感病毒核酸检测:阳性。

（5）胸部CT结果示右肺感染性病变,下叶为著,下叶部分实变;右侧胸腔少量积液;双侧腋窝及纵隔淋巴结增大。

【问题2】本案例易与哪些疾病相混淆?如何鉴别?

思路:该病例需与以下疾病鉴别:

1. 新型冠状病毒感染　新型冠状病毒感染（又称2019冠状病毒病,COVID-19）症状发作前14天内,居住于/旅行至有当地传播疫情的国家或地区,或与COVID-19确诊或疑似病例产生密切接触。实时逆转录聚合酶链反应（real-time reverse transcription polymerase chain reaction,RT-PCR）:COVID-19RNA呈阳性。

2. 社区获得性肺炎　应参考当地的指导意见以及社区的病原微生物构成进行诊断性检查。从痰液和血液培养物中分离出肺炎链球菌和金黄色葡萄球菌等病原体,以及通过对典型治疗的反应。胸片显示与典型肺炎相符的实变。

3. 非典型肺炎　非典型病原菌(包括非典型肺炎病原体,例如肺炎支原体、嗜肺军团菌和肺炎衣原体)所引起的感染可通过痰培养、血培养或其他特异性检测进行确认。

4. 呼吸道合胞病毒感染　呼吸道合胞病毒感染(RSV)是 1 岁以下儿童下呼吸道感染最常见病因。老年人和免疫功能抑制患者发生下呼吸道感染的重要病因,且通常无法识别。上呼吸道和下呼吸道症状在起病后 3～5 天达到高峰,并在 7～10 天内缓解。用抗原捕获术进行快速检测是诊断的主要方法,因为病毒培养鉴定需 4 天到 2 周的时间。分子检测方法(聚合酶链反应)越来越多地用于检测 RSV。

案例 16-6　埃博拉病毒感染

【**病史摘要**】男,52 岁。

主诉:主诉发热,腹痛和恶心。

现病史:患者系某研究所人员,6 天前被针刺破手指。现患者出现腹痛、恶心、厌食、伴发热,呈现为高热,最高温度达到 38.0℃,无呕吐,无头痛,无肌痛,小便正常。9 天后突然暴力颤抖,体温急剧上升至 40.0℃,并伴有恶心呕吐,皮疹及蛋白尿。

既往史:患者否认家族传染病史、传染病史和药物过敏史,无手术史及输血史,有外伤史:被针刺伤。

体格检查:T 38.0℃,P 126 次 / 分,R 25 次 / 分,BP 118/80mmHg,神志清楚,精神一般,心电图示 T 波的幅度降低。腹部平坦,触软,未见胃肠型及蠕动波,未触及腹部肿块,腹部正中压痛(+),无反跳痛,肝脏肋下未触及,脾脏肋下未触及,在颈部和腋窝中可触及淋巴结节,肾区无叩痛,移动性浊音(−),肠鸣音不亢,脊柱正常生理弯曲,活动无障碍,无压痛及叩击痛,双下肢无明显水肿。

实验室检验:HBsAg 和 HBsAb 阴性。血常规:WBC $9.4×10^9$/L,Hb 111g/L。埃博拉病毒核酸检测阳性。

【**问题 1**】通过上述病史、查体、实验室及其他检查,该患者的初步诊断是什么? 有何依据? 若想进一步明确诊断,还需做哪些检查?

思路 1:初步诊断为:埃博拉病毒感染。

思路 2:诊断依据:

(1)患者发热,厌食,腹痛和恶心,最高体温 40.0℃。

(2)暴力颤抖,身上出现皮疹,伴蛋白尿。

(3)有外伤史:被针刺伤。

(4)心电图示 T 波的幅度降低,腹部正中压痛(+),一些小淋巴结在颈部和腋窝中可触及。

(5)实验室检验:HBsAg 和 HBsAb 阴性。血常规:WBC $9.4×10^9$/L,Hb 11.1g/dL。埃博拉病毒核酸检测阳性。

【**问题 2**】本病例易与哪些疾病相混淆? 如何鉴别?

思路:该病例应注意与以下疾病鉴别:

1. 疟疾感染　归国旅行者非特异性发热疾病的最常见病因。厚型及薄型吉姆萨染色血液涂片检查疟原虫阳性。快速诊断试验阳性。

2. 立克次体感染　包括鼠型斑疹伤寒、非洲虱咬伤热和流行性斑疹伤寒。焦痂是典型症状。可能存在淋巴结肿大及散在分布的皮疹。血清检查示立克次体阳性。焦痂聚合酶链反应(PCR)示立克次体阳性。

3. 麻疹感染　口腔黏膜上有 Koplik 斑(红点伴蓝白色中心点),通常是面部首先出现皮疹,随后由头至脚向蔓延。血清检查示麻疹病毒阳性。

4. 黄热病 流行病学特征有助于鉴别不同的病毒性出血热（例如，蚊虫暴露、缺乏免疫接种）。逆转录聚合酶链反应（RT-PCR）示黄热病病毒RNA检测呈阳性。

5. 钩端螺旋体病 患者接触被感染啮齿动物污染的水或土壤，更常见于热带气候地区，聚合酶链反应（PCR）阳性，血清检查阳性。

案例 16-7　急性人免疫缺陷病毒感染

【病史摘要】男，34岁。

主诉：发热10余天。

现病史：患者20天前无明显诱因下出现发热症状，最高体温39.7℃，伴有畏寒、咳嗽、全身无力等症状，身上出现皮疹，伴双目充血，无心慌胸闷，无呼吸困难，于我院就诊后退烧后好转出院。患者回家后持续发热于当地医院就诊，未见明显好转，随转至我院。急诊拟"发热"收治。病程中患者神清，精神差，饮食一般，腹泻，小便正常，睡眠正常，近期无明显体重变化。

既往史：患者否认家族传染病史，无手术史、外伤史及输血史，承认有传染病史和药物过敏史。

体格检查：T 38.0℃，P 120次/分，R 22次/分，BP 122/85mmHg，神志清楚，精神一般，双肺呼吸音清，未闻及湿性啰音。心率82次/分，律齐，各瓣膜听诊区未闻及病理性杂音，为闻及额外心音及心包摩擦音。腹部平坦，触软，未见胃肠型及蠕动波，未触及腹部肿块，腹部正中压痛（-），无反跳痛，肝脏肋下未触及，脾脏肋下未触及，肾区无叩痛，移动性浊音（-），肠鸣音不亢，脊柱正常生理弯曲，活动无障碍，无压痛及叩击痛，双下肢无明显水肿。

实验室检验：人类免疫缺陷病毒抗体（HIV-Ab）阳性。

【问题1】通过上述病史、查体、实验室及其他检查，该患者的初步诊断是什么？有何依据？若想进一步明确诊断，还需做哪些检查？

【诊断】初步诊断为艾滋病。

思路1：诊断依据：

（1）患者因"发热10余天"入院，最高体温39.7℃。

（2）畏寒、咳嗽、全身无力，身上出现皮疹，伴双目充血。

（3）持续发热。

（4）实验室检查：人类免疫缺陷病毒抗体阳性。

思路2：本病例病史资料、临床表现、实验室检查及查体等均支持艾滋病，但若想明确诊断，还有赖于抗原检测，其与单纯抗体检测相比，提高了准确性，尤其是对慢性人类免疫缺陷病毒感染者的敏感性和特异性接近100%。人类免疫缺陷病毒核酸检测也可用于人类免疫缺陷病毒感染的辅助诊断，用于急性期/窗口期诊断、晚期患者诊断、人类免疫缺陷病毒感染诊断和小于18月龄婴幼儿人类免疫缺陷病毒感染诊断。

【问题2】本病例易与哪些疾病相混淆？如何鉴别？

思路：该病例应注意与以下疾病鉴别：

1. 感染性发热 患者急性起病，有畏寒、发热、中性粒细胞高，首先考虑感染性发热，可进一步完善呼吸病毒检测及PCT、CRP等检查，必要时行相关病原体检查明确诊断。

2. 自身免疫性疾病 多有反复发热病史，可有自身免疫疾病家族史，可完善抗核抗体及免疫球蛋白等自身免疫检查，必要时病理活检辅助诊断。

3. 肿瘤性发热 常见血液系统肿瘤、肝癌及结直肠癌等，可完善肿瘤标志物及相关部位CT或MRT检查，必要时行病理检查明确。

案例 16-8　人免疫缺陷病毒隐性感染

【病史摘要】男,63岁。

主诉:腹部不适两月余,胸闷两周。

现病史:患者约两月前出现腹部不适,无咳嗽咳痰,无咯血,无发热,遂至当地医院就诊,查胸部CT示:两肺感染表现,两侧腋下及纵隔多发淋巴结,两侧胸膜增厚,肝脓肿,胃镜示慢性浅表性胃炎,PPD试验阴性,T-spot试验阴性,予以抗感染等对症治疗后症状稍有好转,两周前患者出现胸闷,伴有乏力,为求进一步诊治,遂来我院就诊,门诊拟"肺结核"收住入院,病程中患者神清,精神一般,饮食尚可,大小便未见明显异常,近期体重无明显变化。

既往史:患者否认药物过敏史及家族遗传病史,无高血压,无外伤及输血史。承认有手术史,6年前行阑尾切除术。

体格检查:T 36.4℃,P 81次/分,R 18次/分,BP 114/67mmHg,神志清楚,精神一般,双肺呼吸音稍粗,未闻及干湿性啰音。心律齐,各瓣膜听诊区未闻及病理性杂音,未闻及额外心音及心包摩擦音。腹部平坦,触软,未见胃肠型及蠕动波,未触及腹部肿块,上腹部压痛(+)、无反跳痛,肝脏肋下未触及,脾脏肋下未触及,肾区无叩痛,移动性浊音(−),肠鸣音不亢,脊柱正常生理弯曲,活动无障碍,无压痛及叩击痛,双下肢无明显水肿。

实验室检验:人类免疫缺陷病毒抗体阳性。T细胞亚群示:总T细胞77.7%(61%~85%),辅助性T淋巴细胞7.6%(28%~58%),抑制性T淋巴细胞46.0%(19%~48%),辅助/抑制淋巴细胞0.17(0.9~2.1)。结核感染特异性T细胞斑点实验(T-SPOT-TB)阴性。

【问题1】通过上述病史、查体、实验室及其他检查,该患者的初步诊断是什么? 有何依据?

【诊断】初步诊断为无症状的人类免疫缺陷病毒感染。

思路:诊断依据是:

(1)腹部不适两月余,胸闷两周。

(2)胸部CT示:两肺感染表现,两侧胸膜增厚,肝脓肿。

(3)人类免疫缺陷病毒抗体阳性。

(4)T细胞亚群示:总T细胞77.7%,T辅助淋巴细胞7.6%,T抑制淋巴细胞46.0%,辅助/抑制淋巴细胞比值0.17。

(5)结核感染特异性T细胞斑点实验阴性,结核菌素纯蛋白衍生物(PPD)试验阴性。

【问题2】本案例易与哪些疾病相混淆? 如何鉴别?

思路:该病例需与以下疾病鉴别:

1. 肺癌　中央型肺癌常有痰中带血,肺门附近有阴影,与肺门淋巴结结核相似。周围型肺癌可呈球状,分叶状块影,需与结核球鉴别。一般来说,肺癌患者年龄偏大,有刺激性咳嗽,痰中带血,胸痛明显,胸部X线片显示块状影,边缘清楚、有切迹,或毛刺、分叶,胸部CT检查有助于肺门、纵隔及膈肌等隐蔽部位肿瘤及较小块影的及时发现。常无毒血症状。痰脱落细胞检查、病理活检以及纤维支气管镜检查有助于明确诊断与鉴别诊断。必要时在检查的同时行经验性抗感染药物治疗,并随访胸部影像学检查。

2. 原发复合征　原发复合征的肺门淋巴结结核不明显,或原发灶周围存在大片渗出,病变涉及整个肺叶并将肺门掩盖时,以及继发行肺结核主要表现为渗出性病变或干酪性肺炎时,需与肺炎特别是肺炎链球菌肺炎鉴别。

3. 肺脓肿　肺脓肿空洞多见于肺下叶,脓肿周围的炎症浸润较明显,空洞内单有液平面。肺结核空洞则多发生在肺上叶,空洞壁较薄,洞内很少有液平面或仅见浅液平。

4. 支气管扩张　有慢性咳嗽，咳脓痰及反复咯血史，需与继发行肺结核鉴别。X线胸片多无异常发现或仅见局部肺纹理增粗或卷发状阴影，CT检查有助于确诊。应当警惕的是化脓性支气管扩张症可以并发结核感染，在细菌学检测时应予积极顾及。嘱积极完善相关检查，治疗上暂予以抗感染及护胃等对症治疗，继续观察患者病情变化。

（浦　春）

第十七章 生殖与辅助生殖检验案例分析

案例 17-1 产前筛查与诊断

【病史摘要】女，38岁，汉族。

主诉：孕 17^{+3}，产前筛查。

现病史：妊娠 17 周时到医院例行产检并做 B 超检查，B 超确认孕 17 周，单胎。医生建议其在 16～21 周间进行唐氏综合征筛查，并签署《知情同意书》。

既往史：既往体健，否认结核病史，否认高血压、心脏病史，否认糖尿病史，无手术及输血史，无药物过敏史，无毒物及放射物质接触史。

个人史：出生并成长于原籍，无地方病区及疫区居住史，无疫水接触史，无放射性物质及有毒物质接触史，无吸烟史，无饮酒史。否认不洁性生活史，无毒品接触史，无宗教信仰，文化程度初中，经济收入水平一般。

家族史：家族中无"糖尿病、冠心病"等遗传性疾病病史。无"病毒性肝炎、结核、伤寒、痢疾"等传染病病史。育有一女，爱人及女儿健康。

体格检查：T 36.5℃，P 105 次／分，R 20 次／分，BP 107/67mmHg，体重 49.7kg，神志清楚，正常发育，营养中等，其余正常。

【问题 1】产前筛查内容是什么？为什么要签署《知情同意书》？

思路 1：产前筛查包括血清学产前筛查和孕妇外周血胎儿游离 DNA 产前筛查（non-invasive prenatal testing，NIPT）。血清学产前筛查是指在孕 $9～13^{+6}$ 周和 $15～20^{+6}$ 周对自愿进行产前筛查的孕妇采集静脉血，通过检测妊娠相关蛋白 A、甲胎蛋白（AFP）、人绒毛膜促性腺激素游离 β 亚基（F β -HCG）、非结合雌三醇（uE3）和抑制素 A 等指标，结合孕妇的年龄、体重、孕周、病史等信息，进行综合风险评估，得出其胎儿罹患唐氏综合征、18- 三体综合征和开放性神经管缺陷（中孕期）的风险度。NIPT 是指应用高通量基因测序等分子技术检测孕期母体外周血中胎儿游离 DNA 片段，从而评估胎儿携带常见的染色体非整倍体异常的风险的技术。为保证检测结果的准确性，我国规定产前筛查必须由经过专业培训并取得产前筛查资质的医疗保健机构和医务人员承担，产前筛查遵循自愿原则，要求孕妇签署知情同意书。对于血清学产前筛查（或）孕妇外周血胎儿游离 DNA 产前筛查提示高风险的人群应进行遗传咨询，对同意并签署介入性产前诊断知情同意书者应进行产前诊断，随访妊娠结局。

思路 2：产前筛查是胎儿患唐氏综合征、18- 三体综合征和开放性神经管缺陷危险度的评估，并不是疾病诊断。因此要向筛查者说明产前筛查的意义、目的，也必须说清楚筛查的局限性，遵循自愿原则，在此基础上要求孕妇签署知情同意书。

该孕妇在第 17 周 $^{+3}$ 天，到我科进行唐氏综合征产前筛查。

实验室检查：结果见表 17-1。

表 17-1　孕妇唐氏综合征筛查报告

项目	检验结果	MOM 值	参考范围
AFP	28.54U/mL	0.63	0.7~2.5（U/mL）
HCG	17.28ng/mL	1.26	0.25~2.0（ng/mL）
uE3	5.99	1.14	0.5~2.0
唐氏综合征危险率	1/265 高危		1/270
18-三体危险率	1/1 794 低危		1/350
开放神经管缺陷	低风险		低风险

【问题 2】如何向患者解读报告单内容？

思路 1：唐氏综合征患儿出生的危险度与孕妇年龄密切相关，孕妇的年龄越大，危险度越高。本病例孕妇 38 岁，属高龄产妇，危险度高。

思路 2：开放性神经管缺陷或腹壁缺陷时，其母体血清中的 AFP 显著升高；而在唐氏患儿，其母体血液中的 AFP 含量比正常孕妇低，uE3 偏低，HCG 呈上升趋势；HCG 在 18-三体综合征母血中则是呈低水平。

思路 3：检测不同孕周的正常产妇的血清标志物水平，获得大量数据，取中位值来代表正常孕妇血清标志物浓度，并和唐氏患儿母体血清标志物比较，得出相应周数的中位数倍数（MOM）值。使用专门的风险计算软件，并结合妊娠妇女年龄、是否吸烟、孕周、体重、双胞胎与否等，可以计算出胎儿先天缺陷的危险系数。

思路 4：对于筛查结果为低风险的，应向孕妇说明此结果只表明胎儿发生该种先天异常的机会很低，并不能完全排除 21-三体综合征、18-三体综合征、13-三体综合征等疾病发生的可能性。对筛查结果为 21-三体、18-三体、13-三体高风险孕妇，应告知孕妇其结果只说明胎儿患这两种先天异常的可能性很大，但不是确诊，建议其进行产前诊断。

该孕妇与家人协商后，拒绝羊水胎儿染色体核形分析。

【问题 3】为什么建议孕妇做羊水胎儿染色体核形分析？

思路 1：通过羊膜腔穿刺获取胎儿细胞，所获细胞经体外培养后收获、制片、染色显带后做染色体核型分析，是胎儿遗传缺陷诊断的"金标准"，但对母胎是有创性检查，有流产风险。

思路 2：NIPT 为非侵入性产前检查。孕妇的外周血中约有 1%~5% 的 DNA 来自胎儿。通过对孕妇血液中胎儿 DNA 的测序分析发现染色体、基因异常，是无创产前检查技术的基础。NIPT 目标疾病明确，结果准确率在 99% 以上。我国规定 NIPT 检测结果不能视为产前诊断，对高风险结果必须建议进行侵入性产前诊断以确诊。

【问题 4】若孕妇错过了羊水细胞培养的最佳时机，还有哪些技术可用于产前诊断？

思路 1：以寡核苷酸（oligonucleotide）合成探针为基础的染色体微阵列（chromosomal microarray，CM）分析，作为全基因组分析（comprehensive genomic profiling，CGP）新技术之一，能够在单个实验中同步检测整个基因组中成千上万个位点。CM 分析主要应用于产前超声异常，流产物分析，儿童不明生长发育迟缓、智力低下、多发畸形的遗传学检测。由于其高灵敏度、特异性和可靠性强、以及易于更新等优势，已经迅速地从转化医学研究进入临床诊断应用。

思路 2：荧光原位杂交（fluorescence in situ hybridization，FISH）曾经被认为是分子细胞遗传学发展过程中的标志性技术。FISH 的基本原理是利用已知的标记单链核酸为探针，按照碱基互补的原则，在体外的一定条件下与待检材料中的靶标单链核酸进行特异性结合，形成可被检测的稳定杂交双链核酸。FISH 可使用荧光标记的 DNA、RNA 或 eDNA 探针来和染色体或基因杂交，从而在中期染色体、间期核、组织切片、裂殖细胞或配子细胞上检测出特定 DNA 序列。

思路 3：基于 NGS 技术的基因组拷贝数变异测序（copy number variation sequencing, CNV-Seq）为产前诊断提供了新的手段。CNV-Seq 采用 NGS 技术对样本 DNA 进行低深度全基因组测序，将测序结果与人类参考基因组碱基序列进行比对，通过生物信息分析以发现受检样本存在的拷贝数变异。与核型分析、CM 分析等其他技术相比，CNV-Seq 技术具有检测范围广、通量高、操作简便、兼容性好、所需 DNA 样本量低等优点。对于 CNV-Seq 技术检测结果的准确性，已经过大量临床样本的实际检测。

案例 17-2　中枢性闭经

【病史摘要】女，23 岁。

主诉：闭经，不孕。

现病史：患者未有初潮，口服避孕药可有月经来潮，染色体检查正常。婚后性生活正常，未避孕未孕 2 年。当地医院间断予激素替代治疗。

既往史：平素体健，否认高血压、冠心病、糖尿病、肝炎、结核病。否认有伤寒、痢疾等传染病病史。

个人史：出生并成长于原籍，无地方病区及疫区居住史，无疫水接触史，无放射性物质及有毒物质接触史，无吸烟史、饮酒史。否认不洁性生活史，无毒品接触史，无宗教信仰，文化程度高中，经济收入水平中等。

家族史：家中有一姐，25 岁，已生育，无类似患者。父母健在。

体格检查：身高 162cm，体重 55kg，近期无特殊。

实验室检查：女方：性激素检查：卵泡刺激素（FSH）：0.1IU/L（卵泡期：1～9IU/L，排卵期：6～260IU/L，黄体期：1～9IU/L，绝经期：30～118IU/L），黄体生成素（LH）0.2IU/L（卵泡期 1.9～12.5IU/L，排卵期 8.7～76.3IU/L，黄体期 0.5～16.9IU/L，绝经期 15.9～54IU/L），雌二醇（E_2）<20pg/mL（卵泡期 40.7～220.4pg/mL，排卵前 1 天 209.0～424.6pg/mL，排卵后 2 天 74.7～117.1pg/mL，黄体期 50.7～242.1pg/mL，绝经期≤77pg/mL），催乳素（PRL）<0.20ng/mL（4.79～23.3ng/mL）。男方：精液检查正常。男女双方染色体检查未见异常。

影像学检查：提示双侧卵巢回声实，子宫 3.0cm×2.5cm×2.5cm，甲状腺功能正常，子宫输卵管造影（hysterosalpingography, HSG）双侧输卵管通畅。

【问题 1】通过上述问诊与查体，该患者可能的诊断是什么？

思路 1：婚后未避孕，有正常性生活，同居 1 年而未曾受孕者，为不孕不育症。该案例女方闭经，婚后 2 年，性生活正常，未避孕未孕，男方精液检查正常，可诊断为原发不孕。

思路 2：下丘脑激素 GnRH 缺乏或分泌形式失调而导致闭经，称为下丘脑闭经。该病例口服避孕药有月经来潮，FSH 水平低下，雌二醇水平低下，染色体检查正常，属于 WHO Ⅰ型闭经（下丘脑 - 垂体衰竭）。

【问题 2】患者应进行哪些检查？如何解读实验室检查结果？

思路 1：本例患者原发闭经，口服避孕药有月经来潮，应检测 FSH、促黄体素（LH）、雌二醇（E_2）、PRL。

思路 2：FSH 是垂体前叶嗜碱性细胞分泌的一种激素，成分为糖蛋白。卵泡刺激素调控人体的发育、生长、青春期性成熟、以及生殖相关的一系列生理过程，刺激生殖细胞的成熟。LH 是由腺垂体细胞分泌的一种糖蛋白类促性腺激素，可促进胆固醇在性腺细胞内转化为性激素。雌二醇（E_2）由卵巢内卵泡的颗粒细胞分泌。催乳素（PRL）为腺垂体分泌的一种蛋白质激素，由 199 个氨基酸残基所组成。该患者口服避孕药有月经来潮，且 FSH 0.1IU/L，LH 0.2IU/L，E_2<20pg/mL，PRL<0.20ng/mL，均低于参考下限，提示下丘脑 - 垂体衰竭。

案例 17-3　卵巢功能不全

【病史摘要】女, 38 岁。

主诉: 不孕。

现病史: 月经规律, 性生活正常, 未采取避孕措施, 6 年未孕。

既往史: 18 年前与前夫顺产一女, 现体健, 4 年前与现夫结婚, 同年外院输卵管造影提示双侧输卵管伞端均积水, 闭锁, 2 年前外院行腹腔镜下左侧输卵管切除术, 右侧输卵管修复整形。1 年前因 "输卵管性不孕合并卵巢功能不全" 行辅助生育, 短方案促排获卵 2 个, 体外受精 (invitro fertilization, IVF) 2 个, 移植胚胎 6CIIx1 未孕。

个人史: 夫妻双方都出生并生长于原籍, 否认到过流行病疫源地及疫水接触史, 否认长期放射性物质及毒物接触史, 无烟酒嗜好, 否认冶游史, 无毒品接触史, 无特殊宗教信仰, 收入水平中等。

家族史: 父母健在, 否认家族遗传病史。

体格检查: 患者神志清楚, 自主体位, 查体合作, 第二性征发育正常。身高 156cm, 体重 62kg, BMI 22.4kg/m², BP 115/80mmHg。

实验室检查: 基础性激素检查 FSH 波动于 10.82～40.12IU/L (卵泡期: 1～9IU/L, 排卵期: 6～260IU/L, 黄体期: 1～9IU/L, 绝经期: 30～118IU/L), 抗米勒氏管激素 (AMH) 0.06ng/mL (2～6.8ng/mL), 其余正常。男方精液检查正常。

影像学检查: 超声提示双侧卵巢窦卵泡数均为 0～1 个, 双侧输卵管异常, 双侧慢性输卵管炎。

【问题 1】通过上述问诊与查体, 该夫妻的诊断是什么?

思路 1: 婚后未避孕, 有正常性生活, 同居 1 年而未曾受孕者, 为不孕不育症。该病例的女性以前有过妊娠, 而后连续 6 年未避孕未孕, 可诊断为继发不孕。

思路 2: 导致继发性不孕的原因中, 女性因素约占 50%, 男性因素造成的不育约占 40%, 其他综合因素约占 10%。女性的原因有子宫因素、输卵管因素、卵巢因素等, 查体, 抗米勒管激素 0.06ng/mL, FSH 波动于 10.82～40.12IU/L, 窦卵泡计数 (antral follicle count, AFC) 低于参考下限, 因此可初步诊断为卵巢功能不全。

思路 3: 双侧慢性输卵管炎 (左侧输卵管切除术后), 超声提示慢性输卵管炎。

【问题 2】女方应进行哪些检查? 如何解读实验室检查结果?

思路 1: 本例患者行 IVF-ET 助孕指征为卵巢储备功能减退, 同时合并输卵管异常, 在选择助孕方案前, 需充分评估患者卵巢功能, 临床预测卵巢功能不全的主要指标包括年龄、AMH、FSH、AFC。该患者年龄 38 岁, 既往输卵管积水及切除输卵管的手术影响了卵巢血供可能是导致卵巢功能减退的原因。

实验室检查: AMH 0.06ng/mL, 基础 FSH 10.82IU/L～40.12IU/L, AFC 0～1 个。

思路 2: AMH 在女性主要由窦前卵泡和小窦卵泡的颗粒细胞分泌, 主要作用是参与子宫、输卵管和阴道上部原始细胞的形成, 并调控卵泡生长和发育, 与卵巢功能密切相关。正常参考区间在 2～6.8ng/mL。本病例 AMH 0.06ng/mL, 低于参考值下限, 说明卵巢储备功能不良。

思路 3: 基础 FSH, FSH 的生理作用是促进卵泡成熟和分泌雌激素, 如果基础 FSH 长期高于正常值范围的上限, 临床上以卵巢功能下降为常见原因。若女性在 40 岁之前出现月经稀发或闭经大于 4 个月, 间隔 4 周以上检测两次 FSH 水平>25IU/L, 可诊断为早发性卵巢功能不全。本病例 4 周以上检测两次 FSH 水平>25IU/L, 说明卵巢功能不全。

思路 4: 基础窦状卵泡是女性在卵巢内产生的微小泡状细胞, 直径约 2～8mm。可以通过超声波对卵泡测量和计数。正常情况下，AFC＞5～6个。本病例 AFC 0～1个，低于参考下限，提示卵巢功能降低。

案例 17-4　不孕不育症（克氏综合征）

【病史摘要】男，32岁，汉族。

主诉：不育。

现病史：结婚6年，未采取避孕措施，未孕。妻子月经周期规律，性生活自述正常，1～2次／周。

既往史：无"结核、肝炎"等传染病史，否认有高血压、心脏病、糖尿病病史，否认外伤手术史，否认药物过敏及献血、输血史。

个人史：患者出生并生长于原籍，否认到过流行病疫源地及疫水接触史，否认长期放射性物质及毒物接触史，无烟酒嗜好，否认冶游史，无毒品接触史，无特殊宗教信仰，收入水平中等。

家族史：父母健在，非近亲结婚。否认家族遗传病史。

体格检查：患者神志清楚，身高186cm，体重90kg，第二性征发育异常，胡须、腋毛、阴毛少，阴茎短小，双侧睾丸小而硬。

实验室检查：手淫方式留取精液1.2mL，精液常规（表17-2）血清性激素测定：FSH 9.9IU/L，LH 6.04U/L，睾酮15.44nmol/L，PRL 34.44nmol/L，E_2 151.57pmol/L。染色体核型分析：外周血淋巴细胞染色体 G 显带水平分析，共计数30个细胞，分析了8个核型，细胞核型为47，XXY。

表 17-2　精液常规报告

项目	检验结果	参考范围	项目	检验结果	参考范围
pH	7.5	7.2～8.0	前向运动力	6.2%	≥32%
精液颜色	乳白色	灰白色、乳白色	精子总活力	7.65%	≥40%
精子数量	5.78×10^6/mL	20×10^6/mL 以上			

彩色多普勒男性生殖系统常规检查：左右侧精索静脉内径分别为1.4mm和1.7mm，均可探及。静脉内血流反流信号。右侧睾丸大小约15mm×11mm×12mm，左侧睾丸大小约16mm×10mm×7mm，其内部为中等回声光点，分布均匀。双侧附睾形态规则，内未见明显异常回声。前列腺大小38mm×33mm×19mm，形态规则，包膜完整光滑，内回声分布欠均匀。双侧精囊形态大小正常，内部回声分布均匀。

【问题1】通过上述问诊与查体，该患者可能的诊断是什么？

思路1：婚后未避孕，有正常性生活，同居1年而未曾受孕者，为不孕不育症。该夫妇既未受孕和生育史，结婚6年未避孕，从未妊娠，可诊断为原发性不孕不育症。该患者可诊断为不育症。

思路2：引起男性不育的原因较多，其中就包括染色体异常，如克兰费尔特综合征（Klinefelter syndrome, KS）。克氏综合征是先天性睾丸发育不全，又称精曲小管发育不全症，临床上以睾丸和男性第二性征发育不全、雄性激素缺乏、同时伴有促性腺激素增高为特征，其常见的染色体核型为47，XXY，亦可有设计 X 染色体增多的多种变形和嵌合体。该患者睾丸发育不全，雄性激素水平低而促性腺激素较正常人升高，染色体检查核型分析结果显示该患者比正常男性核型多一条 X 染色体，可明确诊断。

案例 17-5 卵巢储备功能减退

【病史摘要】女,26岁,汉族。

主诉:结婚2年,未避孕,未孕。

现病史:患者月经规律。婚后夫妻生活自述正常,未避孕,未孕。门诊以"原发不孕"收住入院。住院期间,患者神志清,精神可,饮食,睡眠可,二便正常,体重无明显变化。

既往史:无"结核、肝炎"等传染病史,否认有:"高血压、心脏病、糖尿病病史",否认外伤手术史,否认药物过敏及献血、输血史。

体格检查:无明显异常。

妇产科检查:外阴发育正常,已婚未产式。阴道通畅,容二指,见少许白色分泌物。宫颈常大,光滑。宫体后位,常大,无压痛。双侧附件区无触及包块,有压痛。无阴道滴虫,无霉菌,清洁度Ⅱ度。

实验室检查:血常规:WBC 6.3×10^9/L,Hb 118g/L,RBC 4.03×10^{12}/L,NEUT% 57.2%,LY% 35.0%,PLT 256×10^9/L,ESR 25mm/h,血型 A 型,RH 阳性。尿常规:尿蛋白(-),镜下白细胞(++),潜血实验(-)。凝血功能:PT 15S,APTT 23s。基础内分泌激素测定:FSH 130IU/L,雌二醇(E_2)395pg/mL,孕酮 0.18nmol/L,催乳素(PRL)20ng/mL,LH 5mIU/mL,抗米勒管激素 3.2ng/mL。TORCH:弓形虫、巨细胞病毒、风疹病毒、单纯疱疹病毒皆无。乙肝五项:HBsAg(-),HBsAb(-),HBeAg(-),HBeAgb(-),HBcAb(-),HBcAb-IgM(-)。抗 HCV(-),HIV(-),梅毒抗体阴性。肾功能:血肌酐和尿素氮正常。

子宫输卵管造影检查:①子宫造影显示良好;②双侧输卵管通,左侧伞部上举,双侧后段炎症表现;③盆腔造影弥散尚可。

经阴B超:子宫 4.5cm×5.6cm,肌层均质,内膜 0.6cm,B 型;右侧卵巢 1.8cm×1.2cm×1.0cm,卵巢内有 0.2~0.9cm 卵泡 1~2 个,左侧卵巢 1.5cm×1.0cm×1.0cm,卵巢内有 0.2~0.9cm 卵泡 2 个。卵巢内有 0.2~0.9cm 卵泡 1~2 个。

【问题1】通过上述问诊与查体,该患者可能的诊断是什么?

思路1:婚后未避孕,有正常性生活,同居1年而未曾受孕者,根据 WHO 报告定义为不孕不育症。该患者既未受孕或生育史,结婚2年未避孕,从未妊娠,可能诊断为原发性不孕症。

思路2:引起不孕不育的原因较多,女性的主要原因有盆腔炎症、损伤和排卵障碍,后者主要与卵巢功能和内分泌激素调节相关。

【问题2】根据实验室检测和其他检查结果,应做出怎样的诊断?依据是什么?

思路1:通过该患者的实验室检查等结果提示为卵泡发育异常,低促性腺激素性排卵功能障碍或卵巢功能减退的可能。依据是:女方卵巢储备功能和排卵功能是不孕症的检查重点,可在月经周期第2~4天进行性激素六项检测,并检测抗米勒管激素。根据实验室检查结果,该患者的基础内分泌激素检查提示 FSH、LH、E_2 的值低于正常人,抗米勒管激素低于正常值,并且结合输卵管造影,子宫形态和影像学检查进行分析即可诊断。

思路2:女性排卵功能受下丘脑 - 垂体 - 性腺轴的调节和控制,下丘脑下部分泌促性腺激素释放激素(GnRH)刺激脑垂体分泌 FSH,LH。FSH 的生理作用是促进卵泡成熟和分泌雌激素,LH 的生理作用主要是促进卵巢排卵和黄体生成,促使黄体分泌孕激素和雌激素,卵泡期的卵巢颗粒分泌抑制素,负反馈调节 FSH。因此当卵巢功能减低,卵泡期的卵巢颗粒细胞减少,抑制素分泌减少,月经周期基础 FSH 上升,刺激卵巢产生 E_2,从而使基础 E_2 升高。当基础 $E_2>294$pmol/L,FSH >12IU/L,提示卵巢功能衰退。本病例雌二醇 395pmol/L,卵泡刺激素 130IU/L,提示卵巢功能衰退。

思路 3：孕酮主要功能是促使子宫内膜从增殖期转变为分泌期，为胚胎着床做准备。催乳素主要功能是促进乳腺的增生，乳汁的生成和泌乳。过多的催乳素可抑制 FSH 及 LH 的分泌，抑制卵巢功能，抑制排卵。本病例孕酮 0.18nmol/L，PRL 20ng/mL，提示卵巢功能衰退。

思路 4：抗米勒管激素，在女性主要由窦前卵泡和小窦卵泡的颗粒细胞分泌，主要作用是参与子宫、输卵管和阴道上部原始细胞的形成，并调控卵泡生长和发育，与卵巢功能密切相关，用于评价 25 岁以后女性卵巢储备功能，即指卵巢产生卵子数量和质量的潜能。本病例抗米勒管激素 3.2ng/mL，低于正常参考范围，即提示卵巢储备功能减退。

思路 5：

（1）女性子宫输卵管造影检查结果：①子宫造影显示良好；②双侧输卵管通。提示女性生育器没有堵塞和异常。

（2）影像学检查：经阴 B 超：子宫 4.5cm×5.6cm，肌层均质，内膜 0.6cm，B 型；右侧卵巢 1.8cm×1.2cm×1.0cm，卵巢内有 0.2～0.9cm 卵泡 1～2 个，左侧卵巢 1.5cm×1.0cm×1.0cm，卵巢内有 0.2～0.9cm 卵泡 2 个，提示卵巢储备功能减退。

【问题 3】根据配偶的检查结果，男方可能的诊断是什么？为明确病因应进行哪些检查？如何解读实验室检查结果？

思路 1：男性不育检查首选精液常规分析，禁欲 4 天后进行精液常规检查。实验室检查：精液常规：pH 7.2，2 次精液液化时间 30 分钟，精液量 2mL，精液颜色乳白，精子总数 $4.9×10^6$/mL，前向运动力 14.81%，精子总活力 14.81%。根据实验室检查结果提示本病例精液量和液化时间正常，但精子总数，前向运动力和精子总活力均低于参考值下限，属于少精，故可诊断为少精症。

思路 2：为明确病因还应做以下检查：①精子数量减少与下丘脑 - 垂体 - 性腺轴系统及其所分泌的激素（TSH、LH、T、PRL）有很大的关系。还应检测 TSH、LH、T、PRL 等；②通过精液分析可以评估男性生育能力，其主要的检查内容包括精液量、液化时间、精子总数、精子活动力、精子存活率等。

思路 3：下丘脑分泌 GnRH 刺激脑垂体分泌促卵泡成熟素，黄体生成素作用于性腺，形成下丘脑 - 垂体 - 性腺轴。LH 可与睾丸间质细胞膜上的受体结合，促进睾酮的合成和分泌。而 FSH 则在 LH 诱导下分泌的适量睾酮参与下促进精子的生成。PRL 能增强睾丸间质细胞上 LH 受体的作用，刺激甾体激素合成，刺激生精过程。若血液中 PRL 浓度过高，使下丘脑脉冲式分泌的 GnRH 减少，造成下丘脑 - 垂体 - 睾丸轴的功能降低，导致血浆 FSH、LH 和睾酮水平下降。本病例 FSH、LH 增高，说明精子数量减少，反馈刺激下丘脑分泌更多的 FSH 和 LH。本病例男性患者不育病因主要是睾丸功能减退导致精子生成减少。并且精液分析是男性不育初始评估的一部分。

【问题 4】基于上述的诊断，应给予该夫妇怎样的治疗？

思路：因女性患有"卵巢储备功能减退"和男性患者患有"少精症"，符合行 IVF-ET 技术的患者。年龄和卵巢储备功能是影响助孕成功的重要因素。对于卵巢储备功能低的患者建议尽早行 IVF-ET 助孕。本例患者年龄 26 岁，较为年轻，经各种检查结果提示患有卵巢储备功能减退。对于该例患者给予 IVF-ET 助孕成功率是非常高的。

案例 17-6 多囊卵巢综合征

【病史摘要】31 岁，女。

主诉：3 年前结婚，性生活 2～3 次/周，未避孕，未孕。

现病史：初潮年龄 12 岁，28～30 天。23 岁工作后月经周期逐渐延长，一般 2～3 个月，经量较少，无痛经，近 2 年需用孕酮后开始有撤退性出血。外院 B 超提示月经期间子宫内膜 0.6cm，双侧卵巢内无优势卵泡，0.2~0.9cm 卵泡多个。输卵管子宫造影提示子宫形态无异常，双侧输卵管通畅。曾用枸橼酸氯米芬促排卵 4 个周期，最大量为 150mg/d，B 超监测均无优势卵泡生长。近 8 年来体重明显增加，平均每年增重 3kg。

既往史：无"结核、肝炎"等传染病史，否认有："高血压、心脏病、糖尿病病史"，否认外伤手术史，否认药物过敏及献血、输血史。

个人史：夫妻双方工作 2 年，否认到过流行病疫源地及疫水接触史，否认长期放射性物质及毒物接触史，无烟酒嗜好，无毒品接触史，无特殊宗教信仰，收入水平中等。

体格检查：发育正常，肥胖，神志清楚，自主体位，查体合作。第二性征发育正常，m-FG 评分 3 分，面部无痤疮，颈部黑棘皮征阳性。身高 164cm，体重 82kg。BP 140/90mmHg，BMI 30.5kg/m²，腰围 90cm，臀围 105cm。

妇科检查：外阴发育正常，阴蒂大小正常，阴毛浓密，呈女性型分布，阴道畅；宫颈光滑；子宫居中，大小正常，活动可；腹部脂肪过多，双附件区双合诊不满意。

影像学检查：①经阴 B 超：子宫 4.5cm×5.6cm，肌层均质，内膜 0.6cm，B 型；右侧卵巢 2.5cm×3.4cm×2.1cm，卵巢内有 0.2~0.9cm 卵泡 10 余个，左侧卵巢 2.6cm×3.1cm×3.0cm，卵巢内有 0.2~0.9cm 卵泡 20 余个。②腹部 B 超：中度脂肪肝。

实验室检查：①基础内分泌：FSH 6.1IU/L，LH 3.5IU/L，E_2 55.0pg/mL，PRL 18.4ng/mL，SHBG 12.04nmol/L，DHEA-S 467.7µg/dL，AMH 8.48ng/mL，TSH 2.09mIU/L。②代谢相关检查：空腹血糖 6.9mmol/L，空腹胰岛素 18.12mIU/L；OGTT（服 75g 葡萄糖后 2 小时）血糖 10.2mmol/L，胰岛素 126mIU/L；TC 5.7mmol/L，LDL 3.82mmol/L，HDL 0.95mmol/L。③其他检查：血清皮质醇、17 羟孕酮在正常范围内。④配偶精液常规检查：精液量 1.5mL，精子活力 a+b+c 为 45%，精子活率 60%，液化时间 20 分钟。

【问题 1】通过上述问诊和查体，该患者可能的诊断是什么？

思路 1：婚后未避孕，有正常性生活，同居 1 年而未曾受孕者，称不孕不育症。该夫妇结婚同居，性生活 2~3 次/周，没有采取避孕措施，结婚 3 年来未避孕，从未妊娠，可诊断为原发性不孕症。

思路 2：2018 年正式颁布中国多囊卵巢综合征（PCOS）诊断标准为：月经稀发，闭经或不规则出血是诊断的必需条件，同时符合以下两条之一则为疑似 PCOS：①高雄激素血症和临床高雄激素征象；②卵巢多囊样改变。如排除其他可能引起高雄性激素和排卵异常的疾病即可确诊。本例患者月经稀发后出现闭经，卵巢多囊样改变，血清 T、DHEA-S 升高，实验室检查提示 TSH、血清皮质醇、17-OHP 在正常范围，据此可诊断为 PCOS。

【问题 2】基于上述的诊断，应给予该患者怎样的治疗？

思路：①生活方式的调整和胰岛素抵抗的治疗：嘱咐运动及控制饮食 3 个月，同时给予二甲双胍 500mg 口服，每天 2 次。3 个月后复查空腹血糖，空腹胰岛素，OGTT 和胰岛素释放试验示糖耐量和胰岛素敏感性，B 超监测优势卵泡发育。②促排卵治疗：孕酮撤药后出血第 5 天给予来曲唑 5mg 口服，每天一次，共 5 天，给予 hMG 75IU 注射，每天 1 次，共 3 天，B 超继续监测排卵情况。并且嘱其服用地屈孕酮片。③若经过排卵治疗方法无效时可考虑体外受精（IVF）。

案例 17-7 辅助生殖过程监测

【病史摘要】39 岁，女。

主诉：宫外孕术后 3 年未怀孕。

现病史：患者 5 年前结婚，性生活 2~3 次/周，未避孕。4 年前孕 50 天自然流产 1 次，未清宫。3 年前宫外孕 MTX 保守治疗,后一直未避孕未孕。初潮年龄 12 岁,平素月经规律,周期 28～30 天。2 年前行输卵管子宫造影提示子宫形态无异常,双侧输卵管子宫造影通而极不畅。考虑输卵管因素行体外受精(IVF)胚胎移植术助孕。

既往史:无传染病史,否认外伤手术史,否认药物过敏及献血、输血史。

体格检查:发育正常,神志清楚,自主体位,查体合作。第二性征发育正常。身高 160cm,体重 55kg,BP 110/72mmHg,BMI 21.4kg/m²。

妇科检查:外阴发育正常,阴蒂大小正常,阴毛呈女性型分布。阴道畅;宫颈光滑。子宫居中,大小正常,活动可,双附件区未触及包块及压痛。

影像学检查:经阴 B 超显示子宫 5.5cm×4.6cm×3.8cm,肌层均质,内膜 0.6cm,A 型;右侧卵巢 2.5cm×2.0cm×2.0cm,卵巢内有 0.2～0.9cm 卵泡 6 个,左侧卵巢 2.6cm×3.0cm×2.0cm,卵巢内有 0.2～0.9cm 卵泡 7 个。

实验室检查:基础内分泌:FSH 9.1IU/L,LH 3.0IU/L,E_2 42.2pg/mL,PRL 19.2ng/mL,T 0.02ng/mL,AMH 2.0ng/mL,TSH 1.8mIU/L。代谢相关检查:空腹血糖 6.0mmol/L,TC 5.4mmol/L,TG 1.99mmol/L,LDL 2.12mmol/L,HDL 0.95mmol/L。其他检查:肝炎系列及宫颈分泌物微生物检测均正常。配偶精液常规检查:两次精液检查正常。双方染色体核型正常。

【问题1】通过上述问诊和查体,该患者可能的诊断是什么?

思路 1:本例患者结婚 5 年,婚后同居,性生活正常,曾怀孕流产,未清宫。3 年前宫外孕 MTX 保守治疗,后一直未避孕未孕。行输卵管子宫造影提示子宫形态无异常,双侧输卵管子宫造影通而极不畅。根据上述描述,诊断为继发性不孕症。

思路 2:胚胎反复着床失败是指患者经过连续多次(2 次或以上)的胚胎移植均无法建立临床妊娠。在本案例中,患者经历 2 次怀孕,均没有建立临床妊娠,故可能为胚胎反复着床失败。

【问题2】本例患者考虑行 IVF 胚胎移植术助孕,期间还需要哪些检查?

思路 1:根据患者具体情况,选择个体化的卵巢刺激方案,改善胚胎发育和质量。对于 35 岁以上的女性在促排卵过程中适当使用 LH 是有益的,甚至可以考虑选择自然周期 IVF-ET 提高 RIF 患者种植率。本案例患者 39 岁,符合该策略。

思路 2:囊胚培养,对于 RIF 患者,将胚胎培养到囊胚阶段能够帮助。选择最有种植潜力的胚胎,囊胚移植是可以提高种植率和妊娠率的策略,同时减少了移植胚胎的数目,减少多胎妊娠的风险。

思路 3:胚胎染色体筛查:对移至宫腔前的胚胎进行非整倍体检测,此技术提供了选择整倍体胚胎的概率,而不仅仅是移植形态学正常的胚胎。

【问题3】在患者行 IVF 胚胎移植术助孕期间,治疗的过程怎么样?

思路 1:第一次促进排卵取卵及 2 次自然周期 FET。在行使第一次长方案促排后,获卵 16 枚,IVF 受精 12 枚,可利用胚胎 9 枚,考虑卵巢过度刺激风险全胚冻存。3 个月后自然周期行冷冻胚胎移植(FET)胚胎 2 枚,未孕。次月再次自然周期内膜准备 FET 2 枚,仍然未孕。多次超声检查提示:子宫大小正常,无卵巢囊肿及子宫腺肌病提示,移植前大卵泡起子宫内膜双层厚度 9.8mm,回声均匀,A 型内膜。

思路 2:囊胚培养后 FET 2014 年 12 月再次自然周期移植,3 枚胚胎行囊胚培养,移植囊胚 1 枚,未孕。

思路 3:宫腔镜检查内膜刺激及免疫学检查后再次人工周期 FET。该患者行宫腔镜检查,镜下见宫腔大小正常,内膜局部增厚,行搔刮后内膜病理检查(增生期反应)。同时进行免疫方面检查,未发现异常。次月行激素替代周期 FET,戊酸雌二醇片 4mg/d,同时口服阿司匹林肠溶片 75mg/d,补充 12 天后查子宫内膜厚度 9.0mm,A 型,予以孕激素内膜转化后移植冻胚 2 枚,仍未孕。

思路4：第二次促排卵取卵行植入前遗传学筛查并FET。考虑患者反复移植失败，且患者已超过38周岁，建议患者考虑行胚胎植入前遗传学筛查。再次采用长方案，获卵12枚，成熟10枚，卵胞质内单精子注射后正常受精10个，D5观察有2枚囊胚符合活检标准并行活检和胚胎玻璃化冷冻保存，D6观察有1枚囊胚符合活检标准并行活检和胚胎玻璃化冷冻，活检过程顺利。待D6活检完成后，对活检获得的3枚囊胚滋养层细胞分别行全基因组扩增。扩增完成后经荧光标记后与芯片杂交aCGH技术分析处理后显示，D6囊胚为正常信号，提示对应胚胎为正常或平衡型胚胎；余两枚胚胎分析结果显示非整倍体，提示相应的胚胎染色体数目异常。患者接受活检后的第3个月经周期行自然周期囊胚解冻移植。参考aCGH的结果选择结果为整倍体的平衡胚胎进行移植，移植后14天血β-hCG阳性，移植后28天阴道超声下见1个孕囊，并可见胚芽及原始心管搏动，为单胎妊娠。孕中期行羊水穿刺证实胎儿染色体核型正常。在本案例中，患者经历了4个移植周期均未获妊娠，由于这4个移植周期中患者的子宫内膜厚度在移植当日均达到了8mm以上，且期间也已行宫腔镜检查，同时行内膜搔刮进行内膜机械刺激，也有用阿司匹林口服改善内膜容受性，在移植内膜准备方案上也有所改变，因此初步可排除子宫内膜因素导致的种植失败。又由于已排除了双方染色体异常以及免疫学异常的影响因素，考虑到患者本身有自然流产史，且已有39岁，设想可能由于患者高龄导致了卵子质量降低从而影响了受精后胚胎的质量，导致胚胎遗产物质异常并最终影响胚胎着床。因此，在第二周期中运用比较基因组杂交微阵列（array comparative genomic hybridization，aCGH）技术对患者胚胎进行了植入前遗传学筛查，结果发现患者囊胚的异常比例达2/3。在移植了染色体正常的胚胎后，该患者终于获得了临床妊娠，孕中期行羊水穿刺证实胎儿染色体核型正常。

案例 17-8　辅助生殖政策法规

【病史摘要】患者，女，42岁。

主诉：近3年未怀孕。

现病史：患者近3年一直同居，丈夫45岁。育有1女5岁，性生活2～3次/周，未避孕。平素月经规律，周期28～30天。2年前行输卵管子宫造影提示子宫形态无异常，双侧输卵管子宫造影通而不畅。要求输卵管因素行体外受精胚胎移植术助孕。考虑到年龄偏大，患者丈夫私下找到主治医生，要求植入一男胎，事后重金酬谢。

【问题1】通过上述主诉和行为，医患双方可能存在哪些违法行为？

思路1：依照《中华人民共和国医师法》第五十六条规定：利用职务之便，索要、非法收受财物或者牟取其他不正当利益，或者违反诊疗规范，对患者实施不必要的检查、治疗造成不良后果的，由县级以上人民政府卫生健康主管部门责令改正，给予警告，没收违法所得，并处一万元以上三万元以下的罚款；情节严重的，责令暂停六个月以上一年以下执业活动直至吊销医师执业证书。本案例主治医师私自收受患者家属红包，属于违法行为。

思路2：国家法律规定，为谋取不正当利益，给予公司、企业或者其他单位的工作人员以财物，数额较大的，处三年以下有期徒刑或者拘役；数额巨大的，处三年以上十年以下有期徒刑，并处罚金。患者丈夫私下重金酬谢，构成违法行为。

思路3：《中华人民共和国人口与计划生育法》第三十五条规定，严禁利用超声技术和其他技术手段进行非医学需要的胎儿性别鉴定；严禁非医学需要的选择性别的人工终止妊娠。本案例患者及丈夫并未有与性别有关的家族性遗传病，主治医生若在性别鉴定后进行胚胎植入，属于违法行为。

【问题2】什么情况下，试管婴儿可以选择性别进行植入？

　　思路：夫妻双方性染色体携带致病基因，为了避免怀有性连锁遗传病的胎儿，有效防止高危夫妻在发现胎儿异常后终止妊娠的痛苦，在辅助生殖的过程中，可以选择性别进行植入。如血友病，男性发病，女性为携带者，对于女性本身来说，是不会发病的，那就要进行胚胎的性别筛选，防止病儿出生。

（潘　卫　梁纯子）

第十八章　妊娠与新生儿疾病检验案例分析

案例 18-1　新生儿黄疸

【病史摘要】男，出生 5 天。

主诉：皮肤黏膜黄染 2 天

现病史：患儿系 G_1P_1，孕 40 周自然分娩，出生后 3 天出现黏膜黄染，后颜面、躯干逐渐出现黄染，无发热，无咳嗽，无呕吐，无抽搐，尿便颜色黄色较深，食饮尚可。因皮肤黏膜黄染 2 天收治入院。

体格检查：T 36℃，P 120 次 / 分，R 42 次 / 分，发育良好，营养中等，哭声响亮，神志清醒，巩膜颜面明显黄染，躯干及四肢可见黄染，肌张力正常，新生儿原始反射存在。

实验室检查：血常规：WBC 10.8×10^9/L，ENF 55%，LT 45%，Hb 150g/L。血型 O 型。尿液分析：尿胆阳性、尿胆红素阴性。血液生化：血总胆红素 285μmol/L，结合胆红素 32μmol/L。

【问题 1】通过上述问诊与查体，该患者可能的诊断是什么？需与哪些疾病鉴别诊断？

思路 1：患儿男性，出生 5 天，巩膜颜面明显黄染，躯干及四肢可见黄染。尿液分析：尿胆阳性、尿胆红素阴性。初步诊断可能是新生儿黄疸。

思路 2：需与以下疾病鉴别诊断：①生理性黄疸：根据黄疸持续时长和严重程度鉴别诊断生理性黄疸。②新生儿溶血：由于母子血型不合，母亲体内产生与胎儿血型抗原不配的血型抗体，这种抗体通过胎盘进入到胎儿体内引起同族免疫性溶血，从而引发黄疸，应与之鉴别。③新生儿败血症：由于新生儿免疫系统未成熟，免疫功能较差，极易发生感染，发生感染后很难局限而导致全身广泛炎性反应。黄疸有时可为败血症唯一表现。应与之鉴别。④G-6-PD 缺乏：由于调控 G-6-PD 的基因突变所致，由于缺乏红细胞本身对氧化性损伤的抵御潜力，故在任何氧化性刺激下均可造成溶血。⑤新生儿肝炎：病毒或寄生虫等可引起新生儿肝炎，起病较缓，常在出生后数天至数周内出现黄疸，持续时间长。实验室检查血清转氨酶增高，胆红素增高，以结合胆红素增高为主。⑥完全性胆道梗阻：由于先天发育，导致的胆道梗阻，从而引发严重的黄疸症状，可做胆道镜、胆道造影等进行鉴别。⑦胆道闭锁：先天性胆道闭锁，胆道锁占新生儿长期阻塞性黄疸的半数病例，是一种肝内外胆管出现阻塞，并可导致胆汁性肝硬化而最终发生肝功能衰竭。可行 B 超、CT 等加以鉴别。

【问题 2】为明确诊断，应进行哪些检查？

思路 1：实验室检查：①血液常规检查：有助于新生儿溶血病的筛查。有溶血病时红细胞计数和血红蛋白减低，网织红细胞增多。②血型：包括父、母及新生儿的血型（ABO 和 Rh 系统），特别是可疑新生儿溶血病时，非常重要。必要时进一步作血清特异型抗体检查以助确诊。③红细胞脆性试验：怀疑黄疸由于溶血引起，但又排除血型不合溶血病，可做本试验。若脆性增高，考虑遗传性球形红细胞增多症，自身免疫性溶血等。若脆性降低，可见于地中海贫血等血红蛋白病。④高铁血红蛋白还原率：正常 >75%，G-6-PD 缺陷者此值减低，须进一步查 G-6-PD 活性测定，以明确诊断。⑤血、尿、脑脊液培养，血清特异性抗体，C 反应蛋白及血沉检查：疑为感染所致黄疸，应做血、尿、脑脊液培养,血清特异性抗体,C 反应蛋白及血沉检查。血常规白细胞计数增高或降低,有中毒颗粒及核左移。⑥肝功能检查:谷丙转氨酶是反映肝细胞损害较为敏感的方法,碱性磷酸酶在肝内胆道梗阻或有炎症时均可升高。

思路 2:可进行的其他检查:①超声检查:胆道系统疾病时,如胆管囊肿、胆管扩张、胆结石、胆道闭锁,胆囊缺如等都可显示病变情况。②听、视功能电生理检查:包括脑干听觉诱发电位(BAEP)可用于评价听觉传导神经通道功能状态,早期预测胆红素毒性所致脑损伤,有助于暂时性或亚临床胆红素神经性中毒症的诊断。

思路 3:可根据患者典型的实验检查特点帮助诊断。

检查结果:①尿液异常:尿胆阳性;②生化异常:血总胆红素 285μmol/L,结合胆红素 22μmol/L。

【问题3】根据实验室及其他检查结果,应做出怎样的诊断? 依据是什么?

【诊断】新生儿病理性黄疸。

诊断依据:①巩膜颜面明显黄染,躯干及四肢可见黄染;②尿胆阳性、尿胆红素阴性;③血总胆红素 285μmol/L,结合胆红素 22μmol/L。

思路 1:胆红素生成过多,因过多的红细胞的破坏及肠肝循环增加,使血清未结合胆红素升高。

思路 2:肝脏胆红素代谢障碍,由于肝细胞摄取和结合胆红素的功能低下,使血清未结合胆红素升高。

思路 3:胆汁排泄障碍,肝细胞排泄结合胆红素障碍或胆管受阻,可致高胆红素血症,但如同时伴肝细胞功能受损,也可有未结合胆红素的升高。

【问题4】新生儿黄疸可能会发生哪些并发症?

思路 1:胆红素脑病:当血清胆红素重度升高或同时存在高危因素时,可使未结合胆红素透过血脑屏障入脑,导致胆红素脑病。多见于出生后 1 周内,最早可于出生后 1～2 天内出现神经系统症状。

思路 2:胆红素性神经功能障碍:可表现为轻度的神经系统和认知异常、单纯听力受损或听力受损。

案例 18-2　新生儿坏死性小肠结肠炎

【病史摘要】男性,新生儿。

主诉:重度窒息后反应差 10 分钟。

现病史:患儿因"重度窒息后反应差 10 分钟"入院。患儿由孕妇"阴道流血 3 天、胎膜早破 1 小时"本院剖宫产娩出,出生体重 1.1kg,术中发现胎盘完全剥离,血性羊水。患儿出生后不哭,皮肤青紫,无自主呼吸、四肢松软、刺激后无反应、心音微弱,立即予"清理呼吸道、气管插管、胸外心脏按压及 1∶10 000 肾上腺素 1mL 气管内滴入"等处理,患儿心率上升,略有反应、四肢仍松软。

体格检查:T 36.6℃,P 132 次 / 分,R 45 次 / 分(气管插管下),BP 44/30mmHg,早产儿貌,心率 132 次 / 分,律齐,心音低钝,未闻及杂音。全身皮肤黏膜青紫,口唇发青,自主呼吸不规整,吸气三凹征阳性,气管插管下双肺送气音一致,腹胀,腹壁静脉显露,肠鸣音消失,CRT＞3s。

实验室检查:血气(FIO$_2$ 25%):pH 7.016,PO$_2$ 105mmHg,PCO$_2$ 30.2mmHg,Hb 12.9g/dL,HCO$_3^-$ 9.5mmo/L,BE –20.1nmol/L,WBC 22×10^9/L,PLT 60×10^9/L,APTT 118s,并出现核左移现象。

【问题1】通过上述问诊与体格检查,该患者可能的诊断是什么? 需与哪些疾病鉴别诊断?

思路 1:患儿出现腹胀,腹壁静脉显露,肠鸣音消失,全身皮肤黏膜青紫,口唇发青,自主呼吸不规整，三征阳性。实验室检查伴有血小板（PLT）降低和活化部分凝血活酶时间（APTT）延长；经血气分析知 HCO_3^- 9.5mmol/L，代谢性酸中毒；伴有外周血白细胞降低及核左移现象。

【诊断】新生儿坏死性小肠结肠炎（necrotizing enterocolitis of newborn，NEC）首先考虑。

思路2：鉴别诊断：①中毒性肠麻痹，当原发病为腹泻或败血症时，甚易把 NEC 误诊为中毒性肠麻痹。但中毒性肠麻痹无便血，X 线片上无肠壁间积气。②机械性小肠梗阻，在其 X 线腹片上，液面的跨度较大，肠壁较薄，无肠间隙增宽、模糊，无肠壁积气，再结合临床则易区别。③肠扭转，肠扭转时机械性肠梗阻症状重，呕吐频繁，腹部 X 线平片示十二指肠梗阻影像，腹部密度均匀增深，并存在不规则多形气体影，无明显充气扩张的肠曲。④先天性巨结肠，早期 NEC 表现为小肠、大肠普遍胀气时应与先天性巨结肠鉴别，后者以腹胀、排便困难为主，可见肠形，直肠指诊时有大量粪便和气体随手指排出，压力极大，呈爆炸式排出。排便后腹胀暂时缓解、无血便。⑤新生儿出血症，出生后 2～5 天可以出现胃肠道出血为主表现，需鉴别。新生儿出血症有生后未给予维生素 K 注射史，腹部不胀，腹部 X 线平片无肠腔充气和肠壁积气，维生素 K 治疗有效。

【问题2】为明确诊断，应进行哪些检查？

思路1：实验室检查：①粪便隐血试验（OBT）：NEC 时粪便隐血多为阳性。②病原学检查：包括大便培养、血培养以及手术时取出的腹腔液培养。血培养和便培养的病菌一致，对诊断 NEC 的病因有意义。培养以大肠埃希菌、克雷伯菌和铜绿假单胞菌多见。③C 反应蛋白（CRP）：CRP 显著升高是 NEC 病情进展的重要指标，CRP 对早期诊断敏感性较差，但特异性相对比较好，CRP 显著升高，提示 NEC 病情已非常严重。④血糖：血糖异常，出现高血糖或低血糖。

思路2：可进行的其他检查：①腹部 X 线平片：现阶段 NEC 的诊断主要依据腹平片。腹部 X 线片上 NEC 的标志性特点是异常的气体分布。②腹部超声检查：对观察肠壁血流状况、是否存在腹水、门静脉积气等，超声比 X 线平片更有优势。

【问题3】根据实验室及其他检查结果，应做出怎样的诊断？依据是什么？

【诊断】新生儿坏死性小肠结肠炎。

诊断依据：①外周血白细胞降低并出现核左移现象。②腹胀，腹壁静脉显露，肠鸣音消失。③自主呼吸不规整，生命体征不稳定。④HCO_3^- 及 PH 降低为代谢性酸中毒，无自主呼吸、四肢松软、刺激后无反应。⑤PLT 降低，全身皮肤黏膜青紫，口唇发青。

思路1：白细胞异常提示存在细菌感染。

思路2：腹胀，腹壁静脉显露，肠鸣音消失，提示胃肠道存在病变，并且为 NEC 的早期症状。

思路3：自主呼吸不规整及全身皮肤黏膜青紫，口唇发青提示机体存在缺血缺氧现象。

思路4：酸中毒和四肢松软、反应差，提示已出现全身症状。

【问题4】新生儿坏死性小肠结肠炎可能会发生哪些并发症？

思路1：胃酸分泌过多诱发的消化性溃疡。

思路2：短肠综合征，可造成营养不良和水电解质的吸收障碍，一般短肠综合征为功能性患者可出现维生素 A、D、E、K、B_2 和微量元素，如锌、镁缺乏，需要及时补充。

思路3：肠管狭窄。一般好发于左侧结肠位，通常在病后 2～3 周再次出现。肠梗阻的表现为呕吐、腹胀、顽固性便秘，持续或者反复发生直肠出血、肠穿孔或者反复发生败血症，没有症状的部分肠狭窄往往可以自愈。

思路4：5% 的患儿可以在 NEC 术后复发。常出现在初次发病后 1 月左右，原因不明。但绝大多数病例经保守治疗即可痊愈。

案例 18-3　新生儿败血症

【病史摘要】女，出生 5 天。

主诉：患儿拒食，反应差 1 天，皮肤黄染，并加重 10 小时。

体格检查：面部颈部散在小脓疱，心肺无异常，脐部稍湿，肝肋下 1.5cm。

实验室检查：①血培养阳性；②白细胞总数 WBC$>20\times10^9$/L；③ CRP$\geqslant$8mg/L，PCT$>$2.0pg/L。

【问题 1】通过上述问诊与体格检查，该患者可能的诊断是什么？需与哪些疾病鉴别诊断？

思路 1：患儿出生 5 天，拒食，反应差 1 天，皮肤黄染，并加重 10 小时，面部颈部散在小脓疱，心肺无异常，脐部稍湿，肝肋下 1.5cm，血培养阳性，白细胞总数 WBC$>20\times10^9$/L，CRP$\geqslant$8mg/L，PCT$>$2.0pg/L，初步诊断为新生儿败血症。

思路 2：需与下列疾病鉴别诊断：①颅内出血、窒息：败血症有呼吸暂停、震颤、抽搐、前囟凸出，表示有神经系统侵犯时，尤其是初生 1 周内患儿，应与颅内出血、窒息等鉴别，后者发病早，多在生后 1~2 天内起病，有产伤史，有神经系统先天畸形并发脑膜炎时，也应与败血症鉴别。②呼吸道疾病：败血症早期症状可有呼吸困难、急促、发绀等，应与气胸、肺炎、未成熟儿原发性呼吸窘迫综合征、肺膨胀不全等鉴别，必要时可摄胸部 X 线片以协助诊断。③消化道疾病：腹胀、呕吐、大便次数多或减少，是肠道原发病的表现，也可在败血症时出现，应分析各症状的发展和因果关系，对肠菌类引起的败血症应提高警惕。④血液病：新生儿溶血病，红细胞酶的缺乏也可表现黄疸、贫血、呼吸急促和呼吸困难等，但严重的溶血性贫血并无感染征，可与败血症引起的高胆红素血症鉴别，新生儿出血症须与败血症并发出血者鉴别，前者无感染灶，输血和维生素 K 治疗可获痊愈，特发性血小板减少性紫癜和先天性白血病应与败血症鉴别，可由血常规检查协助诊断。⑤新生儿肝炎：以黄疸为首发症状，皮肤黄染明显而全身感染，中毒症状轻，故常常误诊，新生儿败血症出现黄疸的机制除细菌毒素引起的溶血外，与肝细胞的损伤，肝脏排泄胆汁障碍及新生儿肝脏酶系统发育不完善，胆红素在肝脏结合过程受到抑制有关，所以部分患儿血中转氨酶及直接胆红素升高，临床常误诊为肝炎综合征而延误治疗。患儿无肝炎接触史，与其母 HBsAg 全部阴性，实验室检测，多数患儿白细胞数增高，选用抗生素治疗症状迅速好转，同时有局部感染灶更是诊断败血症的重要线索，而没有明显感染灶的新生儿败血症唯一依据是血培养，因此当患儿出现原因不明的黄疸时，应想到败血症的可能并早期采血做细菌培养，如果一次血培养阴性而又高度怀疑败血症时，应反复做血或感染灶的渗出物的细菌培养以提高阳性率。⑥其他感染：单纯疱疹，巨细胞包涵体病，柯萨奇病毒感染等均可在新生儿期发生，其症状与败血症相似，单纯疱疹病毒感染，半数可无疱疹，只有全身症状，柯萨奇病毒可引起发热、厌食、呕吐、苍白、发绀、呼吸困难、肝大、黄疸、出血等，主要表现为心肌炎和脑膜炎，多在初生 2 周内发病，另外，弓形虫病、球状孢子菌病、播散性组织胞浆菌病等少见病，有时也应与败血症鉴别。

【问题 2】为明确诊断，应进行哪些检查？

思路 1：病原学检查：①血培养：应在使用抗生素之前进行，抽血时必须严格消毒。疑为肠源性感染者应同时进行厌氧菌培养。以提高阳性率。②脑脊液、尿培养：脑脊液除培养外。还应涂片找细菌；尿培养最好从耻骨上膀胱穿刺取尿液，以免污染，尿培养阳性有助于诊断。③其他：可酌情行胃液和外耳道分泌物（应在生后 1 小时内）、咽拭子、皮肤拭子、脐残端、肺泡灌洗液（气管插管患儿）等细菌培养，阳性可证实有细菌定植，但不能确立败血症的诊断。④病原菌抗原及 DNA 检测：采用对流免疫电泳、酶联免疫吸附测定等方法，用已知抗体测血、脑脊液和尿中未知致病菌抗原；还可采用 DNA 探针等分子生物学技术协助诊断。

思路 2：血液非特异性检查：①周围血象：WBC 总数降低（$<5\times10^9$/L），或增多（<3 天者

WBC>25×10^9/L；>3 天者 WBC>20×10^9/L）。由于新生儿出生后早期白细胞总数正常范围波动很大，应根据采血的日龄进行具体分析。②细胞分类：杆状核细胞／总中性粒细胞（immature／total neutrophils，I／T）>0.16。③ PLT<100×10^9/L。④ C 反应蛋白是急相蛋白中较为普遍开展且比较灵敏的参数，在急性感染 6～8 小时后即上升，8～60 小时达高峰，感染控制后可迅速下降；CRP≥8mg/L（末梢血方法）为异常。⑤血清降钙素原（procalcitonin，PCT）：细菌感染后 PCT 增高出现较 CRP 早，有效抗生素治疗后 PCT 水平迅速降低，具有较高的特异性和敏感性。一般以 PCT>2.0μg/L 为严重感染的临界值。⑥白细胞介素 6（IL-6）：敏感性为 90%，阴性预测值>95%。炎症发生后反应较 CRP 早，炎症控制后 24 小时内恢复至正常。

【问题 3】根据实验室及其他检查结果，应做出怎样的诊断？依据是什么？

【诊断】新生儿败血症。

诊断依据：①临床表现：患儿，5 天反应差 1 天，黄疸，面部颈部散在小脓疱说明有感染源，肝肋下 1.5cm 说明肝轻度肿大；②血培养阳性，诊断依据之一；③白细胞总数升高，且 WBC>20×10^9/L，CRP，PCT 均升高且 CRP≥8mg/L，PCT>2.0pg/L 诊断依据之二。

思路 1：确诊败血症应具有临床表现并符合下列任意一条：①血培养或无菌体腔液培养出致病菌。②如果血培养培养出机会致病菌，则必须于另次（份）血，或无菌体腔内，或导管尖端培养出同种细菌。

思路 2：临床诊断败血症应具有临床表现且具备以下任意一条：①非特异性检查结果异常的项目>2 条。②血标本病原菌抗原或 DNA 检测阳性。

【问题 4】新生儿败血症可能会发生哪些并发症？

思路 1：新生儿败血症最常见的并发症是脑膜脑炎或脑炎，因败血症是因细菌感染，细菌通过血液循环到脑部，遗留在脑部。儿童血-脑屏障非常弱，没有免疫力，血-脑屏障不够坚强，造成细菌侵入，在脑部繁殖引起化脓性感染，所以化脓性脑膜炎是最常见也是最严重的败血症。

思路 2：其他系统也会引起相关问题，比如细菌通过血液循环进入肺部，引起肺脓肿。

案例 18-4　新生儿贫血

【病史摘要】男，出生 15 小时。

主诉：面目苍白 15 小时。

现病史：足月新生儿貌，反应尚可，哭声响，面色苍白面部稍浮肿，未见吐沫，干燥无渗出，吸吮反射、觅食反射、握持反射存在，拥抱反射未引出。

体格检查：T 37.2℃，P 135 次／分，R 42 次／分，BP 65/47，体重 3 100g，身高 50cm，血糖 3.9mmol/L。

实验室检查：血常规：RBC 2.02×10^{12}/L，Hb 58g/L，HCT 17.10，MCHC 287g/L。血液生化：TP 46g/L，ALB 25.4g/L，TBIL 66.6μmol/L，BC 26.6μmol/L。

【问题 1】通过上述问诊与检查，该患者可能的诊断是什么？需与哪些疾病鉴别诊断？

思路 1：患儿年龄 15 小时，面色苍白，呼吸、脉搏增快，拥抱反射未引出。实验室检查：RBC 2.02×10^{12}，Hb 58g/L，HCT 17.10，MCHC 287g/L。初步诊断可能是新生儿贫血。

思路 2：鉴别诊断：需要区分新生儿是再生障碍性贫血、失血性贫血、白血病还是新生儿败血症。

【问题 2】为明确诊断，应进行哪些检查？

思路 1：实验室检查：①网织红细胞计数：在溶血性贫血，急性失血时显著增高。②外周血红细胞形态检查：可用于贫血类型及病因诊断。③血培养：新生儿败血症时血培养呈阳性。④骨髓细胞学检查：有助于贫血的病因诊断，是血液系统疾病常用检测项目。⑤骨髓活检：可以提供较为完整的骨髓组织学结构,从而更准确地反映骨髓增生程度,较全面地衡量骨髓中造血组织、脂肪及纤维组织所占的比例,为贫血的病因诊断提供依据。⑥红细胞渗透脆性试验:自身免疫性溶血性贫血、先天性溶血性黄疸(家族性溶血性黄疸)等时增加。⑦血结合胆红素和非结合胆红素测定:溶血性贫血时间接胆红素明显增高。⑧血红蛋白尿测定:血型不合的输血、大面积烧伤、恶性疟疾、某些传染病、溶血性中毒等,明显增多。⑨尿含铁血黄素试验(Rous 试验):慢性血管内溶血时阳性。⑩库姆斯试验:溶血性贫血时本试验阳性。⑪血清乳酸脱氢酶测定:溶血性贫血时血清乳酸脱氢酶明显增加。⑫红细胞寿命测定:溶血性贫血时红细胞寿命缩短。⑬血浆游离血红蛋白测定:血管内溶血时显著升高;珠蛋白生成障碍性贫血、自身免疫性溶贫时轻度增高;血管外溶血、红细胞膜缺陷性贫血时不增高。⑭血浆高铁血红蛋白测定:血管内溶血时阳性。本试验阳性说明机体存在严重血管内溶血,是严重血管内溶血的指标。⑮血清结合珠蛋白测定:增高见于妊娠、慢性感染、恶性肿瘤等,但不能排除溶血;减低见于各种溶血、肝病或无结合珠蛋白血证、巨幼细胞贫血等。

思路 2:可进行的其他检查:① B 超检查:判断肝、脾有无肿大,用于血管内、外溶血的鉴别;②颅脑超声及头颅 CT。

【问题3】根据实验室及其他检查结果,应做出怎样的诊断? 依据是什么?

【诊断】新生儿贫血。

诊断依据:①一般表现:面色苍白,面部稍浮肿;心血管及呼吸系统:呼吸、脉搏增快;神经系统:拥抱反射未引出。② RBC 降低,Hb 降低,Hct 降低。③ MCV 正常,MCH 正常,MCHC 降低。④血清总蛋白降低、白蛋白降低、总胆红素增加。

思路 1:一般表现:面色苍白,面部稍浮肿;心血管及呼吸系统:呼吸、脉搏增快;神经系统:拥抱反射未引出。红细胞降低,血红蛋白降低,血细胞比容降低,提示新生儿贫血。

思路 2:MCV 正常,MCH 正常,MCHC 降低,提示为正细胞性贫血。

思路 3:血清总蛋白降低、白蛋白降低、总胆红素增加,提示可能为溶血性贫血。

【问题4】新生儿贫血可能会发生哪些并发症?

思路 1:自身抵抗力减弱,易患病。

思路 2:胃酸分泌减少,脂肪吸收不良,新生儿消化能力减弱,营养不良。

思路 3:呼吸急促、心跳加快、肌肉软弱无力等不适症状。

思路 4:烦躁不安,智力发育迟缓。

案例 18-5　新生儿肺炎

【病史摘要】女,10 天。

主诉:发热、咳嗽、气促 3 天。

现病史:3 天前无明显诱因发热,体温 38～39℃,无寒战,伴咳嗽,喉中有痰,不易咳出。1 天前咳嗽加重,伴有气喘、呼吸困难,精神欠佳,自服"肺炎止咳糖浆""阿莫西林颗粒"后,体温下降,气喘、咳嗽无明显缓解,自发病以来精神、食纳欠佳,大小便正常。

体格检查:T 37℃,P 150 次 / 分,R 60 次 / 分,体重 9kg。发育正常,营养中等,神志清,精神欠佳,全身黏膜无黄染及出血点,浅表淋巴结未触及肿大,头颅无畸形,前囟 1.0cm×1.0cm,饱满,鼻翼扇动,口周稍发绀,咽红,扁桃体不大,胸廓对称无畸形,三凹征(+)。双肺呼吸音粗,可闻及广泛喘鸣音,痰鸣音及双肺底细小湿啰音。心界不大,心音有力,律齐,心率 150 次 / 分,未闻及病理性杂音。腹软,肝脏肋下 3cm,质软。神经系统检查未见异常。

实验室检查:痰培养:培养出金黄色葡萄球菌;血清 IgG、IgM 增高;白细胞增高,达(15～30)×10⁹/L;血气分析:PaO₂ 降低、PaCO₂ 升高、pH 异常;电解质测定:低钠血症、低氯血症、低钙血症、低钾血症、高镁血症、高氯血症及高钾血症。

【问题1】通过上述问诊与查体,该患者可能的诊断是什么?需与哪些疾病鉴别诊断?

思路1:患儿3天前无明显诱因发热,体温38～39℃,无寒战,伴咳嗽,气喘、呼吸困难,精神、食纳欠佳。查体:口周发绀,咽红,三凹征阳性,呼吸频率增快,双肺呼吸音粗,可闻及广泛喘鸣音,痰鸣音及双肺底细小湿啰音。初步诊断为新生儿肺炎。

思路2:鉴别诊断:①根据喘息和肺部喘鸣音对速效支气管扩张剂的反应、有无双相喘鸣音鉴别诊断哮喘。②肺炎支原体细支气管炎大多有喘息,重者出现呼吸困难,容易遗留闭塞性细支气管炎和支气管扩张后遗症,易与肺炎混淆。③非感染性肺部疾病。根据有无胃肠道疾病、神经肌肉疾病等引起吸入的基础疾病、胸部影像学表现等鉴别吸入性肺炎;根据有无贫血以及弥漫性病变鉴别弥漫性肺泡出血综合征;根据病史、临床表现以及弥漫性间质病变等鉴别间质性肺疾病。④肺结核。根据临床表现以及影像学有无纵隔、肺门以及隆突下淋巴结肿大鉴别原发性肺结核;根据临床表现以及影像学有无空洞和支气管播散病灶鉴别继发性肺结核;根据临床表现以及影像学有无肺结核和肺实变鉴别结核性胸膜炎。

【问题2】为明确诊断,应进行哪些检查?

思路1:实验室检查:①痰涂片和培养:培养出金黄色葡萄球菌。②血培养:是细菌性肺炎的确诊依据。③病毒学检查:通过免疫酶标或免疫荧光技术检测鼻咽部脱落细胞中的病毒抗原;应用PCR或核酸杂交技术测定脱落细胞中特定病毒的DNA或RNA(逆转录PCR);检测血清中特异的IgG和IgM抗体。④肺炎支原体检测:测血清中特异性IgM和IgG抗体;采集咽拭子检测肺炎支原体DNA。⑤外周血白细胞数和中心粒细胞比例:白细胞升高提示细菌性肺炎,但重症细菌性感染时,白细胞数和中性粒细胞比例可明显下降,可有核左移。⑥C反应蛋白(CRP)检测:起病1～3天内升高常提示细菌性肺炎,升高程度与感染严重度密切相关。⑦降钙素原(PCT):升高是判断细菌性肺炎以及是否合并脓毒症的很好指标。⑧其他:血气分析、肝肾功能电解质,怀疑A群链球菌感染进行抗"O"检测。

思路2:可进行的其他检查:①胸部X线检查:病情严重或考虑有并发症时需早期行胸部X线检查;②B超检查:胸部和腹部超声。

【问题3】根据实验室及其他检查结果,应做出怎样的诊断?依据是什么?

【诊断】新生儿肺炎。

诊断依据:①发热,体温38～39℃,伴咳嗽,喉中有痰;②三凹征(+),双肺呼吸音粗,可闻及广泛喘鸣音,痰鸣音及双肺底细小湿啰音;③痰培养:培养出金黄色葡萄球菌;④白细胞增高,达$(15～30)×10^9/L$。

思路1:发热、咳嗽、双肺可闻及广泛喘鸣音,提示肺部感染。

思路2:白细胞显著升高,提示可能为细菌感染。

思路3:痰培养出金黄色葡萄球菌,提示可能为金黄色葡萄球菌感染。

【问题4】新生儿肺炎可能会发生哪些并发症?

思路1:肺内并发症:胸腔积液、脓胸、肺脓肿、支气管胸膜瘘、急性呼吸窘迫综合征(ARDS)以及急性呼吸衰竭等。

思路2:肺外并发症:脓毒症、脓毒症休克、迁延性病灶(心包炎、心内膜炎、脑膜炎、脑脓肿、脓毒症性关节炎、骨髓炎)。

案例18-6　化脓性脑膜炎

【病史摘要】男,4个月。

主诉:反复发热,患儿于13天前无明显原因发热达39℃,伴轻咳,曾呕吐数次,吐出胃内容物,非喷射性,无惊厥。血常规:WBC 14×10⁹/L,NEUT% 81%,住院按"上感"治疗好转出院,2天前发热达 39℃ 以上,伴哭闹,易激惹,呕吐 2 次,以"发热呕吐"待查收入院。病后患儿精神尚可,近 2 天来精神萎靡,大便正常,吃奶稍差。既往体健,第 1 胎第 1 产,足月自然分娩,生后母乳喂养。

体格检查:T 38.4℃,P 140 次 / 分,R 44 次 / 分,BP 80/65mmHg,体重 7.8kg,身高 66cm,头围 41.5cm,神清,精神差,易激惹,前囟 0.8cm×0.8cm,张力稍高,眼神欠灵活,巩膜无黄染,双瞳孔等大等圆,对光反射存在,颈项稍有抵抗,心率 140 次 / 分,律齐,肺及腹部无异常,克氏征(+),巴宾斯基征(−)。

实验室检查:血常规:Hb 112g/L,WBC 29.6×10⁹/L,LY% 20%,MONO% 3%,PLT 150×10⁹/L,分叶 77%。腰穿:滴速 62 滴 / 分,血性微混浊,脑脊液常规:细胞总数 5 760×10⁶/L,白细胞数 360×10⁶/L,多形核 86%。脑脊液生化:葡萄糖 2.5mmol/L,蛋白 1.3g/L、氯化物 110mmol/L。

【问题 1】通过上述问诊与体格检查,该患者可能的诊断是什么? 需与哪些疾病鉴别诊断?

思路 1:男性患儿,反复发热,于 13 天前无明显原因发热达 39℃,伴轻咳,曾呕吐数次,吐出胃内容物,2 天前发热达 39℃ 以上,伴哭闹,易激惹,呕吐 2 次。查体:前囟 0.8cm×0.8cm,张力稍高,眼神欠灵活,巩膜无黄染,双瞳孔等大等圆,对光反射存在,颈项稍有抵抗,肺及腹部无异常,克氏征(+),巴宾斯基征(−)。男性患儿,反复高热,前囟膨隆伴张力增高,颈项抵抗,克氏征阳性,初步诊断为脑膜炎。

思路 2:鉴别诊断:①病毒性脑炎:主要诊断要点包括特定流行季节;有其特殊的临床表现,如肠道病毒可伴随腹泻、皮疹或心肌炎;脑脊液生化改变不同,糖及氯化物一般正常或稍低,细菌涂片或细菌培养结果阴性。②新型隐球菌脑膜炎:通常隐匿起病,病程迁延,脑神经尤其是视神经受累常见,脑脊液白细胞通常低于 500×10⁶/L,以淋巴细胞为主,墨汁染色可见新型隐球菌,乳胶凝集试验可检测出隐球菌抗原。③结核性脑膜炎:通常亚急性起病,脑神经损害常见,脑脊液检查白细胞计数升高往往不如化脓性脑膜炎明显,病原学检查有助于进一步鉴别。

【问题 2】为明确诊断,应进行哪些检查?

思路 1:实验室检查:①血常规:白细胞总数及中心粒细胞明显增加。②血培养:早期、未用抗生素治疗者可得阳性结果,可确定病原菌。③咽拭子培养:分离出致病菌有参考价值。④脑脊液常规检查:脑脊液血性浑浊,典型脓性改变;滴速 62 滴 / 分,压力增高;细胞总数 5 760×10⁶/L,白细胞数 360×10⁶/L,多形核 86%,可见白细胞增高。⑤脑脊液生化检查:葡萄糖 2.5mmol/L,蛋白 1.3g/L,氯化物 110mmol/L,葡萄糖定量不但能协助鉴别细菌或病毒感染,还能反映治疗效果,细菌性脑膜炎蛋白定性多为强阳性,定量多在 1g/L 以上。⑥脑脊液细菌学检查:将脑脊液离心沉淀,作涂片染色,常能查见病原菌,可作为早期选用抗生素治疗的依据,脑脊液细菌培养可见病原菌。⑦脑脊液免疫学检查:用免疫学方法检查脑脊液中特定的病原菌抗原。

思路 2:可进行的其他检查:① MRI:可见脑膜表面的炎症性渗出性改变,并有助于发现脑脓肿、脑炎、脑梗死和脑萎缩。② B 超检查:对脑中心部位病变进行动态观察。在感染初期,可评估脑室大小和是否存在脑室出血,还可动态检测并发症进展情况。

【问题 3】根据实验室及其他检查结果,应做出怎样的诊断? 依据是什么?

【诊断】化脓性脑膜炎。

诊断依据:①男性,4 个月,反复发热,伴轻咳。②精神差,易激惹,前囟 0.8cm×0.8cm,张力稍高,眼神欠灵活,巩膜无黄染,双瞳孔等大等圆,对光反射存在,颈项稍有抵抗,克氏征(+),巴宾斯基征(−)。③曾呕吐数次,吐出胃内容物,非喷射性,无惊厥。血常规:WBC 14×10⁹/L,NEUT% 81%,住院按"上感"治疗好转出院,2 天前发热达 39℃ 以上,伴哭闹,呕吐 2 次,腰穿时脑脊液滴速 62 滴 / 分。④白细胞增高,达(15～30)×10⁹/L。

思路1：发热、咳嗽，提示肺部感染症状。

思路2：前囟隆突，张力增高，颈项稍有抵抗，克氏征（＋），有脑膜刺激征表现。

思路3：呕吐数次，易激惹，脑脊液滴速过快，提示有颅内压增高。

【问题4】新生儿化脓性脑膜炎可能会发生哪些并发症？

思路1：脑室炎：脑室炎是新生儿化脓性脑膜炎的常见并发症，可根据侧脑室穿刺和神经影像学检查确诊。

思路2：脑积水：主要表现为颅内压增高和头围进行性增大，可通过神经影像学确诊。

思路3：脑脓肿：可表现为囟门隆起、头围增大、颅缝分离等，腰穿检查脑脊液可见白细胞和蛋白质增多，葡萄糖减少，可通过神经影像学确诊。

思路4：脑梗死：表现为脑实质破坏，大部分为基底节区、皮层下小梗死，可通过 B 超、MRI 确诊。

（彭春艳）

案例 18-7　异位妊娠

【病史摘要】女，35 岁。

主诉：已婚，停经 35 天，3 天前无明显诱因的阴道出血，量少，暗红，不伴下腹痛，自以为月经来潮，上午出现下腹痛，呈持续性闷痛，发病时就诊外院诊所，考虑"阑尾炎"，给予静脉滴注（用药不祥），疗效不佳，下午遂到我院急诊就诊，患者无恶心、呕吐，无毒物、放射性物质接触史，无头晕、口干，无尿频、尿急、尿痛等不适。

体格检查：T 37.2℃，P 98 次 / 分，BP 125/65mmHg，神志清楚。妇科检查：阴道有少量血性分泌物，宫颈光滑、宫口闭、无明显举痛，右下腹触及一肿块，有反跳痛，移动性浊音阴性。

尿妊娠试验：阳性；血常规：WBC 11.58×10^9/L，Hb 102g/L，分类：LY% 9.8%，NEUT% 82.8%；PLT 242.0×10^9/L；尿常规：尿隐血（＋）。

【问题1】通过上述问诊与体格检查，该患者可能的诊断是什么？需要与哪些疾病做鉴别诊断？

思路1：该患者已婚，停经 35 天，阴道出血 3 天（病史证据），右下腹持续性闷痛 1 天，右下腹触及一肿块，有反跳痛（症状证据）。阴道少量血性分泌物，宫颈光滑、宫口闭、无明显举痛。尿妊娠试验阳性（实验室证据）。根据患者的主诉、症状和查体特点及尿妊娠试验结果，高度怀疑是异位妊娠。

思路2：鉴别诊断：

（1）急性阑尾炎：急性阑尾炎无停经史及妊娠征象，常表现为发热、转移性右下腹痛伴恶心、呕吐；腹部检查发现麦氏点压痛、反跳痛和腹肌紧张；血常规提示白细胞、中性粒细胞升高；妇科检查无阳性体征，尿妊娠试验阴性。

（2）卵巢肿瘤破裂：卵巢肿瘤破裂可为自发性或外伤引起，小囊肿破裂时可有轻微腹痛，大囊肿尤其是畸胎瘤破裂时，常有剧烈的下腹痛，伴恶心、呕吐，甚至出现休克；体格检查腹部有明显的腹膜刺激征；妇科检查示原附件的囊性肿物缩小或消失；患者一般无停经史，无阴道流血，尿妊娠试验阴性。

（3）卵巢肿瘤蒂扭转：无停经史，无阴道流血；常有卵巢肿瘤病史，突然出现一侧下腹剧烈疼痛，常伴有恶心、呕吐；腹部检查腹肌较紧张，下腹部有局限压痛，有时可扪及包块；妇科检查两侧附件区可扪及包块，压痛局限；B超检查发现盆腔包块；尿妊娠试验阴性。

（4）黄体破裂：黄体破裂造成的盆腔急性出血与宫外孕在症状、体征、腹部 B 超检查方面极为相似。但黄体破裂多在月经中期或后半期出现,一般不伴有停经史,且症状较轻,不伴阴道流血,尿妊娠试验阴性。

(5)妊娠流产:有停经史,尿 HCG 阳性,可有下腹阵发性坠痛,阴道出血量较多,出血量与临床体征相符,无急腹症的表现;妇科检查宫口扩张,有时可见妊娠物堵于宫口,排出的组织中有绒毛和蜕膜组织。本病例妇科检查,阴道有少量血性分泌物,宫颈光滑、口闭、无明显举痛。

【问题2】为明确诊断,应进行哪些检查?

异位妊娠未发生流产或破裂时,临床表现不明显,诊断困难,需要进行进一步检查。

(1)实验室检查:血 β-HCG 289.6mIU/mL,孕酮 5.73ng/mL,凝血功能,肝肾功能,病毒肝炎血清标志物,AFP、CEA、CA199、CA125 等肿瘤标志物都正常。

(2)隔日复查:血 β-HCG 208.83mIU/mL,孕酮 7.86ng/mL。

(3)4 天后复查:血 β-HCG 206.78mIU/mL,孕酮 7.89ng/mL。

(4)B 超检查提示:右侧卵巢外侧方见一大小约 8.1cm×4.2cm×4.5cm 混合性回声包块,边界清,宫腔积液、双侧卵巢未见明显增大(考虑输卵管异位妊娠可能)。

思路 1:HCG 是由胎盘合体滋养细胞分泌的一种糖蛋白激素。在受精后第 6 日滋养层细胞开始分泌 HCG。妊娠早期分泌量增加迅速,约 1.7~2 日即增长一倍。异位妊娠时,受精卵着床在子宫外,由于着床部位血供较差,不能充足供给绒毛膜细胞营养,滋养细胞合成 HCG 的量显著减少,因此患者的 HCG 水平较宫内妊娠低。如果 HCG 每两天增加的量大于 66%,则可以诊断为宫内妊娠。而如果增加的量小于 66%,则宫外孕或宫内孕发育不良的可能性很大。本病例入院前两天,HCG 水平基本持平,异位妊娠可能性极大。

思路 2:孕酮可以反映胚盘的状态。妊娠期,孕酮前 8 周由滋养细胞及黄体分泌,8 周后来自胎盘,12 周后,胎盘完全形成,合成能力上升,孕酮水平迅速上升。宫内妊娠时,孕酮>25ng/mL,异位输卵管妊娠时,孕酮水平偏低,多在 10~25ng/mL,当值小<5ng/mL,应考虑宫内妊娠流产或其他异位妊娠。

思路 3:B 超检查提示:右侧卵巢外侧方见一混合性回声包块,边界清,患者肿瘤标志物 AFP、CEA、CA199,特别是与卵巢肿瘤相关的标志物 CA125 等都正常,肿块边界清,可除外肿瘤,考虑为囊性混合性包块(输卵管异位妊娠)。

综上所述,可确诊为右输卵管异位妊娠。

患者入院后,要求保守治疗,其机理为化疗药物(氨甲蝶呤)抑制滋养细胞增生,使胚胎坏死脱落吸收。

【问题3】如何判断保守治疗有效?

思路 1:HCG 由胎盘合体滋养细胞分泌,其血清中的浓度与滋养细胞数量、质量成正相关,可通过监测 HCG 治疗前、治疗后的浓度变化,来反映保守治疗效果。

思路 2:用药一个疗程(5 天)后,如果血 HCG 下降<15%,应重复剂量治疗并监测,直到血 HCG<5IU/L。

思路 3:氨甲蝶呤为化疗药物,具有骨髓抑制和肝肾毒性等副作用,应定期检查血常规、凝血功能和肝肾功能,预防出现造血抑制和出血及肝肾损害。

案例 18-8 习惯性流产

【病史摘要】26 岁,女,汉族。

主诉:停经 45 天,阴道少量出血 3 天。

现病史:患者已婚,停经 35 天时检查妊娠试验阳性。近 1 周出现轻微恶心、呕吐,不思饮食、乏力等早孕反应,未治疗。3 天前无诱因出现少量阴道流血,色暗红,无腹痛及腰痛,无发热。

既往史：平素体健，否认高血压，否认冠心病，否认糖尿病，否认肝炎，否认结核病。否认有"伤寒、痢疾"等传染病史。无手术、输血史，有过敏性鼻炎病史。预防接种按当地进行，具体不详，否认心理疾病史。曾有 3 次自然流产病史。

个人史：出生并成长于原籍，无地方病区及疫区居住史，无疫水接触史，无放射性物质及有毒物质接触史，无吸烟史、饮酒史。否认不洁性生活史，无毒品接触史，无宗教信仰，文化程度中专，经济收入水平中等。14 岁初潮，21 岁曾患无排卵型功能失调性子宫出血，近 3 年来月经周期缩短，在 20～25 日之间。

家族史：父母健在，兄妹体健。家族中无"糖尿病、心血管疾病"等遗传性疾病病史。无"病毒性肝炎、结核、伤寒、痢疾"等传染病病史。

体格检查：T 36.8℃，P 80 次 / 分，R 20 次 / 分，BP 120/70mmHg。发育正常，营养中等，神志清，精神好，行走自如，自动体位，查体合作，对答切题。全身皮肤黏膜无黄染、皮疹及出血点，浅表淋巴结未触及肿大。心肺听诊未闻及异常。腹软，肝脾未触及肿大，肠鸣音正常。脊柱无畸形，生理弯曲存在，肛门及外生殖器正常，四肢无畸形，各关节活动好。生理反射存在，病理反射未引出。

妇科检查：外阴正常. 阴道口有少许血污，未行双合诊检查。

实验室检查：尿妊娠试验阳性。血常规：WBC 5.58×10^9/L，RBC 4.1×10^9/L，Hb 110g/L，LY% 38%，NEUT% 60%；PLT 165×10^9/L。血型 A。尿常规正常。血人绒毛膜促性腺激素（HCG）440U/L，孕酮 12.73ng/mL。

B 超检查：提示宫内妊娠 8 周，隐约可见胎心搏动。

【问题 1】通过上述问诊与查体，该患者可能的诊断是什么？需要与哪些疾病鉴别？

思路 1：流产是指妊娠不足 28 周、胎儿体重不足 1 000g 而终止者，发生于妊娠 12 周前者称早期流产，发生在妊娠 12 周至不足 28 周者称晚期流产；习惯性流产是指自然流产连续 3 次或以上者。该患者已婚，停经 45 天，阴道出血 3 天（病史证据），曾有 3 次自然流产病史，尿妊娠试验阳性，血 HCG 440U/L，孕酮 12.73ng/mL；B 超检查：提示宫内妊娠 8 周，因此可能是复发性流产，原因待查。

思路 2：需要进行鉴别诊断的疾病有：

（1）异位妊娠：患者有下腹突然剧痛，甚至发生休克，但阴道出血量少，与休克程度不符。腹部检查有时有移动性浊音，阴道检查子宫附件有包块及触痛，后穹隆穿刺可抽出血液，有助诊断。

（2）功能性子宫出血：简称功血，是指由神经内分泌失调引起，而不是由妊娠、子宫内膜肿瘤、感染或血液病等全身或女性生殖道器质性疾病引起。常发生于青春期或围绝经期，分为无排卵型和有排卵型，多为无排卵型功能失调性子宫出血，是妇科常见疾病。血 HCG 检查阴性，排除妊娠。

（3）绒毛膜上皮癌：常继发于水泡状胚胎块，流产或足月分娩之后，有阴道不规则流血，子宫增大变软，并有早期肺部转移癌，患者可有咳嗽、咯血及贫血、恶病质，血 HCG 检查明显升高。

【问题 2】复发性流产的病因有哪些，实验室检测在复发性流产诊疗中的作用有哪些？为确定诊断，应进一步做哪些实验室检查？

思路 1：复发性流产病因十分复杂，主要包括遗传因素、解剖因素、内分泌因素、感染因素、免疫功能异常、血栓前状态、孕妇的全身性疾病及环境因素等。妊娠不同时期的流产，其病因有所不同，妊娠 12 周以前的早期流产多由遗传因素、内分泌异常、生殖免疫功能紊乱及血栓前状态等所致；妊娠 12～28 周之间的晚期流产且出现胚胎停止发育者，多见于血栓前状态、感染、妊娠附属物异常（包括羊水、胎盘异常等）、严重的先天性异常（如巴氏胎儿水肿综合征、致死性畸形等）；晚期流产但胚胎组织新鲜，甚至娩出胎儿仍有生机者，多数是由于子宫解剖结构异常所致。

思路 2：实验室检测在复发性流产诊疗中的作用。

染色体 G 显带核型分析，夫妇染色体异常约占复发性流产的 2%～5%，包括染色体数目和结构的异常,其中平衡易位和罗伯逊易位最多见。

内分泌激素检测。复发性流产中8%～12%由内分泌疾病导致,甲状腺激素促进生长发育和新陈代谢,对机体有不可替代的作用,妊娠12周前,胎儿无法合成自身的甲状腺激素,依赖母体产生。因此,甲状腺功能的紊乱会导致不良妊娠结局。另外高催乳素血症、高雄激素、促黄体素(LH)水平及胰岛素抵抗等也会导致不良妊娠结局。

自身抗体检测。自身抗体的存在,导致妊娠期免疫失衡和凝血功能失衡,进而诱发流产。自身抗体通过黏附血小板,引起血小板聚集,破坏并释放出血栓环素,从而导致血管内血栓形成,或可通过与血管内皮磷脂部位结合,损伤血管内皮,使前列腺素生成减少,前列环素和血栓素A2比例失常,导致血管收缩和血管内血栓形成诱发流产。

妇科感染性标志物。由于宫颈屏障和母胎屏障的存在,减少了母胎界面感染的发生,因此感染因素导致的复发性流产比例约占4%。但如果由于产妇本身感染的原因,导致母胎界面的感染,往往导致流产或死胎。因此可结合产妇的具体病史,筛查宫颈分泌物中解脲支原体、人型支原体、衣原体,细菌性阴道病及血清TORCH等项目辅助诊断。

思路3:为了明确诊断,需要进行的检查包括:①夫妇双方染色体检查;②双方血型;③妇科感染相关标志物,④自身抗体检查;⑤性激素。

患者收入院后实验室检查结果:夫妇双方染色体正常,患者丈夫血型A型,双方Rh血型抗体为阴性;巨细胞病毒,风疹病毒、弓形体、疱疹病毒免疫球蛋白(Ig)M以及支原体,衣原体等感染性指标检查结果均为阴性;自身抗体检查:ANA(-),抗ds-DNA抗体(-),RF(-),ANCA(-),抗心磷脂抗体IgG(+++)。肝肾功能、血脂、血糖、电解质均(-)。性激素、胰岛素及甲状腺功能结果等激素均正常。

【问题3】根据实验室及其他检查结果,应如何诊断? 依据是什么?

【诊断】妊娠合并抗磷脂综合征。

思路1:抗磷脂综合征(antiphospholipid syndrome, APS)是一种非炎症性自身免疫性疾病,临床上以动脉、静脉血栓形成及病理妊娠(妊娠早期流产和中晚期死胎)和血小板减少等症状为表现,血清中存在抗磷脂抗体。

思路2:诊断依据:①临床标准:患者发生1次以上的在10周或10周以上不可解释的形态学正常的死胎,正常形态学的依据必须被超声或被直接检查所证实;在妊娠34周之前因严重的子痫或先兆子痫或严重的胎盘功能不全所致1次以上的形态学正常的新生儿早产;在妊娠10周以前发生3次以上的不可解释的自发性流产,必须排除母亲解剖、激素异常及双亲染色体异常。②血浆中出现LA,至少发现2次,每次间隔至少12周;用标准ELISA在血清中检测到中-高滴度的IgG/IgM类ACL抗体(IgG型ACL>40GPL;IgM型ACL>40MPL;或滴度>99的百分位数);至少2次,间隔至少12周;用标准ELISA在血清中检测到IgG/IgM型抗β2-GPI-Ab,至少2次,间隔至少12周(滴度>99的百分位数)。

诊断产科抗磷脂综合征(obstetrical APS, OAPS)必须具备上述至少1项临床标准和1项实验室标准。

案例 18-9　妊娠糖尿病

【病史摘要】女,32岁。

主诉:妊娠37周,半天前出现头晕、眼花、恶心、呕吐,伴胎动减少,来我院急诊就诊。患者曾于停经24周在我院行75g OGTT血糖筛查,结果为:空腹血糖5.95mmol/L,餐后1小时血糖10.53mmol/L,餐后2小时血糖7.82mmol/L。考虑为妊娠糖尿病,并建议转糖尿病专科治疗,患者未规范控制血糖,既往体健,孕前无糖尿病、高血压病史。其父患糖尿病,无高血压家族史。无遗传病家族史。

体格检查：T 36.8℃，P 115 次／分，R 28 次／分，BP 125/78mmHg。患者口唇呈樱桃红色，心率快、呼吸深大有烂苹果味。

【问题 1】通过上述问诊与查体，该患者可能的诊断是什么？需与哪些疾病鉴别诊断？

思路 1：患者妊娠糖尿病，未规范控制血糖，出现头晕、眼花、恶心、呕吐，伴胎动减少，心率加快、呼吸深大有烂苹果味，根据患者的主诉、症状和病史特点，怀疑妊娠糖尿病合并酮症酸中毒。

思路 2：鉴别诊断：①低血糖引起的酮症酸中毒，由于饥饿导致机体脂肪分解，产生大量酮体，导致酮症酸中毒。②糖尿病合并妊娠：妊娠前已明确诊断为糖尿病，由于病程长，大部分患者妊娠时已经出现微血管病变。

【问题 2】为明确诊断，应进行哪些检查？为什么进行这些检查？

妊娠糖尿病酮症酸中毒临床表现不典型，常与其他疾病临床表现相混淆，导致早期的误诊误治，相关实验室检查可以协助明确诊断。

实验室检查：尿常规：尿酮体（+++）、尿糖（++）、尿白细胞（+++）、亚硝酸盐（+）；急诊生化：GLU 16.9mmol／L，K^+ 4.96mmol／L，Na^+ 153mmol／L，Cl^- 113mmol／L，Ca^{2+} 1.19mmol／L。动脉血气分析：pH 7.262，PCO_2 28mm／Hg，HCO_3^- 9.6mmol／L，AG 16.6mmol／L。

思路 1：妊娠糖尿病易发生酮症酸中毒，是由于妊娠期生理代谢旺盛，孕妇自身高血糖及胰岛素相对或绝对不足，代谢紊乱，脂肪分解加速，血酮体急剧上升，进一步发展为代谢性酸中毒。常见于血糖控制不佳，或胰岛素剂量不合理的孕妇。

思路 2：妊娠糖尿病酮症酸中毒患者典型的实验室检查特点。

（1）糖代谢异常：母体的葡萄糖是胎儿的能量来源，随孕周增加，胎儿对营养需求也相应增加，孕妇消耗葡萄糖的能力较非妊娠期增强，空腹血糖较非妊娠期约低 10%。妊娠中晚期，血清中雌激素、孕酮、胎盘催乳素等拮抗胰岛素样物质增加。为维持血糖代谢平衡，机体胰岛素分泌量必须相应增加，妊娠糖尿病患者，胰岛素分泌受限，代偿不足，出现血糖升高、尿糖升高。

（2）高酮血症：糖尿病代谢紊乱加重时，脂肪动员和分解加速大量脂肪酸在肝经氧化产生大量乙酰乙酸，β-羟丁酸，丙酮，形成大量酮体，超过肝外组织的氧化能力时，血酮体升高称为酮血症，当生成量超过肾脏排泄速度时，尿酮体阳性。代谢紊乱进一步加剧，便发生代谢性酸中毒。

（3）水电解质代谢紊乱：酮症酸中毒时，因血糖升高，较多的糖带着水从肾脏丢失，患者脱水。血钾初期身体内已下降，但是因酸中毒，较多的氢离子进入细胞内，钾离子交换到细胞外，血清钾可正常或者偏高。

【问题 3】根据实验室及其他检查结果，应做出怎样的诊断？依据是什么？

【诊断】妊娠糖尿病合并酮症酸中毒。

诊断依据：

（1）基础病：患者孕前无糖尿病，24 周进行 75g OGTT 血糖筛查，结果为：空腹血糖 5.95mmol／L，餐后 1 小时血糖 10.53mmol／L，餐后 2 小时血糖 7.82mmol／L。高于 OGTT 的诊断标准：服糖前及服糖后 1、2 小时，3 项血糖值应分别低于 5.1mmol／L、10.0mmol／L、8.5mmol／L，任何一项血糖值达到或超过上述标准即诊断为妊娠糖尿病。

（2）诱因：患者未规范控制血糖。

（3）发病时高血糖：GLU 16.9mmol／L。

（4）酮症：尿酮体（+++）。

（5）酸中毒：动脉血气分析：pH 7.262，PCO_2 28mm／Hg，HCO_3^- 9.6mmol／L，AG 16.6mmol／L。

【问题 4】患者以妊娠糖尿病酮症酸中毒入院，入院后还需要做什么检查？

思路 1：中段尿培养。感染是糖尿病的主要并发症，诱因是高血糖有利于细菌的生长；患者的白细胞糖酵解功能降低，供能减少，造成白细胞吞噬、杀菌能力减弱。本病例尿白细胞（+++）、亚硝酸盐(+)，可能是无症状性菌尿症，应做中段尿培养明确病因，控制感染。

思路2：血液生化检查。

（1）妊娠糖尿病患者由于妊娠及高血糖均使肾血流量明显增加导致肾小球滤过率显著增高，肾小球长期处于高滤过、高灌流状态，肾小球毛细血管壁滤过压和通透性增加，负荷加重，最终引起器质性损害，从而影响肾功能。

（2）妊娠糖尿病时由于胰岛素抵抗作用加剧，使脂蛋白脂肪酶活性降低，不能充分水解极低密度脂蛋白（VLDL）中的TG，致使低密度脂蛋白（LDL）、TG水平增高，同时由于胰岛素抵抗作用加剧和（或）胰岛素不足，胰高血糖素增加，脂肪动员增强，血游离脂肪含量升高，肝脏合成VLDL增多，进一步使TG及LDL浓度增高。当血脂超过一定水平，尤其伴有过氧化产物的增高，可损伤血管内皮细胞，影响凝血免疫等其他系统。

思路3：加强胎心监测。母体酮症酸中毒，子宫胎盘的血流量不足，加重胎儿内宫内缺氧的情况，引起胎儿呼吸窘迫甚至胎死宫内。

实验室检查：FSH 15IU/L，LH 12IU/L，T 26nmol/L，PRL 13μg/L。

思路4：下丘脑分泌促性腺激素释放激素（GnRH）刺激脑垂体分泌卵泡刺激素（FSH）、LH作用于性腺，形成下丘脑-垂体-性腺轴，LH可与睾丸间质细胞膜上的受体结合，促进睾酮的合成、分泌。而FSH则在LH诱导下分泌的适量睾酮参与下，促进精子的生成。PRL能增强睾丸间质细胞上LH受体作用，刺激甾体激素合成，刺激生精过程，若血液中PRL浓度过高，使下丘脑脉冲式分泌的GnRH减少，造成下丘脑-垂体-睾丸轴的功能降低，导致血浆FSH、LH和睾酮水平下降。本病例FSH、LH增高，说明因为精子数量减少，反馈刺激下丘脑分泌更多FSH、LH。本病例男性患者病因还是因睾丸功能减退。

（李志勇）

第十九章 儿童和青少年常见疾病检验

案例 19-1 原发性免疫缺陷病

【病史摘要】男，5岁6个月。

主诉：反复抽搐1年余，咳嗽1周余。

现病史：患儿在2015年4月无明显诱因出现右下肢节律性抽动，持续数秒缓解，每日5～6次，发作时意识清楚，家长未予重视。2015年7月患儿晨起突发右侧肢体活动障碍，伴头晕、呕吐，数小时后出现言语不清，无意识障碍，左侧肢体活动正常。头颅MR示：两侧大脑半球多发异常信号。右侧枕叶病变部位活检病理示：大片坏死伴钙化，血管周围可见淋巴细胞浸润，周围脑组织脑软化及出血。术后口服丙戊酸钠继续治疗。现患儿因间断发热、咳嗽伴抽搐发作再次入院。

既往史：否认高血压、先天心病病史，否认结核病史，1年前行"右侧枕叶病变开颅活检术"，无输血史，无药物过敏史，无毒物及放射物质接触史。

家族史：父母身体健康，否认有家族遗传病史。

体格检查：患儿神清，精神尚可，浅表淋巴结未及肿大，颈软，咽稍红，两肺呼吸音粗，未及明显啰音。心音可，心律齐。腹软，肝脾肋下未及。双肾区无叩击痛，输尿管无压痛，移动性浊音（−），双下肢无水肿。右足皮温较左足稍低，两侧股动脉搏动存在，神经系统检查病理征未引出。

实验室检查：①血清IgG 1.54g/L。②基因检测示：*SH2D1A*基因有一个半合子突变。③脑脊液：外观混浊，潘氏试验（++++），细胞数50×10^6/L，以单个核细胞为主，葡萄糖1.14mmol/L。④外周血白细胞和中性粒细胞增高。

【问题1】通过上述问诊与查体，高度怀疑的临床诊断是什么？

思路：根据患儿的临床表现：右下肢节律性抽动、反复抽搐、丙戊酸钠用药史，考虑癫痫，但不排除电解质紊乱（钾、钙）等。结合头颅M（两侧大脑半球多发异常信号），既往开颅手术，术后病理见脑组织有坏死伴钙化，血管周围淋巴细胞浸润，现患儿有间断发热、咳嗽伴抽搐发作，提示感染存在。根据患儿的主诉、年龄、性别、病史特点和实验室检查，高度怀疑该患儿患有脑部疾病，可能存在免疫系统紊乱。

【问题2】为明确诊断，应进行哪些检查？

思路1：实验室检查在免疫系统疾病中的诊断具有重要的作用，一方面可以用于确定是否发生了免疫缺陷，另一方面也可用于判断免疫缺陷的类型和治疗效果。

思路2：为了明确诊断，需要进一步进行的实验室检查有：①血清免疫球蛋白和补体检测；②肝功能和电解质指标检测；③血常规检测；④血浆氨检测；⑤自身免疫系列检测；⑥尿免疫球蛋白检测；⑦铜蓝蛋白检测；⑧T细胞及其亚群检测；⑨基因分析；⑩必要时行骨髓细胞学检查。检验结果见表19-1。

表 19-1　实验室检查结果

检验指标		结果	参考区间	单位
WBC	白细胞计数	12.9 ↑	3.5～9.5	10^9/L
NEUT%	中性粒细胞百分比	84.4 ↑	51.0～75.0	%
LY%	淋巴细胞百分比	9.9	20.0～50.0	%
MONO%	单核细胞百分比	5.5	3.0～10.0	%
EOS%	嗜酸粒细胞百分比	0.1 ↓	0.4～8.0	%
BAS%	嗜碱粒细胞百分比	0.1	0～1.0	%
NEUT	中细粒细胞计数	10.88 ↑	2.04～7.50	10^9/L
LY	淋巴细胞计数	1.28	1.1～3.2	10^9/L
MONO	单核细胞计数	0.54	0.10～0.60	10^9/L
EOS	嗜酸细胞计数	0.01 ↓	0.02～0.52	10^9/L
BAS	嗜碱粒细胞计数	0.01	0～0.06	10^9/L
RBC	红细胞计数	4.32	4.30～5.80	10^{12}/L
Hb	血红蛋白	134	130～175	g/L
PLT	血小板计数	206	125～350	10^9/L
hs-CRP	C 反应蛋白	10.3 ↑	0～5	mg/L
AST	天冬氨酸转氨酶	93 ↑	15～40	U/L
ALT	丙氨酸转氨酶	23	9～50	U/L
GGT	谷氨酰转肽酶	83 ↑	10～60	U/L
ALP	碱性磷酸酶	275	<390	U/L
TP	总蛋白	43.7 ↓	65.0～85.0	g/L
ALB	白蛋白	27.8 ↓	40.0～55.0	g/L
TBIL	总胆红素	124.7 ↑	0～20.0	μmol/L
DBIL	直接胆红素	114.1 ↑	0～6.0	μmol/L
CHE	胆碱酯酶	3 203	5 000～12 000	U/L
TBA	胆汁酸	201.3 ↑	0～12.0	μmol/L
K^+	钾	4.09	3.50～5.30	mmol/L
Na^+	钠	140.6	137.0～147.0	mmol/L
Cl^-	氯	100.8	99.0～110.0	mmol/L
Mg	镁	0.83	0.62～1.20	mmol/L
Ca^{2+}	钙	2.17	2.10～2.70	mmol/L
IgG	免疫球蛋白 G	1.21 ↓	8.00～17.00	g/L
IgA	免疫球蛋白 A	<0.066 7 ↓	1.00～4.90	g/L
IgM	免疫球蛋白 M	0.067 ↓	0.500～3.200	g/L
C3	补体 C3	0.628	0.500～1.500	g/L
C4	补体 C4	0.209	0.100～0.400	g/L
CER	铜蓝蛋白	0.49	0.20～0.60	g/L

续表

检验指标		结果	参考区间	单位
AMON	血浆氨	30.1	9.0～33.0	μmol/L
IGU	尿免疫球蛋白 G	<1.0	0～9.6	mg/L
	自身抗体谱 13 项	阴性	阴性	
	病毒全套	阴性	阴性	

【问题3】如何解读上述实验室检查结果？可诊断为什么疾病？诊断依据是什么？

思路 1：①根据球蛋白的绝对和相对值，判断 Ig 合成是否减少。当 Ig 总量<4g/L 或 IgG 含量<2g/L、IgA<0.05g/L、IgM<0.1mg/L 可视为缺乏。若患儿有反复细菌感染而 Ig 浓度正常时，不能排除抗体缺陷症或 IgG 亚类缺陷，应作进一步 IgG 亚类分析。②外周血淋巴细胞低于 1.2×10^9/L 应考虑为细胞免疫缺陷病，但应多次复查以确定是否持续减低。淋巴细胞形态出现小淋巴细胞减少，大淋巴细胞的胞浆淡染，形似单核细胞。③补体缺陷的检查包括总补体活性和单个成分的测定，主要测定 C3，能较敏感地反映体内补体激活情况，可作为有些疾病的活动性指标之一，但必须排除肝细胞病损等 C3 生成障碍疾患。④骨髓检查：可除外其他血液系统疾病，了解浆细胞和前 B 细胞数量。⑤基因诊断：经过初筛诊断为原发性免疫缺陷病者，在条件具备的情况下，应对已明确基因突变或缺失的疾病进行基因学诊断，有助于产前诊断和遗传学咨询。

思路 2：入院后，患儿的实验室检查显示多项指标异常。转氨酶增高、胆红素增高、胆汁酸增高、胆碱酯酶降低、蛋白质降低，提示患儿肝功能已明显受损、合成能力下降；血清铜蓝蛋白和血浆氨测定结果未示明显异常，排除肝豆状核变性和肝性脑病可能；血清钾和钙未示异常，提示患儿抽搐、活动障碍与低钾、低钙或高钙有关；患儿血常规和 CRP 检测，提示患儿有感染存在；患儿血/尿免疫球蛋白检测显示多项指标明显降低，提示该患儿可能存在免疫缺陷。

思路 3：诊断依据：①患儿 5 岁，男性，反复抽搐 1 年余，既往 IgG 1.54g/L，脑组织病理示血管周围可见淋巴细胞浸润；②本次入院，免疫功能检测，显示多项指标显著下降，达到原发性免疫缺陷的标准；③基因检测提示 *SH2D1A*（SH2 域蛋白 1A）基因有一个半合子突变，此变异为自发突变，致病性明确。

根据患儿的主诉、年龄、性别、病史特点和实验室检查，诊断为：原发性免疫缺陷病，X 连锁淋巴细胞增殖性疾病伴中枢神经系统血管炎。

【问题4】需与哪些疾病鉴别诊断？

思路：需与继发性免疫缺陷病鉴别诊断。

继发性免疫缺陷病多因严重感染，尤其是直接侵犯免疫系统的感染、恶性肿瘤、应用免疫抑制剂、放射治疗和化疗等因素引起，可通过原发病排除诊断。继发性免疫缺陷病的病原学诊断可进行：①病毒抗体检测（包括初筛试验和确认试验）；②病毒分类；③抗原检测；④病毒核酸检测。

【问题5】原发性和继发性免疫缺陷病的治疗？

原发性和继发性免疫缺陷均存在：①对各种病原体的易感性增加；②易发生恶性肿瘤；③易并发自身免疫病。但两者的发病机制不同，治疗方法也不同。前者是个体遗传因素，即个体某些基因的缺陷导致的免疫系统紊乱，针对免疫系统治疗，比如丙种免疫球蛋白、血浆置换等。后者是由于个体出生后环境因素影响免疫：感染、营养状况紊乱和其他疾病导致，以清除影响因素为主。

案例19-2　风　湿　热

【病史摘要】男，6 岁

主诉:反复发作性左侧髋关节疼3周余。

现病史:患儿于3周前无诱因下出现左侧髋关节疼痛,行走困难,无关节红肿,当地县医院查 WBC 10.4×10^9/L,NEUT 67.8%,LY 25.4%,RBC 3.58×10^{12}/L,Hb 105g/L,PLT 600×10^9/L,ASO 449.1IU/mL。予以青霉素抗感染治疗1周关节痛明显好转,但间断性发作。我院门诊拟"链球菌感染,风湿性相关疾病待排"。有发热,37.8℃,无皮疹,无明显上呼吸道感染及皮肤感染病史,无呕吐腹泻。

既往史:否认高血压、先天病病史,否认结核病史、外伤及输血史,无药物过敏史。

家族史:父母身体健康,否认有家族遗传病史。

体格检查:患儿神清,精神可,浅表淋巴结无肿大,咽红,扁桃体肿大,颈软,双肺呼吸音清,无啰音,心前区无隆起,心率90次/分,律齐,各瓣膜听诊区未闻及杂音,无心包摩擦音,腹软,肝脾肋下未及,关节及双下肢无水肿,布克氏征阴性。

【问题1】通过上述问诊与查体,高度怀疑的临床诊断是什么?

思路:根据患儿3周前无诱因下出现左侧髋关节疼痛,行走困难,无关节红肿,考虑关节炎症可能,给予青霉素治疗后疼痛明显好转,但间断发作,实验室 ASO 检测明显增高,结合问诊、体格检查,高度怀疑:风湿性相关疾病。

【问题2】为明确诊断,应进行哪些检查?

应进行血常规、血沉、炎症三项、免疫球蛋白+补体、HLA-B27、抗核抗体、结核抗体、肌酸激酶、类风湿因子、肝肾功能等检测,部分实验室检测结果见表19-2。

表 19-2　实验室检测结果

检验指标		结果	参考区间	单位
WBC	白细胞计数	8.23	3.5～9.5	10^9/L
NEUT%	中性粒细胞百分比	52.24	51.0～75.0	%
LY%	淋巴细胞百分比	41.24	20.0～50.0	%
RBC	红细胞计数	3.69 ↓	4.30～5.80	10^{12}/L
Hb	血红蛋白	114	130～175	g/L
PLT	血小板计数	509 ↑	125～350	10^9/L
hs-CRP	C反应蛋白	14.00 ↑	0～5	mg/L
ESR	红细胞沉降率	30 ↑	0～15	mm/h
AST	天冬氨酸转氨酶	23	15～40	U/L
ALT	丙氨酸转氨酶	10	9～50	U/L
GGT	谷氨酰转肽酶	53	10～60	U/L
ALP	碱性磷酸酶	275	<390	U/L
TP	总蛋白	67.4	65.0～85.0	g/L
ALB	白蛋白	42.7	40.0～55.0	g/L
K$^+$	钾	4.52	3.50～5.30	mmol/L
Na$^+$	钠	136.4 ↓	137.0～147.0	mmol/L
Ca^{2+}	钙	2.41	2.10～2.70	mmol/L
P	磷	1.73	0.82～1.60	mmol/L
UA	尿酸	312	90～420	μmol/L

检验指标		结果	参考区间	单位
CK	肌酸激酶	64	20～200	U/L
CK-MB	肌酸激酶同工酶 MB	15	<25	U/L
IgE	免疫球蛋白 E	4.00	0～60	mIU/mL
C3	补体 C3	1.35	0.500～1.500	g/L
ASO	抗链球菌溶血素 O	645 ↑	<116	IU/mL
RF	类风湿因子	11	<20	IU/mL
HLA B27	人类白细胞抗原 -B27	阴性	阴性	
ANCA	抗中性粒细胞胞浆抗体	阴性	阴性	
	结核抗体	阴性	阴性	
	自身抗体谱 13 项	阴性	阴性	
	尿常规	无异常		
	粪便常规	无异常		

【问题 3】如何解读上述实验室检查结果？可诊断为什么疾病？诊断依据是什么？

思路 1：风湿热临床表现多种多样，迄今尚无特异性的诊断方法，临床上沿用美国心脏协会 1992 年修订的 Jones 诊断标准（表 19-3）。①主要指标：心肌炎、多发性关节炎、舞蹈病、环形红斑和皮下小结等。②次要表现：发热、关节痛、血沉增高、C 反应蛋白阳性等。③链球菌感染的证据：咽拭子培养阳性或者快速链球菌抗原实验阳性或抗链球菌抗体滴度升高。

表 19-3　1992 年修订的 Jones 诊断标准

主要表现	次要表现	链球菌感染证据
1. 心肌炎	1. 临床表现	1. 近期患过猩红热
（1）杂音	（1）既往风湿热病史	2. 咽拭子培养溶血性链球菌阳性
（2）心脏增大	（2）关节痛	3. ASO 或风湿热抗链球菌抗体增高
（3）心包炎	（3）发热	
（4）充血性心力衰竭	2. 实验室检查	
2. 多发性关节炎	（1）ESR 增快，CRP 阳性，白细胞增多，贫血	
3. 舞蹈症	（2）心电图：P-R 间期延长，Q-T 间期延长	
4. 环形红斑		
5. 皮下结节		

思路 2：患儿入院后，ASO 645IU/L，明显增高；ESR 30mm/h，明显增高；HGB 114g/L，RBC 3.69×10^{12}/L，降低，轻度贫血；hs-CRP 14mg/L，增高。这几项指标在 Jones 诊断标准之中。RF、结核抗体、抗核抗体、HLA-B27 等阴性结果，初步排除类风湿、强直性脊柱炎等可能。

思路 3：诊断依据：①三周前无诱因下出现左侧髋关节疼痛，伴行走困难，间断发作。②当地县医院曾查 ASO 增高，入院后 ASO 仍然明显增高。③发热，咽红，扁桃体肿大，双肺呼吸音清，无啰音，各瓣膜听诊区未闻及杂音，无心包摩擦音。④血沉增快、贫血、CRP 增高。

表 19-4　2002—2003 年 WHO 对风湿热和风湿性心脏病诊断标准

分类	诊断标准
初发风湿热[a]	2 项主要表现或 1 项主要表现加 2 项次要表现加上前驱的 A 组链球菌感染证据
复发性风湿热不患有风湿性心脏病[b]	2 项主要表现或 1 项主要表现加 2 项次要表现加上前驱的 A 组链球菌感染证据
复发性风湿热患有风湿性心脏病	2 项次要表现加上前驱的 A 组链球菌感染证据[c]
风湿热舞蹈病,隐匿发病的风湿热心肌炎[b]	主要表现或 A 组链球菌感染证据可不需要
慢性风湿性心瓣膜病(患者第一时间表现为单纯二尖瓣狭窄或复合性二尖瓣和 / 或主动脉瓣病)[d]	不需要风湿热任何标准即可诊断风湿性心脏病
近 45d 内有支持前驱链球菌感染的证据	ASO 或风湿热链球菌抗体升高,咽拭子培养阳性或 A 组链球菌抗原快速试验阳性或新近患猩红热

注:a. 患者可能有多关节炎(或仅有多关节痛或单关节炎)以及有数项(3 个或 3 个以上)次要表现,联合有近期 A 组链球菌感染证据。b. 感染性心内膜炎必须被排除。c. 有些复发性病例可能不满足这些标准。d. 先天性心脏病应予排除。

对于不典型或轻症风湿热,常不能达到表 19-3 和表 19-4 两个修订标准,可按以下步骤做出诊断:①细心问诊及检查:如轻症的心肌炎常表现为无任何原因而出现逐渐加重心悸、气短,临床上可仅有头晕、疲乏主诉。②有条件可作特异性免疫指标检查:如抗心脏抗体。③彩色多普勒超声心动图、心电图和心肌核素检查可发现轻症及亚临床型心肌炎。

根据患儿的主诉、年龄、性别、病史特点和实验室检查,诊断为:风湿热(初发)。

【问题 4】需与哪些疾病鉴别诊断?

(1)类风湿关节炎:关节炎呈持续性,对称性掌指、近端指间及腕关节等小关节受累为主,晨僵明显,骨及关节破坏常见,不积极治疗常出现关节畸形。可行类风湿因子及抗环瓜氨酸抗体等自身抗体检测鉴别,该患儿结果皆为阴性。

(2)系统性红斑狼疮:可有特殊皮疹,如蝶形红斑,累积肾及血液等多系统损害,血清中存在高滴度的抗核抗体、抗 ds-DNA 等自身抗体,患儿结果为阴性。

(3)强直性脊柱炎:可有骶髂关节炎、脊柱炎等表现,HLA-B27 阳性,有家族发病倾向,该患儿无上述表现。

(4)结核风湿症:有结核感染史,结核菌素皮试阳性,患儿结核抗体呈阴性。

(5)亚急性感染性心内膜炎:有进行性贫血、瘀斑、脾大、栓塞,血培养阳性。

(6)病毒性心肌炎:有鼻塞、流涕、流泪等病毒感染前驱症状。

(李洪春)

案例 19-3　川　崎　病

【病史摘要】男,4 岁。

主诉:发热 4 天。

现病史:4 天无明显诱因下出现发热,最高体温 40.7℃,自服布洛芬,体温稍有下降,再次发热,次日全身现散在皮疹,融合成片,有腹部不适,有眼眶红,予以头孢西丁,维生素 C 静滴 2 天,治疗不佳。输液期间体温降至正常,夜间体温最高 40.1℃,有腹痛、腹泻,大便为黄色稀糊便,每日 1 次,小便深橙色,尿量正常,又恶心呕吐 3 次,为胃内容物。

既往史：否认高血压，先天病病史，否认结合病史，外伤及输血史，无药物过敏史。

家族史：父母身体健康，否认有家族遗传病史。

体格检查：患儿神清，正常面容，皮肤轻度黄染，全身散在分布红色粟粒样皮疹，颈部可触及花生米大小淋巴结，质软，颈软，气管居中，三凹征阴性。双肺呼吸音清，未闻及干湿性啰音，咽部黏膜充血，扁桃体Ⅱ度肿大，结膜充血，口唇潮红，皲裂，心率 120 次 / 分，律齐，各瓣膜听诊区未闻及杂音，无心包摩擦音，腹软，肝脾肋下未及。

实验室检查：

免疫 11 项：均阴性；9 项呼吸道病原体 IgM 抗体检测：均阴性；抗核抗体 13 项：均阴性；ANCA 全套：阴性。

2021-03-06，血常规：WBC 21.92×10^9/L，Hb 94g/L，PLT 395×10^9/L，NEUT% 67.00%；（超敏）C 反应蛋白 30.80mg/L；肝功能：白蛋白 26.5g/L，总胆红素 22.30μmol/L，直接胆红素 18.20μmol/L，谷丙转氨酶 75U/L；血电解质：氯 98.4mmol/L；急诊尿常规：正常；戊肝抗体：甲肝抗体 IgM 阴性，戊肝抗体 IgM 阴性。

2021-03-08，血培养：血培养培养 5 天无细菌生长；急诊 CRP+ 血常规：（超敏）C 反应蛋白 30.83mg/L，WBC 26.53×10^9/L，Hb 96g/L，PLT 656×10^9/L，NEUT% 65.94%；普通细菌培养 + 药敏（尿液）：培养 2 天细菌生长。降钙素原 0.531ng/mL；自免肝全套：均阴性。

2021-03-15，血常规：WBC 14.91×10^9/L，Hb 94g/L，PLT 782×10^9/L，NEUT% 66.40%；肝功能：白蛋白 42.1g/L，总胆红素 17.60μmol/L，直接胆红素 11.10μmol/L，谷丙转氨酶 12U/L，谷草转氨酶 17U/L；血电解质：钠 135.8mmol/L，氯 98.5mmol/L，（超敏）C 反应蛋白 10.90mg/L；肾功能正常；降钙素原 0.071ng/mL；止凝血全套：纤维蛋白原含量 5.24g/L；血沉：红细胞沉降率 87mm/h。

【问题 1】根据患儿情况，高度怀疑的临床诊断是什么？

思路：患儿发热 5 天以上，全身现散在皮疹，融合成片，有腹部不适，有眼眶红；全身散在分布红色粟粒样皮疹，颈部可触及花生米大小淋巴结；血常规中白细胞计数、血小板计数升高；降钙素原正常，血培养无菌生长，血沉升高，疑似川崎病感染。

【问题 2】实验室检测在川崎病的诊疗中的作用？为确定诊断，应进一步做哪些实验室检查？

思路 1：实验室检测在川崎病的诊疗中的作用：川崎病（Kawasaki disease，KD）又称为黏膜皮肤淋巴结综合征（mucocutaneous lymphnode syndrome，MCLS），发病机制尚不清楚。实验室检测选择降钙素原、血培养排除病原体明确的感染，选择白细胞、血小板和血沉区分炎症的程度。

思路 2：为了明确诊断，需要进行：①血清 IgG、IgM、IgA、IgE 检查；② TH$_2$ 类细胞因子如 IL-6 检查；③总补体和 C3 检查。检验结果见表 19-5。

表 19-5 实验室检测结果

检验项目	结果	参考区间	单位	检验项目	结果	参考区间	单位
免疫球蛋白 A	4.02	0.71～3.35	g/L	IL-6	6.2	0～5.9	pg/mL
免疫球蛋白 G	18.2	7.60～16.62	g/L	C3	1.67	0.87～1.41	g/L
免疫球蛋白 M	3.05	0.48～2.72	g/L	C4	0.46	0.10～0.40	g/L
血清总 IGE	225	20～200	IU/mL				

【问题 3】如何解读上述实验室检查结果，可确诊为川崎病吗？诊断依据有哪些？

思路 1：川崎病诊断依据是伴下列 5 项临床表现中 4 项者，排除其他疾病后，即可诊断为川崎病:①四肢变化:急性期掌跖红斑,手足硬性水肿,恢复期指趾端膜状脱皮。②多形性皮疹。③眼结合膜充血,非化脓性。④唇充血皲裂,口腔黏膜弥漫充血,舌乳头突起、充血呈草莓舌。⑤颈部淋巴结肿大。

如5项临床表现中不足4项,但超声心动图有冠状动脉损害,亦可确诊为川崎病。

思路2:患儿入院,急性期掌跖红斑,手足硬性水肿,多形性皮疹,非化脓性眼结合膜充血,口腔黏膜弥漫充血,颈部淋巴结肿大,排除感染病原体所致感染。

【问题4】该患儿需要与哪些疾病进行鉴别?

思路:需要进行鉴别诊断的疾病有渗出性多形性红斑、幼年特发性关节炎全身型、败血症和猩红热等发热出疹性疾病。

(1)渗出性多形性红斑:也称斯琼综合征,患儿的口唇血痂以及皮肤多形性红斑,皮肤损伤最初表现为粉红色水泡,然后逐渐变暗、变平。口腔水泡和皮疹疼痛,进食疼痛。白细胞计数正常,中性粒细胞偏高,血小板正常;CRP升高,电解质正常,肝肾功能未见异常。红细胞沉降率升高。

(2)幼年特发性关节炎全身型:慢性滑膜炎为主要特征,或伴有各组织器官不同程度损害的慢性、全身性疾病,16岁前起病,持续6周或6周以上的单关节或多关节炎,是一种自身免疫性疾病,年龄越小,全身症状越重,年长儿以关节症状为主。幼年特发性关节炎全身型是儿童时期严重的全身性炎症性疾病,起病急,进展快,易引起多脏器受累。但幼年特发性关节炎全身型是一个排他性疾病,缺乏特异性的实验室指标来确诊。

(3)败血症:血液(或者脑脊液等无菌腔隙)能培养出致病菌(包括细菌和真菌)引起的全身炎症反应综合征。实验室通过:①病原学检查。②血液非特异性检查[白细胞计数、不成熟中性粒细胞(包括早、中、晚幼粒细胞和杆状核细胞)/总中性粒细胞(immature/total neutrophil,I/T)、血小板计数、C反应蛋白(C-reactive protein,CRP)、降钙素原]予以支持诊断。

(4)猩红热:A群溶血性链球菌引起的急性呼吸道传染病。其临床特征有发热、咽炎、草莓舌、全身弥漫性红色皮疹、疹退后片状脱皮。A群溶血性链球菌有较强的侵袭力,产生外毒素,又称红疹毒素,是本病的致病菌。全年可发病,但以冬、春季多见。传染源为患病者和带菌者,主要通过呼吸道飞沫传播,也可经过破损的皮肤传播,引起外科型猩红热。

【问题5】患儿治疗后应如何进行实验室检查监测?

思路:川崎病为炎性介质所致疾病,多数预后良好。无冠状动脉病变患儿于出院后1、3、6个月及1~2年进行1次全面检查(包括体格检查、血尿常规、炎症指标、心电图和超声心动图等)。未经有效治疗的患儿,10%~20%发生冠状动脉病变,应长期密切随访,每6~12月1次。

(徐元宏)

案例 19-4　过敏性紫癜

【病史摘要】男,9岁,汉族。

主诉:双下肢皮疹1天。

现病史:患儿1天前无明显诱因出现双下肢瘀斑样皮疹,针帽-指甲大小,对称分布,暗红色,高出皮面,压之不褪色。门诊腹部超声示:脐周肠系膜多发淋巴结声像,右下腹阑尾区未见明显包块及积液,门诊拟"过敏性紫癜"收住院。病程中患儿伴有腹痛,有咳嗽,无关节痛,无发热,无呕吐腹泻,饮食睡眠可。

既往史:平素健康状况良好,否认肝炎、结核等传染病史,否认高血压、糖尿病史,否认手术、外伤及输血史,食物、药物过敏史不详。

个人史:第 1 胎,第 1 产,足月,剖宫产。出生体重 4 250g,母乳喂养,有添加辅食,生长发育正常,身体健康。

家族史:家庭成员健康,无家族遗传病史。

体格检查:T 36.5℃,P 85 次 / 分,R 18 次 / 分,体重 48kg,咽红,扁桃体不大,双肺呼吸音粗,腹软脐周有压痛,关节无肿痛,双肾区无叩击痛,四肢及臀部紫癜,针帽 - 指甲大小,对称分布,暗红色,高出皮面,压之不褪色。

实验室检查:血常规示:白细胞计数 12.1×10⁹g/L,中性粒细胞百分比 80.5%,淋巴细胞百分比 18.0%,血红蛋白 148g/L,血小板计数 320×10⁹g/L,粪便隐血试验(+),凝血功能正常。

【问题 1】通过上述问诊与查体,高度怀疑的临床诊断是什么?

思路:患儿 9 岁,男性,有上呼吸道感染史,双下肢瘀斑样皮疹 1 天,针帽 - 指甲大小,暗红色,对称分布,高出皮面,压之不褪色,伴有腹痛。根据患儿的主诉、年龄、性别、症状和病史特点,高度怀疑过敏性紫癜。

【问题 2】为明确诊断,应进行哪些检查?

思路 1:过敏性紫癜大多数情况以皮肤紫癜为首发症状,且无特异性实验室检查,需要排除其他出血性疾病,此时实验室检查对明确诊断至关重要。

思路 2:为进一步明确诊断,可行血常规、凝血功能、CRP、免疫球蛋白、ASO、尿常规、肝肾功能等检测(表 19-6)。

表 19-6 实验室部分检测结果

	检验指标	结果	参考区间	单位
WBC	白细胞计数	13.1 ↑	3.5～9.5	10⁹/L
NEUT%	中性粒细胞百分比	79.1 ↑	51.0～75.0	%
LY%	淋巴细胞百分比	15.0	20.0～50.0	%
MONO%	单核细胞百分比	3.5	3.0～10.0	%
EOS%	嗜酸粒细胞百分比	2.4	0.4～8.0	%
BAS%	嗜碱粒细胞百分比	0	0.0～1.0	%
RBC	红细胞计数	5.12	4.30～5.80	10¹²/L
Hb	血红蛋白	148	130～175	g/L
PLT	血小板计数	320	125～350	10⁹/L
PT	凝血酶原时间	12.4	9.0～13.0	s
APTT	活化部分凝血活酶时间	25.8	25.0～31.3	s
FIB	纤维蛋白原	2.64	2.00～4.00	g/L
TT	凝血酶时间	18.7	10.0～21.0	s
AT-Ⅲ	抗凝血酶Ⅲ活性	89	80～120	%
FDP	纤维蛋白原降解产物	0.23	0.00～0.50	μg/mL
DD	D-二聚体	4.50	<5.0	mg/L
AST	天冬氨酸转氨酶	33	15～40	U/L
ALT	丙氨酸转氨酶	21	9～50	U/L
GGT	谷氨酰转肽酶	51	10～60	U/L
ALP	碱性磷酸酶	323	<390	U/L

检验指标		结果	参考区间	单位
TP	总蛋白	70.7	65.0～85.0	g/L
ALB	白蛋白	45.9	40.0～55.0	g/L
UREA	尿素	3.15	1.70～8.30	mmol/L
CREA	肌酐	36 ↓	40～97	μmol/L
UA	尿酸	245	90～420	μmol/L
IgG	免疫球蛋白 G	18.11	8.00～17.00	g/L
IgA	免疫球蛋白 A	3.71	1.00～4.90	g/L
AAG	α1 酸性糖蛋白	130.0 ↑	51～117	g/L
hs-CRP	C 反应蛋白	10.90 ↑	0～5.000	mg/L
C3	补体 C3	0.701	0.500～1.500	g/L
C4	补体 C4	0.311	0.100～0.400	g/L
ASO	抗链球菌溶血素 O	41.3	0～116	IU/mL
RF	类风湿因子	11	<20	IU/mL
AMS	血清淀粉酶	55	0～110	U/L
ESR	红细胞沉降率	4	0～15	mm/h
TB-IGBA	结核病特异性 γ- 扰素	阴性	阴性	
OB	粪便隐血试验	阳性	阴性	
	自身抗体谱 13 项	阴性	阴性	
	尿液分析	无异常	阴性	

过敏原检测：鸡蛋 +3 级、牛奶 +1 级、大麦 +1 级、小麦 +1 级、尘螨、粉螨 +1 级。

腹部超声检查示：脐周肠系膜多发淋巴结声像，右下腹阑尾区未见明显包块及积液。

肾脏彩超检查示：符合左肾静脉压迫综合征阳性，又称胡桃夹综合征（nut cracker phenomenon or left renal vein entrapment syndrome，NCP）。

【问题 3】如何解读上述实验室检查结果？可诊断为什么疾病？诊断依据是什么？

思路 1：过敏性紫癜常见发病年龄为 7～14 岁，多数患儿在发病前 1～3 周有上呼吸道感染史，以非血小板减少性紫癜、关节炎或关节痛、腹痛、胃肠道出血及肾炎为主要临床表现，典型皮疹为棕色斑丘疹，多对称分布于四肢和臀部，高出皮肤表面，按压后不褪色，一般 4～6 周后皮疹自动消退。

思路 2：可根据实验室检查排除其他出血性疾病帮助诊断。

（1）过敏原检测：鸡蛋、牛奶、大麦、小麦、尘螨、粉螨不耐受。过敏性紫癜因机体对某些致敏物质产生变态反应形成抗原抗体复合物沉积于血管内膜及肠道、肾脏、关节腔等部位的小血管，导致毛细血管通透性及脆性增加，血管充血水肿且伴炎症渗出物形成，产生皮肤紫癜，常见的致敏条件有上呼吸道感染、食物、药物及花粉、虫螨等。

（2）血常规及凝血功能：患者白细胞及 CRP 升高提示患儿者有感染，血小板计数正常可排除特发性血小板减少性紫癜。过敏性紫癜是血管变态反应性疾病，血小板、凝血因子无异常。

（3）尿常规及肾功能检查：尿液分析无明显异常，肌酐轻度降低，无高血压、肾衰竭表现，可排除肾型过敏性紫癜。

（4）粪便常规检查：粪便隐血（+），患者有腹痛，无腹泻，无呕吐便血，腹部超声示：脐周肠系膜多发淋巴结声像，可考虑腹型过敏性紫癜。

（5）其他检查：类风湿因子、ANA、抗 ds-DNA 等检查阴性，可排除关节型过敏性紫癜，常表现为皮肤紫癜伴关节肿胀、压痛、功能障碍，多发生于膝、踝、肘、腕关节，呈游走性反复发作，多发生于紫癜后。链球菌感染后患者血清抗链球菌溶血素 O（ASO）滴度未升高，不能提示近期内曾有过链球菌感染。

思路 3：诊断依据：①患儿病前有上呼吸道感染史，随即出现典型的双下肢皮肤紫癜，针帽 - 指甲大小，暗红色，高出皮面，压之不褪色，根据过敏原结果、皮疹形态及血液学结果可排除特发性血小板减少性紫癜等疾病后，考虑为过敏性紫癜；②患者有腹痛，有粪便隐血阳性，无关节肿痛，无血尿蛋白尿，考虑为腹型过敏性紫癜（Henoch 型）；③左肾静脉 B 超提示符合左肾静脉压迫综合征阳性，诊断为胡桃夹综合征。

综合患者的主诉、临床表现、体格检查、实验室检测和影像学检查，诊断为：腹型过敏性紫癜（Henoch 型），胡桃夹综合征。

【问题 4】需与哪些疾病鉴别诊断？

（1）特发性血小板减少性紫癜：本病多表现为全身性针尖样出血点或瘀斑，无对称性，血小板计数低，与患儿不符，可鉴别。

（2）荨麻疹：本病急性起病，呈风团样或红色斑丘疹，可伴发热、眼睑及嘴唇肿胀，多有感染或接触易致过敏物质史，该患儿皮疹形态与本病不符，暂不考虑。

（3）肠结核：无结核病史，血沉不高，结核病特异性 γ - 扰素（TB-IGBA）阴性，可排除。

（4）急性胰腺炎：患者未暴饮暴食，腹痛明显，查血淀粉酶结果 55U/L，可排除。

案例 19-5　儿童急性肾小球肾炎

【病史摘要】男，10 岁。

主诉：发现肉眼血尿 9 天。

现病史：患儿 9 天前出现咽痛，伴发热，最高体温达 38.5℃，口服感冒药后开始出现肉眼血尿，伴尿频，但无尿急尿痛，家长未予重视。3 天前患儿出现眼睑及双下肢水肿，呈凹陷性，小便呈洗肉水样，于当地医院查尿液分析示：尿蛋白（+++），尿隐血（++），尿白细胞 250 个 /μL，红细胞 366 个 /μL。腹部彩超示腹腔少量积液，为求进一步诊治来医院就诊。

既往史：否认高血压、先天性心病病史，否认结核病史，无手术及输血史，无药物过敏史，无毒物及放射物质接触史。

个人史：身体健康。

家族史：父母身体健康，否认有家族遗传病史。

体格检查：血压 140/90mmHg，精神尚可，咽部红，双侧扁桃体 Ⅱ 度肿大，无渗出。双肾区无叩击痛，输尿管无压痛，移动性浊音（−），双下肢水肿。

实验室检查：①尿液分析：尿蛋白（++），尿隐血（+++），尿白细胞 125.3 个 /μL，红细胞 1 969 个 /μL，尿蛋白定量 0.99g/d。②尿红细胞形态学观察：红细胞呈锯齿状及影状，异型率 87%。③血常规示：白细胞 13.7×10^9/L、中心粒细胞百分比 82.9%。

【问题 1】通过上述问诊与查体，高度怀疑的临床诊断是什么？

思路：患儿 9 天前出现肉眼血尿，伴尿频，已显示泌尿系统疾患。3 天前患儿又出现眼睑及双下肢水肿，呈凹陷性，小便呈洗肉水样，且尿蛋白和隐血呈阳性，提示患儿肾脏问题。体格检查示"咽痛""发热""双侧扁桃体 Ⅱ 度肿大"，实验室检测示白细胞总数和中性粒细胞百分比增高，尿红细胞呈锯齿状及影状，异型率较高。根据患儿的主诉、年龄、性别、症状和病史特点，高度怀疑肾小球肾炎。

【问题2】为明确诊断,应进行哪些检查?

思路1:实验室检测在泌尿系统疾病中的诊断、辅助诊断中具有很重要的作用,该患儿尿液呈洗肉水样,眼睑及双下肢水肿,需要实验室检测来明确血尿的来源、水肿的原因。

思路2:为明确诊断,需进一步检查:血常规、尿常规、肝肾功能、自身抗体谱、乙肝病毒等(表19-7)。

表19-7　部分实验室检测结果

检验指标		结果	参考区间	单位
WBC	白细胞计数	11.8 ↑	3.5～9.5	$10^9/L$
NEUT%	中性粒细胞百分比	76.1 ↑	51.0～75.0	%
RBC	红细胞计数	4.97	4.30～5.80	$10^{12}/L$
Hb	血红蛋白	143	130～175	g/L
PLT	血小板计数	297	125～350	$10^9/L$
GLU	尿糖	阴性	阴性	
PRO	尿蛋白	++	阴性	
BLD	尿隐血	+++	阴性	
WBC	白细胞	134.7 ↑	0.0～13.0	个/μL
RBC	红细胞	2 174 ↑	0～18.0	个/μL
BACT	细菌	6		个/μL
CAST	管型	6 ↑	0～3.0	个/μL
	红细胞管型	0～2/LP	阴性	
	红细胞形态信息	非均一性		
AST	天冬氨酸转氨酶	27	15～40	U/L
ALT	丙氨酸转氨酶	18	9～50	U/L
TP	总蛋白	72.8	65.0～85.0	g/L
ALB	白蛋白	38.1 ↓	40.0～55.0	g/L
UREA	尿素	10.2 ↑	1.70～8.30	mmol/L
CREA	肌酐	41	40～97	μmol/L
UA	尿酸	324	90～420	μmol/L
UTP	24小时尿蛋白定量	2.14 ↑	<0.2	g/d
AAG	α1酸性糖蛋白	187 ↑	51～117	g/L
hs-CRP	C反应蛋白	8.56	0～5.000	mg/L
C3	补体C3	0.074	0.500～1.500	g/L
ASO	抗链球菌溶血素O	2 920 ↑	0～116	IU/mL
RF	类风湿因子	8	<20	IU/mL
	自身抗体谱13项	全部阴性	阴性	
	乙肝病毒	全部阴性	阴性	

红细胞形态学观察:异型率91%。

超声检查提示:符合左肾静脉压迫综合征阳性。

【问题3】如何解读上述实验室检查结果？应做出怎样的诊断？依据是什么？

思路1：急性肾小球肾炎的诊断标准：①起病较急，多在感染后1～3周发生血尿、蛋白尿。②存在原发感染病灶，如扁桃体炎、咽炎等。③常出现水肿，轻者晨起眼睑浮肿，重者很快发展为全身凹陷性水肿。④实验室检测血清补体C3降低，70%～80%的病例有ASO滴度增高。

思路2：患儿者发病9天，急性起病，入院后，尿常规检查显示蛋白尿、血尿，提示急性肾炎。咽红、扁桃体Ⅱ度肿大、发热，白细胞总数增高，AAG、CRP升高，提示患者有明显的前驱感染，而血清ASO滴度的显著升高，提示近期感染。患者血清白蛋白轻度降低，可能与水钠潴留致血浆容量增加或白蛋白从尿中丢失较多所致。患儿尿红细胞显著增多，异型率91%，C3明显降低，符合肾小球肾炎。

思路3：诊断依据：①患儿有明显的链球菌前驱感染史，起病急，病程中有反复肉眼血尿、蛋白尿等急性肾炎变现，轻度氮质血症，ASO显著升高，补体C3下降，故考虑该诊断。②患儿近期无相关肾毒性药物使用情况，自身抗体检测阴性，且无皮疹、关节肿胀及不明原因发热等可排除相关继发性因素，故考虑为原发性。③左肾静脉超声提示符合左肾静脉压迫综合征阳性（胡桃夹综合征）。

综合患儿的主诉、临床表现、体格检查、实验室检测和影像学检查，诊断为：儿童原发性急性链球菌感染后肾小球肾炎、胡桃夹综合征。

【问题4】急性肾小球肾炎需与哪些疾病相鉴别？

思路：本病例根据患儿病前有明显链球菌感染史，起病急，反复肾小球源性肉眼血尿、蛋白尿等急性肾炎综合征，并伴有ASO升高，补体下降，考虑该诊断为肾小球肾炎。尚需与以下疾病鉴别：

（1）其他病原体感染的肾小球肾炎：多种病原体可引起急性肾炎，最常见的致病菌为乙型溶血性链球菌，偶见于葡萄球菌、肺炎球菌、伤寒杆菌、白喉杆菌及原虫类如疟原虫、血吸虫和病毒，可从原发感染灶及各自临床特点相区别。

（2）IgA肾病：以血尿为主要症状，表现为反复发作性肉眼血尿，发病前可有呼吸道或胃肠道感染，多在感染后24～48小时出现血尿，多无水肿、高血压、血补体C3正常。部分患者血IgA常升高，确诊需要肾活检免疫组化明确诊断。

（3）慢性肾炎急性发作：既往肾炎史不详，无明显前期感染，除有肾炎症状外，常有贫血，肾功能异常，低比重尿，尿常规以蛋白增多为主。

（4）特发性肾病综合征：具有肾病综合征表现的急性肾炎需与特发性肾病综合征鉴别。若患儿呈急性起病，有明确的链球菌感染的证据，血清补体C3降低，肾活检病理为毛细血管内增生性肾炎者有助于急性肾炎的诊断。

（5）膜增殖性肾小球肾炎：本病患者几乎总有血尿，包括镜下或者肉眼血尿。约有30%表现为无症状性蛋白尿，但半数患者尿蛋白>3.5g/24h，蛋白尿选择性差。尿FDP升高。特征性的实验室改变就是血清补体降低，约有75%的患者C3持续性降低。

（6）急进性肾小球肾炎：起病与急性肾炎相似，常见血尿、异形红细胞尿和红细胞管型，蛋白尿，尿蛋白量不等。病情急骤发展，肾功能急剧恶化，必要时，应及时做肾活检明确诊断。

（7）其他：继发性肾小球肾炎、系统性红斑狼疮、过敏性紫癜、乙型病毒性肝炎等累及肾脏，也常以血尿、蛋白尿、镜下血尿的形式发病，应该加以鉴别。该患儿既无上述病史，也无皮疹、关节肿痛等，且自身抗体阴性、乙型肝炎病毒抗原阴性、抗体阴性，故暂不考虑以上疾病。

【问题5】实验室检测在预测急性肾炎患者可能发生并发症中的作用有哪些？

思路：AGN急性期的主要并发症有：急性充血性心力衰竭、高血压脑病、急性肾功能衰竭和继发感染等。

（1）急性充血性心力衰竭：小儿急性左心衰竭可成为急性肾炎的首发症状，如不及时鉴别和抢救，则可迅速致死。急性肾炎时，由于水钠潴留，全身水肿及血容量增加，肺循环瘀血很常见。患者常有气促、咳嗽及肺底少许湿啰音等，需要紧急处理。诊疗时除了要关注临床症状的变化外，必须注重相关实验室检查：电解质、凝血指标、肝肾功能、心肌损伤指标和脑钠肽等。

（2）高血压脑病：较急性心力衰竭少见，发病率为 5%～10%，近年来有明显下降趋势。常见症状是剧烈头痛及呕吐，继之出现视力障碍，意识模糊、嗜睡，并可发生阵发性惊厥或癫痫样发作。根据临床症状可诊断，眼底检查时常见视网膜小动脉痉挛、出血、渗出等。

（3）急性肾功能衰竭：急性肾炎的急性期，肾小球内系膜细胞及内皮细胞大量增殖，毛细血管狭窄及毛细血管内凝血，患者尿量进一步减少（少尿或无尿）。同时，蛋白质分解代谢产物大量滞留，可表现为尿素氮增高，且不同程度的高钾血症及代谢性酸中毒，必要时，关注肾功能、电解质和血气分析等。

（4）继发感染：由于全身抵抗力降低，易继发感染，最常见的是肺部和尿路感染，一旦发生继发感染，则应积极对症处理，以免引起原有病加重。必要时关注血常规、PCT、Hs-CRP、血清淀粉样蛋白 a（SAA）等。

案例 19-6　儿童肾病综合征

【病史摘要】女，6 岁。

主诉：眼睑水肿 2 周。

现病史：患儿 2 周前突发眼睑轻度水肿，于当地医院查尿常规示：尿蛋白（+++），血沉 62mm/h末，尿黄，泡沫尿，未予治疗。昨日晨起发现颜面水肿加重，遂入医院门诊就诊。

既往史：否认结核病史，否认高血压、心脏病史，否认糖尿病史，无手术及输血史，无药物过敏史，无毒物及放射物质接触史。

个人史：发病前无不洁饮食史。

家族史：无家族遗传病史。

体格检查：T 36.6℃，P 70 次 / 分，R 13 次 / 分，BP 100/78mmHg；发育正常，营养良好，面色红润，皮肤无黄染，无皮下出血点，无蜘蛛痣、瘢痕、溃疡，毛发分布正常。双眼睑轻度水肿，无下垂，双下肢轻度凹陷性水肿。双侧扁桃体Ⅰ度肿大。

实验室检查：尿液分析：潜血（－），尿蛋白（++++）。血常规：血红蛋白 116g/L，血沉 62mm/h。血清总胆固醇 11.5mmol/L，甘油三酯 1.97mmol/L，总白蛋白 50.1g/L，白蛋白 22.4g/L。尿微量球蛋白 4 289mg/L，24 小时尿蛋白定量 4.8g/d。

【问题 1】通过上述问诊与查体，高度怀疑的临床诊断是什么？

思路：患者颜面水肿，晨起加重，双下肢轻度凹陷性水肿，泡沫尿，尿蛋白（+++）。根据患者的主诉、年龄、性别、症状和病史特点，高度怀疑儿童肾病综合征。

【问题 2】为明确诊断，应进行哪些检查？

思路 1：儿童肾病综合征是儿童常见的肾小球肾脏疾病，是一组由于多种原因引起的肾小球基膜通透性增高，血浆中大量蛋白从尿中丢失的临床综合征。主要特点是蛋白尿、低白蛋白血症、水肿和高胆固醇血症。

思路 2：为明确诊断，需要做以下检查：①尿液分析及 24 小时尿蛋白定量测定；②血清肝功能、肾功能、血糖、血脂等生化检测；③血清自身抗体谱检测；④血常规、红细胞沉降率检测；⑤免疫球蛋白、补体 C3、ASO 等检测；⑥超声检查；⑦必要时做病理检查。检验结果见表 19-8。

表 19-8 部分实验室检测结果

	检验指标	结果	参考区间	单位
WBC	白细胞计数	7.8	3.5～9.5	10^9/L
NEUT%	中性粒细胞百分比	65.1	51.0～75.0	%
RBC	红细胞计数	3.67 ↓	4.30～5.80	10^{12}/L
Hb	血红蛋白	116	130～175	g/L
ESR	红细胞沉降率	59 ↑	0～20	mm/h
PLT	血小板计数	267	125～350	10^9/L
PRO	尿蛋白	+++	阴性	
BLD	尿隐血	阴性	阴性	
WBC	白细胞	12.7	0.0～13.0	个/μL
RBC	红细胞	2	0～18.0	个/μL
AST	天冬氨酸转氨酶	31	15～40	U/L
ALT	丙氨酸转氨酶	12	9～50	U/L
TP	总蛋白	52.4	65.0～85.0	g/L
ALB	白蛋白	21.9	40.0～55.0	g/L
UREA	尿素	8.1	1.70～8.30	mmol/L
CREA	肌酐	44	40～97	μmol/L
UA	尿酸	287	90～420	μmol/L
GLU	血糖	5.41	3.9～6.1	mmol/L
TCH	总胆固醇	11.64 ↑	3.10～5.70	mmol/L
TG	甘油三酯	1.58	0.56～1.70	mmol/L
HDL-C	高密度脂蛋白胆固醇	2.27	1.03～2.07	mmol/L
LDL-C	低密度脂蛋白胆固醇	8.34 ↑	1.70～3.64	mmol/L
UTP	24 小时尿蛋白定量	6.87 ↑	<0.2	g/d
IgG	免疫球蛋白 G	9.77	8.00～17.00	g/L
IgA	免疫球蛋白 A	2.14	1.00～4.90	g/L
IgM	免疫球蛋白 M	1.34	0.500～3.200	g/L
C3	补体 C3	1.051	0.500～1.500	g/L
ASO	抗链球菌溶血素 O	65	0～116	IU/mL
RF	类风湿因子	8	<20	IU/mL
MA	微量球蛋白	5 742 ↑	0～30	mg/L
	自身抗体谱 13 项	全部阴性	阴性	
	乙肝病毒	全部阴性	阴性	

【问题 3】如何解读上述实验室检查结果,可确诊为肾病综合征吗? 确证依据有哪些?

思路 1:诊断肾病综合征主要根据临床表现,凡有大量蛋白尿[24 小时尿蛋白定量 >50mg/(kg·d),或>3.5g/d]、高度水肿、高胆固醇血症(>5.7mmol/L)、低白蛋白血症均可诊为肾病综合征。其中大量蛋白尿和低白蛋白血症为诊断的必备条件。

思路2：该患儿入院后实验室检查示：TP 52.4g/L，ALB 21.9g/L，显著降低，是典型的低蛋白血症；TCH 11.64mmol/L，TG 1.58mmol/L，LDL-C 8.34mmol/L，高脂血症明显；尿蛋白定性（+++），UTP 3.87g/L，尿液有泡沫，蛋白尿明确；血沉增快，免疫球蛋白、C3、ASO、抗核抗体谱、乙肝病毒等均未示异常。

思路3：诊断依据：①患儿白蛋白21.4g/L，显著降低，且出现颜面水肿，晨起加重，双下肢呈凹陷性水肿；②大量蛋白尿，尿蛋白阳性，UTP 6.87g/d，且有泡沫出现；③高脂血症，TCH 11.64mmol/L，LDL-C 8.34mmol/L，显著增高。

综合患儿者的主诉、临床表现、体格检查、实验室检测和影像学检查，诊断为：儿童肾病综合征。

【问题4】肾病综合征需与哪些疾病鉴别诊断？

肾病综合征诊断应包括三个方面：①确诊NS。②确认病因：排除继发性和遗传性疾病，才能确诊为原发性肾病综合征；最好进行肾活检，做出病理诊断。病理类型和预后密切相关。③判断有无并发症。

（1）过敏性紫癜性肾炎：好发于青少年，有典型皮肤紫癜，患者有腹痛、便血等过敏性紫癜性特征，又伴有血尿、蛋白尿、高血压及水肿等肾小球肾炎的特点。如果腹痛及关节痛不明显，或先出现血尿、蛋白尿或水肿，易被误诊为小儿肾病综合征。该患者无皮肤紫癜，也无腹痛、便血等，可排除诊断。

（2）进行性系统性硬化症：多数患者有雷诺现象，然后有面部和（或）指部肿胀僵硬、皮肤增厚、吞咽困难等症状。血清球蛋白增高，抗核抗体（ANA）、抗Scl-70及抗心磷脂抗体（ACA）呈阳性。该患者自身抗体谱均为阴性，可排除诊断。

（3）系统性红斑狼疮性肾炎：好发于青年女性，免疫学检查可见多种自身抗体。该患者自身抗体谱均为阴性，可排除诊断。

（4）乙型肝炎病毒相关性肾炎：多见于儿童及青少年，临床主要表现为蛋白尿或肾病综合征，常见病理类型为膜性肾病。鉴别诊断依据：①血清乙型肝炎病毒（HBV）抗原阳性；②患肾小球肾炎，并且排除其他继发性肾小球肾炎；③肾活检切片找到HBV病毒。该患儿乙肝病毒全部阴性，可排除。

（5）糖尿病性肾小球硬化症：眼底检查多存在微动脉瘤，早期肾体积增大，肾血浆流量及肾小球滤过率增加或正常，后期肾功能减退。尿 β_2 微球蛋白、NAG及溶菌酶增加。该患者血糖正常，也无糖尿病史，可排除。

（6）糖尿病肾病：常见病程10年以上的糖尿病患者。早期可发现微量白蛋白尿排泄增加，以后逐渐发展成蛋白尿、肾病综合征。糖尿病病史及特征性眼底改变有助于鉴别诊断。在儿童和青少年中较为少见，可排除。

（7）肾淀粉样变性病：原发性淀粉样变性主要累及心、肾、消化道（包括舌）、皮肤和神经；继发性淀粉样变性常继发于慢性化脓性感染、结核、恶性肿瘤等疾病，主要累及肾、肝和脾等器官。肾淀粉样变性常需肾活检确诊。在儿童和青少年中也较为少见。

（8）骨髓瘤性肾病：多发性骨髓瘤累及肾小球时可出现肾病综合征，常见于中老年。患者有多发性骨髓瘤的特征性临床表现和实验室检测有助于鉴别诊断，如贫血、骨痛、血清单克隆球蛋白增高、M蛋白及尿本周蛋白阳性，骨髓象显示浆细胞异常增生，并伴有质的改变。

【问题5】针对患者可能会发生的并发症，实验室的监测指标有哪些？

（1）感染：最常见的并发症，也是导致复发及激素耐药的主要原因。常见感染有呼吸道、泌尿道等。细菌性感染中以肺炎球菌感染为主，病毒感染亦较常见，尤其在皮质激素和免疫抑制剂治疗过程中，并发水痘、麻疹、带状疱疹，病情较非肾病NS患儿重。实验室监测指标可选择：血常规、Hs-CRP、PCT、SAA、IL-6等，必要时行病原学检查（如培养等）。

（2）高凝状态及血栓栓塞合并症：NS 病例体内凝血和纤溶系统可有如下变化：①纤维蛋白原增高；②血浆中第 V、Ⅷ凝血因子增加；③抗凝血酶Ⅲ下降；④血浆纤溶酶原活性下降；⑤血小板数量可增加，黏附性和聚集力增高。其结果可导致高凝状态，并可发生血栓栓塞合并症，其中以肾静脉血栓最为常见。实验室监测指标可选择：血小板计数、血小板黏附 / 聚集功能检查、凝血四项初筛（PT、APTT、FIB、TT）、FDP、D- 二聚体、抗凝血酶Ⅲ，必要时，可行具体凝血因子的检测。

（3）钙及维生素 D 代谢紊乱：NS 患儿维生素 D 结合蛋白由尿中丢失，影响肠钙吸收。临床表现为低钙血症、维生素 D 低下等。实验室可行：血钙、血磷、活性维生素 D、甲状旁腺素、降钙素等检测。

（4）急性肾功能减退：由于低血容量、严重肾间质水肿、肾小管间质病变、并发双侧肾静血栓形成等因素，致急性肾功能减退。可行尿量、尿液分析、血清尿素、血肌酐、血清胱抑素 C、肾小球滤过率、估算肾小球滤过率、D- 二聚体、纤维蛋白（原）降解产物等检测。

（5）肾小管功能障碍：可表现为糖尿、氨基酸尿、尿中失钾、浓缩功能不足等。可行：尿比重、尿糖、尿渗量、尿液氨基酸、24 小时尿电解质（钾、钠、氯、磷、钙）、血糖等检测。

（6）其他：患儿偶可发生头痛、抽搐、视力障碍等神经系统症状，可能系由高血压脑病、脑水肿、稀释性低钠血症、低钙血症、低镁血症等多种原因引起，可行相应实验室检测。

（李洪春）

案例 19-7　泌尿道感染

【病史摘要】男，4 个月。

主诉：解红色小便 1 次，低热 1 天。

现病史：患儿一天无明显诱因下解红色小便 1 次，小便前段为水洗肉样色泽后段为黄色，排尿时伴有哭闹，后出现低热，最高体温 37.8℃，无咳嗽咳痰，血常规中白细胞 12.46×10⁹/L、中性粒细胞为 55.7%；尿常规中白细胞（+++）、尿蛋白（+）、红细胞（++），无眼睑浮肿尿少。

既往史：否认高血压，先天病病史，否认结合病史，外伤及输血史，无药物过敏史。

家族史：父母身体健康，否认有家族遗传病史。

体格检查：患儿神清，精神可，浅表淋巴结无肿大，咽部黏膜稍充血，颈软，双肺呼吸音粗糙，未闻及干湿性啰音，心率 119 次 / 分，律齐，各瓣膜听诊区未闻及杂音，无心包摩擦音，腹软，肝脾肋下未及，关节及双下肢无水肿，神经系统检查阴性。

实验室检查：血液生化：降钙素原 0.09ng/mL，C 反应蛋白 53.40mg/L，ALD 60.3g/L，ALB 42.5g/L，碱性磷酸酶 211U/L，尿素 1.80mmol/L，肌酐 47.6μmol/L，APTT 43.5s，纤维蛋白原含量 4.36g/L，PT 13.5s，D- 二聚体 0.71μg/mL。血常规：WBC 13.80×10⁹/L，NEUT 53.74%，LY 59.00%，RBC 3.55×10¹²/L，Hb 94g/L，PLT 240×10⁹/L。尿常规：RBC 16 个 /μL，WBC 1 125 个 /μL，隐血（+-），白细胞酯酶（+++）。

【问题 1】根据患者情况，高度怀疑的临床诊断是什么？

思路：年长儿泌尿道感染症状与成人相似，尿路刺激症状明显，常是就诊的主诉。如能结合实验室检查，可立即得以确诊。但对于婴幼儿，特别是新生儿，由于排尿刺激症状不明显或缺如，而常以全身表现较为突出，易致漏诊。故对病因不明的发热患儿都应反复进行尿液检查，争取在用抗生素治疗前进行尿培养、菌落计数和药物敏感试验。根据尿常规提示 RBC 16 个 /μL，WBC 1 125 个 /L，隐血（+）、白细胞酯酶（+++）应考虑泌尿道感染。

【问题 2】实验室检测在泌尿道感染的诊疗中的作用？为确定诊断，应进一步做哪些实验室检查？

思路1:实验室检测在泌尿道感染的诊疗中的作用:需要实验室检测帮助临床判断是否有存在感染,明确感染的病因,判断是否需要抗感染治疗。

思路2:为了明确诊断,需要进行:清洁中段尿培养或耻骨上膀胱穿刺尿液,同时进行菌落计数,对所分离的细菌进行药物敏感试验。

【问题3】如何解读上述实验室检查结果,可确诊为泌尿道感染吗?确诊依据有哪些?

思路1:泌尿道感染诊断标准:清洁中段尿定量培养菌落数≥10^5CFU/mL 或球菌≥10^3CFU/mL 或耻骨上膀胱穿刺尿定性培养有细菌生长,即可确立诊断。

思路2:为了明确诊断,需要进行:①尿常规;②清洁中段尿或耻骨上膀胱穿刺尿培养。尿常规检验结果见表19-9。尿培养结果提示大肠埃希菌感染,菌落数为10^5CFU/mL。

表 19-9 尿常规

检测项目		结果	参考范围	单位
尿胆原		阴性	≤10	mg/L
胆红素		阴性	≤2	mg/L
酮体		+	阴性	
隐血		阴性	阴性	
蛋白质		阴性	阴性	
亚硝酸盐		阴性	阴性	
葡萄糖		阴性	阴性	
酸碱度		5.5	5.0~6.5	
白细胞酯酶		+++	阴性	
比重		1.020	1.015~1.025	
镜检	红细胞	16 ↑	0~偶见	/μL
	白细胞	1 125 ↑	≤5	/μL
	管型	阴性	阴性	/μL
	其他	阴性	阴性	/μL

思路3:诊断依据:根据尿常规中RBC16个/μL,WBC 1 125个/μL,隐血(+),白细胞酯酶(+++);清洁中段尿细菌培养出大肠埃希菌,菌落计数≥10^5CFU/mL,可以明确大肠埃希菌所致泌尿道感染。

【问题4】该患者需要与哪些疾病进行鉴别?

思路:需要进行鉴别诊断的疾病有:肾小球肾炎、肾结核及急性尿道综合征鉴别。

(1)肾小球肾炎:临床表现为急性起病,多有前驱感染,以血尿为主,伴不同程度蛋白尿,可有水肿、高血压,或肾功能不全等特点的肾小球疾病。急性肾炎可分为急性链球感染后肾小球肾炎和非链球菌感染后肾小球肾炎。

(2)肾结核:泌尿系结核是继发于全身其他部位的结核病灶,最主要的是肾结核。在泌尿系结核中肾结核是最为常见、最先发生,以后由肾脏蔓延至整个泌尿系统。在临床表现是膀胱刺激症状为主。因此对肾结核的诊断,是以膀胱炎的症状(尿频、尿急、尿痛)为线索。除有引起膀胱炎的明显原因外,都应考虑肾结核的可能,必须作进一步的系统性检查。实验室检查:①尿液常规检查;②尿普通细菌培养;③尿液结核分枝杆菌检查(24小时尿液抗酸杆菌检查、尿结核菌培养)有助于肾结核的诊断,此外结核菌素试验是检查人体有无受到结核分枝杆菌感染的一种检查方法,最常应用于肺结核病,但对全身其他器官的结核病变亦同样有参考价值。

（3）急性尿道综合征:主要表现尿频、尿急、尿痛,不少患者还伴有会阴部,耻骨上区和下腹部的疼痛。排尿次数可越来越多,急迫感和下坠感十分剧烈,甚至离不开便器。这些症状尽管如此严重,却常常会迅速好转,在1～2日内完全消失,但易有反复发作,给患者带来很大痛苦。尿液检查可见白细胞增多,有时有血尿,但也可完全正常。只有半数尿液培养可以发现致病菌,多为大肠埃希菌。关于尿道综合征的原因,目前多认为和感染密切有关。但是对绝经后的老年妇女来说,主要是由于雌激素缺乏,局部抵抗力下降所致。反复发作的患者,尿道往往有解剖异常。

【问题5】患者治疗后应如何进行实验室检查监测? 病情是否有复发或再感染可能?

思路:治疗后应复查尿常规,经合理抗菌治疗,多数于数日内症状消失、治愈;可复发或再感染,再发病例多伴有尿路畸形,以膀胱输尿管反流最常见。膀胱输尿管反流与肾瘢痕关系密切,肾瘢痕的形成是影响儿童泌尿道感染预后的最重要的因素。

案例 19-8　病毒性心肌炎

【病史摘要】女,1岁。

主诉:呕吐2天,发热1天。

现病史:2天前无明显诱因下出现呕吐,呕吐为胃内容物,非喷射性,当晚出现发热,体温最高39℃,无咳嗽流涕,一般情况可,饮食尚佳,嗜睡,二便正常。

既往史:否认高血压,先天病病史,否认结核病史,外伤及输血史,无药物过敏史。

家族史:父母身体健康,否认有家族遗传病史。

体格检查:患儿神清,正常面容,浅表淋巴结无肿大,全身皮肤黏膜正常,无皮疹,颈软,三凹征阴性,双肺呼吸音粗糙,未闻及干湿性啰音,咽部黏膜充血,扁桃体无肿大,心率120次/分,律齐,各瓣膜听诊区未闻及杂音,无心包摩擦音,腹软,肝脾肋下未及。

实验室检查:

（1）血液生化:ALD 63.8g/L, ALB 46.4g/L, ALT 25U/L, AST 47U/L, 总胆红素 7.60μmol/L, 间接胆红素 5.00μmol/L。肌酸激酶 287U/L, 肌酸磷酸激酶同工酶 96U/L, 免疫球蛋白 IgG 5.33g/L, 免疫球蛋白 IgA 0.17g/L, 免疫球蛋白 IgM 0.69g/L, 补体 C3 0.86g/L, 补体 C4 0.18g/L。

（2）血常规:WBC 13.86×10^9/L, NEUT% 79.90%, LY% 15.70%, RBC 4.91×10^{12}/L, Hb 121g/L, PLT 308×10^9/L。

（3）粪便常规:急诊粪便常规+隐血,急诊尿常规:正常。

（4）微生物检验:轮状病毒:可疑阳性;血培养:细菌-施氏假单胞菌。

【问题1】根据患者情况,高度怀疑的临床诊断是什么?

思路:无明显诱因下出现呕吐,呕吐为胃内容物,非喷射性,当晚出现发热,表明消化道感染;心率120次/分,律齐,各瓣膜听诊区未闻及杂音,无心包摩擦音,说明尚无心脏瓣膜病变,实验室检测肌酸磷酸激酶同工酶96U/L、轮状病毒可疑阳性,从病原学、呕吐、发热到肌酸激酶同工酶升高,缩小至心肌炎。

【问题2】实验室检测在病毒性心肌炎的诊疗中的作用? 为确定诊断,应进一步做哪些实验室检查?

思路1:实验室检测在病毒性心肌炎的诊疗中的作用:需要实验室检测帮助临床判断是否有病毒性心肌炎损害的程度,明确病毒性心肌炎的病因,判断是否需要抗病毒治疗。

思路2:为了明确诊断,需要进行:①病原学核酸检测;②心肌酶谱和肌钙蛋白检测。检验结果见表19-10。

表 19-10　检验结果

检测项目	结果	参考范围	单位
肌酸磷酸激酶（CK）	287 ↑	38～174（男） 26～140（女）	U/L
肌酸磷酸激酶同工酶（CK-MB）	96 ↑	<24	U/L
天冬氨酸转氨酶（AST）	46 ↑	8～40	U/L
乳酸脱氢酶（LDH）	260 ↑	104～245	U/L
肌钙蛋白 I（cTnI）	0.5 ↑	0～0.034	ng/mL
轮状病毒抗原	阳性	阴性	

【问题 3】如何解读上述实验室检查结果，可确诊为病毒性心肌炎吗？确证依据有哪些？

思路 1：病毒性心肌炎诊断标准：①具备两项临床指标者可临床诊断，发病同时或发病前 1～3 周有病毒感染的证据支持诊断。②同时具备病原学确诊依据之一者，可确诊为病毒性心肌炎；具备病原学参考依据之一者，可临床诊断为病毒性心肌炎。

思路 2：诊断依据：肌酸磷酸激酶同工酶（CK-MB）、肌钙蛋白 I（cTnI）升高，轮状病毒抗原阳性。可以明确轮状病毒所致病毒性心肌炎。

【问题 4】该患者需要与哪些疾病进行鉴别？

思路：需要进行鉴别诊断的疾病有：风湿性心肌炎、中毒性心肌炎、先天性心脏病、由风湿性疾病以及代谢性疾病引起的心肌损害、原发性心肌病、原发性心内膜弹力纤维增生症、先天性房室传导阻滞、心脏自主神经功能异常。

（1）风湿性心肌炎：除具有心肌损伤外，实验室检查抗"O"升高，CRP 异常，血沉加快。

（2）中毒性心肌炎：具有心肌损伤外，具有明确感染、药物、蛇毒、重金中毒等诱因。

（3）先天性心脏病：是胚胎期心脏及大血管发育异常所致的先天性畸形，是儿童最常见的心脏病，如未经治疗，约 1/3 的患儿在生后 1 年内可因严重缺氧、心力衰竭肺炎等严重并发症而死亡。根据左、右两侧及大血管之间有无分流进行分类。①左向右分流型（潜伏青紫型），如房间隔缺损、室间隔缺损和动脉导管未闭等，由于体循环压力高于肺循环，故血液从左向右分流而不出现青紫。当剧哭、屏气或任何病理情况下致使右侧压力增高并超过左侧时，则可使血液自右向左分流而出现暂时性青紫。但当病情发展到梗阻性肺动脉高压时，则可发生"艾森门格综合征"，此时右向左分流导致的青紫持续存在，是疾病晚期的表现。②右向左分流型（青紫型），如法洛四联症、大动脉转位和三尖瓣闭锁等，由于右侧前向血流梗阻或大血管连接异常，右心大量静脉血流入体循环，出现持续性青紫。③无分流型（无青紫型），如肺动脉狭窄、主动脉瓣狭窄和主动脉缩窄等，即左、右两侧或动、静脉之间无异常通路或分流。

案例 19-9　感染性心内膜炎

【病史摘要】女，13 岁。

主诉：双下肢疼痛 1 月，双脚踝水肿伴皮疹 3 天。

现病史：患者于 1 月前无明显诱因下出现双下肢疼痛，无红肿晨僵及运动受限，无睑面部水肿，至当地医院就诊后未予特殊诊治，后疼痛自行好转，3 天前患者出现左踝部水肿，后脚背部出现点状皮疹，散在分布，按压不褪色，伴有瘙痒，无脱屑，皮疹水肿逐渐蔓延至双侧小腿部，至当地县医院就诊后查 WBC 6.93×10^9/L，NEUT% 78.9%，LY% 13.7%，RBC 2.87×10^{12}/L，HGB 67g/L，

PLT 121×10^9/L, ALB 25.0g/L、CRP 1.81mg/L、RF 87.0IU/mL。遂就诊于我科门诊,门诊考虑诊断为"系统性红斑狼疮可能;重度贫血;低蛋白血症",建议住院治疗,现患者为进一步诊治入住我科,病程中患者有头晕乏力,心慌胸闷,有畏寒、寒战,体温未测,偶有咳嗽,无咳痰胸痛,无气喘大汗,无光过敏,无皮疹脱发,无口腔溃疡,食欲缺乏。睡眠一般,大小便未见明显异常,近期体重无明显降低。

既往史:否认高血压,先天病病史,否认结合病史,外伤及输血史,无药物过敏史。3个月前有双膝外伤史。

家族史:父母身体健康,否认有家族遗传病史。

体格检查:患者因双下肢疼痛1月,双踝水肿伴皮疹3天,收入院。入院时查体:神清,精神可,贫血貌,对答切题,皮肤及巩膜无黄染,浅表淋巴结未及肿大,双侧颈部闻及血管杂音,双肺呼吸音粗,未闻及干湿性啰音,心率快,心率130次/分,心律齐,心前区可闻及收缩期Ⅰ级杂音,$P_2 > A_2$,腹软,肝脾肋下未及,无压痛及反跳痛,四肢肌力正常,肌张力可,双下肢及双足背部可见散在出血性皮疹,双下肢中度水肿,NS(−)。

实验室检查:

2016-03-03 WBC 5.62×10^9/L, Hb 51g/L, HCT 17.10%, PLT 126×10^9/L, NEUT% 75.11%。

2016-03-01 K^+ 4.09mmol/L, Na^+ 140.1mmol/L, Ca^{2+} 2.07mmol/L, ALD 57.2g/L, ALB 29.8g/L, 尿素 2.30mmol/L, 肌酐 37.4μmol/L。

2016-03-07 ABO 鉴定 O 型, RH D 鉴定:阳性。

2016-03-12 WBC 16.37×10^9/L, RBC 4.44×10^{12}/L, Hb 116g/L, PLT 179×10^9/L。

【问题1】根据患者情况,高度怀疑的临床诊断是什么?

思路:患者因双下肢疼痛1月,双踝水肿伴皮疹3天;双肺呼吸音粗,未闻及干湿性啰音,心率130次/分;心律齐,心前区可闻及收缩期Ⅰ级杂音,$P_2 > A_2$,考虑心血管疾病疾患;血常规白细胞总数及中性粒细胞升高,考虑感染性心血管疾病,首先考虑是感染性心内膜炎。

【问题2】实验室检测在感染性心内膜炎的诊疗中的作用?为确定诊断,应进一步做哪些实验室检查?

思路1:实验室检测在感染性心内膜炎的诊疗中的作用:需要实验室检测帮助临床判断是否有感染性心内膜炎及其病因,判断是否需要抗感染治疗。

思路2:为了明确诊断,需要进行:血培养,血培养(厌氧瓶)结果为肺炎链球菌。

【问题3】如何解读上述实验室检查结果,可确诊为感染性心内膜炎吗?确证依据有哪些?

思路1:感染性心内膜炎诊断标准:病理学指标:赘生物。

主要指标:血培养、心内膜受累证据(超声心动图征象)。

次要指标:①易感染条件;②较长时间的发热≥38℃,伴贫血;③原有的心脏杂音加重,出现新的心脏杂音,或心功能不全;④血管征象;⑤免疫学征象。

具备以下①~⑤指标之一可以诊断感染性心内膜炎。①主要临床指标2项;②主要临床指标1项和次要指标3项;③心内膜受累证据和次要指标2项;④次要指标5项;⑤病理学指标1项。

思路2:水肿伴皮疹、心率快、心前区可闻及收缩期Ⅰ级杂音、血常规中白细胞总数及中性粒细胞、血培养。

思路3:诊断依据:①血常规白细胞总数及中性粒细胞升高;②血培养分离出肺炎链球菌。

【问题4】该患者需要与哪些疾病进行鉴别?

思路:需要进行鉴别诊断的疾病有:①有明确的其他诊断解释心内膜炎表现;②经抗生素治疗≤4天临床表现消除;③抗生素治疗≤4天手术或尸解无感染性心内膜炎的病理证据。临床考虑感染性心内膜炎,但不具备确诊依据时仍应进行治疗,根据临床观察及进一步的检查结果确诊或排除感染性心内膜炎。

案例 19-10　生长激素缺乏

【病史摘要】男，4 岁。

主诉：发现身材矮小 5 月。

现病史：5 月前发现患儿身材体重低于同龄人，就诊我院门诊，嘱加强饮食，加强锻炼，5 月内体重增长 1.5kg，身高增长 5cm，诊断身高增长缓慢，平时饮食一般，睡眠可，二便正常。

既往史：否认高血压，先天病病史，否认结合病史，外伤及输血史，无药物过敏史。

家族史：父母身体健康，否认有家族遗传病史。

体格检查：患儿神清，身材矮小，正常面容，浅表淋巴结无肿大，全身皮肤黏膜正常咽不红，颈软，无皮疹，三凹征阴性，双肺呼吸音粗糙，未闻及干湿性啰音，心率 120 次 / 分，律齐，各瓣膜听诊区未闻及杂音，无心包摩擦音，腹软，肝脾肋下未及，身高 98.7cm，体重 14kg，双侧睾丸：G1 期，无腋毛，无阴毛。

实验室检查：①尿常规：结晶 65 个 /L；ALB 45.2g/L，ALT 12U/L，AST 27U/L，钙 1.53mmol/L，胰岛素 1.90μIU/mL。②甲状腺功能：促甲状腺素 4.69μIU/mL，其余正常。③血常规：WBC 8.58×10^9/L，NEUT% 35.10%，RBC 4.82×10^{12}/L，Hb 124g/L，PLT 367×10^9/L。④性激素六项：FSH 1.29IU/L，E2＜10.00pmol/L，TESTO＜0.07nmol/L，孕酮 1.18nmol/L，PRL 385.90mIU/L。

【问题 1】根据患者情况，高度怀疑的临床诊断是什么？

诊断思路：①匀称性身材矮小，身高落后于同年龄、同性别正常健康儿童生长曲线第三百分位数以下者（或低于平均数减 2 个标准差）；②生长缓慢，生长速率＜5cm/ 年；③骨龄落后于实际年龄 2 岁或 2 岁以上；④两种药物激发试验结果均示生长激素（GH）峰值低下（＜10μg/L）；⑤智能正常；⑥排除其他影响生长的疾病。

【问题 2】实验室检测在 GH 缺乏的诊疗中的作用？为确定诊断，应进一步做哪些实验室检查？

思路 1：实验室检测在 GH 缺乏的诊疗中的作用：需要实验室检测帮助临床判断是否有 GH 缺乏及其程度，判断是否需要激素治疗。

思路 2：为了明确诊断，需要进行：① GH 刺激试验；②胰岛素样生长因子（IGF-1）和 IGFBP-3 的测定；③ GH 测定。

【问题 3】如何解读上述实验室检查结果，可确诊为 GH 缺乏吗？确证依据有哪些？

思路 1：GH 缺乏诊断标准：①匀称性身材矮小，身高落后于同年龄、同性别正常健康儿童生长曲线第 3 百分位数以下者（或低于平均数减 2 个标准差）；②生长缓慢，生长速率＜5cm/ 年；③骨龄落后于实际年龄 2 岁或 2 岁以上；④两种药物激发试验结果均示 GH 峰值低下（＜10μg/L）；⑤智能正常；⑥排除其他影响生长的疾病。

思路 2：诊断依据：① GH 偏低；② GH 刺激试验，胰岛素 0.05～0.1U/kg 静脉注射，0、15、30、60、90 分钟测血糖、GH，GH 峰值＜10μg/L 即为分泌功能不正常。GH 峰值＜5μg/L，为 GH 完全缺乏；GH 峰值 5～10μg/L，为 GH 部分缺乏；③胰岛素样生长因子（IGF-1）和 IGFBP-3 的测定，认为 IGF-1、IG-FBP-3 可作为 5 岁至青春发育期前儿童生长激素缺乏症筛查指标。

【问题 4】该患者需要与哪些疾病进行鉴别？

思路：需要进行鉴别诊断的疾病有：①家族性矮身材；②体质性生长及青春期延迟；③特发性矮身材（idiopathic short stature，ISS）；④先天性卵巢发育不全综合征（Tumer 综合征）；⑤先天性甲状腺功能减退症；⑥ Noonan 综合征；⑦骨骼发育障碍。

（1）家族性矮身材：父母身高均矮，患儿身高常在第 3 百分位数左右，但其生长速率＞5cm/ 年，骨龄和实际年龄相称，智能和性发育正常。

（2）体质性生长及青春期延迟：青春期开始发育的时间比正常儿童迟 3～5 年，青春期前生长缓慢，骨龄也相应落后，但身高与骨龄一致，青春期发育后其最终身高正常。父母一方往往有青春期发育延迟病史。

（3）特发性矮身材：出生时身长和体重正常；生长速率稍慢或正常，一般年生长速率<5cm；两项 GH 刺激试验的 GH 峰值≥10μg/L，IGF-1 的浓度正常；骨龄正常或延迟。无明显的慢性器质性疾病，无严重的心理情感障碍，无染色体异常。

（4）先天性卵巢发育不全综合征：身材矮小；第二性征不发育；具有特殊的躯体特征，如颈短、颈蹼、肘外翻、后发际低、乳距宽、色素痣多等。

（5）先天性甲状腺功能减退症：除有生长发育落后、骨龄明显落后外，还有特殊面容、基础代谢率低、智能低下。有些晚发性病例症状不明显，需借助血 T4 降低、TSH 升高等指标鉴别。

（6）Noonan 综合征：常染色体显性遗传病。临床主要特征为特殊面容、矮身材、胸部畸形和先天性心脏病等。染色体核型分析正常，确诊需行基因诊断。

（7）骨骼发育障碍：骨、软骨发育不全等，有特殊的面容和体态，可选择进行骨骼 X 线片检查鉴别。

案例 19-11　先天性甲状腺功能减退症

【病史摘要】女，35 天。

主诉：出生后黄疸迁延近 1 月。

现病史：患儿无明显精神差，食欲减退表现，出生后一周患儿出现颜面部及躯干皮肤黄染，予以口服退黄治疗，四天后黄染减轻，自行停药，十天后再次出现黄染，再次予以口服。无发热，无咳嗽，流涕，食欲较前减退睡眠一般。甲状腺功能 TSH>100IU/mL、FT$_3$ 2.55pg/mL、FT$_4$<0.4ng/mL。

既往史：否认高血压，先天病病史，否认结合病史，外伤及输血史，无药物过敏史。

家族史：父母身体健康，否认有家族遗传病史。

体格检查：患儿神清，精神可，浅表淋巴结无肿大，咽不红，颈软，躯干部少许皮疹，双侧巩膜黄染，双肺呼吸音清，无啰音，心前区可闻及 2～3/6SM，心率 100 次/分，律齐，各瓣膜听诊区未闻及杂音，无心包摩擦音，腹软，肝脾肋下未及，关节及双下肢无水肿，布克氏征阴性。

实验室检查：①血液生化：TP 50.8g/L，白/球比例 2.58，总胆红素 155.50μmol/L，谷丙转氨酶 30U/L，肌酸激酶 95U/L，补体 C3 0.47g/L，补体 C4 0.11g/L。②甲状腺激素：促甲状腺素 61.52μIU/mL，游离甲状腺素 11.9pmol/L，游离三碘甲状腺原元氨酸 3.52pmol/L，甲状腺素 61.8nmol/L，三碘甲状腺原氨酸 1.2nmol/L。③血常规：WBC 6.87×10^9/L，N 24.20%，L 59.00%，RBC 3.91×10^{12}/L，Hb 132g/L，PLT 287×10^9/L。

【问题 1】根据患儿情况，高度怀疑的临床诊断是什么？

思路：患儿无明显精神差，食欲减退表现，出生后一周患儿出现颜面部及躯干皮肤黄染，考虑系新生儿溶血性黄疸，予以口服退黄治疗，4 天后黄染减轻，新生儿溶血性黄疸予以排除，从实验室检测中发现 TSH>100IU/mL、FT$_3$ 2.55pg/mL、FT$_4$<0.4ng/mL。高度怀疑先天性甲状腺功能减退。

【问题 2】实验室检测在先天性甲状腺功能减退症的诊疗中的作用？为确定诊断，应进一步做哪些实验室检查？

思路 1：实验室检测在先天性甲状腺功能减退症的诊疗中的作用：需要实验室检测帮助临床判断是否准确，判断是否需要进一步治疗。

思路 2：为了明确诊断，需要进行：①足跟血干血滴纸片 TSH 浓度筛查；②血清 T$_3$、T$_4$、TSH

测定；③TRH 兴奋试验。检查结果见表 19-11。

表 19-11 检验结果

检验项目	结果	参考范围	单位
T_3	0.8 ↓	1.3～3.1	nmol/L
T_4	45 ↓	66～181	nmol/L
FT_3	1.2 ↓	2.8～7.1	pmol/L
FT_4	8 ↓	12～22	pmol/L
TSH	61 ↑	0.27～4.2	μIU/mL
干血片 TSH 新生儿筛查	15		μIU/mL
TRH 兴奋试验	20（0 分钟）	0.27～4.2	μIU/mL
	60（30 分钟）	0.27～4.2	μIU/mL
	100（60 分钟）	0.27～4.2	μIU/mL
	20（90 分钟）	0.27～4.2	μIU/mL

【问题 3】如何解读上述实验室检查结果，可确诊为先天性甲状腺功能减退症吗？确证依据有哪些？

思路 1：先天性甲状腺功能减退症诊断标准：根据典型的临床症状和甲状腺功能测定，诊断不甚困难。但在新生儿期不易确诊，应对新生儿进行群体筛查。

思路 2：诊断依据：①足跟血干血滴纸片 TSH 浓度筛查为 15μIU/mL；②血清 T_3、T_4、TSH 测定，出现 T_3、FT_3、T_4、FT_4 结果偏低、TSH 结果升高；③TRH 兴奋试验，正常者在注射 20～30 分钟内出现 TSH 峰值，90 分钟后回至基础值。若未出现高峰，应考虑垂体病变；若 TSH 峰值甚高或出现时间延长，则提示下丘脑病变。

【问题 4】该患者需要与哪些疾病进行鉴别？

思路：需要进行鉴别诊断的疾病有：①先天性巨结肠；②21- 三体综合征；③佝偻病；④骨骼发育障碍的疾病。

（1）先天性巨结肠：患儿出生后即开始便秘、腹胀，并常有脐疝，但其面容、精神反应及哭声等均正常，钡灌肠可见结肠痉挛段与扩张段。

（2）21- 三体综合征：患儿智能及动作发育落后，但有特殊面容：眼距宽、外眼眦上斜、鼻梁低、舌伸出口外，皮肤及毛发正常，无黏液性水肿，且常伴有其他先天畸形等，染色体核型分析可鉴别。

（3）佝偻病：患儿有动作发育迟缓、生长落后等表现。但智能正常，皮肤正常，有佝偻病的体征，血生化和 X 线可鉴别。

（4）骨骼发育障碍的疾病：骨软骨发育不良、黏多糖病等都有生长迟缓症状，骨骼 X 线片和尿中代谢物检查有助鉴别。

（徐元宏）

案例 19-12 先天性肾上腺皮质增生症

【病史摘要】男，12 天。

主诉：生后皮肤发黑 10 余天，血 17α- 羟孕酮（17-α-hydoxy progesterone，17α-OHP）异常

2 天。

现病史：患儿 10 余天前在外院顺利娩出，出生后皮肤发黑，毛发旺盛，会阴部色素沉着，无明显窒息等表现，精神反应可，家长未予重视，2 天前至当地妇幼保健医院行足底血检查，示 17α-OHP 明显增高，前来医院就诊。

既往史：无生后患病史，无传染病接触史。

个人史：①出生史：第 2 胎，第 2 产，胎龄 41+2 周，单胎，出生体重 3 500g，顺产，无胎膜早破，无宫内窘迫，羊水量正常，清，无羊水吸入，无脐带绕颈，无黄疸。②喂养史：喂养开始时间：生后第 3 小时，方式：母乳；小便排出时间：3～4 小时；胎粪排出时间：3～4 小时，无呕吐。③预防接种史：卡介苗已种，乙肝疫苗已种。

家族史：父血型不详，健康状况良好；母血型 O 型，健康状况良好；母亲既往妊娠史：G_2P_2，本次妊娠经过及健康状况：轻度贫血，无药物过敏史，无毒物、宠物及传染病接触史，无家族性遗传性传染性疾病。

体格检查：T 36.6℃，P 148 次 / 分，R 50 次 / 分，体重 3.32kg，身长 51cm，头围 34cm，胸围 33cm，反应一般，全身皮肤色素沉着，会阴部明显，前囟平软，约 1.0cm×1.0cm，呼吸平稳，两肺呼吸音粗，未闻及明显啰音，心律齐，未及明显杂音，腹软，肝脾肋下未及，脐部已结扎，无渗出，脐轮无红肿，四肢肌张力偏低，原始反射可引出。

实验室检查：①血液检查：17α- 羟孕酮（17α-OHP）338.31nmol/L，经皮胆红素 13.5mg/mL，血氨 45μmol/L，ACTH＞1 250pg/mL 8AM，血红蛋白 91g/L。② K^+ 6.45mmol/L，Na^+ 131.9mmol/L。③粪便常规：脂肪球 2～5/HP。

【问题 1】通过上述问诊与查体，该患者可能的诊断是什么？

思路：患儿 12 天，男性，患儿生后皮肤发黑，毛发旺盛，会阴部色素沉着，足底血检 17-OHP 明显增高，经皮测胆红素示 13.5mg/mL，根据患者的主诉、年龄、性别、症状和病史特点，高度怀疑先天性肾上腺素皮质增生症、新生儿高胆红素血症。

【问题 2】为明确诊断，应进行哪些检查？

思路 1：先天性肾上腺皮质增生症（congenital adrenal cortical hyperplasia，CAH）是由于肾上腺皮质激素生物合成酶系中某种或数种酶的先天性缺陷所致的一组常染色体隐性遗传性疾病。常见的酶缺陷包括 21- 羟化酶、11β- 羟化酶、3β- 类固醇脱氢酶、17α- 羟化酶缺陷等，其中类固醇 21- 羟化酶缺乏最常见，90% 以上的 CAH 患儿为该酶缺乏所引起。由于皮质醇合成不足使血中浓度降低，负反馈作用刺激垂体分泌促肾上腺皮质激素（ACTH）增多，导致肾上腺皮质增生并分泌过多的皮质醇前身物质如 11- 去氧皮质醇和肾上腺雄酮等。出现低血钠、高血钾、循环衰竭、失盐危象等。可根据患儿的临床表现和典型的实验室特点协助诊断。

思路 2：为明确诊断，需要进一步的检查有：①尿液 17- 羟类固醇（17-OHCS）、17- 酮类固醇（17-KS）和孕三醇测定。②血液 17- 羟孕酮（17-OHP）、肾素、血管紧张素原（PRA）、醛固酮（ALD）、脱氢异雄酮（DHEA）、去氧皮质酮（DOC）及睾酮等的测定。③血常规、粪便常规、肝功能、电解质、免疫球蛋白检测。④染色体检查：外生殖器畸形时，可做染色体核型分析，以鉴别性别。⑤影像学检查：X 线拍摄左手腕掌趾骨正位片，判断骨龄。B 超或 CT 检查可发现双侧肾上腺增大。检查结果见表 19-12。

表 19-12　部分实验室检测结果

	检验指标	结果	参考区间	单位
WBC	白细胞计数	9.3	3.5～9.5	10^9/L
NEUT%	中性粒细胞百分比	35.6	51.0～75.0	%

检验指标		结果	参考区间	单位
Hb	血红蛋白	93 ↓	180~190	g/L
PLT	血小板计数	201	125~350	10^9/L
PRO	尿蛋白	阴性	阴性	
AST	天冬氨酸转氨酶	27	15~40	U/L
ALT	丙氨酸转氨酶	31	9~50	U/L
TBIL	总胆红素	217.5 ↑	0.0~20.0	μmol/L
K^+	钾	6.61 ↑	3.50~5.30	mmol/L
Na^+	钠	134 ↓	137.0~147.0	mmol/L
Cl^-	氯	94 ↓	99.0~110.0	mmol/L
CA	钙	2.21	2.10~2.70	mmol/L
AMON	血浆氨	31.0	9.0~33.0	μmol/L
ACTH	促肾上腺皮质激素	8AM>1 850 ↑	8AM 2.2~17.6	pg/mL
IgG	免疫球蛋白G	10.21	8.00~17.00	g/L
IgA	免疫球蛋白A	3.04	1.00~4.90	g/L
IgM	免疫球蛋白M	1.19	0.500~3.200	g/L
ASO	抗链球菌溶血素O	27	0~116	IU/mL
17α-OHP	17α-羟孕酮	264.77 ↑	7.20~46.00	pg/mL
Prog	孕酮	0.24	0.10~0.84	ng/mL
Testo	睾酮	2.57	1.75~7.81	ng/mL
PRA	血浆肾素活性	卧位 1.78	立位 0.10~6.56	ng/mL/hr
			卧位 0.15~2.33	
AⅡ	血管紧张素Ⅱ	卧位 314.1	立位 50.0~120.0	pg/mL
			卧位 25.0~600.0	
ALD	醛固酮	卧位 125.4	立位 70.0~300.0	pg/mL
			卧位 30.0~160.0	
	皮质醇	8AM 1.24 ↓	8AM 5.00~25.00	μg/dL
			4PM 2.50~12.50	
	粪便检测	无异常	阴性	

【问题3】如何解读上述实验室检查结果？应做出怎样诊断？依据是什么？

思路1：①血17α-羟孕酮水平升高是最敏感的指标，对于经典型21-羟化酶缺陷症患者，根据临床表现和基础17-OHP，一般可以明确诊断。血清17α-羟孕酮基础值不能提供足够的诊断依据时，有必要行ACTH兴奋试验。②肾上腺分泌糖皮质激素、盐皮质激素不足而雄性激素过多，故临床上出现不同程度的肾上腺皮质功能减退，伴有女孩男性化，而男孩则表现性早熟，此外尚可有低血钠或高血钾等多种症候群。③本病的临床表现取决于酶缺陷的部位及缺陷的严重程度。21-羟化酶（CYP21）缺乏症最常见，患儿除具有男性化表现外，生后不久即可有拒奶、呕吐、腹泻、体重不增加或者下降、脱水、低血钠、高血钾、代谢性酸中毒等。

思路2：患者入院后实验室检测：17α-OHP 264.77pg/mL，显著增高；血钾 6.61mmol/L，高血钾；ACTH 大于检测上限，极度增高。

思路3：诊断依据：①患儿生后皮肤发黑，毛发旺盛，会阴部色素沉着，入院前足底血检查17α-OHP 明显增高，入院后查血仍然明显增高。②患儿入院前，经皮胆红素明显增高，入院后血清总胆红素检测也显示显著增高。③常染色体隐性遗传性疾病可行染色体分析和基因筛查，但该患儿本次入院，未进行相应检查。

综合患儿者的主诉、临床表现、体格检查、实验室检测和影像学检查，诊断为：先天性肾上腺素皮质增生症，新生儿高胆红素血症。

【问题4】该患者需要与哪些疾病进行鉴别？

（1）Addison病：可有肾上腺素功能不全的表现及皮肤色素沉着，但无假两性畸形，17α-OHP 正常。

（2）先天性肥厚性幽门狭窄或肠炎：失盐型易误诊该病，当新生儿反复呕吐、腹泻，应注意家族史、生殖器外形等，必要时进行相关检查。先天性肥厚性幽门狭窄症表现为特征性的喷射性呕吐，钡剂造影可发现狭窄的幽门，无皮肤色素沉着外生殖器正常。

（3）真性性早熟：单纯男性化型睾丸容积与实际年龄相称，17-酮明显升高；而真性性早熟睾丸明显增大，17-酮增高，但不超过成人期水平。

（4）男性化肾上腺肿瘤：均有男性化表现，尿17-酮均升高，需进行地塞米松抑制试验，男性化肾上腺肿瘤不被抑制，而单纯男性化型则显示较小剂量地塞米松即可显著抑制。

案例 19-13　儿童糖尿病

【病史摘要】男，8 岁。

主诉：多饮、多尿 2 周。

现病史：患儿 2 周前出现多饮、多尿，伴口渴，体重下降。在当地某医院就诊，诊断为糖尿病、酮症酸中毒，予以胰岛素治疗，血糖控制不佳，前来医院就诊。

既往史：否认高血压、先天心脏病史，否认结核病史，无手术及输血史，无药物食物过敏史，无毒物及反射物质接触史，数天前曾有酮症酸中毒。

个人史：身体健康。

家族史：父母身体健康，否认有家族遗传病史。

体格检查：患儿体重 24kg，神志清，精神反应欠佳，呼吸平稳，无脱水貌，皮肤无皮疹及出血点，浅表淋巴结未及肿大，颈软，咽部无充血，两肺呼吸音清，未闻及干湿啰音，心律齐，心音有力，未闻及杂音，腹软，肝脾肋下未及，四肢活动可，肌张力不高。

实验室检查：①尿常规：尿糖（+++），酮体（+++）。②血糖 16.70mmol/L。抗人胰岛素抗体 5.05IU/mL，谷氨酸脱羧酶抗体 6.21IU/mL。

眼科检查示：前节（-），网膜平，中心凹反光（+）。

【问题1】通过上述问诊与查体，该患儿可能的诊断是什么？

思路：患儿 8 岁，男性，入院前多饮、多尿 2 周，伴口渴，近期体重下降等症状。实验室检测血糖 16.7mmol/L，尿糖（+++）。根据患儿的主诉、年龄、性别、症状、病史特点和实验室检查，高度怀疑儿童糖尿病。

【问题2】为明确诊断，应进行哪些检查？

思路 1：小儿糖尿病可见于各年龄阶段，学龄前和青春发育期多见，原发性糖尿病和继发性糖尿病均可见。儿童糖尿病往往因缺乏典型的症状和体征，同时又要排除其他原因所致高血糖、高尿糖，导致实验室检查对明确诊断至关重要。

思路 2：为进一步明确诊断，需要进一步的实验室检查有：①血糖测定：包括三餐前和餐后 2 小时。值得注意的是，儿童一般不推荐进行糖耐量试验。②糖化血红蛋白。③胰岛素及 C 肽检测。④血脂：血脂常显著增高。⑤尿常规。⑥自身抗体检测。⑦血气分析。⑧肝肾功能检测。检查结果见表 19-13。

表 19-13　部分实验室检测结果

	检验指标	结果	参考区间	单位
WBC	白细胞计数	14.2 ↑	3.5～9.5	10^9/L
NEUT%	中性粒细胞百分比	81.3 ↑	51.0～75.0	%
GLU	尿糖	++++	阴性	
KET	尿酮体	+++	阴性	
PRO	尿蛋白	阴性	阴性	
BLD	尿隐血	阴性	阴性	
SG	尿比重	1.050 ↑	1.015～1.025	
AST	天冬氨酸转氨酶	34	15～40	U/L
ALT	丙氨酸转氨酶	47	9～50	U/L
K^+	钾	4.78	3.50～5.30	mmol/L
Na^+	钠	133.1 ↓	137.0～147.0	mmol/L
UREA	尿素	5.19	1.70～8.30	mmol/L
CREA	肌酐	36 ↓	40～97	μmol/L
UA	尿酸	158	90～420	μmol/L
TCH	总胆固醇	5.24	3.10～5.70	mmol/L
TG	甘油三酯	3.58 ↑	0.56～1.70	mmol/L
HDL-C	高密度脂蛋白胆固醇	1.67	1.03～2.07	mmol/L
LDL-C	低密度脂蛋白胆固醇	3.14	1.70～3.64	mmol/L
GLU	空腹血糖	21.54 ↑	3.80～6.20	mmol/L
GLU2	餐后 2 小时血糖	25.57 ↑	3.96～7.80	mmol/L
HbA1c	糖化血红蛋白	11.34		%
INS	胰岛素	104.5 ↑	空腹 12.90～84.70	pmol/L
INS2	餐后 2 小时胰岛素	245.6		pmol/L
CpS	C- 肽	2.37	空腹 0.78～5.90	ng/mL
CpS2	餐后 2 小时 C- 肽	4.48		ng/mL
IAA	胰岛素自身抗体	10.07	< 20	IU/mL
GADA	谷氨酸脱羧酶抗体	1.0	< 30	IU/mL
pH	酸碱度	7.24	7.35～7.45	
mA1b	微量白蛋白尿	8.3	0～30.0	mg/L

【问题3】如何解读上述实验室检查结果？应做出怎样诊断？依据是什么？

思路1：儿童糖尿病与成人糖尿病为同一诊断标准：①空腹血糖≥7.0mmol/L；②随机静脉血糖≥11.1mmol/L；③餐后2小时血糖≥11.1mmol/L；④是否存在多饮、多尿、多食、消瘦等症状。儿童糖尿病的临床分型以1型糖尿病多见，三多一少的症状较为典型，多以糖尿病酮症酸中毒为首发表现，体内胰岛素绝对缺乏。少部分还见于2型糖尿病，有糖尿病家族史以及肥胖等。

思路2：患者入院后，实验室检查空腹血糖21.54mmol/L、餐后2小时25.27mmol/L，结合患者多饮、多尿、伴口渴，体重下降，糖尿病诊断明确。空腹胰岛素略增高，胰岛素自身抗体检测阴性，糖尿病的分型还需要进一步的检测。尿糖（++++）、尿酮体（+++）、血pH 7.24，提示患者已发生糖尿病酮症酸中毒。尿蛋白阴性、微量白蛋白尿正常、尿肌酐略降低，说明该患者未引起糖尿病肾病。

思路3：诊断依据：①患儿2周前出现多饮、多尿，伴口渴，体重下降；②胰岛素治疗，血糖控制不佳；③患儿近期无高热、感染等应激事件出现；④实验室检查：尿糖（++++）、酮体（+++）、空腹血糖21.54mmol/L、餐后2小时25.57mmol/L、IAA 510.07IU/mL、GADA 1.0IU/mL。

综合患者的主诉、临床表现、体格检查、实验室检测，诊断为：儿童糖尿病。

【问题4】该患儿需要与哪些疾病进行鉴别？

（1）应激性高血糖：如心、脑血管意外，急性感染、创伤、外科手术等可诱导血糖一过性升高。患者无创伤、外伤、术后史，可排除。

（2）肝脏疾病：如肝硬化患者常有糖代谢异常，典型者空腹血糖正常或偏低，餐后血糖迅速升高。患者无肝炎病史，肝功能检测无明显异常，可排除。

（3）慢性肾功能不全，可出现轻度糖代谢异常。该患儿者肾功能无明显异常。

（4）其他：多种内分泌疾病，如肢端肥大症、库欣综合征、甲状腺功能亢进、嗜铬细胞瘤、胰升糖素瘤等，可结合疾病特征性表现加以鉴别。

案例19-14 肝豆状核变性

【病史摘要】男，1岁余，汉族。

主诉：发现肝功能异常2月余。

现病史：患儿2月前因"支气管炎"在当地医院住院，治疗过程中检查发现肝功能异常，出院后口服"联苯双酯、黄芪颗粒"治疗，并定期复查肝功能，近日复查肝功能仍异常，且较前增高，家长遂将患儿带至我院门诊就诊，门诊拟"肝功能异常原因待查"收入院，病程中患儿无发热咳嗽，无腹痛腹泻，无抽风、四肢抖动，智力、运动发育良好，饮食睡眠正常，大小便未见明显异常。

既往史：否认高血压、糖尿病病史，否认心脏病、脑血管疾病、精神疾病史，否认肝炎、结核等传染病史，否认手术及输血史，否认食物药物过敏史。

个人史：第2胎，第2产，足月，剖宫产，出生体重2.8kg，母乳喂养，有添加辅食，生长发育正常。

家族史：父母健康，否认家族遗传病史。

体格检查：T 36.8℃，P 118次/分，R 30次/分，体重10.5kg，神志清，精神反应可，全身皮肤黏膜无黄染，未见出血点及皮疹，浅表淋巴结未及肿大，咽稍红，扁桃体无肿大，双肺呼吸音粗，腹平软，肝肋下2cm，四肢肌张力可，病理征阴性。

实验室检查：肝功能：ALT 444U/L，AST 197U/L，铜蓝蛋白动态测定2次0.035g/L、0.024g/L，Hb 126g/L，WBC 10.1×10^9/L，EB病毒衣壳抗原IgG 57.7U/ml，EB病毒DNA荧光定量阴性，风疹病毒IgG弱阳性，裂隙灯下未发现角膜K-F环。

【问题1】通过上述问诊与查体，该患儿可能的诊断是什么？

思路：患者 18 月龄幼儿，亚急性起病，无神经精神系统表现，查体四肢肌力、肌张力正常，四肢腱反射存在，患儿症状不明显，根据实验室结果显示肝功能异常，两次铜蓝蛋白测定显著降低，高度怀疑肝豆状核变性。

【问题 2】为明确诊断，应进行哪些检查？

思路 1：肝豆状核变性是一种遗传性铜代谢障碍性疾病，对于出现不明原因肝脏异常的患者，特别是伴有神经系统或精神症状的肝病患者，或者一级亲属患肝豆状核变性的患者，尤其要重点考虑本病的可能性。

思路 2：为了明确诊断：①实验室检测：血清铜蓝蛋白、血清铜、24 小时尿铜、肝铜量、肝肾功能、血常规、尿常规、血氨、免疫球蛋白、EB 病毒检测。②基因检测：肝豆状核变性具有高度的遗传异质性，致病基因突变位点和突变方式复杂，故尚不能取代常规筛查手段。利用常规手段不能确诊的病例，或对症状前期患者、基因携带者筛选时，可考虑基因检测，致病基因 *ATP7B* 定位于染色体 13q14.3，编码一种 1 411 个氨基酸组成的铜转运 P 型 ATP 酶，*ATP7B* 基因突变导致 ATP 酶功能减弱或消失，引致血清铜蓝蛋白合成减少以及胆道排铜障碍，蓄积在体内的铜离子在肝、脑、肾、角膜等处而发病。③疑为肝豆状变性患儿者其 K-F 环需裂隙灯检查证实。④影像学检查：CT 或 MR。部分实验室检测结果见表 19-14。

表 19-14　部分实验室检测结果

	检验指标	结果	参考区间	单位
WBC	白细胞计数	10.2 ↑	3.5～9.5	10^9/L
NEUT%	中性粒细胞百分比	62.9	51.0～75.0	%
Hb	血红蛋白	124 ↓	130～175	g/L
PLT	血小板	157	125～350	10^9/L
PRO	尿蛋白	阴性	阴性	
BLD	尿隐血	阴性	阴性	
AST	天冬氨酸转氨酶	182 ↑	15～40	U/L
ALT	丙氨酸转氨酶	507 ↑	9～50	U/L
GGT	谷氨酰转肽酶	31	10～60	U/L
ALP	碱性磷酸酶	275	<390	U/L
TP	总蛋白	54.2 ↓	65.0～85.0	g/L
ALB	白蛋白	28.1 ↓	40.0～55.0	g/L
TBIL	总胆红素	34.7 ↑	0.0～20.0	μmol/L
DBIL	直接胆红素	10.1 ↑	0.0～6.0	μmol/L
CHE	胆碱酯酶	5 274	5 000～12 000	IU/L
TBA	胆汁酸	11.3	0.0～12.0	μmol/L
IgG	免疫球蛋白 G	12.4	8.00～17.00	g/L
IgA	免疫球蛋白 A	3.24	1.00～4.90	g/L
IgM	免疫球蛋白 M	2.19	0.500～3.200	g/L
CER	铜蓝蛋白	0.032 ↓	0.20～0.60	g/L
AMON	血浆氨	30.1	9.0～33.0	μmol/L
	EB 病毒衣壳抗原 IgG	60.8 ↑	0～20	U/mL

续表

检验指标	结果	参考区间	单位
EB 病毒 DNA 荧光定量	阴性	阴性	
风疹病毒 IgG	阴性	阴性	
病毒全套	阴性	阴性	
甲戊肝抗体	阴性	阴性	
自身免疫性肝病谱	阴性	阴性	
自身抗体谱 13 项	阴性	阴性	

裂隙灯下未见到角膜 K-F 环。

CT 显示双侧豆状核对称性低密度影。

【问题 3】如何解读上述实验室检查结果？应做出怎样诊断？依据是什么？

思路 1：诊断标准：根据患儿起病、典型的锥体外系症状、肝病体征、角膜 K-F 环和家族史等诊断不难。如果 CT 及 MRI 有双侧豆状核区对称性影像改变，血清铜蓝蛋白＜200mg/L，＜80mg/L 是诊断肝豆状核变性的强烈证据。尿铜排出量增高则更支持本病。对于诊断困难者，应争取肝脏穿刺做肝铜检测，必要时有赖于基因检测。

思路 2：患儿入院后，实验室检测肝功能指标 ALT 507U/L、AST 182U/L，仍然明显升高，说明肝损伤存在，蛋白降低、胆碱酯酶降低，说明肝脏合成能力降低，胆红素轻度增高，血浆氨未示异常。血铜蓝蛋白 0.032g/L，显著降低，符合肝豆状核变性诊断。患者裂隙灯下未见角膜 K-F 环，或因疾病早期，需定期复查。

思路 3：诊断依据：①起病年龄：1 岁余，发现肝功能异常且治疗效果不佳；②实验室检查：ALT 和 AST 明显增高、血铜蓝蛋白显著降低；③CT 显示双侧豆状核对称性低密度影；④裂隙灯下未见到角膜 K-F 环。

限于实验条件，该患者未完成血清铜和尿铜的检测，也未进行基因分析，但综合患者的主诉、临床表现、体格检查、实验室检测和影像学检查，可诊断为：肝豆状核变性（威尔逊病）。

【问题 4】该患儿需要与哪些疾病进行鉴别？

（1）病毒性肝炎：如甲、乙、丙、丁、戊型肝炎均可出现肝功能异常，病毒全套及甲戊肝抗体检查为阴性，此病可能性小。

（2）特殊病毒感染：如 EB、CMV、风疹病毒是引起小儿肝功能异常的常见原因，行 EB 病毒抗体检查为阳性，EB 病毒 DNA 荧光定量未升高，不能排除感染所致肝功能异常，需继续复查。

（3）自身免疫性肝病：包括自身免疫性肝炎、原发性胆汁性肝硬化、原发性硬化性胆管炎，是机体免疫系统紊乱导致肝细胞及肝内外胆管损伤引起的自身免疫性肝病，患儿现全身皮肤无黄染，胆汁酸未示明显异常，自身免疫性肝病阴性，暂不考虑此病。

（4）有机酸、脂肪酸代谢障碍：亦会引起肝损，这类疾病患儿多数伴有发育落后，该患儿生长发育正常，必要时行血 / 尿气相色谱 - 质谱串联技术分析。

（李洪春）

第二十章 肿瘤检验案例分析

案例 20-1 胃 癌

【病史摘要】男,64岁。

主诉:中上腹胀痛1个月,黑便10天,呕吐3天。

现病史:患者1个月前无明显诱因下出现中上腹持续性胀痛,进食后加重,伴乏力,伴胃纳下降,无放射痛,无恶心、呕吐,无呕血、黑便,无反酸、嗳气,无肛门停止排气排便,无白陶土样大便,无畏寒、发热,无胸闷、气促,无咳嗽、咳痰,无尿频、尿急、尿痛,无肉眼血尿,无四肢关节疼痛等不适。患者未予重视,未就诊。近1个月来患者自觉中上腹胀痛逐渐加重,胃纳明显下降,只能进食半流质。10天前患者开始出现解褐色稀糊状便,1次/天,量中等,中上腹胀痛性状同前。3天前出现进食后左上腹饱胀、呕吐,呕吐物为胃内容物,体重近2个月下降约9kg。为进一步治疗,收住入院。

既往史及个人史:否认"高血压病、糖尿病、冠心病"等慢性病史。嗜酒30年,每天200g。

体格检查:T 37.3℃,P 72次/分,R 20次/分,BP 116/62mmHg,意识清,精神偏软,皮肤、巩膜无黄染,左锁骨上及余浅表淋巴结未触及肿大。双肺呼吸音清,未闻及干湿啰音。心脏听诊律齐,各瓣膜听诊区未闻及杂音。腹平软,未见胃肠型蠕动波,全腹无压痛、反跳痛,未触及包块,肝、脾肋下未及,肝区无叩痛,Murphy征(-),移动性浊音(-),肠鸣音减弱。双下肢无水肿,病理征未引出。

实验室检查:WBC 13.8×10^9/L,RBC 3.0×10^{12}/L,PLT 143×10^9/L,Hb 86g/L,大便隐血(++++)。

【问题1】通过上述问诊与查体,该患者可能的诊断是什么? 需与哪些疾病鉴别诊断?

思路1:初步考虑为胃癌。①患者常有早饱感,体重下降明显。进展期胃癌最早出现的症状是上腹痛,常同时伴有食欲缺乏、厌食、体重减轻。腹痛可急可缓,开始仅为上腹饱胀不适,餐后更甚,继而有隐痛不适,偶呈节律性溃疡样疼痛,但这种疼痛不能被进食或者服用制酸剂缓解;②患者3天前出现恶心、呕吐,大便隐血强阳性,出现贫血症状。当胃癌累及食管下段时,可出现吞咽困难,并发幽门梗阻时可有恶心、呕吐,溃疡型胃癌出血时可引起呕血或黑便,继之出现贫血。

思路2:需与胃溃疡、胃息肉、慢性非萎缩性胃炎、功能性消化不良等常见的消化道良性疾病进行鉴别诊断。①胃溃疡:青中年居多,病史较长,可表现为周期性上腹痛,全身表现较轻,服用制酸剂可缓解,粪便隐血可表现为阳性,腹部CT可见胃壁局限性增厚,胃黏膜皱襞线中断,但是不会出现邻近的淋巴结肿大。胃镜检查溃疡呈圆形或椭圆形,底光滑,边光滑,白或灰白苔,溃疡周围黏膜柔软,可见皱襞向溃疡集中。②胃息肉:又称胃腺瘤,常来源于胃黏膜上皮的良性肿瘤,以中老年多见,较小的腺瘤可无症状,较大的可出现上腹部饱胀不适,胀痛,恶心、呕吐等,亦可出现黑便。腹部CT可显示较大的胃息肉,形态规整,界限清楚,胃黏膜皱襞完整,胃壁柔韧性好,无淋巴结肿大,活检病理可助诊断。③慢性非萎缩性胃炎:可出现胃部疼痛,多为胀痛,恶心、呕吐,胃纳下降,发病多与劳累、应激等因素相关,常反复发作,一般不伴极度消瘦、乏力等恶病质表现。

胃镜或钡餐检查可鉴别。腹部CT常无阳性发现。④功能性消化不良：可出现进食后上腹饱胀，恶心、呕吐，反酸、嗳气，胃纳下降等症状，腹部CT无阳性发现。

【问题2】为明确诊断，应进行哪些检查？实验室结果如何？

思路1：胃镜是普查胃癌最可靠的方法，对于胃癌的早期发现，国际通行的是胃镜检查。通过胃镜取出的组织进行活检，可以对胃部疾病进行定性。因此，该患者需进一步进行胃镜检查。

思路2：如果多次大便检查隐血持续阳性，应怀疑胃肠道肿瘤的可能。因此可考虑对该患者进行粪便常规复查。

思路3：胃癌常用的肿瘤标志物有CEA、CA19-9、CA72-4、胃蛋白酶原（PG）等。CEA特异性不强，多种癌肿均可升高，胃癌的阳性率20%～30%；CA19-9多种消化系肿瘤均可升高，胃癌时阳性率30%～40%；CA72-4对胃癌特异性可达95%，目前认为是诊断的首选指标。有研究报道，当PGⅠ≤70ng/mL和PGⅠ/PGⅡ≤3.0时，检测胃癌的敏感性为84.6%，特异性为67.2%。进一步检查该患者的血清肿瘤标志物，有助于进一步确诊。

胃镜镜下报告：胃体中上段至胃角近幽门处小弯侧前壁有一凹陷性溃疡，溃疡大小为5cm×6cm，后壁可见黏膜充血水肿、溃烂、出血，污秽苔附着，质硬。

胃镜活检病理报告：低分化腺癌，糜烂性食管炎。

粪便常规：大便隐血（++++）。

血清肿瘤标志物检查：CEA 3.52ng/mL（≤5.0ng/mL），CA19-9 50U/mL（<37U/mL），CA72-4 57U/mL（<6.9U/mL），PGⅠ52ng/mL（>70ng/mL），PGⅠ/PGⅡ2.68（>3）。

【问题3】根据现有的检查结果，最终确诊是什么？依据是什么？

思路：诊断依据：①患者的粪便隐血试验持续强阳性，往往考虑消化道肿瘤。②胃癌相关肿瘤标志物检查发现，CA72-4显著升高，CA19-9略升高，且PGⅠ<70ng/mL、PGⅠ/PGⅡ<3.0，这些变化均提示胃部恶性病变。③胃镜镜下病理及病理活检确认该患者为胃低分化腺癌。

【诊断】胃低分化腺癌。

【问题4】治疗过程中如何进行疗效监测和预后判断？

CEA与CA19-9联合检测可用于对病情的监测。

思路1：一般情况下，病情好转时血清CEA浓度下降，病情恶化时升高。术前测定血中CEA水平，可预测胃癌患者的预后。胃癌患者术前血清CEA浓度高于5ng/mL，与低于5ng/mL患者相比，其术后生存率要比后者差。对于术前CEA浓度高的患者，术后CEA水平监测还可作为早期预测肿瘤复发和化疗反应的有用指标。

思路2：术后血清CA19-9降至正常范围者，说明手术疗效好，而姑息手术者及有癌症残留者，术后测定值亦下降，但未达正常。术后复发者血清CA19-9的值一般会再次升高。因此测定血清CA19-9对胃癌病情监测有积极意义，可作为判断胃癌疗效和复发的参考指标。

思路3：肿瘤标志物等实验室指标联合内镜检查、影像学检查等，能提高疗效检测和预后评估效率，术后定期复查内镜，必要时行PET-CT及其他影像学检查有助于评估肿瘤的复发及转移情况。

案例20-2 肝 癌

【病史摘要】男，44岁。

主诉：右上腹疼痛半年，加重伴上腹部包块1个月。

现病史：半年前无明显诱因出现右上腹钝痛，为持续性，有时向右肩背部放射，无恶心、呕吐，自服索米痛片缓解。近1个月来，右上腹痛加重，服止痛药效果不好，自觉右上腹饱满，有包块，伴腹胀、食欲缺乏、恶心，在当地医院就诊，B超检查显示肝脏占位性病变。为进一步明确诊治，转至我院。患者发病以来，无呕吐、腹泻，偶有发热（体温最高37.8℃），大小便正常，体重下降约5kg。

既往史及个人史：既往有乙型肝炎病史十多年，否认疫区接触史，无烟酒嗜好，无药物过敏史，家族史中无遗传性疾病及类似疾病史。

体格检查：T 36.7℃，P 78 次／分，R 18 次／分，BP 110/70mmHg，发育正常，营养一般，神志清楚，查体合作，全身皮肤无黄染，巩膜轻度黄染，双锁骨上窝未及肿大淋巴结，心、肺阴性。腹平软，右上腹饱满，无腹壁静脉曲张，右上腹有压痛，无肌紧张，肝脏肿大肋下 5cm，边缘钝，质韧，有触痛，脾未触及，Murphy 征阴性，腹部叩鼓音，无移动性浊音，肝上界叩诊在第 5 肋间，肝区叩痛，听诊肠鸣音 8 次／分，肛门指诊未及异常。

实验室检查：结果见表 20-1。

表 20-1　血常规、肝功能检查结果

检验项目	结果	参考区间	单位	检验项目	结果	参考区间	单位
Hb	89	130～175	g/L	TBIL	30	1.7～17.1	μmol/L
WBC	5.6	3.5～9.5	10^9/L	DBIL	10	0～6.8	μmol/L
ALT	84	9～50	IU/L	ALP	188	45～125	IU/L
AST	78	15～40	IU/L	GGT	64	10～60	IU/L

【问题 1】根据以上病例摘要及初步检查，该患者的可能诊断是什么？需与哪些疾病进行鉴别诊断？如何鉴别？

思路 1：患者，44 岁，中年男性，主诉右上腹疼痛半年，加重伴上腹部包块 1 个月，腹胀、食欲缺乏、恶心，近期体重下降。既往有乙型肝炎病史多年。查体巩膜轻度黄染，右上腹饱满，右上腹有压痛，肝脏肿大肋下 5cm，有触痛，肝区叩痛。实验室检查 TBIL、GGT 均上升，B 超显示肝脏占位性病变，初步诊断为原发性肝癌。

思路 2：仍需要与转移性肝癌、肝硬化、病毒性肝炎、肝脓肿等其他肝脏良恶性肿瘤或病变相鉴别。①转移性肝癌：一般原发于呼吸道、胃肠道、泌尿生殖道、乳腺等处的癌灶转移至肝脏，转移性肝癌的血清 AFP 检测一般为阴性。②肝硬化：病情发展缓慢、反复，肝功能损害显著，少数肝硬化患者可有血清 AFP "一过性"升高且往往伴有转氨酶显著升高，原发性肝癌发生在肝硬化基础上，二者鉴别常有困难，反复检测血清 AFP，密切随访病情以及结合影像学检查有助于鉴别诊断。③病毒性肝炎：活动时血清 AFP 往往呈短期低度升高，应定期多次随访测定血清 AFP 和 ALT，若 AFP 和 ALT 动态曲线平行或同步升高，或 ALT 持续增高至正常的倍数，则肝炎的可能性大；若二者曲线分离，AFP 持续升高往往超过 400μg/L，而 ALT 正常或下降，则多考虑原发性肝癌。④肝脓肿：临床表现为发热、肝区疼痛、压痛明显、肿大，肝脏表面平滑无结节，白细胞计数升高，多次超声检查可发现脓肿的液性暗区。⑤定期行超声、CT、MRI 等检查可帮助鉴别诊断原发性肝癌和其他肝脏良恶性肿瘤或病变。

【问题 2】为明确诊断，还需进行哪些检查？

思路 1：AFP 是目前诊断原发性肝癌的最佳标志物，其诊断阳性率可达 67.8%～74.4%，α-L-岩藻糖苷酶（α-L-fucosidase，AFU）诊断原发性肝癌的敏感性可达 80.9%，特异性可达 88.3%，AFU 与 AFP 联合检查，阳性率在 93.1% 以上。

对于 AFP 阴性的原发性肝癌，AFU 阳性率可达 76.0%。异常凝血酶原（des-gamma-carboxy-prothrombin，DCP）可用于肝硬化和肝细胞癌的鉴别诊断，其敏感性和特异性均高于 AFP。DCP 联合 AFP 能显著提高肝癌尤其是小细胞肝癌患者诊断的敏感性。因此，可以考虑 AFP、AFU、DCP 等肝癌血清学相关肿瘤标志物检查。

思路 2：CT 检查是诊断肝癌的重要手段，是临床疑诊肝癌者的常规检查。结合 B 超检查能进一步对肝癌进行确诊。因此,考虑进一步进行CT检查。

思路3:肝脏MRI可以更客观及更敏感地发现早期肝癌,1cm左右小肝癌检出率超过80%,是早期诊断及制定治疗策略的重要手段。且该检查为非放射性检查,可在短期重复进行。

思路4:超声或CT引导下的细针穿刺行组织学检查是确诊肝癌最可靠的方法,可以进行肝穿刺活体组织病理检查。

思路5:若条件允许,待病理诊断明确后完善PET-CT评估疾病进展,协助明确肿瘤分期及制定下一步治疗方案。

血清肿瘤标志物检查:AFP 880ng/mL(≤20ng/mL),CEA 24ng/mL(≤5.0ng/mL),AFU 75U/L(<40U/L)。

腹部CT检查示:肝脏右叶占位性病变。

肝穿刺活体组织检查:肝细胞癌,分化程度Ⅱ级。

【问题3】根据现有的检查结果,最终确诊是什么?依据是什么?

思路:诊断依据:①肝癌相关的肿瘤标志物检查发现,AFP大于400ng/mL,CEA、AFU均升高,符合肝癌的血清学标志物改变;②进一步的CT检查确认了肝右叶占位性病变,与B超结果相符;③穿刺组织活检,病理检查为肝细胞癌。

【诊断】原发性肝细胞癌。

【问题4】该患者会出现哪些并发症?需要做哪些辅助检查?

思路1:并发症:①肝性脑病;②上消化道出血;③肝癌结节破裂出血;④继发感染;⑤血性胸腹水。

思路2:辅助检查监测并发症的发生:①检测血氨、脑电图,急性肝性脑病患者血氨可正常,脑电图表现为节律变慢。②检测血、粪便常规,上消化道出血患者血红蛋白、红细胞计数、血细胞比容均下降,同时粪便常规隐血阳性。③肝癌结节破裂出血可出现局部疼痛、压痛性血肿,破入腹腔可引起急性腹痛和腹膜刺激征,根据患者临床表现和影像学检查可发现。④继发感染会有发热表现,血常规检查白细胞计数升高。⑤血性胸腹水可表现为胸痛、腹胀等不适,超声胸腹水定位、诊断性胸腹腔穿刺可协助诊断,可见送检胸腹水呈血性,大部分胸腹水中可找到癌细胞。

【问题5】该患者治疗过程中,如何进行疗效监测和预后判断?

思路1:定期进行CT或MRI复查,监测肿瘤大小的变化及其他脏器是否有占位病变。

思路2:每隔3个月动态监测CEA、AFP和AFU等血清肿瘤标志物水平的变化,血清标志物的升高往往提示肿瘤的复发或转移。

案例 20-3　结 直 肠 癌

【病史摘要】男,59岁。

主诉:反复下腹疼痛6月余,再发加重2天。

现病史:患者自觉腹部隐痛、腹胀、腹泻与便秘交替、食欲下降、乏力半年,1个月前发现体重减轻约7kg,近日来下腹疼痛加重,入院就诊。

既往史及个人史:否认"高血压病、糖尿病、冠心病"等慢性病史,无烟酒嗜好,无药物过敏史,无肿瘤家族史。

体格检查:身高168cm,体重55kg。腹部膨隆,左下腹明显压痛、反跳痛,轻度肌紧张。直肠指检:距肛门约6cm触及一隆起型肿块,质硬,活动度差,位于直肠右前方,大小约3cm×3cm,占肠壁1/4周。

实验室检查:血常规:WBC 5.5×10^9/L,RBC 2.9×10^{12}/L,Hb 85g/L,PLT 268×10^9/L。大便隐血(+)。

【问题1】通过上述问诊与查体,该患者可能的诊断是什么? 需与哪些疾病鉴别诊断?

思路1:患者59岁,腹痛、腹胀、腹泻与便秘交替、食欲下降、乏力、体重减轻,腹部膨隆,左下腹明显压痛、反跳痛,轻度肌紧张,直肠指检发现肿块,贫血,粪便隐血试验阳性,根据患者的主诉、年龄、症状和病史特点,高度怀疑结直肠肿瘤。

思路2:鉴别诊断:①肠结核病;②结直肠息肉;③溃疡性结肠炎。

肠结核病:好发部位在回肠末端、盲肠及升结肠。常见症状有腹痛,腹泻、便秘交替出现,部分患者可有低热、贫血、消瘦、乏力,腹部肿块,与结肠癌症状相似。

结直肠息肉:主要症状可以是便血,有些患者还可有脓血样便,与结直肠癌相似。

溃疡性结肠炎:以反复发作的腹泻、黏液脓血便及腹痛为主要症状,与结直肠癌临床表现相似,结肠镜及X线钡餐灌肠有助于鉴别。

【问题2】为明确诊断,应进行哪些检查?

血清肿瘤标志物检查:CEA 57ng/mL(≤5.0ng/mL),CA24-2 532U/mL(≤20U/mL),CA19-9>1 000U/mL(<37U/mL)。

全腹CT示:直肠占位性病变。

内镜检查示:直肠肿块3.4cm×3.9cm×4.1cm,距肛门6cm,局部浸润肠壁,对可疑病变行病理学活组织检查。

病理组织学检查:(直肠)低分化腺癌。

【问题3】根据实验室及其他检查结果,应做出怎样的诊断? 依据是什么?

思路1:早期结直肠癌可无明显症状,病情发展到一定程度可出现下列症状:①排便习惯改变;②大便性状改变(变细、血便、黏液便等);③腹痛或腹部不适;④腹部肿块;⑤肠梗阻相关症状;⑥贫血及全身症状:如消瘦、乏力、低热等。根据患者症状,结合患者典型的实验室检查特点帮助诊断。

血清肿瘤标志物 CEA 是一种广谱肿瘤标志物,其升高主要见于胃肠道恶性肿瘤,CEA 升高常见于结直肠癌中晚期,但其他恶性肿瘤也可见升高;CA19-9 存在于胎儿胃、肠道和胰腺上皮细胞中,在成人肝脏、肺和胰腺组织中含量很低,健康成人血清 CA19-9 浓度<37U/mL。它是一种与胰腺癌、胆囊癌、结肠癌和胃癌相关的肿瘤标志物,又称胃肠癌相关抗原;CA24-2 临床上主要用于消化道肿瘤的辅助诊断。55%~85% 的直肠癌患者可出现 CA24-2 水平的升高。此外,CA24-2 可联合 CEA 用于结直肠癌患者的治疗监测。本病例中患者 CEA、CA24-2、CA19-9 均不同程度升高,结直肠恶性肿瘤可能性极大。

全腹 CT 检查的作用在于明确病变侵犯部位、向肠壁外蔓延的范围和远处转移的部位。本病例中,直肠指检和 CT 检查将患者的病变部分定位在直肠。

肠内镜检查的应用是结直肠肿瘤诊断的一项重要进展,提高了早诊率,已广泛用于普查高危人群。内镜检查,除肉眼观察外,还可取活检做病理诊断,并能对不同部位有蒂的病灶进行摘除手术治疗。病理活检明确占位性质是结直肠癌诊断的金标准。

思路2:诊断依据:①患者59岁,有腹痛、腹胀、腹泻与便秘交替、食欲下降、乏力、体重减轻、贫血等症状;②查体发现腹部膨隆,左下腹明显压痛、反跳痛,轻度肌紧张,直肠指检发现肿块,粪便隐血试验阳性;③肿瘤标志物 CEA、CA24-2、CA19-9 明显增高;④全腹 CT 示直肠占位性病变;⑤内镜检查示直肠肿块3.4cm×3.9cm×4.1cm;⑥病理组织学检查结果为低分化腺癌。

【诊断】直肠低分化腺癌。

【问题4】治疗过程中和治疗后该如何进行疗效监测和预后判断、随访?

结直肠癌治疗中可监测血清 CEA、CA19-9 和 CA24-2 浓度水平。

结直肠癌治疗后应规律随访:①病史和体检,每3~6个月1次,共2年,然后每6个月1次,总共5年,5年后每年1次。②监测 CEA、CA19-9 和 CA24-2,每3~6个月1次,共2年,然后每

6 个月 1 次,总共 5 年,5 年后每年 1 次。③腹 / 盆超声每 3～6 个月 1 次,共 2 年,然后每 6 个月 1 次,总共 5 年,5 年后每年 1 次。胸片每 6 个月 1 次,共 2 年,2 年后每年 1 次。④胸腹 / 盆 CT 或 MRI 每年 1 次。⑤术后 1 年内行肠镜检查,如有异常,1 年内复查;如未见息肉,3 年内复查;然后 5 年 1 次,随诊检查出现的大肠腺瘤均推荐切除。如术前肠镜未完成全结肠检查,建议术后 3～6 个月行肠镜检查。

思路 1:CEA 可用于肿瘤的疗效判断、预后及复发与转移监测等。肿瘤治疗有效,CEA 应在 6 周内或 1～4 个月内恢复正常,仍持高不下者可能有残留。若 CEA 水平较为缓慢地升高,常提示局限性复发;若 CEA 水平快速升高则往往提示远处转移。Ⅱ期或Ⅲ期的结直肠癌患者接受手术治疗或转移灶的全身治疗后,应术后每 3 个或 6 个月进行 CEA 检测,持续两年,如果出现 CEA 水平异常,则考虑远端转移的可能。CA24-2 可联合 CEA 用于结直肠癌患者的治疗监测。CA19-9 可用于患者转移复发监测,若术后 2～4 周仍未将至正常,则提示手术失败;若术后降低后又升高,则提示复发。

思路 2:影像学检查可了解患者有无复发转移,具有方便快捷、无创的优越性。

案例 20-4 胆 管 癌

【病史摘要】男,88 岁。

主诉:全身及双目黄染 11 天。

现病史:患者 11 天前开始无明显诱因下出现全身皮肤、巩膜黄染,解浓茶样尿,伴有乏力、食欲缺乏、皮肤瘙痒、双下肢水肿,无畏寒、发热,无腹胀、尿少、活动后气促,无腹痛、腹泻,无厌油腻、恶心、呕吐,无反酸、胃灼热,无呕血、黑便,无胸闷、胸痛、心悸,无咳嗽、咳痰、咯血等不适,9 天前出现解白陶土样便 1 次,当地医院查肝脏 MRI 考虑"肝细胞性或胆管细胞性肿瘤?"现为求进一步治疗,收住入院。自起病以来,患者食欲下降,进食减少,入院前解 1 次黄色软便。近 1 年体重减轻约 8kg。

既往史及个人史:有胆囊结石病史。

体格检查:神志清楚,皮肤巩膜重度黄染。腹部外形正常,全腹柔软,无压痛及反跳痛,腹部未触及包块,肝脏肋下未触及。

实验室检查:结果见表 20-2。

表 20-2 肝功能、肿瘤标志物检查结果

检验项目	结果	参考区间	单位	检验项目	结果	参考区间	单位
TBIL	343	1.7～17.1	μmol/L	ALT	114.5	9～50	IU/L
DBIL	271.8	0～6.8	μmol/L	AST	117.3	15～40	IU/L
IBIL	71.2	1.7～10.2	μmol/L	CA19-9	>1 000	<37	U/mL
ALB	23.9	40～55	g/L				

【问题 1】根据患者目前临床表现及现有资料,该患者可能诊断什么? 需与哪些疾病鉴别诊断?

思路 1:患者为老年男性,以全身及双目黄染、解浓茶样尿、白陶土样大便、乏力、食欲缺乏、皮肤瘙痒、双下肢水肿为主要临床表现,实验室检查示胆红素升高、转氨酶升高、白蛋白降低、肿瘤标志物升高,影像学提示肝癌、胆管癌,综上所述,高度怀疑胆管肿瘤。

思路 2:需与胆管良性疾病(如胆总管结石、原发性硬化性胆管炎等)以及消化系统其他恶性疾病(如胰头癌、胆囊癌、肝癌等)相鉴别。①胆总管结石:病史较长,多有发作性腹痛史,黄疸也多为间歇性,有明显的症状缓解期。疼痛发作时常伴有不同程度的胆管炎表现,如发热、寒战、血

象增高、局限性腹膜炎体征等。在胆道造影中可见到结石透亮影和杯口状影,且胆管壁光滑,但与息肉型胆管癌的鉴别较难。胆道镜检查有助于诊断。②原发性硬化性胆管炎:多见于中年人,男性多于女性。腹痛多为阵发性,很少有胆绞痛。黄疸多为间歇性进行性加重,实验室检查为阻塞性黄疸。胆道造影多见胆管广泛性慢性狭窄和僵硬。③胰头癌:多伴有胰管的梗阻,在ERCP影像上可见胰管狭窄或闭塞。在B超和CT影像上可见胰头部肿块和胰体尾部胰管显著扩张。十二指肠引流液中多有胰酶的显著减少或缺乏。④胆囊癌:本病侵及肝门部胆管或上段胆管时很难与胆管癌鉴别。但B超和CT可见胆囊实变或占位,选择性动脉造影可见胆囊区的缺血性肿瘤影。⑤肝癌:肝内胆管细胞癌与肝癌在胆道造影中有时很难加以鉴别,但原发性肝癌多有肝硬化病史,AFP检测阳性,故需结合病史、AFP、B超、CT、选择性动脉造影等进行综合判断和分析,有时需对切除的标本行组织学检查后才能确诊。

【问题2】为明确诊断,入院应进行哪些检查?实验室结果如何?

思路1:实验室检查呈梗阻性黄疸的表现,肝功能表现为血清胆红素以直接胆红素升高为主,碱性磷酸酶升高。长期梗阻可致转氨酶轻度升高、白蛋白降低、凝血酶原时间延长。大便潜血试验可呈阳性。血清及胆汁中的肿瘤标志物(如CEA、CA19-9等)在胆管癌中有一定的阳性率。因此,入院可复查肝功能、肿瘤标志物,继续完善大便潜血、凝血功能、异常凝血酶原,结果见表20-3。

表20-3 肝功能、肿瘤标志物及大便常规检查结果

检验项目	结果	参考区间	单位	检验项目	结果	参考区间	单位
TBIL	528.2	1.7~17.1	μmol/L	ALP	1 404	45~125	IU/L
DBIL	429.7	0~6.8	μmol/L	DCP	488.07	<40mA	U/mL
IBIL	98.5	1.7~10.2	μmol/L	AFP	18.88	≤20	ng/mL
ALB	26.5	40~55	g/L	CEA	8.63	≤5.0	ng/mL
ALT	213	9~50	IU/L	CA19-9	>12 000.00	<37	U/mL
AST	304	15~40	IU/L	大便常规+潜血	阴性	阴性	
GGT	934	10~60	IU/L				

思路2:影像学检查可协助明确梗阻部位、估计病变范围、判断可能的病变性质。入院完善腹部超声及浅表淋巴结超声、骨扫描。必要时可行肝脏超声造影协助鉴别诊断。

腹部及浅表淋巴结超声:①肝局灶性病变,考虑恶性;②肝门部、腹主动脉旁多发低回声团(转移);③肝二叶肝内胆管扩张,可超声引导下经皮肝穿刺胆道引流手术。

肝脏超声造影:①肝局灶性病变,考虑胆管癌可能性大;②肝二叶肝内胆管扩张。

思路3:胆管造影是诊断胆道疾病的重要检查方法。①经皮穿肝胆道造影(percutaneous transhepatic cholangiography, PTC)是胆管肿瘤诊断的基本手段,能显示肿瘤的位置和范围,确诊率达90%以上,适用于肝内胆管有扩张的患者;②内镜下逆行胰胆管造影(endoscopic retrograde cholangiopancreatography, ERCP)适用于胆管未完全阻塞的病例,可从胆管远端显示梗阻部位、判断病变范围。因此,该患者排除禁忌后可先行ERCP明确梗阻部位。

ERCP:十二指肠乳头开口见一红色血栓附着,周边有活动性渗血。诊断考虑胆总管癌并出血。

思路4:病理检查是绝大多数肿瘤诊断的金标准,可协助明确肿瘤类型及来源、评估疾病预后。入院排除禁忌可择期完善肝穿刺活检或淋巴结活检。

淋巴结活检病理:(淋巴结)结合形态和免疫组化,符合转移性腺癌,胆管来源的可能性大。免疫组化结果支持诊断。特殊染色结果Ag、PAS均未见特殊。

【诊断】胆管癌(并淋巴结转移)。

【问题3】根据诊断结果如何制定下一步诊疗计划?

思路1:首选治疗方法为手术切除肿瘤,由于早期诊断不易,手术时多属晚期。该患者年纪大,肝功能差,难以耐受手术治疗。

思路2:抗肿瘤治疗方案中,放疗、化疗、免疫靶向治疗是常见的抗肿瘤治疗方式。胆管癌对化疗及免疫靶向治疗敏感度低,且患者目前肝功能差,不适合抗肿瘤治疗。

思路3:基于 ERCP 基础上的内镜下胆管内支架引流术是目前梗阻性黄疸的一项内镜治疗基本手段。对于手术风险大的高龄胆道疾病及无法外科手术的恶性胆道梗阻患者是一项很好的姑息性治疗手段。患者排除禁忌后,完善 ERCP,镜下可见十二指肠乳头周边有活动性渗血,考虑胆管内血栓伴胆管出血,取血栓后有导致胆道大出血可能,暂不予进一步 ERCP 治疗。

思路4:终末期治疗包括护肝、止痛、补充白蛋白、维持电解质平衡。经皮肝穿胆道引流术适用于肝内胆管扩张的患者,该手段可协助缓解梗阻,达到退黄作用。

【问题4】治疗过程中,如何进行疗效监测和预后判断?

思路:术后患者,可定期复查 CT 或 MRI,定期监测肝功能及 DCP、CA19-9 等肿瘤标志物。若发现新病灶或进行性黄疸加重,肝功能进行性变差,肿瘤标志物明显升高,提示肿瘤复发可能性大。本案例患者已不具备手术、放化疗等治疗机会,予终末期对症治疗,定期监测肝功能、电解质、血常规等维持生命征平稳。

案例 20-5　胰　腺　癌

【病史摘要】女,68 岁。

主诉:上腹部疼痛 4 月余,加重 1 月。

现病史:患者 4 月余前无明显诱因下出现上腹部疼痛,以左上腹持续性隐痛为主,疼痛可放射至左腰背部,伴胸闷,无胸痛、心悸,无恶心、呕吐,无腹泻、解黑便、血便、黏液便等不适。遂至当地医院查胃镜:①慢性糜烂性胃炎伴肠上皮化生。②十二指肠球部息肉。予对症处理后,腹痛较前好转出院。1 月前无明显诱因下再次出现上述症状,性质同前,程度较前加重,在当地医院行腹部 + 泌尿系 B 超示:胰腺增大,盆腔积液;胰腺增强 CT:胰体部占位。考虑"胰腺癌伴腹膜后淋巴结转移可能性大;慢性胃炎。予抑酸护胃、止痛、增强免疫、能量支持、药灸理疗等对症治疗,症状缓解。现为求进一步治疗,收住入院。自患病以来,患者精神、睡眠、食欲欠佳,大便干结难解,约 3~4 天 / 次,体重下降约 15kg。

既往史及个人史:既往有冠心病、高血压病史。

体格检查:全腹柔软,左上腹压痛,无反跳痛,肝、脾肋下未触及,Murphy 征阴性,腹部叩诊鼓音,无移动性浊音,肝上界叩诊位于锁骨中线第五肋间。

实验室检查:Ferr 349ng/mL(21.80~274.66μg/L),CA19-9 536IU/mL(<37U/mL),CA125 54.05IU/mL(<35U/mL),CA50 466IU/mL(<20IU/mL),空腹血糖 6.48mmol/L(3.9~6.1mmol/L)。

【问题1】根据以上病例摘要及初步检查,该患者的可能诊断是什么?需与哪些疾病进行鉴别诊断?

思路1:患者为老年期女性,以左上腹部隐痛伴腰背部放射痛为主要临床表现,近期有明显体重下降。查体可触及左上腹压痛。实验室检查示肿瘤标志物升高,腹部 B 超示胰腺增大,胰腺增强 CT 示胰体部占位,初步诊断胰腺恶性肿瘤。

思路2:仍需与慢性胰腺炎、肝胰壶腹癌和胆总管癌相鉴别。①慢性胰腺炎可以出现胰腺肿块(假囊肿)和黄疸,酷似胰腺癌,而胰腺深部癌压迫胰管也可以引起胰腺周围组织的慢性炎症。腹部 X 线平片发现胰腺钙化点对诊断慢性胰腺炎有帮助,但有些病例经各种检查有时也难鉴别,可在剖腹探查手术中用极细穿刺针作胰腺穿刺活检,以助鉴别;②壶腹周围癌比胰头癌少见,病起多骤然,也有黄疸、消瘦、皮痒、消化道出血等症状。而壶腹癌开始为息肉样突起,癌本身质地软而有弹性,故引起的黄疸常呈波动性;腹痛不显著,常并发胆囊炎,反复寒战、发热较多见。但两者鉴别仍较困难,要结合超声和 CT 来提高确诊率;③胆总管癌可有绞痛,梗阻性黄疸呈持续进行性加重,少有波动,胆囊常肿大,腹部包块少见,ERCP 可见胆总管梗阻和腔内充盈缺损,超声一般可见胆囊增大。

【问题 2】为明确诊断,还应完善那些检查? 结果如何?

思路 1:影像学及内镜检查。上腹部 CT 平扫 + 增强:①胰体部占位:考虑胰腺癌,并侵犯脾动静脉、门静脉主干、腹腔干及其分支近段,腹主动脉旁淋巴结转移可能性大;②肝脏 S2 结节灶:转移瘤可能。超声内镜:胰头部见一低回声占位,周边呈蟹足样改变,切面大小 37.1mm × 30.8mm。主胰管、胆总管无扩张;腹主动脉旁、肝门部未见肿大淋巴结。超声造影:胰头处病灶示乏血供。胃镜:①胰腺癌;②慢性浅表性胃窦炎。

思路 2:组织病理学及消化道脱落细胞学检查。病理:(胰腺占位穿刺组织条)结合组织形态及免疫组化结果提示可能为胰腺癌。免疫组化及特殊染色结果 Ag、PAS 支持上述诊断。消化道脱落细胞学:(胰腺针吸)涂片可见癌细胞。非妇科液基薄层细胞学:(胰腺)涂片可见癌细胞。

思路 3:复查实验室肿瘤标志物:CA19-9 1652.57U/mL,CA125 99.90U/mL,CEA 6.92ng/mL。

【问题 3】根据现有检查,最终确诊是什么? 诊断依据是什么?

思路:诊断依据:①完善腹部增强 CT 可见胰体部占位,考虑胰腺癌并多发转移可能性大;②肿瘤标志物升高;③病理结果符合胰腺癌。

【诊断】胰腺癌。

【问题 4】该患者后续治疗方案及预后如何?

思路 1:外科手术:手术治疗至今仍是唯一能治愈胰腺癌的方法。但该患者目前考虑肿瘤晚期,不宜手术治疗。

思路 2:内镜或腹腔镜治疗:经内镜在胆管、胰管、肠道内放置内支架,以及经腹腔镜行胆肠吻合、胃肠吻合等方法以缓解患者的黄疸、十二指肠梗阻等症状。但患者目前暂未见明显梗阻症状,无内镜治疗指征。

思路 3:放疗及化学治疗:胰腺癌对放化疗不敏感。但该患者目前无手术机会,处于癌症晚期,可考虑予全身化疗和(或)局部注射化疗。

思路 4:必要时可选择生物治疗、基因治疗及对症支持治疗。

思路 5:胰腺癌的预后差,确诊后的平均存活时间约为 6 个月。如何早诊断、早治疗,提高治愈率仍有待进一步研究。

（王　健）

案例 20-6　鼻　咽　癌

【病史摘要】男,70 岁。

主诉:患者 1 年前无明显诱因出现右侧颈部一黄豆大小样淋巴结,质韧,无压痛,未予重视,未行诊治。

现病史:患者右侧颈部 V 区淋巴结增大,大小约为 2.5cm × 3cm,左右侧颈部 Ⅱ 区各新出现一处肿大淋巴结,大小分别约 3cm × 4cm、4cm × 4.5cm,融合成块,质中等,半固定,边界较清,无压痛,无红肿。

既往史及个人史：否认高血压、糖尿病、冠心病，否认乙肝结核等传染病史，无食物、药物过敏史，10年前行腰椎间盘突出手术，无外伤，无输血史，无药物过敏史，无家族史以及遗传/流行病史，吸烟50余年，20支/日，无饮酒史。

体格检查：T 36.4℃，P 72次/分，R 17次/分，BP 128/78mmHg，左右侧锁骨上均可扪及肿大淋巴结，质硬，活动度差。

实验室检查：①血液生化：TBA 11.33μmol/L，TP 61.20g/L，ALB 36.20g/L，CHE 4 658.00U/L，FFA 0.15mmol/L，C1q 151.40mg/L，Cl⁻ 110.50mmol/L，Mg^{2+} 0.67mmol/L，AG 10.98mmol/L，ApoA1/B 2.00ratio，CK 24.00U/L，GFR 63.11mL/min。②血常规+hsCRP+SAA：NEUT% 78.40%，LY% 12.80%，EOS% 0.00%，LY 0.99×10^9个/L，MONO 0.68×10^9个/L，EOS 0.00×10^9个/L，RBC 2.67×10^{12}个/L，HGB 82.00g/L，HCT 0.2340L/L，PLT 73.00×10^9个/L，SAA 15.29mg/L。③EB病毒抗体四项：EB-VCA-IgG(+)，EB-NA-IgG(+)。

其他检查：①心电图-十二通道心电图：窦性心律、心电轴正常、正常心电图。②纤维鼻咽镜提示鼻咽部左咽隐窝可见光滑微隆起，表面可见血管扩张，舌根及会厌未见明显异常，双侧声带、前庭襞、梨状窝及声门下未见明显异常。③右侧颈部Ⅱ区淋巴结活检示：考虑淋巴结转移癌，低分化鳞癌。④鼻咽喉镜示：鼻咽新生物。

影像学检查：① MRI-鼻咽、颈部平扫+增强示：鼻咽顶后壁及左侧壁增厚，考虑鼻咽癌累及左侧咽鼓管圆枕、左侧头长肌、翼内肌及左侧翼突；左侧咽旁间隙、双侧颈部、双侧锁骨上区肿大淋巴结，考虑转移；双侧上颌窦炎症；双侧下鼻甲肥厚；左侧乳突炎。② CT胸部平扫示：两肺多发结节，部分钙化；支气管炎，肺内间质性改变，中叶支扩并条索影，两肺下叶纤维灶；肝S4段钙化灶或胆管内结石。③全身PET-CT示：鼻咽顶后壁及左侧壁增厚，代谢增高；左侧咽旁间隙、双侧颈部、双侧锁骨上区淋巴结，代谢增高；上述考虑恶性病变，鼻咽癌伴淋巴结转移；左肺上叶继发性肺结核（纤维硬结、钙化为主型）；右肺中叶支气管扩张并感染；右肺上叶结节，代谢不高，考虑炎性增殖灶；纵隔及双肺门淋巴结，代谢增高，考虑炎性改变。

【问题1】通过上述问诊、查体、实验室检查以及影像学检查结果，该患者的诊断是什么？

【诊断】鼻咽癌。

思路1：EB病毒（Epstein-Barr virus，EBV）是疱疹病毒γ亚科中唯一能引起人类感染的淋巴病毒，其潜伏感染鼻咽上皮细胞引起癌变。EBV相关标志物大体可以分为血浆核酸类标志物和血清抗体类标志物。核酸类标志物包括血浆中EBV DNA和EBV编码的microRNA。抗体类标志物则是针对EBV不同蛋白组分的抗体，包括EBV衣壳抗原IgM抗体、IgG抗体、IgA抗体，EBV早期抗原IgA抗体，EBV核抗原IgG抗体，Rta蛋白IgG抗体，Zta蛋白，IgG抗体等。鼻咽癌与EB病毒感染密切相关。患者EB病毒相关抗体检测结果显示，抗体VCA-IgG阳性，抗体NA-IgG阳性。

思路2：鼻咽癌的诊断除了根据临床表现以及血清学的检查外，还须借助于影像学技术。鼻咽镜检查发现异常者，影像学检查（CT、MRI，全身PET-CT）显示鼻咽癌伴淋巴结转移，且行穿刺病理活检诊断低分化鳞癌。

【问题2】该患者采用什么治疗方式？

治疗方面，由于鼻咽癌部位特殊、界限不清，鼻咽腔深且狭小，周围有许多重要的血管、脑神经、淋巴组织等，难以进行根治性手术；但鼻咽癌对放疗较敏感，因此，鼻咽癌治疗以放疗为主。对于局部中晚期的鼻咽癌患者，则通常选择放疗联合化疗，或联合免疫疗法，可显著提高患者的生存率。

医生与患者及家属沟通病情后，建议患者行诱导放化疗联合免疫治疗，患者及家属表示知晓并签署同意书。于是行第一、二周期化疗联合免疫治疗，具体：艾克力（注射用紫杉醇）200mg/dL，8+卡铂500mg/dL+艾瑞卡（人源化抗PD-1单克隆抗体）200mg/dL，每周3次，过程顺利。自发病以来，患者精神睡眠食欲可，大小便无明显异常，体力体重无明显变化。于是进行第三周期化疗，具体：艾克力200mg/dL，8+卡铂500mg/dL，同时予以护胃，护肝及止吐治疗，严密观察患者放疗反应。之后进行鼻咽部放疗,同时加强营养支持。

【问题3】临床中,如何对早期鼻咽癌进行筛查?

在临床中,EB病毒抗体四项检测包括:①衣壳抗原IgG抗体(VCA-IgG)在EB病毒感染早期即可出现,持续终生。②衣壳抗原IgM抗体(VCA-IgM),感染早期出现,1~2周后消失。③早期抗原IgM抗体(EA-IgM),在感染急性期可出现,3~5周达高峰,后逐渐消失。④NA-IgG(核心抗原IgG抗体),出现于感染后4~6周,可持续终生。然而,以上指标仅提示患者曾感染或在病毒感染急性期,并不能诊断患者是否患有鼻咽癌以及预判鼻咽癌患者的预后。有文献报道,EB病毒诱导机体产生的Rta蛋白抗体IgG(Rta-IgG),早期抗原抗体(EA-IgA)和病毒衣壳抗体(VCA-IgA)可作为鼻咽癌早期筛查及诊断的有效标志物。EA-IgA、VCA-IgA和Rta-IgG三项抗体联合检测可显著提高鼻咽癌的诊断效能。

案例 20-7　肺　　癌

【病史摘要】男,67岁。

主诉:确诊右肺鳞癌10天余,入院治疗。

现病史:患者半月余前因体检发现右肺占位,病程中,患者自觉偶感恶心,无呕吐,无反酸嗳气,无咳嗽,偶有咳痰,少量白色黏痰,无畏寒发热,无明显胸闷气喘,无胸痛咯血,无腹痛腹泻,精神、饮食可,睡眠一般,大小便正常,体重无明显下降。

既往史及个人史:有"高血压"病史7年,最高收缩压为220mmHg,近期未规律服药。自诉有"冠心病、腔隙性脑梗死、高尿酸血症"病史。否认糖尿病病史,否认"肝炎、结核"等传染病史。吸烟40余年,半包/天,否认大量饮酒史。否认传染性疾病及遗传性疾病史。

体格检查:T 36.1℃,P 74次/分,B 19次/分,BP 130/70mmHg。神志清楚,精神尚可,体型偏瘦,查体合作。全身皮肤黏膜无黄染及出血点,浅表淋巴结未及肿大。气管居中,无颈静脉怒张。胸廓无畸形,语颤对称无增强,叩诊双肺清音,听诊两肺呼吸音粗,未闻及干湿性啰音。腹部平坦,无压痛和反跳痛,肝、脾肋下未及,肝肾区未及叩击痛,移动性浊音阴性,肠鸣音4次/分。各生理反射存在,病理反射未引出。

实验室及器械检查:多排CT胸部增强+全腹部增强:右肺下叶占位,考虑肺癌;纵隔及右肺门多发肿大淋巴结,考虑转移;肝脏多发占位,考虑转移;两肺结节,性质待定,随访;两肺下叶间质性炎症;两肺上叶肺气肿伴肺大疱形成;两侧胸膜增厚;动脉粥样硬化;双侧肾上腺结合部增粗;双肾囊肿;前列腺增大。全身骨显像MDP:右侧第7侧肋无机盐代谢增高,CT示相应部位高密度改变,考虑肿瘤骨转移不除外。

【问题1】根据以上病例资料及初步检查,该患者的可能诊断是什么?需要与哪些疾病进行鉴别诊断?

思路1:该患者为男性,67岁,有40余年吸烟史,半包/天,多排CT检查发现右肺下叶、肝脏多发占位,同时纵隔及右肺门多发肿大淋巴结,初步考虑为肺癌伴肝转移。

思路2:CT检查显示两肺下叶间质性炎症,肺炎患者也会出现咳嗽,偶有痰中带血的临床表现,但肺炎患者血常规白细胞数目和比例常显著升高。肺结节、肺脓肿和肺结核患者也有影像学占位改变,同时淋巴结也可增大。肺结节的良恶性可以根据结节形态和密度初步判断。大多数恶性肺结节多呈分叶状,或有毛刺征(或称棘状突起),良性肺结节多数无分叶,边缘可有尖角或纤维条索等。结节的密度方面,亚实性结节(磨玻璃样结节)的恶性概率要大于实性肺结节。肺脓肿患者早期的时候容易出现高热,咳嗽,大量脓臭痰等临床特点。而肺结核患者会出现体重下降、乏力、咳嗽等改变。因而,该患者需与肺炎、肺结节、肺结核及肺脓肿等良性疾病进行鉴别诊断。

【问题2】为明确诊断,还需要进行哪些辅助检查?

思路1：血清中肿瘤标志物的检测有助于协助诊断肺癌。目前美国临床生化委员会和欧洲肿瘤标志物专家组推荐常用的原发性肺癌标志物有癌胚抗原（carcinoembryonic antigen，CEA）、神经元特异性烯醇化酶（neuron specific enolase，NSE）、细胞角蛋白19片段（cytokeratin fragment 19，CYFRA21-1）和胃泌素释放肽前体（pro-gastrin-releasing peptide，ProGRP），以及鳞状细胞癌（squamous cell carcinoma，SCC）抗原等。以上肿瘤标志物联合使用，可提高其在临床应用中的敏感度和特异度。

思路2：肺部病灶穿刺活检在肺癌的临床诊断中应用广泛，病灶的组织病理活检有助于肿瘤的确诊与分型、分级，可进行此项检查。

血清肿瘤标志物检查：CEA 7.96ng/mL，CYFRA21-1 25.13ng/mL，NSE 38.79ng/mL，SCC 6.55ng/mL。

细针穿刺活检：右肺非小细胞肺癌，免疫组化：P40（++）、TTF-1（－）、PD-L1（22C3）（TPS 60%）、PD-L1（Negative）（－）。结合免疫标记，倾向鳞状细胞癌。

【诊断】右肺鳞癌伴肝转移。

【问题3】明确诊断后，如何确定治疗方案？

思路1：手术是最有可能治愈该疾病的治疗手段。术后化疗可以为非小细胞肺癌手术切除患者提供额外的益处。放化疗联合可以治愈小部分患者，也可缓解大多数患者症状。预防性头颅照射可能会降低脑转移的发生率，但没有证据显示其能够提高生存率或改善生活质量。

思路2：化疗能够短期改善非小细胞肺癌晚期患者的一些疾病相关的症状。一些临床试验也试图评估化疗对肿瘤相关症状和生活质量的影响。总体而言，这些研究表明，肿瘤相关症状也许能通过化疗得到控制，且不对整体生活质量产生负面影响；然而，化疗对生活质量的影响仍需要进一步的研究。一般来说，医学上健康，身体状态好的老年患者治疗效果和年轻患者没有差别。

思路3：靶向治疗是肺癌治疗史上最重要的进步，它将部分肺癌患者从毒副作用较大的放化疗中解脱出来。其治疗机制具有特异性，对肿瘤表现出良好的控制力，比如EGFR靶向药物易瑞沙（吉非替尼片）、特罗凯（盐酸厄洛替尼片）、凯美纳（盐酸埃克替尼片），有效率都达到70%以上，三代药物AZD9291甚至能达到97%甚至接近100%的疾病控制率，显著延长了患者的生存期。

该患者确诊为晚期右肺鳞癌伴肝转移。晚期肺癌应采用全身治疗为主的综合治疗。按照NCCN指南，建议患者予免疫治疗联合化疗，患者暂拒绝免疫治疗，要求化疗。予白蛋白紫杉醇+卡铂方案治疗，辅以止吐，护胃等对症辅助治疗。

【问题4】该患者在治疗过程中，应该如何进行疗效监测和预后判断？

思路1：建议该患者每3个月进行一次随访。定期进行胸部CT检查，监测肿瘤大小。

思路2：若治疗有效，肺癌相关血清肿瘤标志物水平会下降。一旦CEA、CYFRA21-1等标志物水平出现持续升高，提示肿瘤耐药的发生。一旦患者发生耐药，则需要转靶向治疗方案继续治疗。

案例 20-8　宫　颈　癌

【病史摘要】女，58岁。

主诉：无明显诱因出现阴道少量出血，色鲜红，1天即净。

现病史：患者自诉2月前无明显诱因出现阴道少量出血，色鲜红，1天即净，至我院门诊就诊查宫颈HPV阴性，宫颈TCT示ASC-US（非典型鳞状细胞，意义不明确），行阴道镜检查+活检术，病理结果提示"宫颈鳞状细胞癌"。现患者无阴道出血，无下腹痛，门诊拟"宫颈癌"收治住院。病程中阴道少量黄水样分泌物，无阴道出血，无恶心呕吐，无尿频尿急尿痛，饮食睡眠好，大小便如常。

既往史及个人史：既往有"高血压病"2年；否认"糖尿病、冠心病"等慢性病史；否认"肝炎、结核"等传染病史；否认药物食物过敏史；否认手术外伤输血史。既往月经尚规则，自然绝经6年，适龄婚配,丈夫体健,孕产史:2-0-1-2,否认异常孕产情况。

体格检查:T 36.5℃,P 78次/分,R 20次/分,BP 130/70mmHg。面色正常,发育正常,营养正常,神志清楚,精神可,呼吸均匀,步入病房,自主体位,检查合作,应答切题。头颅无畸形,甲状腺未及肿大。乳房发育正常,未见乳房肿块,心律齐,未闻及杂音,呼吸音清晰。腹部对称,平坦,未见手术瘢痕,腹部无压痛,无反跳痛,未闻及移动性浊音,未触及包块。脊柱无畸形、压痛及叩击痛,肾区无压痛及叩击痛。外阴:经产式;阴道:畅;宫颈:活检术后;宫体:前位,萎缩,无压痛;附件:未及包块,无压痛。

实验室检查:①宫颈TCT示:ASC-US,宫颈HPV阴性。②宫颈活检病理:宫颈鳞状细胞癌。

【问题1】根据实验室及其他检查结果,应做出怎样的诊断?依据是什么?

思路:诊断为宫颈鳞状细胞癌。患者无明显诱因出现阴道少量出血,色鲜红,1天即净,符合宫颈癌的临床特征。宫颈TCT结果为ASC-US;阴道镜检查+组织活检术,病理结果提示"宫颈鳞状细胞癌"。

【问题2】通过上述问诊与查体,该患者可能的诊断是什么?需与哪些疾病鉴别诊断?

思路1:根据宫颈活检病理结果为宫颈鳞状细胞癌。

思路2:鉴别诊断:①宫颈糜烂和宫颈息肉可出现接触性出血和白带增多,外观上有时与宫颈上皮内瘤变或宫颈癌难以鉴别,应做宫颈刮片或活检进行病理检查。②子宫黏膜下肌瘤表面如有感染坏死,有时可误诊为宫颈癌。但肌瘤多为圆形,来自宫颈或宫腔,常有蒂,可见正常的宫颈包绕肌瘤。③其他宫颈一些少见病变如宫颈结核、妊娠期宫颈乳头状瘤、宫颈尖锐湿疣等也易误诊为宫颈癌,需取宫颈活组织检查进行鉴别。

【问题3】为明确诊断,应进行哪些检查?

思路1:阴道镜检查:对宫颈刮片细胞学可疑或阳性而肉眼未见明显癌灶者,阴道镜可将病变放大6~40倍,在强光源下直接观察宫颈上皮及血管的细微形态变化。阴道镜检查同时进行醋白试验和碘试验,根据检查所见确定活组织检查部位,以提高活检的正确率。

(1)醋白试验:3%醋酸涂抹宫颈后,观察宫颈上皮和血管的变化,根据醋白上皮的情况判断活组织检查的部位。

(2)碘试验:正常宫颈和阴道鳞状上皮含糖原,可被碘溶液染为棕色,而宫颈管柱状上皮及异常鳞状上皮如宫颈炎、鳞状上皮化生、宫颈癌前病变及宫颈癌均无糖原存在而不着色。

思路2:宫颈和颈管活组织检查:确诊宫颈癌前病变和宫颈癌的最可靠和不可缺少的方法。一般在阴道镜指导下,在醋酸白色上皮和碘试验不着色区或肉眼观察到的可疑癌变部位行多点活检,送病理检查。当宫颈刮片细胞学检查可疑或阳性而活检为阴性时,应搔刮宫颈管送检。如宫颈刮片发现腺癌细胞,应行分段诊刮术,以明确腺癌是来自子宫内膜还是宫颈管。当宫颈刮片细胞学多次检查为阳性而活检阴性,或活检为原位癌,或微灶浸润癌不能排除浸润癌时,应行宫颈锥形切除连续病理切片检查。病理学诊断是宫颈癌诊断的金标准。

思路3:肿瘤标志物检查:肿瘤标志物异常升高可以协助诊断、疗效评价、病情监测和治疗后的随访监测,尤其在随访监测中具有重要作用。SCC是宫颈鳞状细胞癌的重要标志物,血清SCC水平超过1.5ng/mL被视为异常。因宫颈癌以鳞状细胞癌最为常见,所以SCC是宫颈癌诊治过程中最常被检测的血清学肿瘤标志物。宫颈腺癌可以有CEA、CA125或CA19-9的升高。

该患者宫颈TCT检查结果为ASC-US;阴道镜检查+组织活检术检查结果为提示"宫颈鳞状细胞癌"。此外,该患者的血清SCC水平为12.3ng/mL,显著升高,以上检查结果都符合宫颈鳞状细胞癌特征。

【问题4】该患者治疗后,如何进行疗效监测和随访?

治疗结束最初2年内每3个月1次、第3~5年每6个月1次、然后每年随诊1次。需进行宫颈或阴道细胞学检查及肿瘤标志物SCC检测,血清SCC浓度与宫颈鳞状细胞癌的分期、肿瘤大小、淋巴结转移、肿瘤术后是否有残留、肿瘤复发和进展等相关,因此可用于宫颈癌的疗效评估、随访和复发监测。Ⅱ期以上患者治疗后3～6个月复查时应全身MRI或CT检查评估盆腔肿瘤控制情况,必要时行PET-CT检查。连续随诊5年后根据患者情况继续随诊。

案例 20-9 骨 肉 瘤

【病史摘要】女,29岁。

主诉:左小腿上段疼痛5天。

现病史:患者于入院5天前无明显诱因发现左侧小腿上段内侧一肿块,质硬无活动,上下楼以及负重时可引起轻微痛,无放射痛,休息后可缓解。左膝MRI提示左膝胫骨内侧髁骨质内异常信号灶,考虑良性占位。患者未予特殊诊治,近日患者自觉活动后疼痛进一步加剧,为求进一步治疗遂于我院就诊,门诊以"左侧骨上段内侧病变待查"收住入院。

既往史及个人史:患者自发病以来,食欲正常,神志清醒,精神尚可,睡眠正常,体重无明显变化,大便、小便正常,否认高血压病史,否认糖尿病病史。

体格检查:患者左侧小腿内侧皮肤红肿,扪及一局限性肿块,质地较硬,边缘光滑,有压痛。

实验室检查:血尿常规无异常,Fbg 4.50g/L(↑),ESR 41mm/h(↑),D-D 970.1ng/mL(↑)。肝功能检测结果显示:Ca^{2+} 2.11mmol/L(↓),P^{3+} 0.83mmol/L(↓),Mg^{2+} 0.72mmol/L(↓),Na^+ 136.6mmol/L(↓),PAB 146mg/L(↓)。

【问题1】通过上述问诊与查体,该患者可能的诊断是什么?

思路1:骨肉瘤。在原发恶性骨肿瘤中最常见,主要见于15～25岁青少年,男多于女。肿瘤部位多在长骨干骺端,以股骨远端、胫骨近端及肱骨近端最常见。疼痛和肿胀为常见的临床表现。开始时常呈间歇性隐痛,迅速转为持续性剧痛。局部扪诊压痛明显,表面皮肤发热变红,伴有静脉怒张。长骨骨干骺端的骨肉瘤大都起自骨内,在髓腔产生不规则的骨破坏或硬化。肿瘤同时向周围或偏一侧扩展,破坏骨皮质,侵至骨膜下掀起骨膜,产生骨膜增生硬化,形成与骨皮质平行的层状或与皮质垂直的"放射针"样阴影。

思路2:骨纤维结构不良即骨纤维异常增殖症。临床常见的骨发育异常,占骨肿瘤样病变的38.42%,是肋骨最常见的良性病变。常见于青少年,女性患病较多。病灶内常见磨砂玻璃状改变,边缘硬化,可呈囊状、丝瓜瓤状、虫蚀状改变。

思路3:内生软骨瘤。内生软骨瘤是发生在髓腔内的良性软骨瘤,其通常由成熟的透明软骨组成,可以是单发或多发,单发的内生软骨瘤常发生于上下肢的长骨中,多因体检偶然发现;多发的内生软骨瘤即Ollier综合征较少见。发病年龄常为30～40岁,男女比例相同。其X线表现为圆形或卵圆形、不规则、结节样低密度病灶,内有点状钙化,与皮质的交界处呈不规则的"扇贝样"透亮区。

思路4:类风湿性关节炎。常见于中、青年,多见肢关节,尤其是手关节对称性肿胀,较少累及腰椎,多数患者类风湿因子阳性。

思路5:骨性关节炎。多见老年人,常累及大关节,晨僵时间短,X线表现以骨赘形成为主,可以伴有一个或多个关节间隙狭窄,类风湿因子阴性,血沉和C反应蛋白基本正常。当关节间隙轻度变窄,出现软骨下囊性变时可能会混淆,但其CT表现为硬化并有囊变,MRI改变以低信号为主,可据此鉴别。

【问题2】为明确诊断,需进行哪些检查?结果如何?

【诊断】骨肉瘤。

思路1:骨肉瘤起源于间叶组织的恶性肿瘤,其发病率低、恶性程度高,常发生于长骨干骺端,如股骨远端、胫骨近端、肱骨近端。70%～80%的患者发病年龄为10～25岁。X线检查病变部位骨密度增高,有日光放射状改变,且有虫蚀样溶骨性变。此外,CT表现为左侧胫骨平台不规则溶骨破坏,部分骨皮质变薄,周围可见片状高密度影,部分骨皮质不连续,周围可见放射状骨膜反应改变,周围组织肿胀明显,其余左膝关节未见确切异常。

思路2:当考虑到骨肉瘤的诊断时,应实施影像学检查,如X线摄片、T扫描或MRI检查,活体组织取样,病理学检查确诊。此患者检查结果为:①全身骨显像:左侧胫骨平台团状放射性增高影,考虑肿瘤性病变。②小腿CT平扫冠状位:左侧胫骨干骺端溶骨破坏,结合骨皮质及周围骨膜反应,考虑肿瘤(低度恶性)或肿瘤样病变可能性大。③胸部、膝关节正侧位X射线检查:左侧胫骨上端骨质改变,心肺未见异常。④手术切除左侧胫骨病变,组织病理学检查结论为左侧胫骨恶性肿瘤,倾向骨肉瘤。免疫组织化学:CK(-)、Vim(+)、S100(-)、SATB2(+)、CD99(+)、SMA部分(+)、Desmin(-)、AACT(+)、Lyso(-)、CEA(-)、EMA(-)、CD57(-)、Ki-67约50%(+)、SOX-10(-)、Cyclin D1部分(+)、P63部分(+)、CD68(-)、PLAP(-)。

思路3:在成骨性骨肉瘤的患者血液中,早期可发现骨源性碱性磷酸酶(ALP)增高。碱性磷酸酶是成骨细胞的表型标志物之一,直接反映成骨细胞的活性或功能状况。近年来,文献报道了潜在的新型骨肉瘤标志物,包括微小RNA(microRNA)、环状RNA(circRNA)、长链非编码RNA(lncRNA)。它们与骨肉瘤的转移及化疗耐药密切相关。

【问题3】该患者采用什么治疗方式?

骨肉瘤患者行外科手术治疗联合术后化疗。顺铂140mg D1+多柔比星50mg D3,45mg D4,并予以补液、抑酸、止吐、保肝、补充电解质、对症支持治疗,化疗后骨髓抑制予以长效升白针治疗。

此外,骨肉瘤已被证明在体细胞拷贝数改变(SCNA)中有显著差异,包括VEGFA、MDM2、CDK4、KIT、KDR、PDGFRA和MYC扩增。通过基因测序,针对特定基因组改变的辅助治疗方法有望成为治疗骨肉瘤的有效手段。

案例 20-10　卵巢恶性肿瘤

【病史摘要】女,55岁。

主诉:自觉腹胀,腹围增大,腰部不适3月余,加重5天。

现病史:患者4个月前自觉腹胀、腹部坠疼感,腹围逐渐增大、疲乏消瘦,未行诊治,近5天来,腹胀、腰痛加重,至社区医院超声检查发现盆腔肿块及腹水,前来本院就诊。

既往史及个人史:既往无特殊病史,已绝经,近来偶见不规则阴道出血。

体格检查:T 36.6℃,P 130次/分,R 46次/分,BP 56/90mmHg,身高158cm,体重40kg,精神疲乏。腹部膨隆,肝、脾肋下未触及,附件可触及包块。双下肢轻度水肿。

实验室检查:血常规:WBC $5.1×10^9$/L,RBC $3.0×10^{12}$/L,Hb 89g/L,PLT $251×10^9$/L。

【问题1】通过上述问诊与查体,该患者可能的诊断是什么?需与哪些疾病鉴别诊断?

思路1:患者55岁,女性,绝经后出现不规则阴道出血,腹胀,腹围增大,腰部不适,消瘦,双下肢轻度水肿,贫血等症状;双侧附件可触及包块;超声发现盆腔肿块及腹水。根据患者的主诉、年龄、性别、症状和病史特点,高度怀疑卵巢恶性肿瘤。

思路2:鉴别诊断:美国国家综合癌症网络(National Comprehensive Cancer Network,NCCN)公布了《2021 NCCN卵巢癌包括输卵管癌及原发性腹膜癌临床实践指南》(第1版)。新版指南在卵巢癌早期诊断必须排除来源于胃肠道、子宫、胰腺肿瘤和淋巴瘤,同时排除卵巢良性病变和非卵巢病变。根据本病例的临床表现,需排除:①卵巢良性肿瘤;②消化道肿瘤卵巢转移;③宫颈癌。

【问题2】为明确诊断,应进行哪些检查?

思路1:B超、CT等影像学检查在疾病的临床诊断中应用广泛,能够提示具体部位的病变,可以考虑对患者进一步行B超、CT等影像学检查。

思路 2：血清肿瘤标志物如：CA125、CA199、HE4、环氧合酶 1（COX-1）、癌胚抗原（CEA）、人卵巢癌抗原 X1（OVX1）等检查有助于疾病的进一步辅助诊断，不同的肿瘤组织学类型都有着较为特异的肿瘤相关标志物，联合使用可提高其在临床应用中的敏感性和特异性。

B 超检查提示：右侧卵巢见直径 12cm 肿块，质地偏实性，包膜不完整；左侧卵巢见直径 8cm 肿块，囊实性。腹腔液性暗区 10cm×7cm×8cm；子宫未见明显异常。

全腹 CT 检查：右卵巢肿块为实性，有一外生乳头，左卵巢肿块为囊实性，囊壁不规则增厚大于 3mm，实性部分为片状和结节状，强化明显。

血清肿瘤标志物检查：CA125 367.9U/mL，人附睾蛋白 4（HE4）1 028pmol/L，CEA 1.9ng/mL，CA199 2.6U/mL，CA153 19U/mL。

【问题 3】根据实验室及其他检查结果，应做出怎样的诊断？依据是什么？

思路 1：卵巢癌的临床表现主要为：①疼痛：卵巢恶性肿瘤可能由于瘤内的变化，如出血、坏死、迅速增长而引起相当程度的持续性胀痛。在检查时发现其局部有压痛。②月经不调：偶见不规则子宫出血，绝经后出血。③消瘦：晚期呈进行性消瘦。④下腹包块：恶性卵巢瘤双侧生长者占 75%，而良性卵巢瘤双侧者仅占 15%。⑤腹腔积液：虽然良性卵巢瘤如纤维瘤或乳头状囊腺瘤亦可并发腹腔积液，但卵巢恶性肿瘤合并腹腔积液者较多。⑥恶病质：病程拖延较久者，由于长期消耗、食欲缺乏而表现有进行性消瘦，乏力，倦怠等恶病质症状。本病例有绝经后不规则阴道出血，腹胀，双侧附件包块，腹水等症状，同时超声和 CT 见双侧卵巢实性和囊实性肿块。与卵巢癌临床表现①、②、④、⑤相符合。

思路 2：卵巢癌的常用肿瘤标志物是 CA125，由于 CA125 在早期卵巢癌的敏感度低，而且 CA125 在许多妇科良性疾病和其他系统恶性疾病中升高（特异性低），因此需要其他标记物与 CA125 联合检测鉴别诊断卵巢癌，例如肿瘤相关胰蛋白酶抑制剂、CA199、CA724 和 CA15-3 等，这些辅助肿瘤标志物的使用增加了卵巢癌诊断的敏感性。现在最被认可的卵巢癌标志物是 HE4。HE4 单独检测的特异度和阳性预测值较高，与单一使用 CA125 相比，HE4 可以使卵巢癌的检出率提高约 10%；HE4 与 CA125 联合检测可显著提高阳性预测值和诊断准确率。本例患者肿瘤标志物 CA125 和 HE4 明显增高，高度怀疑卵巢恶性肿瘤。

【诊断】结合患者临床表现及检查，最终诊断双侧卵巢恶性肿瘤。

【问题 4】患者术中冰冻示双侧卵巢恶性肿瘤。腹水涂片找到肿瘤细胞。病理报告：（左、右卵巢）低分化浆液性腺癌。"双侧"输卵管组织的标本切端未见肿瘤累及；大网膜及阑尾周围纤维组织中均见癌组织浸润。手术和化疗过程顺利，CA125 于第 3 个疗程降至正常，6 个疗程后患者达到临床缓解。化疗结束后 18 个月患者 CA125 为 9U/L，HE4 为 11pmol/L，无不适。19 个月时 CA125 上升至 42U/L，HE4 升至 105pmol/L，第 20 个月 CA125 达 96U/L，HE4 达 891pmol/L。盆腹腔 CT 提示腹主动脉旁、肠系膜下动脉和右肾静脉之间有一直径为 6cm 的肿块。提示患者病情发展如何？

思路：治疗过程可检测血清标志物 CA125 和 HE4。若治疗有效，CA125 和 HE4 水平会下降，一旦再次出现持续升高，提示肿瘤复发。患者血清 CA125 和 HE4 化疗后恢复正常水平，提示治疗有效。但化疗后 18 个月，CA125 和 HE4 异常上升，19 个月后明显高于正常水平，CT 扫描显示腹腔肿块，提示患者卵巢癌复发并转移。手术前后 CA125 的检测对卵巢癌具有较好预后判断价值。初次手术和化疗后，CA125 水平的降低在化疗过程中是一个独立的预后因子，是一种简单、快捷、经济、非侵袭性和高敏感性的早期预测肿瘤复发的手段。

案例 20-11　膀　胱　癌

【病史摘要】男，65 岁。

主诉：无痛性肉眼血尿 2 天。

现病史：患者两天前无明显诱因出现肉眼血尿，伴尿频、尿急，5～6 次／日，无尿痛。有咳嗽，咳黄白痰，痰黏无拉丝，无恶心、呕吐，无畏寒、发热，至我院门诊就诊，行 B 超检查示：膀胱内见 28mm×14mm 中等回声团。前列腺增大，46mm×32mm×29mm，内部回声欠均匀。尿沉渣：白细胞：1～3 个／每高倍镜。尿常规：潜血（+++）、红细胞计数：26.00 个／μL，今至我院门诊就诊，门诊拟"血尿待查：膀胱癌"收治入院。患者无腹痛腹泻，食纳睡眠可，近期体重无明显变化。患者长期便秘，大便 1～2 次／周。

既往史及个人史：既往有"高血压"病史 3 月，具体用药不详，现已停药，血压控制一般。否认"糖尿病、冠心病、脑梗"等慢性病史，否认"结核病、肝炎"等传染病史，否认食物药物及其他过敏史，否认外伤及手术史，否认输血史，疫苗预防接种随社会。有吸烟史 20 年，2 包／天，酗酒史 23 年，1 斤／天。

体格检查：T 36.6℃，P 80 次／分，R 20 次／分，BP 140/91mmHg。神清，精神可，营养中等，发育正常，步入病房，自主体位，查体合作。胸廓对称无畸形，双侧语颤对称，叩诊清音，双肺呼吸粗，无干、湿啰音。心前区无隆起，未及震颤，叩诊心界不大，律齐，各瓣膜听诊区未及病理性杂音，无心包摩擦音。腹平坦，未见肠型及蠕动波，全腹软，肝脾肋下未触及，未及包块，移动性浊音阴性，肠鸣音正常。脊柱、四肢无畸形，无叩痛。生理反射存在，病理反射未引出。双肾区无隆起，未及包块，无叩痛，双侧输尿管径路无深压痛，膀胱不充盈，无压痛及叩痛，阴茎、睾丸、附睾未见明显异常。肛诊示前列腺Ⅱ度增大，表面光滑，质地中等，中央沟变浅，无结节，肛门括约肌张力正常，指套未染血。

实验室检查：尿沉渣：白细胞：1～3 个／每高倍镜。尿常规：潜血（+++），红细胞计数 26.00 个／μL。

【问题 1】通过上述问诊与查体，该患者可能的诊断是什么？需与哪些疾病鉴别诊断？

思路 1：考虑膀胱癌。患者无明显诱因下出现肉眼血尿，伴尿频、尿急，5～6 次／日，B 超检查示膀胱内见 28mm×14mm 中等回声团，临床表现及 B 超检查符合膀胱癌特征。

思路 2：需与膀胱结石、肾盂癌鉴别诊断。①膀胱结石有地区性，多见于 10 岁以下的男孩，可有尿路刺激症状，伴排尿中断，KUB 检查、B 超检查可以帮助鉴别诊断。②肾盂癌早期症状为肉眼血尿，无痛性，少数患者因肿瘤阻塞肾盂输尿管交界处后可引起腰部不适，有隐痛及胀痛感，偶可因凝血块或肿瘤脱落物引起肾绞痛，因肿瘤增大或梗阻引起积水，出现腰部包块者少见，CT 增强或者排泄性尿路造影可协助诊断。

【问题 2】为明确诊断，应进行哪些检查？

思路 1：超声检查可通过三种途径（经腹、经直肠、经尿道）进行，可同时检查肾脏、输尿管、前列腺和其他脏器（如肝脏等）。经直肠超声显示膀胱三角区、膀胱颈和前列腺较清楚。经尿道超声应用不太广泛，需麻醉，但影像清晰，分期准确性较高，经尿道超声判定肿瘤分期，与病理分期相比，结果显示非肌层浸润性肿瘤准确率为 94%～100%，肌层浸润性肿瘤准确率为 63%～96.8%，超声检查不仅可以发现膀胱癌，还有助于膀胱癌分期，了解有无局部淋巴结转移及周围脏器侵犯，尤其适用于造影剂过敏者。

思路 2：膀胱镜检查和活检是诊断膀胱癌最可靠的方法。通过膀胱镜检查可以明确膀胱肿瘤的数目、大小、形态、部位以及周围膀胱黏膜的异常情况，同时可以对肿瘤及可疑病变进行活检以明确病理诊断。

CT 检查：传统 CT（平扫＋增强扫描）可发现较大肿瘤，还可与血块鉴别。多排（64～128 排）螺旋 CT 可以发现较小肿瘤（1～5mm），如果膀胱镜发现肿瘤为实质性（无蒂）、有浸润到肌层的可能或了解肝脏有无病变时可进行 CT 检查。

思路 3：尿常规及尿沉渣检查，膀胱癌患者最常见的临床表现是肉眼血尿，尿常规最主要的特点是尿色偏红,镜下红细胞明显增加,尿中红细胞以正常形态红细胞为主,尿隐血为阳性。少数患者表现为镜下血尿,虽然尿色正常,但镜下红细胞明显增加。部分患者可见红细胞、白细胞均增加,但一般以红细胞为主。

思路4:病理组织学检查是确诊膀胱癌的金标准。

思路5:肿瘤标志物检查,常见的膀胱癌血清肿瘤标志物包括膀胱肿瘤抗原(BTA)、尿核基质蛋白22(NMP22)、纤维蛋白降解产物(FDP)等,由于膀胱癌肿瘤标志物相对敏感度和特异度比较差,通常较少采用。近几年来研究表明对于经尿液检测膀胱肿瘤标志物,包括 BTA、NMP22、FDP及细胞分裂周期蛋白6(CDC6)等,有助于检测出临床隐匿性的膀胱癌,可以作为辅助的检查手段。

该患者B超检查示膀胱内见 28mm×14mm 中等回声团;尿常规检查结果显示显示潜血(+++),镜下红细胞明显增加;术后病理结果为"膀胱高级别浸润性尿路上皮癌",以上检查结果都符合膀胱高级别浸润性尿路上皮癌的特征。

【问题3】根据实验室及其他检查结果,应做出怎样的诊断? 依据是什么?

思路:血尿是膀胱癌最常见的症状,尤其是间歇全程无痛性血尿,可表现为肉眼血尿或镜下血尿。膀胱癌患者亦可以尿频、尿急、排尿困难或盆腔疼痛为首发表现,为其另一类常见的症状。该患者无明显诱因下出现肉眼血尿,尿常规显示潜血(+++),红细胞计数:26.00 个 /μL,尿沉渣提示白细胞:1~3 个 / 每高倍镜。B 超检查示膀胱内见 28mm×14mm 中等回声团,临床表现及 B 超检查符合膀胱癌特征。术后病理结果为"膀胱高级别浸润性尿路上皮癌"。

【问题4】该患者会出现哪些并发症? 需要做哪些检查?

并发症有:①继发感染;②膀胱穿孔;③肾积水。

检查监测并发症的发生:继发感染会有发热表现,血常规检查白细胞计数升高,尿液细菌培养可确定患者感染何种细菌。通过 B 超检查可以发现肾积水等情况。

【问题5】该患者治疗后,如何进行疗效监测和随访?

在保留膀胱术后的随访中,膀胱镜检查目前是金标准,一旦发现异常则应该行病理活检。B 超、尿脱落细胞学以及 IVU 等检查也很重要。①所有患者应以膀胱镜为主要随访手段,在术后 3个月接受第一次复查;②低危肿瘤患者如果第一次(术后 3 月)膀胱镜检阴性,则 9 个月后(术后1 年)进行第二次随访,此后改为每年一次延续 5 年;③高危肿瘤患者前 2 年中每 3 个月随访一次,第三年开始每 6 个月随访一次,第五年开始每年随访一次直至终身;④中危肿瘤患者第一年每 3 个月随访一次,第二年开始每 6 个月随访一次,此后改为每年一次直至 5 年。此外,动态监测 CEA、CA-125 等血清肿瘤标志物水平的变化,可作为参考提示膀胱癌肿瘤复发。

案例 20-12 乳 腺 癌

【病史摘要】女,50 岁。

主诉:发现左乳肿块 3 个月余。

现病史:患者约 3 个月前无意中发现左乳头外侧一质硬肿块,大小约 3cm。病程中,患者无发热咳嗽,无头痛、头昏、抽搐、昏迷、谵妄,无胸闷胸痛,无尿频、尿急、尿痛、血尿,精神可,大小便可,近期体重体力无下降。

既往史及个人史:既往体健,否认"高血压病、糖尿病、冠心病"病史,否认"肝炎、肺结核"等传染病史,否认手术外伤史,否认输血史,否认药物食物过敏史,预防接种史随社会。生长于原籍,否认长期外地居留史。否认血吸虫疫水接触史,否认放射性物质接触史,否认传染性疾病及遗传性疾病史。

体格检查:T 36.5℃,P 80 次 / 分,R 18 次 / 分,BP 132/70mmHg。发育正常,营养一般,神志清楚,查体合作。全身皮肤、巩膜无黄染及出血点。全身浅表淋巴结未触及肿大。胸廓无畸形,左乳头外侧扪及一质硬肿块,大小约3cm,边界不清,活动度一般。心肺听诊阴性。腹平软,无压痛,无反跳痛。各生理反射存在,病理反射未引出。

实验室检查:NEUT% 70.20%,GGT 46.32U/L,UA 395.85μmol/L,TG 2.84mmol/L,ApoA1 1.64g/L,NGAL 144.01ng/mL,TrxR 1.00U/mL。

【问题1】根据以上病例资料及初步检查,该患者的可能诊断是什么?需要与哪些疾病进行鉴别诊断?

思路1:患者女性,50岁,体格检查在左乳头下方可扪及一质硬肿块,大小约3cm,边界不清,活动度一般,高度怀疑诊断为左侧乳腺癌。

思路2:需要与乳腺纤维腺瘤、乳腺囊性增生病、浆细胞性乳腺炎相鉴别。①乳腺纤维腺瘤表现为无痛、可移动的乳房肿块。常见于青年女性,高发年龄为20～25岁。肿瘤大多为圆形或椭圆形,边界清楚,活动度大,发展缓慢,预后较好,癌变风险低。②乳腺囊性增生病多见于中年妇女,40～49岁为发病高峰,临床表现主要是乳房胀痛,肿块大小与质地可随月经周期变化,肿块与周围乳腺组织分界不明显。少数患者可有乳头溢液。可观察1至数个月经周期,若月经来潮后肿块缩小、变软,可继续观察,若无明显消退,可考虑手术切除及活检。③浆细胞性乳腺炎是乳腺组织的无菌性炎症,炎性细胞中以浆细胞为主,常见于中老年女性,发病年龄多在40～60岁。临床上最常见的症状是出现乳头溢液。60%呈急性炎症反应,表现为乳晕范围内皮肤红、肿、胀、痛。40%患者开始即为慢性炎症,表现为乳晕旁肿块,边界不清,可有皮肤粘连和乳头凹陷,呈现橘皮样改变。急性期应给予抗感染治疗,炎症消退后若肿块仍存在,需要手术切除。

【问题2】为明确诊断,还需要进行哪些检查?

思路1:血清中乳腺癌相关肿瘤标志物如癌胚抗原(carcinoembryonic antigen,CEA)、糖类抗原15-3(carbohydrate antigen15-3,CA15-3)有助于协助诊断乳腺癌,其中CA15-3是乳腺癌最重要的特异性标志物,30%～50%的乳腺癌患者的CA15-3明显升高。

思路2:乳腺彩色B超和CT检查是乳腺癌辅助诊断的重要手段,也是临床上的常规检查,因此,可进一步行乳腺彩超和胸腹部CT检查。

思路3:乳腺肿物细针穿刺活检是确诊乳腺癌的最可靠方法,可进行此项检查。

血清肿瘤标志物检查:肿瘤标志物未见升高。

乳腺彩超和CT检查:均证实左乳头下方有一肿物,大小约3cm,边界不清,左侧腋窝淋巴结肿大,转移不排除。

细针穿刺活检:镜下可见腺体异型增生,呈小管状排列,考虑导管癌可能。

【诊断】左乳腺导管癌。

【问题3】明确诊断后,如何确定治疗方案?

思路1:现在主张采用以手术治疗为主的综合治疗方法,对无远处转移性乳腺癌包括:Ⅰ,ⅡA,ⅡB,ⅢA,ⅢB,ⅢC期,手术治疗是首选,全身情况差、主要脏器有严重疾病、年老体弱不能耐受手术者属于手术禁忌。手术方式分为两种:肿瘤包块切除和乳房全切。前者的优点在于保留乳房,但术后须作放疗。如患者不想作放疗,或乳腺癌包块太大而难以保留乳房,可作乳房全切。就疗效而言,肿瘤包块切除再加放疗和乳房全切是一样的。手术方式的选择应结合患者本人意愿,根据病理分型、疾病分期及辅助治疗的条件而定。

思路2:乳腺癌是实体瘤中应用化疗最有效的肿瘤之一,化疗在整个治疗中占有重要地位。浸润性乳腺癌伴腋窝淋巴结转移者是应用辅助化疗的指征。对腋窝淋巴结阴性者是否应用辅助化疗尚有不同意见。一般而言,如乳腺癌小于1cm,并无腋窝淋巴结转移,通常不需做化疗。但如乳腺癌超过1cm,尤其是超过2cm,组织分级二级或三级,雌激素受体(estrogen receptor,ER)和孕激素受体(progesterone receptor,PR)皆为阴性,人类表皮生长因子受体2(human epidermal growth factor receptor 2,HER2)过表达,该患者为中年女性,应考虑做化疗。因此要结合患者肿瘤分期、分级和受体表达情况制订化疗方案。

思路3：乳腺癌细胞中ER含量高者，称激素依赖性肿瘤，这些病例对内分泌治疗有效，ER含量低者，称为激素非依赖性肿瘤，这些病例对内分泌治疗反应差。因此，对手术切除标本做病理检查外，还应测定ER和PR的表达情况，可帮助选择辅助治疗方案，激素受体阳性的病例优先应用内分泌治疗，受体阴性者优先应用化疗。

思路4：放射治疗是乳腺癌局部治疗的手段之一，在保留乳房的乳腺癌手术后，应给予较高剂量放射治疗。做了乳房全切的女性如有以下任何一种情况应接受胸壁放疗：有4个或以上腋窝淋巴结转移，T_3或T_4乳腺癌，手术切口边缘有癌细胞。

思路5：针对HER2过度表达的乳腺癌患者应用靶向治疗药物如曲妥珠单抗或帕妥珠单抗可降低乳腺癌复发率，特别是对其他化疗药无效的乳腺癌患者也能有部分的疗效。因此可对患者进行原位免疫荧光检测HER2基因是否扩增而决定是否应用生物治疗。

病理结果显示：左侧乳腺浸润性导管癌，大部分为基底样亚型，其间见少量中 - 高级别导管原位癌成分。

免疫组化结果：ER（－）、PR（－）、Her-2（－）、E-cad（＋）、P120（＋）、EGFR（＋）、CK5/6（＋）、CD31（－）、D2-40（＋）、Syn（－）、INSM1（－）、Ki-67（40%）。

因此，该患者可选择手术治疗结合化疗的联合治疗方案。

【问题4】该患者在治疗过程中，应该如何进行疗效监测和预后判断？

思路1：每隔3个月行胸部CT检查，监测肿瘤是否复发及转移，乳腺癌易发生骨转移，因此也需要定期进行骨扫描检查。

思路2：每隔3个月动态监测血清中CEA、CA15-3等肿瘤标志物水平的变化，血清肿瘤标志物水平升高往往提示肿瘤的复发或转移。

案例 20-13　神经胶质瘤

【病史摘要】男，50岁。

主诉：发热，头痛1月余，曾在某诊所按"急性上呼吸道感染"输液治疗，突发意识障碍，加重5天。

现病史：患者1个月前无明显诱因出现间断性发热，头部胀痛，无明显加重和缓解。曾在某诊所按"急性上呼吸道感染"输液治疗，效果不佳。近5天来，嗜睡伴头痛加重，突发昏迷，家人送至本院就诊。

既往史及个人史：既往无癫痫病等特殊病史。

体格检查：T 37.2℃，P 120次/分，R 48次/分，BP 76/118mmHg，身高168cm，体重66kg，嗜睡，苏醒后言语流利，自主体位。眼球无震颤。咽反射正常。伸舌居中。巴宾斯基征（－）、轮替反射（－）、闭目难立征（－）、布鲁津斯基征（－）、克氏征（－）。

实验室检查：血常规示 RBC $5.2×10^{12}$/L，WBC $6.13×10^9$/L，Hb 109g/L，PLT $249×10^9$/L。

影像学检查：入院后头部MRI显示脑室后部偏右侧巨大占位性病变。

【问题1】通过上述问诊与查体，该患者可能的诊断是什么？需与哪些疾病鉴别诊断？

思路1：患者50岁，男性，长期不明原因头痛，近日症状加重伴意识障碍；MRI发现脑室后部偏右侧巨大占位性病变。根据患者的主诉、年龄、性别、症状和病史特点，高度怀疑神经胶质瘤。

思路2：鉴别诊断：①脑内转移性病变；②脑内感染性病变；③淋巴瘤；④脑卒中梗死灶；⑤其他神经上皮来源肿瘤。

【问题2】为明确诊断，应进行哪些检查？

思路1：组织病理学检查是疾病诊断的金标准，有助于肿瘤疾病的确诊与肿瘤的分型、分级。

思路2：目前神经胶质瘤由于分子亚型不同，其分子生物学特征亦存在差异，导致患者预后有所不同。2016年公布的世界卫生组织（WHO）中枢神经系统肿瘤分类第四版修订版中，将分子生物学标志物作为胶质瘤的重要诊断依据。

MRI引导下行肿瘤切除术，行组织病理学检查。组织学形态观察，病变内可查见胶质细胞和神经节细胞，细胞突起丰富，核分裂象可见，伴血管内皮增生和片状出血、坏死；免疫组织化学染色，少突胶质细胞转录因子-2（Olig-2）、异柠檬酸脱氢酶1（IDHl）呈阳性，胶质纤维酸性蛋白（GFAP）、上皮膜抗原（EMA）、α-地中海贫血/精神发育迟滞综合征X染色体相关基因（ATRX）、CD20、表皮生长因子受体Ⅲ型突变体（EGFRvⅢ）呈阴性，Ki-67抗原标记指数约为36%。

分子生物学检测：IDH突变型，1p/19q共缺失，TERT启动子区突变，MGMT启动子甲基化阳性（66.25%）。

【问题3】根据实验室及其他检查结果，应做出怎样的诊断？依据是什么？

思路1：神经胶质瘤的临床表现主要为：①颅内压增高：神经胶质瘤患者大多数都伴有高颅压的现象，主要症状是头疼、呕吐、癫痫发作以及意识障碍等精神症状；②神经功能：因为脑组织受肿瘤的压迫、浸润、破坏所产生的局部症状，造成神经功能的缺失，常表现为肢体的偏瘫、肢体感觉障碍，以及一侧的偏盲等。

思路2：神经胶质瘤免疫组化常用的检测指标有GFAP、Olig-2、EMA、IDHl、ATRX、CD20、EGFRvⅢ、Ki-67等，GFAP、Olig-2在胶质瘤中均可不同程度的表达，两者常作为互补提示胶质瘤病变。EMA是上皮膜蛋白，常提示脑膜病变。IDH1常用于低度增生的神经细胞鉴别，如果IDH1阳性，则肯定为胶质瘤。ARTX在大部分星形细胞胶质瘤和混合型少突星形胶质瘤中存在表达缺失，在毛细胞型星形胶质瘤中不存在表达缺失，对鉴别"毛星"和"弥漫星"具有重要的参考价值。CD20作为B细胞膜上一个CD分子，常作为淋巴瘤诊断标志物。Ki-67是反映肿瘤增殖活性的指标，高表达常提示预后不良。

思路3：神经胶质瘤分子生物检测：常用的分子诊断标志物有IDH、1p/19q、TERT、PTEN等。如图20-1所示IDH1/2突变是区分突变型和野生型弥漫性胶质瘤重要指标。ARTX和TP53突变多发生在星形胶质细胞瘤，1p/19q共缺失多见于少突胶质细胞瘤，TERT启动子区突变与胶质母细胞瘤和少突胶质瘤相关，而PTEN缺失多见于胶质母细胞瘤。

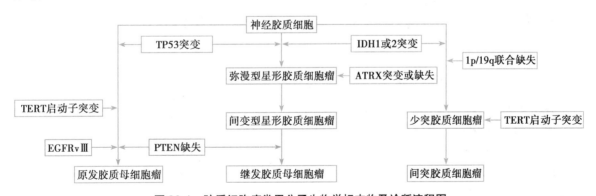

图20-1　胶质细胞瘤常用分子生物学标志物及诊断流程图

诊断依据：①患者男性，具有头痛、意识障碍等颅内压增高症状；②肿瘤组织免疫组化结果Olig-2、IDH1阳性；③分子生物学检测：IDH突变型，1p/19q共缺失，TERT启动子区突变。

【诊断】间变性少突胶质细胞瘤。

【问题4】该患者应采用什么治疗方式其预后如何？

思路1：随着胶质瘤基础与临床研究的不断进展，以及各种新药和治疗技术的问世，基于胶质瘤患者个体水平的分子病理检测正成为胶质瘤治疗的重要依据。IDH1 突变和 IDH1 野生但 TERT 突变的患者可从放、化疗中获益。IDH 野生型伴 MGMT 启动子区甲基化时，替莫唑胺效果好。1p/19q 共缺失的间变性少突胶质细胞瘤患者对洛莫司汀 + 丙卡巴肼 + 长春新碱（PCV）联合放疗方案更加敏感，中位生存时间延长至 14.7 年，远超单独放疗的 7.3 年。

思路 2：治疗方案：依据分子病理提示的 IDH 突变型、1p/19q 共缺失、TERT 启动子区突变，该肿瘤归为三阳性肿瘤（triple positive tumors），肿瘤突变负荷（TMB）为 97。术后辅助质子放射治疗（2Gy/ 次，共 30 次，总剂量 60Gy）和替莫唑胺化疗（连续口服 5 天，间隔 23 天，每 28 天为一疗程）。患者共住院 20 天，出院后随访至术后 3 个月，病情稳定。

案例 20-14　嗜铬细胞瘤

【病史摘要】男，56 岁。

主诉：腹胀乏力 5 天，加重伴黑矇心悸 6 小时。

现病史：5 天前患者无明显诱因出现腹胀明显，食欲缺乏伴有乏力，无恶心呕吐，无胸闷气喘，无腹痛腹泻，未予重视。6 小时前患者突然出现心悸，眼前发黑，乏力出汗明显，遂至我院就诊，测血压 235/130mmHg，行腹部 CT 提示右侧肾上腺占位。为求进一步治疗，以"肾上腺占位"收治入院。病程中患者诉乏力头晕，无胸闷胸痛及呼吸困难，无腹痛腹泻，双下肢无水肿，睡眠可，大小便正常。

既往史：既往体健，否认"高血压、糖尿病、冠心病、脑梗死"等慢性病史，否认"肝炎、结核"等传染病病史，否认外伤手术及输血史，否认药物过敏史。否认烟酒不良嗜好。

体格检查：T 35.9℃，P 105 次 / 分，R 16 次 / 分，BP 135/95mmHg。发育正常，营养中等，神志清楚，精神一般。无面色苍白，手足皮温正常，无多血质外貌，无皮肤变薄、瘀斑及紫纹。甲状腺未触及。心率 105 次 / 分，律齐，未闻及杂音。腹软，无压痛，未触及包块，双下肢无水肿。

实验室检查：RBC $3.81×10^{12}$/L，Hb 119g/L，HCT 35.70%。

【问题 1】通过上述问诊与查体，该患者的可能诊断是什么？需要与哪些疾病进行鉴别诊断？

思路 1：患者腹胀乏力，伴有心悸乏力，血压达到 235/130mmHg，腹部 CT 提示右侧肾上腺占位。结合临床症状和现有的辅助检查，高度怀疑嗜铬细胞瘤。

思路 2：鉴别诊断：①原发性醛固酮增多症：醛固酮瘤一般较小，需行立卧位肾素 - 血管紧张素 - 醛固酮测定进一步明确。② Cushing 综合征：患者无满月脸、水牛背等库欣病容，不支持 Cushing 综合征。

【问题 2】为进一步明确诊断，应进行哪些检查？

思路 1：通常血、尿儿茶酚胺作为特异性检查。

尿儿茶酚胺检测：去甲肾上腺素 1522.72μg/24h，肾上腺素 251.24μg/24h，多巴胺 248.13μg/24h，氧甲基去甲肾上腺素 787μg/24h，氧甲基肾上腺素 903μg/24h。

血儿茶酚胺检测：去甲肾上腺素 2570pg/mL，肾上腺素 591.12nmol/L，多巴胺 18.41nmol/L，氧甲基去甲肾上腺素 669pg/mL，氧甲基肾上腺素 1311pg/mL。

思路 2：肾上腺 B 超及 MRI 检查是肾上腺辅助诊断的重要手段，也是临床常规检查。肾上腺 B 超及 MRI 检查均提示右侧肾上腺占位，直径约 6.5cm。

【问题 3】根据实验室检查及其他结果，应做出怎样的诊断？依据是什么？

思路 1：嗜铬细胞瘤的临床表现主要为：①典型的症状：包括头痛、心悸、多汗"三联征"，其发生率 50% 以上。②高血压是最常见的临床症状，发生率约为 80%～90%。50%～60% 为持续性，40%～50% 为阵发性。③直立性低血压，10%～50% 患者可出现，由血容量减少所致。④心血管并发症,约 12% 患者首次以心血管并发症就诊,特别是肿瘤较大患者。⑤部分患者可伴有白细胞增多症,红细胞增多症,部分患者可能会以心肌病、高钙血症、血尿、糖尿病、库欣综合征、肠梗阻,甚至视力下降等原因就诊。

思路 2:① 24 小时尿儿茶酚胺仍是目前定性诊断的主要生化检查手段。敏感性 84%,特异性 81%,假阴性 14%。②血浆游离甲氧基肾上腺类物质(metanephrines, MNs):包括甲氧基肾上腺素和去甲氧基肾上腺素,敏感性为 97%~99%,特异性 82%~96%,适用于高危人群的监测和筛查。③ 24 小时尿总 MNs:敏感性 77%,特异性 93%。④ CT 和 MRI 二者具有类似的诊断敏感性(90%~100%)和特异性(70%~80%)。

思路 3:诊断依据:①患者男性,5 天前无明显诱因出现腹胀明显,食欲缺乏伴有乏力,6 小时前患者突然出现心悸,眼前发黑,乏力出汗明显,血压 235/130mmHg。②血、尿儿茶酚胺检测明显升高。③腹部 CT 及 MRI 均提示右侧肾上腺占位。

【诊断】(右肾上腺)嗜铬细胞瘤。

【问题 4】明确诊断后,如何制定治疗方案?

思路 1:嗜铬细胞瘤约 90% 为良性肿瘤。手术切除是最有效的治疗方法,但手术有一定的危险性。麻醉和手术当中对肿瘤的挤压,极易造成血压波动;肿瘤血运丰富,与大的血管贴近,容易引起大量出血。因此,术前、术中及术后的正确处理极为重要。

思路 2:对于恶性嗜铬细胞瘤,手术切除原发灶或者转移灶仍是主要治疗手段。对于无法手术切除或多发转移,可采用放射性核素治疗,最常用的药物为 ^{131}I-MIBG。外放射治疗推荐用于无法手术切除的肿瘤和缓解骨转移所致的疼痛。化疗推荐 CVD 方案(环磷酰胺、长春新碱、氮烯唑胺),有效率约为 50%,但多于 2 年内复发。

【问题 5】治疗后的疗效监测及随访?

思路 1:监测及随访内容包括临床症状(如高血压)、生化指标(如血浆游离 MNs、24 小时尿儿茶酚胺)、CT 扫描等。

思路 2:随访方案:①推荐术后 10~14 天复查血尿生化指标,判断肿瘤是否残留、有无转移等。②散发病例单侧肾上腺切除者每年一次,至少连续 10 年。③高危群体每 6~12 个月复查一次临床和生化指标,终身随访。

案例 20-15　纵隔肿瘤

【病史摘要】男,64 岁。

主诉:CT 发现前纵隔占位 1 月余。

现病史:患者 1 月前因胸部不适于外院就诊,查胸部 CT 示:前纵隔占位。患者平素体健,无咳嗽咳痰,无四肢乏力,无胸痛咯血,无畏寒发热,无盗汗。考虑患者病情,建议转院进一步手术治疗,患者现为求进一步治疗至我院,门诊拟“前纵隔占位”收入心胸外科。病程中患者无意识障碍,无黑矇,无吞咽困难,无饮水呛咳,无心悸胸痛,无眼睑下垂,饮食一般,睡眠尚可,二便如常,近期未感体重明显变化。

既往史及个人史:既往体健,否认“高血压、糖尿病、冠心病、脑梗死”等慢性病史,否认“肝炎、结核”等传染病病史,否认外伤手术及输血史,否认药物过敏史。有吸烟史 30 年,每日 10 支左右,否认酗酒史。

体格检查:T 36.0℃,P 67 次 / 分,R 18 次 / 分,BP 137/60mmHg。发育正常,营养中等,神志清楚,精神尚可,体型正常,步入病房,自主体位,查体合作。全身皮肤黏膜无黄染及出血点。全身淋巴结未触及肿大。

专科检查:胸廓无畸形,无皮疹及包块,无皮下浅静脉曲张,语颤对称无增强,无胸膜摩擦感,叩诊双肺清,听诊双肺呼吸音清,未及明显干湿性啰音。心前区无隆起,无震颤,律齐,未及病理性杂音,无心包摩擦音。颈部、锁骨上淋巴结未及肿大。屏气试验、登梯试验及鼓腮试验合格。

实验室检查:RBC $4.70 \times 10^{12}/L$,Hb 148g/L,HCT 43.40%。

【问题1】根据上述临床表现,高度怀疑患者的临床诊断是什么?需与哪些疾病鉴别诊断?

思路1:该患者为男性,64岁,有30年吸烟史,有胸部不适症状。胸部CT提示前纵隔占位。初步考虑纵隔肿瘤。

思路2:前纵隔肿瘤的鉴别诊断:①胸腺瘤:为最常见的前纵隔原发肿瘤,发病年龄40岁以上,1/3患者出现重症肌无力;②淋巴瘤:早期常无症状,仅触及表浅淋巴结肿大,中晚期常出现发热、疲劳、消瘦等全身症状,影像学表现为向两侧对称性生长,常有多发性淋巴结肿大、明显血管包绕表现,肿大的淋巴结可融合成块,但坏死较少;③胸内甲状腺肿:分为先天性异位及胸骨后甲状腺肿,前者少见,后者系颈部甲状腺肿沿胸骨后伸入上纵隔;④畸胎瘤:各年龄段均可发生,多见于年轻人,外表光滑,有完整包膜,切面为单房或多房囊肿,内涵褐色的液体或皮脂样物质,其中常有毛发,CT多表现为囊性或囊实性混杂密度肿块,其内可见高密度钙化或骨化,部分病例可见牙齿样结构。

【问题2】为进一步明确诊断,应进行哪些检查?

思路1:纵隔占位的病理活检有助于肿瘤的确诊与肿瘤的分型、分级。可以考虑对患者进一步行纵隔肿瘤穿刺活检。

思路2:此外,部分纵隔肿瘤的血清标志物也有助于进一步辅助诊断,如畸胎瘤,如AFP、HCG、LDH或CA19-9。胸内甲状腺肿合并甲亢时,可有血清T3、T4升高,TSH降低。

行穿刺活检:"前纵隔"硬化性恶性差分化癌,免疫组化结果(I20-661):p63(+)、CD117(+)、CD5(+)、CK5/6(+)、TdT(-)、NUT(-)、CgA(-)、Syn(-)、Ki67(10%),结合免疫标记结果,考虑"前纵隔"胸腺鳞状细胞癌。

血清标志物检查:各项标志物检测未见明显异常。

【问题3】根据现有的检查结果,最终确诊是什么?依据是什么?

【诊断】前纵隔胸腺鳞癌。

思路:①胸部CT提示纵隔实性占位;②组织活检病理提示纵隔鳞癌。

【问题4】下一步治疗方案是什么?

思路:手术治疗是原发性纵隔肿瘤的首选方案。可根据肿瘤的部位及大小选择手术入路。术中估计肿瘤残留时,应及时用银夹标记,术后增加局部外照射或辅助化疗。对于不能耐受手术或晚期丧失手术时机的患者,及时选择制定非手术(放疗或化疗)方案。

【问题5】如何进行疗效监测和预后判断?

思路:定期进行CT复查,监测肿瘤的大小变化及其他脏器是否有占位病变。

(王书奎)

案例 20-16 前 列 腺 癌

【病史摘要】男,63岁。

主诉:排尿困难7年。

现病史:患者7年前无明显诱因渐出现尿频、尿线变细、尿不尽感、终末滴沥,夜尿4~5次,当地医院诊断"前列腺增生症",服用"舍尼通"等药物,效果不明显。2周前体检血PSA 43ng/mL,为进一步诊治收入我科。发病以来,无血尿、尿潴留、腰部酸痛,食欲、睡眠、大便正常,体重无明显变化。

既往史及个人史：40余年前患"肺结核"及"肺炎"，已治愈。否认心脏病、高血压、肾脏疾病、糖尿病、神经系统疾病、肝炎等病史。曾行"包皮环切术"，否认药敏史。无烟酒嗜好及毒物接触史，家族中无遗传病及类似病史。

体格检查：一般情况好，心、肺、腹无异常。泌尿外科检查：左侧睾丸较小，双侧附睾尾部均触及直径0.4cm左右大小质中肿物，前列腺Ⅱ度大，质中、无压痛，表面欠光滑，右侧叶触及一直径约0.5cm明显隆起质中结节。余无异常。

实验室检查：血尿常规无异常，PSA：T-PSA 43.3ng/mL，F-PSA 4.9ng/mL，F/T 0.113，尿流率：MFR 6.7mL/s，AFR 2.6mL/s，尿量142mL。

【问题1】通过上述问诊与查体，该患者可能的诊断是什么？

思路：考虑前列腺癌。患者7年前无明显诱因渐出现尿频、尿线变细、尿不尽感、终末滴沥，夜尿4～5次，临床表现与前列腺癌相符。前列腺癌症状的出现及其严重程度，取决于癌肿生长的速度和压迫尿道的程度。因前列腺环抱尿道，故癌变增大到一定程度后才压迫尿道，表现出排尿异常的症状，逐渐增大的前列腺腺体压迫尿道可引起进行性排尿困难，表现为尿线细、射程短、尿流缓慢、尿流中断、尿后滴沥、排尿不尽、排尿费力，此外，还有尿频、尿急、夜尿增多，甚至尿失禁。肿瘤压迫直肠可引起大便困难或肠梗阻，也可压迫输精管引起射精缺乏，压迫神经引起会阴部疼痛，并可向坐骨神经放射。当前列腺癌发生转移，尤其是经骨骼转移时，可出现腰背部疼痛，疼痛常可向会阴部及肛门周围放射，甚至会出现截瘫。前列腺特异性抗原（prostate-specific antigen，PSA）检测升高，亦提示有前列腺癌的可能。

【问题2】为明确诊断，需进行哪些检查？结果如何？

思路1：直肠指检、经直肠超声检查、血清PSA测定是临床诊断前列腺癌的三个方法。直肠指检可以发现前列腺结节，质地坚硬。经直肠超声可以显示前列腺内低回声病灶及其大小及侵及范围。PSA是一种由前列腺上皮细胞分泌的蛋白酶。正常人血清内含量极微，在前列腺癌时，正常的腺管组织遭到破坏，可见血清中PSA含量升高。PSA对前列腺特异，但不能区分良恶性前列腺疾病。主要用于前列腺癌的早期诊断、分期、术后疗效观察和随访。对前列腺癌的特异度为82%～97%。前列腺肥大、急性前列腺炎也可升高。前列腺癌发生骨转移PSA会更高。直肠、前列腺触诊检查可一时性增高，几天后恢复正常。在采集患者的血标本前进行直肠指诊、前列腺按摩、导尿等，将会导致血清PSA升高，应注意避免。f-PSA/t-PSA<10%提示前列腺癌，f-PSA/t-PSA>25%提示前列腺增生。临床测定的总PSA（t-PSA），包括f-PSA和c-PSA。参考值：血清t-PSA<4.0μg/L，f-PSA<0.8μg/L，f-PSA/t-PSA>25%。有淋巴结转移和骨转移的，病灶随血清PSA245水平增高而增多。前列腺癌的确诊依靠经直肠针吸细胞学或超声引导下经会阴前列腺穿刺组织检查。前列腺癌容易骨转移，可行骨扫描检查。

思路2：其他可考虑的辅助检查：①酸性磷酸酶测定：本检查应在直肠指诊及尿道检查24小时后进行，80%有远处转移的前列腺癌患者酸性磷酸酶增高，无远处转移者20%有酸性磷酸酶增高。因此血清中酸性磷酸酶明显增高，提示有前列腺癌的可能。②X线检查：骨盆、腰椎摄片是诊断癌肿是否转移的一个重要检查，有时也可做精囊输精管造影。前列腺癌的膀胱尿道造影显示，缺乏正常的前列腺曲线，伴有尿道僵硬、狭窄。当膀胱受侵时，膀胱底部可见不规则充盈缺损。③CT及磁共振检查：其图像清晰，分辨率高，且安全无痛苦，是一项有诊断价值的检查。检查结果：PSA：t-PSA 43.3ng/mL，f-PSA 4.9ng/mL，F/T 0.113<0.15；直肠指检：前列腺增大，中央沟消失，质韧，未触及明显结节，无触痛，指套无染血；直肠超声：前列腺4.9cm，体积49.3mL，前列腺增大，向膀胱内凸出，回声欠均匀，外周带可见一不均匀低回声区，体积约3.2cm。前列腺活检示"前列腺癌"；骨扫描：未见异常。其他一般情况良好，行前列腺癌根治术加辅助治疗。

【诊断】前列腺癌。

【问题3】如何检测前列腺癌治疗后的生化复发?

思路1:生化复发是肿瘤继续进展并发生临床复发或转移的前兆,PSA的监测是生化复发的重要指标,在随访中检出生化复发者并进行恰当的评估,可以筛选出高危患者接受进一步治疗。生化复发又称PSA复发,为根治术后生化复发和放疗后生化复发。①根治术后生化复发:在成功进行前列腺癌根治术后,患者的血清前列腺特异抗原(PSA)水平应在24周内下降到0值并一直维持于这一临床检测不到的水平。欧洲泌尿外科学会(EAU)将血清PSA水平连续2次≥0.2ng/mL定义为生化复发,而Am等认为将其定义限定为PSA连续2次≥0.4ng/mL。②放疗后生化复发:美国放射治疗和肿瘤学家协会(American Society for Therapeutic Radiology and Oncology, ASTRO)将其定义为血清PSA增长≥2ng/mL或者患者接受再次根治性治疗。目前大多数学者将放疗后生化复发定义为:根治性放疗后血清PSA值降至最低点后的连续3次血清PSA升高,复发的确切时间是血清PSA最低值与第一次升高之间的中点时刻。

思路2:生化复发的评估:对于前列腺癌生化复发的患者,进一步对其全面评估的目的是判断患者是否已发生临床复发,如果已经临床复发,要判断其是局部复发还是转移极为重要,因为这直接影响治疗方案的选择。Maffezzini等在对2000年后有关PSA倍增时间(PSADT)相关文献的分析中得到,PSADT是一个最有效的评价前列腺癌根治性治疗后的预后指标。根治术后的局部复发的可能性在下列情况时大于80%:术后3年才发现PSA上升;PSADT≥11个月;Gleason评分≤6分;病理分期≤pT3期。根治术后转移的可能性在下列情况时大于80%:术后1年内发现PSA上升;PSADT≥4两个月;Gleason评分≤8~10分;病理分期≤pT3b期。D'Amico在对8 669名前列腺癌根治性治疗后的患者分析中得到,PSADT、PSA增长速度、Gleason评分等对前列腺癌生化复发的评估有一定的指导作用,PSADT<3个月、PSA每年增长速度每年>2ng/mL、Gleason评分≥8分称为前列腺癌特异致死性指标(prostate cancer specific mortality, PCSM)。

思路3:放疗后临床复发也包括局部复发和(或)转移,局部复发是指CT、MRI、骨扫描等影像学检查排除淋巴结或远处转移,经过前列腺穿刺证实的放疗后前列腺癌复发。远处转移是指影像学检查发现远处播散的证据。可见,前列腺癌患者在手术后,每个月都要定期246查PSA。一旦发现PSA有变化,就要采取相应措施。

案例 20-17 肾 癌

【病史摘要】女,30岁,因"肉眼血尿"入院。

现病史:1天前,无明显诱因下出现肉眼血尿,为全程尿色发红,伴有血块,有尿急、尿频、尿痛,血块排出后尿急、尿频缓解。至地区医院就诊,予以止血药物对症状进行处理(具体不详),症状能够缓解。今日凌晨再次出现血尿,性质同前,伴有左侧腰部酸痛,不剧可忍。患者遂来我院急诊就诊。急诊诊查泌尿系统超声:左肾占位;腹部CT:左肾占位伴出血,左侧肾窦及膀胱内光密度影,血凝块待排,建议增强检查。盆腔内钙化淋巴结。附见右肺底小结节影。

体格检查:T 37.4℃,P 111次/分,R 20次/分,BP 118/60mmHg,发育正常,营养中等,面容平静,表情自然,自动体位,步态正常,神志清。贫血貌,未触及浅表淋巴结肿大,头颅无畸形,毛发分布及色泽正常。双眼睑无肿胀,双眼球活动自如。双瞳孔等大同圆,直径约3mm,对光反射存在。口腔内未见异常病征。颈软,气管居中,甲状腺未触及肿大。胸廓无畸形,双侧呼吸运动度一致,双肺呼吸音清,未闻及干湿啰音,心界不大,心律齐,各瓣膜听诊区未闻及病理性杂音。腹平软,无压痛及反跳痛,无移动性杂音,肠鸣音正常,肝脾肋下未触及。肝区无叩痛。肾区叩击痛(-),输尿管行径压痛(-),脊柱四肢无畸形,膀胱区无隆起,压痛(-),叩鼓。外生殖器无殊。生理反射存在,病理反射未引出,神经系统粗测无异常。

【问题1】通过上述问诊与查体,该患者可能的诊断是什么? 需与哪些疾病鉴别诊断?

思路1:膀胱颈挛缩:下尿路症状梗阻症状比较明显。直肠指诊(DRE)及B超前列腺体积不大,膀胱现检可见颈口后唇抬高或环球状隆起。

思路2:膀胱癌:早期为无痛性血尿,肿瘤较大或大量血块可引起排尿困难或尿潴留,三角区受浸润,可出现下尿路症状。

思路3:神经源性膀胱功能障碍:由全身其他原发疾病,如脑卒中,糖尿病及其他损伤中枢及周围神经疾病病史。行尿流动力学检查及泌尿X光平片(KUB)了解病情。

思路4:尿道狭窄:有尿道损伤,尿道炎史,尿道内药物灌注或尿道内器械治疗史。

【问题2】为明确诊断,应进行哪些检查? 检查结果如何判断?

为进一步明确诊断,应完善常规化验检查:血常规、尿常规、肝肾功能、凝血功能、谷丙转氨酶、谷草转氨酶、碱性磷酸酶、胆红素、白蛋白等项目,开展肝炎标志物及梅毒抗体、艾滋病抗体检查,以及胸片、心电图、尿脱落细胞及抗酸杆菌等检查,并进行超声、核磁共振等影像学检查。

公益性免费艾滋病抗体＋梅毒实验(手术及输血)梅毒特异性抗体-TPPA阳性;住院生化类检查:钾 3.43mmol/L;尿液淋球菌-解脲-生殖支原体-沙眼衣原体 RNA 检测:解脲脲原体 RNA 检测阳性(＋);常规心电图＋心矢量图检查结果:窦性心律,部分导联 ST 段和 T 波改变(ST 段:Ⅱ、Ⅲ、aVF 呈水平性压低 0.07mV;T 波:Ⅲ 负正双向,aVF 低平)。

膀胱镜检查结果:未发现明显膀胱肿瘤。

上腹部超声检查(包括肝胆胰脾)结果:肝胆胰脾未见明显异常;胸部 CT 平扫＋高分辨靶扫描检查结果:右肺下叶结节灶、随访复查;右肺中叶纤维增殖灶考虑;CTU 增强扫描检查结果:左肾占位。

核磁共振检测结果:双肾形态、大小尚可,左肾可见一大小约 3.1cm×2.6cm 不规则肿块影,边界尚清,T_1WI 呈等高信号,T_2WI 呈混杂高信号,内见少许条状低信号,DWI 呈混杂高信号,增强后明显不均匀强化。右肾未见明显异常信号影,增强后未见明显异常强化影。双侧肾盂肾盏未见明显扩张。所示腹膜后未见明显肿大淋巴结影。

超声微泡造影剂肾脏造影检测结果:左肾肿块呈"快进快出"高增强。

【诊断】肾癌。

【问题3】明确诊断后,如何确定治疗方案?

思路1:对于局限性和局部进展性肾癌患者而言,外科手术仍然是首选的可能使患者获得治愈的治疗方式。对于晚期肾癌患者,应以内科治疗为主,根据患者自身情况,可考虑同时采取减瘤性质的肾切除术,同时鼓励的转移病灶也可在充分评估后采取手术切除。

思路2:介入治疗:①栓塞治疗:可以缓解临床症状、提高生存质量。②消融治疗:近年来广泛应用的消融治疗,具有创伤小、疗效确切的特点,使一些不接受或不耐受手术切除的肝癌患者亦可获得根治的机会。消融治疗是借助医学影像技术的引导对肿瘤靶向定位,局部采用物理或化学的方法直接杀灭肿瘤组织的一类治疗手段。肾肿瘤及瘤转移灶的消融手段主要包括射频消融和冷冻消融。消融治疗最常用超声引导,具有方便、实时、高效的特点。CT 及 MRI 结合多模态影像系统可用于观察超声无法探及的病灶。CT 及 MRI 引导技术还可应用于肺、肝脏、肾上腺、骨等转移灶的消融等。

患者及家属手术意愿强烈,存在手术指征,故采用腹腔镜下左肾根治性切除术。根据手术切除样本的病理结果显示,左肾为乳头状肾细胞癌,肿瘤大小 2.5cm×2.5cm×2cm,核级:3 级(4 级分法)。

案例 20-18　皮　肤　癌

【病史摘要】男，70 岁。

主诉：右胫黑色结节 2 年，渐生长，近 1 个月破溃。

现病史：患者右小腿于 2 年前发现一黑色结节，直径约 0.5cm，无破溃，无痛痒。近期结节迅速生长，直径约 1.5cm，高出体表，表面破溃，有刺痛。

既往史：5 年前因胃癌行胃大部切除术，术后行化疗 6 个周期（具体不详）。后定期复查，未发现复发及转移。患者否认肝炎、结核等传染病史，否认高血压、糖尿病、冠心病等慢性病史。否认药物过敏史，否认长期日光暴晒史。否认放射性物质接触史。否认家族遗传病史。

体格检查：老年男性，发育正常，神志清，精神可，自主体位。全身皮肤巩膜无黄染，浅表淋巴结未及肿大。头颅无畸形，双眼睑无水肿，结膜无充血，双侧瞳孔等大等圆，对光反射正常。听力正常。口唇无发绀，咽部无充血。颈软，气管居中，甲状腺未触及肿大。胸廓无畸形，双侧呼吸运动度一致，双肺未闻及干湿啰音。脊柱四肢无畸形，腱反射、膝反射、踝反射正常。病理反射未引出。神经系统粗测正常。

实验室检查：血常规：WBC $2.85 \times 10^9/L$，RBC $3.81 \times 10^9/L$，Hb 119.0g/L，PLT $88.80 \times 10^9/L$，NEUT% 42.5%，LY% 47.3%。肝肾功、常规生化、粪便常规、尿常规正常，心电图、胸片无明显异常。

【问题 1】通过上述问诊与查体，该患者可能的诊断是什么？可以采用哪些诊断方法进一步帮助确诊？

思路 1：黑色素瘤。对于亚洲人种，原发于肢端的黑色素瘤约占 50%，常见的原发部位多见于足底、足趾、手指末端及甲下等肢端部位。视诊是早期诊断最简便的手段。可通过以下几点法则进行初步判断：

（1）非对称：色素斑的一半与另一半看起来不对称。

（2）边缘不规则：边缘不整或有切迹、锯齿等，不像正常色素痣那样具有光滑的圆形或椭圆形轮廓。

（3）颜色改变：正常色素痣通常为单色，而黑色素瘤主要表现为污浊的黑色，也可有褐、棕、棕黑、蓝、粉、黑甚至白色等多种不同颜色。

（4）直径：色素痣直径>5～6mm 或色素痣明显长大时要注意，黑色素瘤通常比普通痣大，对直径>1cm 的色素痣最好做活检评估。

（5）隆起：一些早期的黑色素瘤，整个瘤体会有轻微的隆起。

思路 2：皮肤感染。对于真菌感染可以通过刮屑并进行镜检。对于细菌感染可以通过皮屑样本的微生物培养进行检测和鉴别。

【问题 2】为明确诊断，还需要进行哪些检查？

思路：该患者为黑色素瘤的可能性极高，组织病理学检查是黑色素瘤确诊的最主要手段，免疫组织化学染色为鉴别黑色素瘤的主要辅助手段。无论黑色素瘤体表病灶或者转移灶活检或手术切除组织标本，均需经病理组织学诊断。病理诊断须与临床证据相结合，全面了解患者的病史和影像学检查等信息。黑色素瘤主要靠临床症状和病理诊断（图 20-2），结合全身影像学检查得到完整分期（参考表 20-4 及 AJCC 第 8 版中的病理分期）。

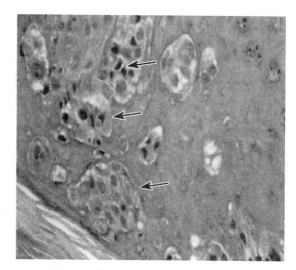

图 20-2　样本组织病理图（见文后彩插）

表 20-4　黑色素瘤的临床诊断标准及路线

临床表现	处理方法	是否确诊	病理报告	分期检查	确定临床分期
高度怀疑黑色素瘤	活检	病理确诊	肿瘤厚度是否溃疡 有丝分裂率 有无脉管浸润 切缘有无微卫星灶 Clark 分级 免疫组化结果 基因突变情况	病史和查体 注意局部和区域淋巴结 皮肤检查 影像学检查 评估黑色素瘤危险因素	0 期：原位癌 ⅠA 期（无危险因素） ⅠA 期（有危险因素） ⅠB～ⅡA 期（中危） ⅡB～ⅢA 期（高危） ⅢB～ⅢC 期（极高危）（区域淋巴结转移） ⅢC 期（极高危）（移行转移） Ⅳ期（远处转移）

根据图 20-2 组织病理结果显示，该患者患有皮肤结节型黑色素瘤。

【诊断】皮肤结节型黑色素瘤。

【问题3】明确诊断后，如何确定治疗方案？

思路 1：大部分早期黑色素瘤通过外科治疗可以治愈。早期黑色素瘤在活检确诊后应尽快做原发灶扩大切除手术。扩大切除的安全切缘是根据病理报告中的肿瘤浸润深度（20-7）来决定的：①病灶厚度≤1.0mm 时，安全切缘为 1cm；②厚度在 1.01～2mm 时，安全切缘为 1～2cm；③厚度在>2mm 时，安全切缘为 2cm；④当厚度>4mm 时，安全切缘为 2cm。而对于厚度大于 0.8mm 的或者原发灶伴溃疡的患者一般推荐进行前哨淋巴结活检，可于完整切除的同时或分次进行。

思路 2：一般认为黑色素瘤对放射治疗（简称放疗）不敏感，但在某些特殊情况下放疗仍是一项重要的治疗手段。放疗包括不能耐受手术、手术切缘阳性但是无法行第二次手术患者的原发病灶根治性放疗；原发灶切除安全边缘不足，但无法再次扩大切除手术患者原发灶局部术后辅助放疗；淋巴结清扫术后辅助、脑和骨转移的姑息放疗以及小型或中型脉络膜黑色素瘤的治疗。巩膜表面敷贴器放射治疗：国外大多数眼科中心的首选疗法，这属于一种近距离放疗，具体方法是在局部巩膜表面放置一个含 ^{125}I 或 ^{106}Ru 放射性粒子的金属盘。建议小型和中型肿瘤采用敷贴放射治疗。

思路 3：对于没有禁忌证的晚期黑色素瘤患者，全身治疗可以减轻肿瘤负荷，改善肿瘤相关症状，提高生活质量，延长生存时间。针对不同患者，可采用抗肿瘤药物治疗、对症支持治疗、特殊病灶处理等治疗方式。

患者具备手术特征且意愿强烈，采用恶性黑色素瘤局部扩大切除术，并行淋巴结清扫术。患者恢复良好，出院后随访 1 年无复发。

案例 20-19　食　管　癌

【病史摘要】女，50 岁。

主诉：慢性咳嗽长达半年。

现病史：咳嗽，夜间尤为严重。在其他医院已采用三个疗程的抗生素进行治疗，咳嗽仍在恶化。无发热、发冷或盗汗。无胸痛、胃灼热、恶心、呕吐。时有吞咽困难。

体格检查：T 36.5℃，P 68 次／分，R 20 次／分，BP 135/76mmHg，身高 163cm，体重 51kg。神智清，浅表淋巴结未及肿大，甲状腺未触及肿大，未触及明显结节。肺前叶和后叶有散布的双侧呼气性喘息。心律齐，心界无扩大，未及病理性杂音，腹平软，肝脾肋下未及，全腹未及包块，无移动性杂音，双肾区无叩痛，肝区无叩痛。

实验室检查：血常规：白细胞计数 7.1×10^9/L，血红蛋白 151g/L，血小板 279×10^9/L，EOS% 0.30×10^9/L，BAS% 4.8%。其他血液检查：Na^+ 138mmol/L，K^+ 4.2mmol/L，Cr 1.0mg/dL，ALP

61U/L，AST 29U/L，ALT 16U/L，TBIL 10μmol/L。

【问题1】通过上述问诊与查体，该患者可能的诊断是什么？需与哪些疾病鉴别诊断？

思路1：该患者为女性，50岁，无吸烟史、无二手烟接触，长期慢性咳嗽，初步考虑肺炎、支气管炎。痰培养革兰氏染色，显示25个以上白细胞，10个以下上皮细胞，口咽菌群分离正常。

思路2：因胃酸和其他胃内容物反流进入食管，导致以咳嗽为突出的临床表现，属于胃食管反流病（GERD）的一种特殊类型。

思路3：食管癌典型的症状为进行性咽下困难，因此可能为食管癌。

【问题2】为明确诊断，还需要进行哪些检查？

经CT检查显示食管中段占位性病变；上消化道造影显示食管中段占位性病变伴重度狭窄。食管周缘增厚和不规则增大，管壁增厚和扩张。初步判断为食管癌，还需与食管其他良、恶性疾病和食管周围疾病进行鉴别诊断。

食管癌的诊断的主要手段为食管镜＋组织学活检/细胞学，食管镜检查加活检病理检查为食管癌诊断的"金标准"。其他手段均为辅助手段，主要为了解部位、大小、期别和制订手术方式提供必要的信息。食管癌的鉴别诊断主要需与食管其他良恶性疾病和食管周围疾病对食管的压迫和侵犯所致的一些改变进行鉴别。

食管镜检查进入食管，分别在距门齿25、30、35cm处发现肿物，肿物表面凹凸不平，充血糜烂。从距门齿25、30、35cm处分别取样进行活检，病理检测结果：位于距门齿25cm处的肿块的显示为浸润性腺癌。距门齿30cm和35cm处获得的活检报告显示为原位腺癌。

【诊断】食管癌。

【问题3】明确诊断后，如何确定治疗方案？

思路1：外科手术治疗是食管癌的主要根治手段之一。食管癌早期阶段可以通过手术达到根治的目的，中晚期阶段也可使一部分患者达到根治。术前放化疗联合手术的治疗模式较单纯手术可获得明显生存获益。通常采用开胸或胸腹腔镜辅助食管癌切除，另外淋巴结清扫能有效降低术后颈部和胸部淋巴结转移复发率。术前放疗联合手术治疗，5年生存率可提高至50%左右。

思路2：对于不可手术的食管癌，根治性放化疗是唯一根治性方案。对于肿瘤不可切除，如气管、大血管、喉返神经受侵等，建议先行化疗，需要高度警惕穿孔、出血的可能。腺癌可考虑在放疗前/后进行周期性化疗。数据分析显示同步放化疗在治疗疗效方面比单纯化疗有优势，特别是对病理类型为鳞癌的患者。

该患者为食管鳞癌（Ⅳ期），肿瘤已侵及气管，患者拒绝手术切除，因此建议采用根治性同步放化疗联合靶向治疗。

案例 20-20　甲　状　腺　癌

【病史摘要】女，47岁。

主诉：体检发现双侧甲状腺结节，无其他不适。

既往史：体质一般，无高血压、糖尿病、肺部疾病、肾病、冠心病史，无肝炎、结核等传染性病史。4年前行阑尾切除术，8年前行子宫肌瘤及卵巢囊肿剔除术。

体格检查：T 36.6℃，P 77次/分，R 19次/分，BP 132/81mmHg。神智清，精神可，浅表淋巴结未及肿大，皮肤巩膜无黄染，双肺呼吸音正常。未及明显干湿性啰音，甲状腺未触及肿大，未触及明显结节。心律齐，心界无扩大，未及病理性杂音，腹平软，可见陈旧性手术瘢痕，肝脾肋下未及，Murphy征阳性，全腹未及包块，移动性浊音阴性，双肾区无叩痛，肠鸣音无亢进或减弱，双下肢无水肿，神经系统检查阴性。

实验室检查：促甲状腺素（TSH）0.759mIU/L，血清游离三碘甲腺原氨酸（FT_3）5.43pmol/L，血清游离甲状腺素（FT$_4$）15.43pmol/L，甲状腺球蛋白抗体 25.1U/mL、甲状腺过氧化物酶抗体 41.21U/mL，甲状旁腺激素 39.9ng/L；癌胚抗原 158.75μg/L；降钙素原 538μg/L。

【问题1】通过上述检查，该患者可能的诊断是什么？需与哪些疾病鉴别诊断？

思路：根据体检发现双侧甲状腺结节及上述检查，可能的诊断是甲状腺癌。最常发生于 35～65 岁之间，其中女性患者较男性为多。通常在体检时通过甲状腺触诊和颈部超声检查而发现甲状腺小肿块，常表现为无痛性颈部肿块或结节。

需与以下疾病鉴别诊断：

思路 1：甲状腺胶质囊肿：肿块一般呈圆形，直径多在 2～5cm，光滑，一般无疼痛或仅有轻微疼痛。多数是单发结节，少见于多发结节。

思路 2：结节性甲状腺肿：多见于中年以上妇女或老年人，病变可长达数年至数十年，常累及双侧甲状腺，为多结节，大小不一，病程长者可有囊性变，肿物巨大可出现压迫气管，使气管移位，并有不同程度的呼吸困难的表现；当肿瘤压迫食管，会出现吞咽困难的表现。可发生癌变，肿物增大明显加快。

【问题2】为明确诊断，应进行哪些检查？

其他检查：甲状腺及周围淋巴结检查：甲状腺双侧叶大小外形正常，峡部不厚，包膜光整，内部回声欠均匀，左侧叶近包膜可及一枚结节，大小约 0.5cm×0.4cm×0.3cm，内部回声呈低回声，内部结构呈实性，形状呈直立性生长，边缘光整，内可见多发强回声，彩色多普勒血流成像显示周边及内部未及血流信号。甲状腺左侧叶结节 ACR TI-RADS 5 类。

根据上述检查，尤其是超声检查，结节内部结构呈实性，内部呈低回声，结节 ACR TI-RADS 5 类提示结节为恶性的可能性较大，多为甲状腺癌。

【诊断】甲状腺癌。

【问题3】明确诊断后，如何确定治疗方案？

思路 1：手术是甲状腺癌的最常规治疗方案，手术治疗方案包括以下几种：

（1）甲状腺叶切除术：切除发现有甲状腺癌病灶的一叶。并且可能会对此部位进行淋巴结活检，观察是否有病灶残留。

（2）甲状腺近全切术：除了很少一部分，几乎全部切除甲状腺。

（3）甲状腺全切术：全部切除甲状腺。

（4）淋巴结清扫术：切除颈内有癌症转移的淋巴结。

思路 2：放射治疗：分为外部放射治疗和内部放射治疗两种。外部放射治疗利用仪器产生的射线从体外聚焦到癌组织。内部放射治疗将放射性植入物，如针、植入粒子、导丝或导管，直接放置在肿瘤附近或直接植入瘤内。癌症的类型和分期决定了要采取何种方式的放射治疗。甲状腺癌对放射治疗敏感性差，单纯放射治疗对甲状腺癌的治疗并无好处，外照射放疗仅在很小一部分患者中使用。放射治疗原则上应配合手术使用，主要为术后放射治疗。

思路 3：化疗：利用药物，通过杀死癌细胞或抑制癌细胞分裂的方式抑制癌细胞生长。口服或静脉／肌内注射药物时，药物可以通过血液到达全身的癌细胞（称为全身化疗）。药物直接置于脑脊液、器官或腹腔等体腔内时，药物主要作用于这些区域的癌细胞（称为区域化疗）。癌症的类型和分期决定了要采取何种方式的化疗。

由于患者手术意愿强烈，且具备手术特征，故采用左侧甲状腺腺叶＋峡部切除术，以及右侧甲状腺探查，术中快速冰冻（备甲状腺癌根治）。根据手术切除样本的病理结果显示，左侧甲状腺为乳头状癌。

（安　然）

第二十一章 药物和毒物所致疾病检验案例分析

案例 21-1 一氧化碳中毒

【病史摘要】患者,女,63岁。

主诉:突发头痛、头晕、心悸、四肢无力,呕吐2小时,晕厥1次。

现病史:急性发病,突发头痛、头晕、心悸、四肢无力,呕吐2小时,晕厥1次,发病前有可疑一氧化碳(CO)吸入史。否认高血压、糖尿病、冠心病病史。

体格检查:T 37.3℃,P 90次/分,R 18次/分。BP 136/84mmHg,反应迟钝,双眼球活动自如,无眼球震颤,双侧鼻唇沟对称,伸舌居中。双肺呼吸音清,无啰音,心律齐,未闻及明显杂音,腹平软,无压痛和反跳痛。

【问题1】通过上述问诊与体格检查,该患者可能的诊断是什么?

思路:患者有可疑CO吸入史,急性发病,有头痛、头晕、心悸、反应迟钝、四肢无力伴呕吐等表现,并晕厥1次,否认有高血压、糖尿病、冠心病病史。体温、脉搏、呼吸、血压正常,双眼球活动自如,无眼球震颤,双肺呼吸音清,无啰音,心律整齐。根据患者的主诉、体格检查和病史特征,高度怀疑为CO中毒。

【问题2】为明确诊断,应选择什么实验室指标检查?

思路:为明确诊断,应对患者血中碳氧血红蛋白(COHb)浓度进行测定。正常人血液中COHb含量为5%~10%,目前临床上常用的COHb测定有以下几种方法:①血红蛋白仪测定法;②分光光度法;③加碱法;④加甲醛溶液法;⑤加漂白粉法等。

【问题3】根据检查结果,如何对此疾病进行诊断分级?

思路:根据诊断标准,CO中毒可以分为轻度中毒、中度中毒和重度中毒。

(1)血液中COHb浓度在10%~20%,患者出现剧烈头痛、头晕、心悸、四肢无力、恶心、呕吐、耳鸣、视物不清、感觉迟钝等,可诊断为轻度中毒。

(2)血液中COHb浓度在30%~40%,患者出现胸闷、气短、呼吸困难、幻觉、运动失调、意识模糊或浅昏迷,口唇黏膜可呈樱桃红色,可诊断为中度中毒。

(3)血液中COHb浓度在50%以上,患者迅速出现深昏迷或呈去大脑皮层状态,出现惊厥、呼吸困难以至呼吸衰竭,可诊断为重度中毒。

【问题4】需与哪些疾病进行鉴别?如何鉴别?

思路1:CO中毒鉴别诊断包括可以引起患者精神状态改变的其他气体。二氧化碳、乙炔、氮气都可引起暂时的意识障碍,但不会引起迟发性神经系统症状;甲醛、氨、二氧化氮等可引起黏膜和肺的刺激症状,但CO气体不会引起这些症状。

思路2:CO中毒还应与脑血管意外、脑震荡、脑膜炎、糖尿病酮症酸中毒以及其他中毒引起的昏迷相鉴别,CO中毒一般有高浓度CO的接触史,血液COHb测定的结果高于正常水平,并有急性发生的中枢神经损害的症状和体征。

案例 21-2 氰化物中毒

【病史摘要】男,30 岁。

主诉:头晕、乏力、心悸、恶心及呼吸困难。

现病史:头晕、乏力、心悸、恶心及呼吸困难,伴有眼刺痛、流泪、咽干,胸前区有压迫感,发病前曾搬运丙酮氰醇化工原料,未佩戴防护用品。

体格检查:T 37.1℃,P 106 次 / 分,R 25 次 / 分。BP 165/110mmHg,眼和上呼吸道有刺激症状,口唇及指甲无发绀现象,皮肤黏膜呈鲜红色,呼气和口腔内有苦杏仁味,全身浅表淋巴结无肿大,气管居中,胸廓未见异常,无胸膜摩擦音。心律失常,各瓣膜听诊区未闻及病理性杂音,无心包摩擦音。腹平坦,无压痛、反跳痛,肝脏、脾脏肋下未触及,肠鸣音未见异常,双下肢无浮肿。

【问题1】通过上述主诉及体格检查,患者可能的诊断是什么?

思路:患者出现头晕、乏力、胸闷、恶心及呼吸困难等临床表现,伴有眼和上呼吸道刺激症状,皮肤黏膜呈鲜红色,呼气和口腔内有苦杏仁味,并有氰化物接触史,高度怀疑为氰化物中毒。

【问题2】为明确诊断,需进行哪些实验室检查?

思路:中毒早期同时进行动脉血气和静脉血气分析,氰化物中毒患者静脉血动脉化,静脉血氧分压明显增高,引起动、静脉血氧分压差减小(正常情况下约为 50mmHg),动、静脉血氧浓度差减小(<4%)。此外,可见血 pH 下降,血浆乳酸浓度急速、明显升高。有条件者可进行血液、胃液等氰离子定性、定量检测,正常全血氰离子浓度小于 200μg / L。尿中硫氰酸盐增高也可作为接触氰化物的依据,尿中硫氰酸盐含量与氰化物中毒程度不完全呈平行关系,宜连续数日测定。

【问题3】需与哪些疾病进行鉴别?

思路:氰化物中毒经呼吸道吸入者要与急性一氧化碳中毒、急性硫化氢中毒等窒息性气体中毒相鉴别。其他途径中毒者还需与急性有机磷农药中毒、乙型脑炎及其他器质性疾病相鉴别。同时要注意排除脑血管意外、糖尿病昏迷、低血糖诱导的酸中毒和药物过敏的可能。

案例 21-3 乙 醇 中 毒

【病史摘要】男,40 岁。

主诉:神志不清,呼之不应。

现病史:急性起病,神志不清,呼之不应答,双上肢震颤,发热,饮食未进,呼气酒味,19 小时未解小便,大便未解。既往有高血压病史,否认冠心病、糖尿病等病史,否认药物及食物过敏史。有 20 余年饮酒史,发病前曾与朋友大量饮酒。

体格检查:T 37.7℃,P 102 次 / 分,R 19 次 / 分,BP 160/100mmHg,神志昏迷,体格检查不配合,言语不能,反应迟钝,双侧瞳孔等大等圆,直径 5mm,直接、间接对光反射灵敏,双眼球检查不配合,双侧鼻唇沟对称。颈软,双肺呼吸音粗,无啰音。心律尚齐,未闻及明显杂音,腹平软,无明显压痛、反跳痛,双下肢不肿,四肢在疼痛刺激下可见屈曲反应,右侧肢体肌张力增高,四肢腱反射阳性。

【问题1】根据问诊及体格检查发现,高度怀疑的临床诊断是什么?

思路:患者有神志不清,言语不能,反应迟钝的中枢神经系统抑制症状,呼气有酒味,发病前有大量饮酒史,高度怀疑为酒精中毒。

【问题2】应选用什么检查项目进行诊断?

思路:最重要的实验室检查为患者血液乙醇浓度测定,可见有明显升高。此外,呼出气乙醇也可进行分析。动脉血气分析可见轻度代谢性酸中毒。血清电解质浓度测定可见低血钾、低血镁和低血钙。血糖浓度测定可见低血糖症。

【问题3】该疾病临床上如何分期？

思路：乙醇中毒的症状严重程度因人而异，与饮酒量、血乙醇浓度及个人的耐受性有关，临床上分为三期。

（1）兴奋期：血乙醇浓度达到11mmol/L，头痛、欣快、兴奋、健谈、饶舌、情绪不稳定、自负、易怒。

（2）共济失调期：血乙醇浓度达到33mmol/L，肌肉运动不协调，行动笨拙，言语模糊不清，眼球震颤，视力模糊，步态不稳，出现明显共济失调。

（3）昏迷期：血乙醇浓度达到54mmol/L时，昏睡、瞳孔散大、体温降低，可出现呼吸、循环麻痹而危及生命。

【问题4】需与哪些疾病进行鉴别？

思路：本病引起的意识障碍需与镇静催眠药中毒、一氧化碳中毒、脑血管意外、糖尿病昏迷、颅脑外伤等引起的意识障碍相鉴别。本病引起的酸中毒需与低血压等引起的代谢性酸中毒、糖尿病酮症酸中毒、其他醇类中毒所致乳酸性酸中毒等相鉴别。

案例 21-4　有机磷农药中毒

【病史摘要】女，48岁。

主诉：腹痛、恶心，昏迷半小时。

现病史：患者腹痛、恶心，并呕吐1次，吐出物有大蒜味，后逐渐神志不清，昏迷半小时，病后大小便失禁，汗多。昏迷前因与家人不和，自服药水1小瓶，并将药瓶打碎丢弃。

既往史：既往体健，无高血压、糖尿病、冠心病史，无药物过敏史。

体格检查：T 36.8℃，P 59次／分，R 28次／分，BP 105/78mmHg，平卧位，神志不清，呼之不应，压眶上有反应，皮肤湿冷，肌肉颤动，巩膜不黄，瞳孔针尖样，对光反射弱，口腔流涎，肺叩清，两肺较多哮鸣音和散在湿啰音，律齐，无杂音，腹平软，肝脾未触及，下肢不肿。

实验室检查：WBC 7.3×10^9/L，RBC 4.3×10^{12}/L，Hb 125g/L，NEUT% 65%，LY% 30%，PLT 154×10^9/L。

【问题1】患者可能的诊断是什么？依据何在？

思路：患者呕吐物有大蒜味，临床表现腹痛、恶心、呕吐、大汗等，并迅速神志不清，体格检查发现有肌颤，瞳孔呈针尖样，流涎，两肺哮鸣音和湿啰音，心率慢等毒蕈碱样症状和烟碱样症状，无其他引起昏迷的病史，发病前曾自服不明药水，综合问诊及体格检查情况，初步判断为有机磷农药中毒。

【问题2】为明确诊断，还需进行哪些实验室检验？

思路：为明确诊断，需对患者的血胆碱酯酶活力进行测定，血胆碱酯酶活力是诊断有机磷农药中毒的特异性实验指标，对判断中毒程度、疗效和预后极为重要。常用方法有气相色谱-质谱联用法、羟胺比色法、检压法、pH法和溴麝香酚蓝法等。尿中测出对硝基酚或三氯乙醇亦均有助于有机磷农药中毒的诊断。此外，还可进行血气分析、肝功能、肾功能、电解质及血糖检测。

【问题3】需与哪些疾病进行鉴别？

思路：有机磷农药中毒引起的头晕、头痛、无力、恶心、呕吐和腹泻等病状应与急性胃肠炎、食物中毒、流行性乙型脑炎、中暑、感冒或其他种类农药中毒引起的病状相鉴别。同时，有机磷农药中毒者一般有农药接触史，体表或呕吐物有蒜臭味，这些也有助于有机磷农药中毒的鉴别诊断。

案例 21-5　巴比妥类药物中毒

【病史摘要】女,30 岁。

主诉:昏迷 1 小时。

现病史:患者因受精神刺激,于 1 小时前吞服大量抗精神病药物,家人发现患者神志不清,即呼救护车送院急救。

体格检查:T 36.4℃,P 68 次 / 分,R 15 次 / 分,BP 100/70mmHg,深度昏迷,双瞳孔直径约 5mm,对光反射消失,口唇发绀,颈无抵抗,呼吸减弱,腹软,未扪及包块,下肢不肿。肌张力下降、腱反射消失,手指和眼球有震颤。否认有高血压、糖尿病、冠心病史。

实验室检查:WBC 10.87×10^9/L,RBC 4.1×10^{12}/L,Hb 114g/L,NEUT% 59%,LY% 33%,PLT 136×10^9/L。

【问题 1】患者可能的诊断是什么?

思路:患者有服用大量精神药物史,神志不清,瞳孔散大,呼吸系统受到抑制,血压下降,对光反射消失、发绀、肌张力下降、腱反射消失,手指和眼球震颤等,无其他昏迷(如肝昏迷、尿毒症、脑出血)等疾病的指征,无其他引起昏迷的病史,初步诊断为巴比妥类药物中毒。

【问题 2】为明确诊断,还需进行哪些检查?

思路:为进一步确诊,可对患者进行血电解质、阴离子隙、血糖、尿素氮、肌酐、动脉血气、氧饱和度的检测,尤其应对可疑的药物进行定量分析。通过尿液检测可以定性检测巴比妥类药物中毒,血药浓度检测可以定量分析巴比妥类药物中毒。

【问题 3】需与哪些疾病进行鉴别?

思路:巴比妥类药物中毒引起的意识障碍需与原发性高血压、癫痫、糖尿病、肝病、肾病引起的意识障碍相鉴别,而一氧化碳中毒、酒精中毒、有机溶剂中毒一般都有其相应的毒物接触史,头部外伤、发热、脑膜刺激征、偏瘫也易与巴比妥类药物中毒混淆,结合必要的实验室检查,可做出鉴别诊断。

案例 21-6　铅　中　毒

【病史摘要】32 岁,男。

主诉:头晕、乏力、恶心 3 年余,加重伴阵发性腹绞痛 2 周。

现病史:患者 3 年前有头痛、头晕、乏力、失眠、食欲缺乏、恶心等症状,未做治疗,2 周前加重,并伴腹胀、便秘、阵发性腹绞痛。从事蓄电池制造工作 5 年余。

既往史:既往体健。

体格检查:T 37.2℃,P 72 次 / 分,R 20 次 / 分,BP 120/70mmHg,心面容呈灰色,牙齿与指甲铅质沉着(++)。

【问题 1】通过上述问诊与体格检查,该患者可能的诊断是什么?

思路:患者从事蓄电池制造工作 5 年余,伴有中枢神经系统症状,如头痛、头昏、乏力、失眠,和消化系统紊乱表现,如食欲缺乏、恶心、腹胀、便秘等症状,腹绞痛,面容呈灰色,牙齿和指甲有铅质沉着。根据患者的职业史、临床症状,最可能的诊断是慢性铅中毒。

【问题 2】为明确诊断,应进行哪些实验室检查?

思路 1:根据我国《职业慢性铅中毒诊断标准》GBZ37-2015 诊断标准,需要根据确切的职业史以及神经、消化、造血系统为主的临床表现与有关实验室检查,并参考作业环境调查,进行综合分析,排除其他原因引起的疾病,方可诊断。

思路2：实验室检测内容为：①测定血铅、尿铅浓度，了解血液和尿液中的铅含量，是实验室诊断的主要指标；②血常规分析和外周血涂片检查，贫血是慢性铅中毒的最常见的症状之一，多为轻度低色素正常细胞性贫血，外周血涂片检查是否有网织红细胞、嗜碱性粒细胞和点彩红细胞增多的现象；③尿δ-氨基-r-酮戊酸（δ-ALA）和红细胞锌原卟啉（ZPP）测定，两者是铅中毒的敏感性指标；④其他指标，如X线荧光法测定骨铅、肾功能测定。因为慢性铅中毒主要损害近曲小管，可能会造成肾功能异常，此项指标可用于治疗监测、疗效及预后判断。儿童长期接触铅，在长骨骨骺端X线片上可见骨铅线。

实验室检查：血铅 950μg/L，尿铅 180μg/L，WBC 6.2×10^9/L，RBC 4.1×10^{12}/L，外周血涂片有点彩红细胞出现，δ-ALA 1 020μg/L，ZPP 18.0μg/gHb。

【问题3】根据实验室及其他检查结果，对疾病进行诊断分级？

思路：根据诊断标准，慢性铅中毒可以分为轻度、中度和重度三级。

1. 轻度中毒

（1）血铅≥2.9μmol/L（600μg/L）或尿铅≥0.58μmol/L（120μg/L）；且具有下列一项表现者，可诊断为轻度中毒：①尿 δ-ALA≥61.0μmol/L（8 000μg/L）；②ZPP≥2.91μmol/L（13.0μg/gHb）；③有腹部隐痛、腹胀、便秘等症状。

（2）诊断性驱铅试验，尿铅≥3.86μmol/L（800μg/L）或4.82μmol/24h（1 000μg/24h）者，可诊断为轻度铅中毒。

2. 中度中毒：在轻度中毒的基础上，具有下列一项表现者：①腹绞痛；②贫血；③轻度中毒性周围神经病。

3. 重度中毒：具有下列一项表现者：①铅麻痹；②中毒性脑病；根据本案例中的实验室检查结果及其临床表现，可以诊断为慢性铅中毒的中度中毒级别。

（谢小兵）

案例 21-7　汞　中　毒

【病史摘要】女，21岁。

主诉：头晕、乏力、失眠、多梦、记忆力减退2月余。

现病史：患者于2个月前无明显诱因出现头晕、乏力、失眠、多梦、记忆力减退等情况，并伴有情绪改变与性格改变，甚至出现幻觉、妄想等精神症状。口腔黏膜多次溃疡，牙龈肿胀出血。

体格检查：血压、脉搏、体温、呼吸正常。心肺听诊未见异常，肝脾肋下未触及肿大，双下肢未见水肿。

神经系统检查：三颤征阳性（眼睑震颤、舌颤、双手震颤）。肢肌力、肌张力正常。深浅感觉无异常。双上下肢腱反射正常，病理性反射未引出。

实验室检查：血常规、尿常规、血电解质、肝功、肾功、血糖、心肌酶均正常，血脂略偏高。血沉、抗链球菌溶血素O、类风湿因子、性激素六项均正常。肿瘤标志物正常。腰穿压力正常，脑脊液常规生化正常。心电图正常。双下肢动脉、静脉彩超正常。神经电生理基本正常。

入院后先后给予营养神经、改善循环、激素、抗焦虑等治疗无效。入院期间仔细观察，发现患者在使用一款美白祛斑产品，得知患者已使用7月余。

【问题1】可能的实验室诊断是什么？

思路1：患者出现神经精神异常、口腔牙龈炎症、震颤的特征性临床表现，神经系统检查和实验室检查显示身体各系统大致正常，排除脑血管疾病、帕金森病综合征、精神疾病。

思路2：根据患者使用美白祛斑产品7月余，初步怀疑慢性轻度汞中毒。

【问题2】需要检查什么实验室指标明确诊断?

思路1:推荐冷原子吸收光谱法检测尿液汞含量,可反映近期汞接触水平,正常人尿汞小于2.25μmol/mol 肌酐(4μg/g 肌酐)。

思路2:测定血汞含量,正常人的血汞水平小于25μg/L

思路3:测定化妆品中的汞含量是否超标,应小于1mg/kg。

案例 21-8 甲基苯丙胺中毒

【病史摘要】女,20 岁。

主诉:意识不清、谵妄入院。

现病史:患者 1 小时前出现意识不清、谵妄,被家人送至急诊科。1 个月前出现暴躁、易怒、抑郁,并伴有幻觉和被害妄想。无业。

既往史:既往身体健康。

家族史:询问家人,无精神病家族史。

体格检查:T 36.8℃,P 150 次/分,R 30 次/分,BP 150/82mmHg。皮肤苍白、湿冷,双侧瞳孔直径 3.5mm,对光反射迟钝。意识不清,全身不自主运动。神经系统检查不合作,双肺呼吸音粗,可闻及湿啰音。律齐,无病理性杂音。肠鸣音正常。患者鼻中隔溃疡,皮肤有多处注射痕迹。

【问题1】根据患者临床症状及体格检查发现,高度怀疑的临床诊断是什么?

思路1:患者有暴躁、抑郁、被害妄想症等异常的精神和行为,目前意识不清、谵妄,但无精神病家族史,考虑为外因引起,如药物或毒品。

思路2:体格检查时发现,鼻中隔溃疡和皮肤多处注射痕迹,故可怀疑为毒品中毒。

【问题2】应选用什么检查项目进行快速诊断?

思路:可立即留取患者尿液,利用胶体金法检测。可选用单一类药物检测试剂盒,如吗啡检测试剂盒、美沙酮检测试剂盒,但最好选用同时多种毒品联合检测的试剂盒,如吗啡、甲基安非他明、氯胺酮、大麻、摇头丸五合一检测试剂盒,可快速初步确定中毒类型。

检测结果显示:患者为甲基苯丙胺中毒,即冰毒中毒。

【问题3】中毒确证实验是什么? 哪些实验室检查可协助诊断?

思路1:通常采用气相色谱-质谱联用仪测定血液中或尿液中的甲基苯丙胺浓度。

思路2:甲基苯丙胺中毒会伴有低氧血症和呼吸性酸中毒,以及有血糖升高、电解质紊乱、肝肾功能损害及凝血功能障碍等特点,故除了常规的全血细胞计数、尿常规外,还需要做动脉血气分析和相应的血液生化检查,以协助诊断和治疗。

【问题4】对于本患者,除了"问题2"中的检测项目,还推荐做哪些实验室检查?

思路:吸食毒品的青少年多具有不良的生活习惯及不洁性行为,故建议进行 HIV、梅毒、病毒性肝炎等传染性疾病的筛查。

案例 21-9 苯 中 毒

【病史摘要】女,29 岁。

主诉:乏力、头晕、心悸 2 年余,牙龈出血,易感冒半年。

现病史:患者 2 年前无明显诱因出现乏力、头晕、心悸,且活动后气促。近半年,反复牙龈出血,无牙龈肿痛,易感冒。6 年前在某乡镇制鞋厂工作。

既往史:既往身体健康。

体格检查:T 39.2℃,P 120 次/分。面色苍白,呈贫血貌。四肢及躯干见散在出血点,肝脾未触及。

实验室检查：WBC 2.5×10^9/L，RBC 3.5×10^{12}/L，Hb 52g/L，NRUT 1.2×10^9/L，LY% 60%，PLT 30×10^9/L，网织红细胞 0.28%。

【问题1】在对本疾病诊断前，需要了解哪些信息？

思路：根据患者的临床症状及实验室检查结果，初步怀疑造血系统功能损害，因为患者外周血白细胞和血小板严重降低，并有贫血症状，网织红细胞 0.28%。导致全血细胞减少的疾病甚多，如再生障碍性贫血、阵发性睡眠性血红蛋白尿症、骨髓增生异常综合征中的难治性贫血、急性造血功能停滞、骨髓纤维化、急性白血病、恶性组织细胞病等。可以通过问诊了解患者的职业史。

经询问得知，患者为乡镇制鞋厂工人，6年工龄，在配底车间工作，生产过程中接触到多种胶水，用于粘合鞋底，车间较小，操作台上方无吸风装置，室内明显异味，同车间5位女工都因牙龈出血和月经增多到医院检查发现白细胞和血小板减少。最近的一次空气测定，发现车间的苯浓度为 $60mg/m^3$。

【问题2】该患者最可能的临床诊断是什么？依据何在？

思路1：依据患者确切的长时间苯作业职业史，车间的苯浓度明显超过国家规定的最高允许浓度 $6mg/m^3$（《工作场所有害因素职业接触限值》GBZ2.1-2019）；患者有牙龈出血、易感冒、贫血症状；实验室检查白细胞和血小板减少；同车间工人有类似症状。

思路2：按照《职业性苯中毒的诊断》GBZ68-2013 标准，可判定为职业性慢性苯中毒。

【问题3】为确诊疾病和协助治疗，还需要哪些实验室检查？

思路1：为确诊疾病，需先明确职业性慢性苯中毒的分级，其分为轻度、中度和重度中毒，三者的诊断标准如下：

（1）轻度中毒：较长时间密切接触苯的职业史，可伴有头晕、头痛、乏力、失眠、记忆力减退、易感染等症状。在3个月内每2周复查1次血常规，具备下列条件之一者：①白细胞计数大多低于 4×10^9/L 或中性粒细胞低于 2×10^9/L；②血小板计数大多低于 80×10^9/L。

（2）中度中毒：多有慢性轻度中毒症状，并有易感染和（或）出血倾向，具备下列条件之一者：①白细胞计数低于 4×10^9/L 或中性粒细胞低于 2×10^9/L，并伴血小板计数低于 80×10^9/L；②白细胞计数低于 3×10^9/L 或中性粒细胞低于 1.5×10^9/L；③血小板计数低于 60×10^9/L。

（3）重度中毒：在慢性中度中毒的基础上，具备下列之一者：①全血细胞减少症；②再生障碍性贫血；③骨髓增生异常综合征；④白血病。

思路2：为了明确诊断和判定中毒程度，可以采用气相色谱法测定尿液中的苯含量，及骨髓象检查。临床多选用后者。

影像学检查和实验室检查结果：患者无肝脾大，网织红细胞 0.28%，骨髓涂片检查发现，骨髓增生低下，脂肪组织增多，造血细胞减少，非造血细胞增多。

【诊断】慢性重度苯中毒（再生障碍性贫血）。

案例 21-10 三氯乙烯中毒

【病史摘要】男，40岁。

主诉：因抽搐、昏迷20分钟入院。

现病史：患者连续加班24小时，因心悸、胸闷而摘下防毒面具，约10分钟后出现双手抽搐、口吐白沫、昏迷。入院后行心肺复苏，复苏成功后，送ICU病房。患者从事光学器材的清洗工作，接触三氯乙烯。

既往史：既往体健。

体格检查：T 36.0℃，P 82次/分，R 16次/分，BP 120/80mmHg。全身皮肤黏膜无发绀、出血点;心肺听诊正常,肝脾可扪及,肠鸣音减低。

【问题1】高度怀疑的临床诊断是什么?需要测定什么实验室指标来明确诊断?

思路:根据患者的职业接触史和临床表现,怀疑急性三氯乙烯重度中毒。

【问题2】需要测定什么实验室指标来明确诊断?

思路:为明确诊断,需要进行的检查包括:①检测血中三氯乙烯和尿中的三氯乙酸(三氯乙烯的代谢产物),两者是三氯乙烯过量接触的指标,对明确急性中毒病因和鉴别诊断具有重要意义;②检测肝功能及病毒性肝炎指标,三氯乙烯中毒可损害肝功能,导致转氨酶、胆红素增高,为了与病毒性肝炎所致的肝功能异常相鉴别,可检测病毒性肝炎的抗原、抗体或核酸;③尿液检验和肾功能检查,中毒者会出现蛋白尿、血尿、管型尿、肾功能不全等表现;④三叉神经检查、心电图,因中毒患者以神经系统损害为主,还伴有心脏损害。

案例 21-11 毒 蕈 中 毒

【病史摘要】患者4人,李某,男,45岁,其妻44岁,女儿20岁,儿子16岁。

主诉:严重恶心、呕吐、腹痛、腹泻入院。

现病史:自采蘑菇,烹饪后食用2小时,4人皆出现恶心、呕吐、腹痛、腹泻症状,立即入院。行洗胃导泄基本治疗后,住院过程中,四人出现不同程度的神经精神症状,如流涎、狂躁、乱语、幻觉、大汗等。

体格检查:李某 T 36.8℃,P 80/分,R 21/分,BP 90/50mmHg。面色苍白,周身大汗,唇舌干燥,无发绀,巩膜、皮肤、黏膜无黄染。瞳孔明显缩小,双肺听诊无异常。腹平软,肝脾肋下未触及。其余三人类似。

【问题1】最有可能的诊断是什么?确诊依据是什么?有哪些类型?

思路1:根据患者食用野生毒蕈史,同餐者同时发病,出现急性胃肠炎症状,伴神经精神症状、肝肾损害或溶血表现者可高度怀疑毒蕈中毒。

思路2:对毒蕈进行形态学鉴定,毒蕈毒素化验分析或动物毒性实验是临床确诊的客观依据。

思路3:不同型别毒蕈的毒素、致病性、病死率、治疗方案均不同,故要判断其型别。

根据毒蕈中毒的机制和典型临床表现,可以分为五型:①胃肠炎型,主要表现为恶心、呕吐、腹痛、腹泻等消化道症状。一般预后良好。如小毒蝇菇、密褶黑菇、黄粘盖牛肝菌、毒粉褶菌和铅绿褶菇等;②神经精神型,除消化道症状外,表现出精神症状,如兴奋、狂躁、幻听、被害妄想等,同时伴有瞳孔缩小、多汗、唾液增多、心动过缓等毒蕈碱样症状,预后多良好;③肝脏损伤性,多数患者在出现消化道症状后,呈1~2天的"假愈期",之后出现腹部不适、食欲缺乏、肝区疼痛、肝脏肿大、黄疸等症状,可因肝性脑病、呼吸和循环衰竭死亡。此型病死率可达90%;④溶血型,除消化道症状外,可出现腰腹部疼痛、乏力、深褐色尿、贫血、肝脾大等急性溶血症状,严重溶液可致急性肾功能衰竭,甚至死亡;⑤光敏性皮炎型,可出现皮肤红肿或疱疹,日光照射后症状加重。

【诊断】见手青(粉盖牛肝菌)中毒。

【问题2】胃肠道反应好转之后,是否可以出院?若不能,还需要检查哪些实验室指标进行观察?

思路1:不能,因为在出现胃肠道症状早期,毒蕈中毒常会有一个"假愈期",之后病情加重,因腹泻导致失水、电解质紊乱、谵妄等,亦可出现轻度的肝、肾功能损害和神经系统症状。

思路2:需监测患者的肝肾功能及神经系统指标,及时了解患者病情进展,对症治疗。实验室检查方法有:血常规、尿常规、肝肾功能、电解质、心电图。另外,需要做额外的检查与其他疾病相辨别,检查结果显示肝功能受损,要确定相应患者无病毒性肝炎;肾功能异常,要排除患者本身的慢性肾炎。

案例 21-12　毒蛇咬伤中毒

【病史摘要】男，52岁，农民。

主诉：右足外踝处胀痛，伴头晕、胸闷1小时。

现病史：患者走山路时被蛇咬伤右足外踝，即感疼痛，回家半小时后，伤足胀痛加剧，渐出现头晕眼花、胸闷气促、双眼睑下垂，言语模糊。

体格检查：T 37.2℃，P 85次／分，R 22次／分，BP 125/80mmHg。患者意识尚清楚，心、肺、腹部体检未见明显异常。伤口深黑色，流血不止，有水泡血泡。

【问题1】如果鉴别是哪种毒蛇咬伤？可用什么实验室检查方法？

思路1：被蛇咬伤后，要根据致伤蛇外观、伤后临床表现和齿痕来判断是哪种类型毒蛇。

思路2：可采用酶联免疫吸附测定（ELISA）伤口渗液、血清、脑脊液或其他体液中的特异性蛇毒抗原，可在15～30分钟明确蛇种，此种检测尚未在国内常规使用。

本案例中，患者在被咬伤时，打死毒蛇，并携带就诊。经判断，为蝰蛇。

【问题2】在注射了特异性的抗蛇毒血清后，还需要做哪些实验室检查？为什么？

思路1：蛇毒一般分为神经毒、血循毒和肌肉毒，其中蝰蛇的毒液以血循环为主，兼具有神经毒。蛇毒含有凝血酶样物质，使纤维蛋白原变为纤维蛋白，引起凝血；蝰蛇蛇毒还可直接溶解红细胞膜，导致出血；具有心脏血管毒性，严重时可致休克或心搏骤停。故在治疗过程中，需要进行实验室检查以检测病情和评估治疗效果。

思路2：所需的实验室检查项目为：①血常规，判断红细胞、血红蛋白、血小板的数目。蝰蛇蛇毒通常致上述指标下降。②凝血功能，蛇毒会影响凝血功能，致凝血时间延长，纤维蛋白原下降。③尿常规和尿沉渣，评估尿中蛋白含量、管型及红细胞数目、尿血红蛋白、尿胆原水平等指标。④血清电解质、肝功能、肾功能及心肌标志物，严重中毒者会出现肾衰竭，循环衰竭、心律失常等症状。⑤心电图，观察是否有窦性心律不齐、期外收缩。

（董素芳）

第二十二章 治疗药物浓度监测案例分析

案例 22-1 心血管疾病

【病史摘要】男,60 岁。

主诉:恶心、呕吐 5 天,头痛、头晕伴黄绿视 1 天。

现病史:患者于 5 天前无明显诱因出现恶心、呕吐,呕吐物为胃内容物,无特殊颜色及气味,伴乏力,无腹痛、腹泻。1 天前,患者恶心、呕吐症状加重,并出现头痛、头晕、视物模糊,伴有黄视和绿视。急诊查血常规:WBC 13.0×10^9/L,N 70.3%。心电图提示:心房颤动伴缓慢心室率,心率 46 次/分。发病以来患者精神欠佳,睡眠不好,食欲缺乏,体重无明显变化,大便正常,小便量少。

既往史:2 年前诊断"冠心病,心房颤动,慢性心力衰竭",长期服用比索洛尔、贝那普利、螺内酯治疗。1 个多月前因心衰加重开始口服地高辛,具体剂量不详。

体格检查:T 36.3℃,P 40 次/分,R 20 次/分,BP 102/63mmHg。发育正常,营养中等,神志清楚,精神差,自动体位。颈静脉无充盈,甲状腺无肿大,气管居中。双肺叩诊呈清音,呼吸音清晰,未闻及干湿性啰音。心界向左下扩大,心率 46 次/分,节律绝对不齐,第一心音强弱不一,心尖部可闻及 2/6 级收缩期吹风样杂音。腹平软,无压痛,肝脾肋下未触及,双下肢不肿。

其他检查:入院心电图:房颤伴缓慢心室率,ST-T 改变。

【问题 1】综合病史、体征和辅助检查,如何考虑该患者的诊断?

思路 1:该患者的症状、体征与三个系统有关:①消化系统:食欲缺乏、恶心、呕吐。②中枢神经系统:头痛、头晕、视物模糊、黄视和绿视。③心血管系统:心房颤动伴缓慢心室率。

当单独考虑上述症状和体征时,分别提示三个系统出现问题,相应考虑为急性胃炎、脑动脉供血不足和冠心病心律失常,但综合考虑这些症状和体征,地高辛中毒可能性最大。

思路 2:怀疑地高辛中毒,需监测地高辛血药浓度。

经监测患者地高辛血药浓度为 3.59μg/L。超出《中华人民共和国药典——临床用药须知》(2010 年版)规定的地高辛血清治疗窗浓度范围(0.5~2.0μg/L)。

【问题 2】地高辛血药浓度检测结果意味着什么?患者下一步该如何治疗?

思路:患者既往有冠心病、慢性心力衰竭史,长期口服抗心衰药物治疗。近期口服地高辛,用量不详,出现恶心、呕吐等消化道症状、黄绿视等神经系统症状及心率缓慢等心血管系统表现。加之其血中地高辛血药浓度检测超出治疗窗浓度范围,地高辛中毒的诊断可以确立。

下一步治疗应该立即停用地高辛以及其他能减慢心率的药物,可使用提升心率的药物,异丙肾上腺素容易引起恶性心律失常,应避免使用。必要时可植入临时心脏起搏器。

停药 1 天后,患者症状缓解,复查地高辛血药浓度为 2.18μg/L,停药第 5 天再次复查血药浓度为 0.3μg/L,患者中毒症状消失,心率提升至 70~80 次/分。

【问题 3】地高辛为何要进行治疗药物监测(therapeutic drug monitoring, TDM)?

地高辛属于洋地黄类强心药,是治疗慢性心力衰竭常用药物。地高辛治疗指数低,治疗窗药物浓度范围窄,药动学、药效学个体差异大,治疗剂量接近中毒剂量,其用量不足与剂量偏高的临床表现又很相似,是国内外公认的需要常规进行 TDM 的药物。

【问题4】地高辛中毒诊断标准是什么?

(1)胃肠道症状,包括恶心、呕吐、腹泻、腹痛、厌食。

(2)出现新的心律失常,不能用原有心脏病变及其他原因解释。

(3)神经系统症状,包括头晕、视物模糊、黄视、绿视。

(4)停用地高辛后症状及心律失常好转或消失。

符合(4)的同时符合(1)、(2)、(3)其中一条或一条以上者为中毒。

案例 22-2　癫　痫　病

【病史摘要】女,21 岁。

主诉:近 1 个月来不明原因晕厥、抽搐数次,昏睡乏力 1 天就诊。

现病史:1 月前无明显诱因反复出现人事不省、四肢抽搐,伴牙关紧闭、口吐泡沫 4 次,持续 5~20 分钟不等,曾在当地中医诊所诊断为癫痫,服用该诊所自制"癫痫灵片"症状可缓解。用量不详。1 天前服用"癫痫灵片"后昏睡乏力,腿软无法行动,遂送至我院进行治疗,以"晕厥待诊"收治入院。

既往史:3 年前发生交通事故曾以"颅外伤"入院治疗,2 年来有数次排小便困难,自服用中西药治疗(具体不详)后好转。否认既往药物、食物过敏史,无严重外伤史。

个人史:四川人,在校学生,无烟酒嗜好,否认精神创伤史。

家族史:否认家族中有癫痫病史。

体格检查:神志尚可,语言正常,一般情况可,神经系统检查无异常发现。

其他检查:入院三大常规、血液生化、凝血、传染病四项均未见明显异常;血液肿瘤学及自身免疫指标均正常;彩超提示:左侧椎动脉 V1 段管径增宽,最宽 5.9mm,内见不规则低回声,范围约 13.2mm × 4.7mm,彩色血流充盈缺损,频谱高尖。

【问题1】综合上述病史,该患者可能的诊断是什么? 进一步确诊还需要哪些检查? 需与哪些疾病鉴别诊断?

思路 1:初步诊断:

1. 症状性癫痫:①根据患者 3 年前发生交通事故曾以"颅外伤"入院治疗;②1 月前无明显诱因反复出现人事不省、四肢抽搐,伴牙关紧闭、口吐泡沫 4 次,持续 5~20 分钟不等;③服用"癫痫灵片"后症状可缓解;④否认家族中有癫痫病史。考虑症状性癫痫可能性大。进一步可做脑电图、MRI 确诊。

2. 药物中毒:患者昏睡晕厥前服用诊所自制"癫痫灵片",该药物成分不明,药物中毒可能性大,为明确病因,可对该药物成分进一步分析。

思路 2:鉴别诊断:①特发性癫痫:通常无脑部结构变化或代谢异常,其发病与遗传因素有较密切的关系,多在青春期前起病。②低血糖症:通过了解患者有无糖尿病史、服用降糖药史及查空腹血糖可鉴别。③脑血管意外:脑 CT 可鉴别。④肝性脑病:根据肝病病史,查肝功、血氨鉴别不难。

患者脑电图证实有癫痫样放电。临床医生怀疑患者可能还有药物中毒,要求患者立即停用"癫痫灵片",并申请 TDM,检验科用反相 HPLC 法测得患者血清中卡马西平谷浓度为 15mg/L;苯巴比妥谷浓度为 22mg/L,苯妥英钠、丙戊酸钠未检出。

【问题2】TDM 结果意味着什么? 患者下一步该如何治疗?

思路 1:TDM 发现患者血清中卡马西平谷浓度为 15mg/L(4~10mg/L);苯巴比妥谷浓度为 22mg/L(10~20mg/L),均高于各自的有效血药浓度范围。该患者期间除了"癫痫灵片"未服用其他药物,说明该诊所配制的"癫痫灵片"中含有化学药物卡马西平和苯巴比妥,为自制假药,应立即停用,并上报医院。患者出现的中毒症状为卡马西平和苯巴比妥过量所致。

思路2：患者脑电图证实有癫痫样放电，结合病史，可确诊癫痫。治疗建议用副作用较小的新一代的抗癫痫药物。同时在达到稳态血药浓度时进行TDM，以确保治疗有效、安全。

【问题3】抗癫痫药物为何要进行TDM？

思路：常用的抗癫痫药物包括苯妥英钠、苯巴比妥、卡马西平、丙戊酸钠、拉莫三嗪、奥卡西平等，这类药物大多治疗窗口窄，血浆蛋白结合率高，消除半衰期多成双相性，在体内以非线性动力学消除，加之需要长期用药，容易出现药物中毒，因此需要进行TDM。

案例 22-3　情感性精神障碍

【病史摘要】女，41岁。

主诉：因厌世自行吞服20片多塞平。

现病史：因厌世，今早自行吞服20片多塞平，2小时后被家人发现送至急诊就诊。

既往史：15年前因情感困惑负气嫁人，婚后无感情，逐渐出现抑郁症、焦虑症、双相情感障碍等精神病史。曾长期服用百忧解、多塞平等抗抑郁药物。

体格检查：患者神志不清晰、面色苍白，呼之能应，声音嘶哑，定向力不佳。T 37.6℃，P 115次/分，R 16次/分，BP 80/50mmHg。颈部柔软，无颈静脉扩张，双肺听诊可闻及大量痰鸣音。心动过速但未闻及杂音。皮肤湿冷，无水肿。

其他检查：多塞平血药浓度：660μg/L；血、尿常规、血液生化常规未见明显异常。心电图显示ST段呈缺血样改变。

【问题1】患者目前可以给出的初步诊断和依据是什么？

【诊断1】多塞平药物中毒。

诊断依据：①多塞平的有效治疗血药浓度在30～150μg/L，中毒血药浓度在500μg/L，患者因超量服用多塞平，其血药浓度达660μg/L，超过了中毒浓度。②患者出现多塞平中毒表现。

【诊断2】低血压性休克。

诊断依据：① BP 80/50mmHg，血压低于正常参考值。②患者出现面色苍白、皮温变冷、意识不清等昏迷迹象。

【问题2】多塞平中毒有哪些表现？抢救应注意哪些方面？

思路1：多塞平系三环类抗抑郁药，通过抑制脑内突触前神经细胞膜对去甲肾上腺素和5-羟色胺的再摄取，增加突触间隙内上述单胺递质的浓度而发挥抗抑郁症作用。其治疗作用和毒性反应均与血药浓度密切相关。

思路2：多塞平有抗胆碱能作用。过量时可出现谵妄、幻觉、昏迷、心动过速；胃部吸收缓慢，肠蠕动明显减慢而出现腹胀、尿潴留；抑制胺的摄取，使5-羟色胺水平增高可产生肌阵挛、肌强直和反射亢进；可以抑制肾上腺能受体，抑制突触后α受体，扩张血管而产生低血压。

思路3：多塞平中毒抢救应注意以下几点：①多塞平血药浓度监测及心电监护。②洗胃补液。可用大量温水洗胃，洗胃后从胃管注入活性炭可有效地吸收残留的多塞平。③纳洛酮应用。它可拮抗β-内啡肽对中枢神经的抑制作用，并可使血中去甲肾上腺素和肾上腺素水平升高，血压上升。④血液碱化疗法。可以有效地减轻心脏和神经抑制，维持血液循环，防治心律失常。

案例 22-4　恶性肿瘤

【病史摘要】男，6岁。

主诉：因确诊急性淋巴细胞白血病6月，为进行巩固阶段化疗再次住院。

现病史：6月前不明原因口、鼻出血，常规治疗无效后，查外周血见幼稚细胞，经骨髓穿刺，骨髓象符合急性淋巴细胞白血病诊断。经一期化疗骨髓象缓解，为巩固疗效，再次住院化疗。

既往史：2 年前因摔伤曾以"胫骨顿挫性骨折"入院治疗，余无特殊。

体格检查：神志清晰，全身皮肤无异常。T 38.4℃，P 187 次 / 分，R 33 次 / 分，BP 108/93mmHg，血氧饱和度 100%。颈部可扪及数粒黄豆大小淋巴结，无粘连，可活动。咽部充血，双肺呼吸音粗，呈三凹征。心律齐，腹部平软，肝脾肋下均可扪及。

实验室检查：血常规：WBC 150.42×10^9/L，Hb 85g/L，PLT 573×10^9/L。骨髓象：骨髓增生明显活跃，原淋巴细胞＞30%，并伴有形态异常。

经检查，确认患儿符合继续化疗的临床条件，化疗前按要求予足量水化、碱化。并按照治疗方案给予地塞米松（DXM）20mg/m²；大剂量氨甲蝶呤（HDMTX）5g/m²。其中 HDMTX 分别在使用 30、48、72 小时后做常规氨甲蝶呤（MTX）血药浓度监测；亚叶酸钙剂量按照首剂 MTX 起第 43 小时进行解救，亚叶酸钙每次用量为 15mg/m²。患儿 MTX 治疗 48 小时后开始腹痛呈进行性加重，不能缓解；不伴呕吐，有大便，查体全腹压痛，无反跳痛及包块，肠鸣音弱。腹部胃肠道彩色超声未见明显异常；血、尿淀粉酶正常。48 小时 MTX 血药浓度：32μmol/L。

【问题1】MTX 抗肿瘤机制是什么？治疗时为什么要进行血药浓度监测？

思路 1：MTX 为叶酸代谢拮抗剂，通过抑制细胞中的二氢叶酸还原酶，特异性抑制 DNA 的合成，从而发挥抗肿瘤作用。MTX 广泛用于急性白血病、绒毛膜上皮细胞癌、恶性葡萄胎及某些实体瘤。

思路 2：MTX 治疗窗口窄、毒性作用强。MTX 有效浓度范围为 0.01～0.10μmol/L，当 MTX 血药浓度 24 小时内≥5μmol/L，或 48 小时内≥0.5μmol/L，或 72 小时内≥0.05μmol/L，则可出现 MTX 中毒，所以必须监测 MTX 血药浓度。

【问题2】患儿为何使用亚叶酸钙治疗？48 小时 MTX 血药浓度监测结果表明什么？

思路 1：亚叶酸钙为四氢叶酸的甲酰衍生物，主要用于 HDMTX 等叶酸拮抗剂的解救。MTX 的主要作用是与二氢叶酸还原酶结合，阻断二氢叶酸转变为四氢叶酸从而抑制 DNA 的合成。亚叶酸钙进入体内后，通过四氢叶酸还原酶转变为四氢叶酸，能有效对抗 MTX 引起的毒性反应。

思路 2：该患儿 48 小时 MTX 血药浓度为 32μmol/L，远超 HDMTX 化疗后 48 小时控制血药浓度（0.5μmol/L），表明亚叶酸钙解救失败。MTX 中毒现象包括严重胃肠道反应、骨髓抑制、严重肝肾损害等，提示患儿 48 小时后出现的不能缓解的进行性腹痛与 MTX 中毒有关。

【问题3】针对 MTX 中毒，医生下一步应如何调整治疗方案？

应立即暂停化疗，按照 MTX 中毒方案予大剂量亚叶酸钙解救，并加强补液、碱化、利尿等处理。同时加强 MTX 血药浓度监测，为加快 MTX 的清除，还可以根据 MTX 血药浓度和病情变化，使用血浆置换、连续性肾脏替代治疗等方法加快药物清除。

案例 22-5　感染性疾病治疗药物监测

【病史摘要】男，60 岁。

主诉：因发热、咳嗽、咳痰 12 天，呼吸困难加重 2 天入院就诊。

现病史：3 个月前无明显诱因出现咳嗽、咳黄色脓痰，量较多，气促，体温最高 38.8℃。查血常规示：WBC 15.1×10^9 个 /L，NEUT% 87.5%。胸片示：双肺感染性病变，根据药敏结果先后予"哌拉西林他唑巴坦、左氧氟沙星"等抗感染治疗后，咳嗽、咳痰较前有好转，无再发热。入院 12 天前出现咳嗽咳痰加重，咳黄色脓痰，痰量增多。

既往史：有高血压史 10 年，无慢性呼吸道感染病史。否认结核病史，否认糖尿病史，无手术及输血史，无药物过敏史。

体格检查：生命体征平稳，精神尚可，肺部听诊双下肺湿啰音，余未见异常。

实验室检查：血常规：WBC 16.2×10^9 个 /L，NEUT% 82.5%，尿常规：尿蛋白（++），血液生化：

血尿素氮 8.8mmol/L，肌酐 57μmol/L，PCT 0.19μg/L，3 次痰培养检出：耐甲氧西林金黄色葡萄球菌，血气分析：pH 7.25，PaCO$_2$ 60mmHg，PaO$_2$ 64mmHg，床边胸片：双下肺少许感染性病变，与旧片对比，右下肺病灶较前进展。

【问题 1】综合上述病史、体征、辅助检查，该患者可能的诊断是什么？需与哪些疾病鉴别诊断？

思路 1：根据老年患者，发热、咳嗽、咳痰，血象增高，中性粒细胞比率增加，培养出致病菌，胸片示感染病变等首先要考虑社区肺炎。根据血气分析：pH 7.25，PaCO$_2$ 60mmHg，PaO$_2$ 64mmHg，考虑呼吸性酸中毒。根据尿蛋白（++），虽然 BUN 8.8mmol/L，Cr 57μmol/L，均为正常，但这两个指标对早期肾损伤不灵敏，要考虑肾功能早期损伤的可能性。

思路 2：鉴别诊断：①医院内获得性肺炎；②上呼吸道感染；③COPD。

【问题 2】为明确诊断，应进行哪些检查？

思路 1：建议做血清内生肌酐清除率或胱抑素 C 测定，有助于了解肾脏早期损伤情况。

思路 2：因为 PCT 在细菌感染时会增高，但之前的检查结果正常，与临床表现及其他检查不符，建议复查 PCT。

临床医生考虑到该患者为老年人，肺部感染加重，按说明书予以"万古霉素 0.5g，静脉滴注，每天 2 次"抗感染。在给万古霉素第 4 剂前，临床药师监测患者的血药物浓度，结果 36.8mg/L，在谷浓度的有效范围（10～40mg/L）内偏上限，建议医生必要时将该患者的血药浓度调整在正常范围的中下限，但医生考虑该患者炎症尚未控制，未将万古霉素减量。1 周后患者咳嗽减轻，咳痰稍减少，复查患者肾功能，尿常规：尿蛋白（+++），血液生化：BUN 14.9mmol/L，Cr 158μmol/L，肌酐清除率 34.34mL/min，临床药师再次监测万古霉素血清谷浓度为 54.6mg/L 高于谷浓度有效范围。

【问题 3】临床医生在此使用万古霉素是否妥当？使用万古霉素是否需要做 TDM？

思路 1：万古霉素主要通过抑制细菌细胞壁的合成来杀灭细菌。临床上主要用于严重的革兰阳性菌感染，特别是耐甲氧西林金葡菌、耐甲氧西林表皮葡萄球菌和肠球菌所致的感染。万古霉素和其他抗生素之间不会发生交叉耐药性。传统上，万古霉素被用作"最后一线药物"，用来治疗所有抗生素均无效的严重感染。该患者之前给予的"哌拉西林他唑巴坦、左氧氟沙星"，后期治疗效果不佳，3 次痰培养检出耐甲氧西林金黄色葡萄球菌，肺部感染有持续加重的趋势，因此可以给予万古霉素治疗。

思路 2：万古霉素推荐的有效血药浓度参考区间为 10～40mg/L，当 C$_{max}$ 超过 50mg/L，有潜在中毒的危险。若血药浓度超过 80mg/L，持续数日即会出现听力损伤。因此应根据 TDM 调整用药。

【问题 4】医生未听从药师的建议，导致患者出现了何种损害？下一步医生该如何调制治疗方案？

思路 1：肾功能受损，氮质血症期。由于医生未按药师建议减药，第 2 周复查患者肾功能，尿常规：尿蛋白（+++），BUN 14.9mmol/L，Cr 158μmol/L，肌酐清除率 34.34mL/min，提示该患者肾功能失代偿，处于氮质血症期。

思路 2：出现万古霉素中毒反应。临床药师再次监测万古霉素血清谷浓度为 24.6mg/L 高于血药有效谷浓度参考区间。

思路 3：建议临床医师应立即将万古霉素减量，可改为为 0.5g，静脉滴注，每天 1 次。达稳态后监测血药谷浓度，待症状、体征平稳，血象、血尿素氮、肌酐逐渐恢复正常，直至症状平稳感染控制良好，再停用万古霉素。

（刘新光　董青生）

参 考 文 献

［1］王建中，张曼.实验诊断学［M］.4版.北京：北京大学医学出版社，2019.

［2］葛均波，徐永健，王辰.内科学［M］.9版.北京：人民卫生出版社，2018.

［3］中国医师协会检验医师分会慢病管理检验医学专家委员会.糖尿病的实验室诊断管理专家共识［J］.临床检验杂志，2020，38（7）：481-487.

［4］中华医学会肝病学分会，中华医学会感染病学分会.慢性乙型肝炎防治指南（2022年版）［J］.中华肝脏病杂志，2022，30（12）：1309-1331.

［5］中华医学会风湿病学分会，国家皮肤与免疫疾病临床医学研究中心，中国系统性红斑狼疮研究协作组.2020中国系统性红斑狼疮诊疗指南［J］.中华内科杂志，2020，59（3）：172-185.

［6］李兰娟，任红.传染病学［M］.9版.北京：人民卫生出版社，2018.

［7］中华人民共和国国家卫生健康委员会医政医管局.甲状腺癌诊疗指南（2022年版）［J］.中国实用外科杂志，2022，42（12）：1343-1363.

中英文名词对照索引

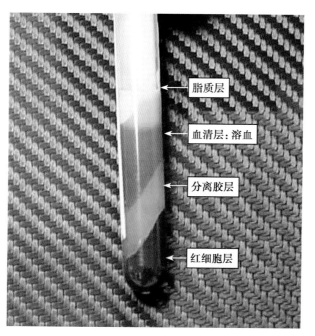

图 5-1　患儿离心后标本

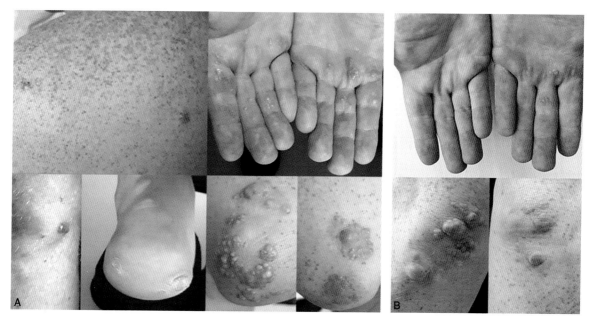

图 5-2　患者背、掌、膝、足跟和肘部的疹性黄色瘤

A.治疗前　B.治疗后

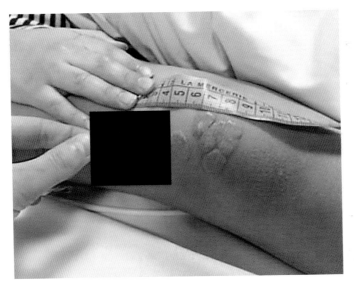

图 5-3　皮肤黄色瘤

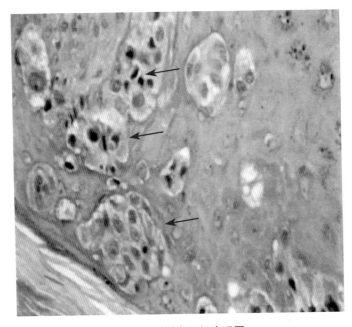

图 20-2　样本组织病理图